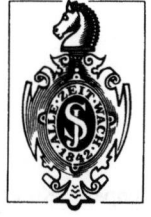

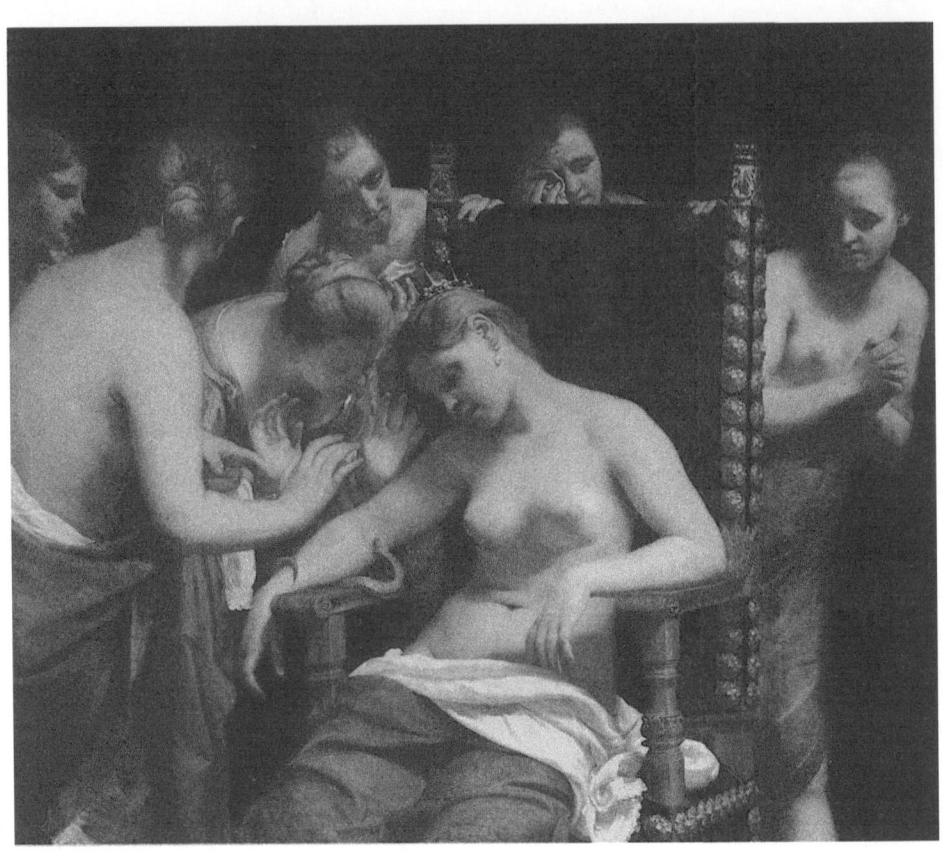

Cagnacci, Selbstmord der Kleopatra, Kunsthistorisches Museum Wien

M. Amberger-Lahrmann   D. Schmähl
Herausgeber

Gifte

Geschichte der Toxikologie

Mit Beiträgen von

M. Amberger-Lahrmann, H. Fleig, W. Forth
H. P. Gelbke, H. Habs, M. Habs, R. K. Müller, O. Prokop
D. Schmähl, G. Schmidt, C. Streffer
und H. Weichardt

Springer-Verlag
Berlin Heidelberg New York
London Paris Tokyo

Dr. Mechthild Amberger-Lahrmann
Im Wulve 31, D-4300 Essen 11

Prof. Dr. Dietrich Schmähl
Institut für Toxikologie und Chemotherapie
Deutsches Krebsforschungszentrum
Im Neuenheimer Feld 280
D-6900 Heidelberg

Umschlagabbildung
Philipp Galle, Laboratorium, Kupferstich (Ausschnitt), um 1570

Mit 65 Abbildungen und 14 Tabellen

ISBN-13:978-3-642-71047-6   e-ISBN-13:978-3-642-71046-9
DOI: 10.1007/978-3-642-71046-9

CIP-Kurztitelaufnahme der Deutschen Bibliothek
Geschichte der Toxikologie/M. Amberger-Lahrmann
u. D. Schmähl (Hrsg.). Mit Beitr. von
M. Amberger-Lahrmann ... – Berlin; Heidelberg;
New York; London; Paris; Tokyo: Springer, 1987.
ISBN-13:978-3-642-71047-6

NE: Amberger-Lahrmann, Mechthild [Hrsg.]

Dieses Werk ist urheberrechtlich geschützt. Die dadurch begründeten Rechte, insbesondere die der Übersetzung, des Nachdrucks, des Vortrags, der Entnahme von Abbildungen und Tabellen, der Funksendung, der Mikroverfilmung oder der Vervielfältigung auf anderen Wegen und der Speicherung in Datenverarbeitungsanlagen, bleiben, auch bei nur auszugsweiser Verwertung, vorbehalten. Eine Vervielfältigung dieses Werkes oder von Teilen dieses Werkes ist auch im Einzelfall nur in den Grenzen der gesetzlichen Bestimmungen des Urheberrechtsgesetzes der Bundesrepublik Deutschland vom 9. September 1965 in der Fassung vom 24. Juni 1985 zulässig. Sie ist grundsätzlich vergütungspflichtig. Zuwiderhandlungen unterliegen den Strafbestimmungen des Urheberrechtsgesetzes.

© Springer-Verlag Berlin Heidelberg 1988
Softcover reprint of the hardcover 1st edition 1988

Die Wiedergabe von Gebrauchsnamen, Handelsnamen, Warenbezeichnungen usw. in diesem Werk berechtigt auch ohne besondere Kennzeichnung nicht zu der Annahme, daß solche Namen im Sinne der Warenzeichen- und Markenschutz-Gesetzgebung als frei zu betrachten wären und daher von jedermann benutzt werden dürften.
Produkthaftung: Für Angaben über Dosierungsanweisungen und Applikationsformen kann vom Verlag keine Gewähr übernommen werden. Derartige Angaben müssen vom jeweiligen Anwender im Einzelfall anhand anderer Literaturstellen auf ihre Richtigkeit überprüft werden.

Einbandgestaltung: W. Eisenschink, Heddesheim
Satz: Fotosatz & Design, Berchtesgaden

Vorwort

Gerade in jüngster Zeit rückt die Toxikologie nicht nur innerhalb der Medizin, sondern auch in den verschiedenen Bereichen unseres Lebens immer stärker in das Bewußtsein einer breiten Öffentlichkeit. Eine Reflexion über die historischen Zusammenhänge vermag uns heute einen kritischen Zugang zu unserem gegenwärtigen Wissensstand zu vermitteln. Erst der Rückblick auf jahrzehntelange Erfahrungen der toxikologischen Forschung ermöglicht es, Wirkungen von Giften zu beurteilen.

In dem vorliegenden Werk wird erstmals der historische Werdegang der Toxikologie von tastenden Anfängen der Materia medica in der Antike bis hin zur modernen, experimentell arbeitenden Wissenschaft in der heutigen Zeit verfolgt. Der Terminus Toxikologie ist ethymologisch aus dem griechischen τοξικόν (Gift) und λογία (von λογος = Darstellung, Lehre) im 17. Jahrhundert gebildet worden. In jener Zeit entstanden zahlreiche derartige Komposita, die im Bereich der Medizin nach antikem Vorbild als neue Termini hervorgingen, um Wissenschaftsdisziplinen zu bezeichnen. So erscheint 1678 von Benjamin Scharff die erste toxikologische Abhandlung in lateinischer Sprache, „τοξικολογια seu Tractatus physico-medico-chymicus de natura venenorum in genere . . . opera Benjamin Scharffii, Jenae 1678", der 1698 eine deutsche Übersetzung folgt. Seit dem Beginn des 19. Jahrhunderts gilt der Terminus Toxikologie nach Henry Alan Skinner (The Origin of medical Terms, 2nd ed., Baltimore 1961, p. 407) als allgemein eingeführt; denn von dieser Zeit an findet er sich in den Titeln von Lehrbüchern.

Die medizinische Entwicklung des 19. Jahrhunderts mit dem Aufkommen einer konsequent experimentell vorgehenden Forschung, mit der Erkenntnis physiologischer Phänomene und dem Aufschwung der Physik und Chemie ließ die Toxikologie allmählich zu einer Wissenschaft heranwachsen. Von einer wissenschaftlichen Toxikologie kann man erst sprechen, nachdem es möglich geworden war, toxikologische Wirkungen mit Hilfe von medizinisch-naturwissenschaftlichen Methoden zu analysieren. Das erfolgte etwa seit den 80er Jahren des letzten Jahrhunderts, als die Pharmakologie begann, die Arzneimittelwirkungen auf eine wissenschaftliche Basis zu stellen.

Das hier vorliegende Buch läßt nicht nur bedeutende toxikologische Entdeckungen und eine Zunahme an toxikologischen Zusammenhängen im Laufe der Zeit erkennen, sondern es spiegelt zugleich die Wandlung von Erkenntnisprinzipien wider, die man zu verschiedenen Zeiten für die Lösung toxikologischer Probleme betrachtete. Zusammen mit den Fortschritten der angrenzenden Wissenschaftsdisziplinen erfährt die Toxikologie eine charakteristische Orientierung, die das therapeutische Denken des Arztes in entscheidender Weise von jeher zu beeinflussen vermochte und vermag.

Das Buch ist so konzipiert, daß verschiedene auf ihren Fachgebieten ausgewiesene Autoren die wesentlichsten Arbeitsgebiete der Toxikologie kompetent dargestellt haben. Wir haben bewußt das wichtige Kapitel der Ökotoxikologie nicht behandelt, weil diese Arbeitsrichtung einfach noch zu jung ist, um sie historisch darstellen zu können. Ebenso fehlt ein Kapitel, das sich mit dem Einfluß der Gifte auf das gesellschaftliche Leben, etwa durch Vergiftung führender Staatsmänner, beschäftigt. Dieser Gesichtspunkt ist bekanntlich von Louis Lewin dargestellt worden und erst kürzlich in der 3. Auflage (1984) in Buchform im Gerstenberg-Verlag erschienen.

Wir hoffen, in diesem historischen Kontext dem Leser vor Augen zu führen, daß die Toxikologie als theoretische Wissenschaft nicht nur einen Selbstzweck erfüllt, sondern daß sie eine immense Bedeutung innerhalb der Medizin von gestern, heute und morgen hat.

Wir danken für die Unterstützung bei der Herausgabe dieses Buches Herrn B. Lewerich und Frau Dr. U. Heilmann, Springer-Verlag, Heidelberg.

Heidelberg, im Oktober 1987   M. Amberger-Lahrmann
                                   D. Schmähl

Inhaltsverzeichnis

1 Narkotika M. Amberger-Lahrmann

Entwicklung in den verschiedenen historischen Epochen	1
Antike	1
Mittelalter	6
Neuzeit	13
Narkotika	14
Lachgas	14
Äther	18
Chloroform	24
Morphium	29
Kokain	33
Schlußbemerkungen	43
Literatur	43

2 Arzneimittel W. Forth, H. Habs und M. Habs

Ein historischer Exkurs in die Arzneilehre	47
Von der Philosophie zur Volksmedizin	47
Zur Entwicklung chemisch definierter Pharmaka	48
Die Arzneimitteltoxikologie als eigenständiges Forschungsgebiet	49
Das Tierexperiment in der Arzneimitteltoxikologie	53
Akute Toxizität	55
Untersuchungen von Pharmaka auf Embryopathien und Teratogenität	55
Untersuchung auf Mutagenität von Pharmaka	59
Die Grenzen wünschenswerter Spezialisierung in der Arzneimitteltoxikologie	61
Sinn und Grenzen statistischer Verfahren	62
Spektakuläre Giftwirkungen von Arzneien	64
Das Lösungsmittel Diethylenglykol	64
Die Thalidomidkatastrophe – embryotoxische Wirkungen von Arzneistoffen	65
Arzneimittelzwischenfälle nach der Thalidomidkatastrophe	68
Die Entwicklung der staatlichen Aufsicht über den Umgang mit Arzneistoffen	76
Opiumgesetz und Kurierfreiheit	76

Robert Koch und Paul Ehrlich	77
Moderne Entwicklungen in westlichen Industrienationen	78
Schlußbemerkungen	83
Literatur	88

3 Forensische Toxikologie G. Schmidt

Einleitung	93
Was ist forensische Toxikologie?	93
Altertum	94
Leichenuntersuchungen im Altertum	96
Leichenöffnungen heute	97
Spätes Mittelalter und Neuzeit	98
Neuzeit	100
Arsenik im Mittelpunkt	100
Chemische Toxikologie	104
20. Jahrhundert	117
Analytik	117
Moderne Analytik in der forensischen Toxikologie	119
Ausblick	122
Literatur	123

4 Strahlentoxikologie C. Streffer

Einleitung	127
Dosimetrie ionisierender Strahlen	131
Strahlenwirkungen auf Zellen und Gewebe	134
Phänomen der Zellabtötung	134
Tod des Säugerorganismus	138
Ursache des reproduktiven Zelltodes	140
Zellgenerationszyklus	142
Strahlenqualität und Sauerstoff	143
Erholung vom Strahlenschaden	145
Somatische Späteffekte nichtstochastischer Art	149
Entwicklungsanomalien nach einer pränatalen Bestrahlung	151
Induktion genetischer Defekte	153
Induktion von Leukämien und Krebs	156
Entwicklung der Strahlenschutzstandards und Ausblick	163
Literatur	165

5 Krebserzeugende Stoffe D. Schmähl

Einleitung	167
Das Mittelalter	170
Das 18. Jahrhundert	170

Das 19. Jahrhundert 177
Das 20. Jahrhundert 181
Epilog 193
Literatur 195

6 Gewerbetoxikologie und Toxikologie der Arbeitsstoffe H. Weichardt

Einführung 197
Gewerbetoxikologie 198
   Altertum 198
   Mittelalter 198
   17. bis 19. Jahrhundert 203
   Die endgültige Begründung der Gewerbetoxikologie 206
   Berufskrankheiten und Gewerbetoxikologie im 20. Jahrhundert 208
   Die Entwicklung der Gewerbetoxikologie an den deutschen Hochschulen . 210
   Die Gewerbetoxikologie und der fabrikärztliche Dienst in Deutschland . . 212
   Gewerbetoxikologische Probleme der chemischen Großindustrie
   Deutschlands von 1920 bis in die Gegenwart 214
   Die besondere Bedeutung der Deutschen Forschungsgemeinschaft (DFG)
   in der Geschichte der Gewerbetoxikologie 217
Toxikologie der Arbeitsstoffe 219
   Metalle und ihre Verbindungen 220
   Lungenreizstoffe 228
   Kunststoffe, Kunstlacke, Kunstharze 232
   Lösungsmittel 236
   Hautschädigende Arbeitsstoffe 240
   Karzinogene und teratogene Stoffe 244
Historische Entwicklung der gewerbetoxikologischen Analyse 244
Schlußbetrachtung 246
Literatur 248

7 Geschichte der Genußgifte R. K. Müller und O. Prokop

Einleitung 253
Kakao und Schokolade 256
Kaffee 261
Cola 272
Tee 274
Mate (Paraguaytee) 276
Pasta Guarana 278
Fahantee 279
Kath 280
Alkohol 281
Tabak 285
Literatur 290

8 Die Entwicklung gesetzlicher Bestimmungen in der industriellen Toxikologie   H. P. Gelbke und H. Fleig

Einleitung 293
Die Exposition gegenüber chemischen Substanzen 293
Auslösende und beschleunigende Faktoren 297
Nationale Behörden und internationale Gremien 299
Inhalte der Regulationen im Überblick 300
    Umfang des Untersuchungsprogramms 301
    Umfang der Einzelprüfungen 301
    Durchführung der Versuche 302
    Bewertung der Untersuchungen 302
Umfang des Untersuchungsprogramms für die regulierten Produktklassen . 303
    Industriechemikalien 303
    Pflanzenschutzmittel 310
    Lebensmittelzusatzstoffe und Bedarfsgegenstände 313
    Kosmetika 315
    Transportrecht 316
Umfang der Einzelprüfungen 317
Historie der Tierschutzgesetzgebung in Deutschland 320
    Bewertung toxikologischer Prüfergebnisse 326
    ADI-Werte und Toleranzen 327
    Arbeitsplatzkonzentrationen 327
    Einstufung und Kennzeichnung 328
    Gefahrstoffverordnung (früher Arbeitsstoffverordnung) 331
Abschließende Betrachtung 331
Literatur 333
Anhang A 338
Anhang B 341

Namenregister 345

Sachregister 349

Autorenverzeichnis

M. Amberger-Lahrmann, Im Wulve 31, D-4300 Essen 11

H. Fleig, BASF-Aktiengesellschaft, Abteilung Toxikologie, D-6700 Ludwigshafen

W. Forth, Institut für Pharmakologie und Toxikologie der Ludwig-Maximilians-Universität, Nußbaumstraße 26, D-8000 München 2

H. P. Gelbke, BASF-Aktiengesellschaft, Abteilung Toxikologie, D-6700 Ludwigshafen

H. Habs, Unterhachinger Straße 8, D-8012 Ottobrunn

M. Habs, Institut für Pharmakologie und Toxikologie der Ludwig-Maximilians-Universität, Nußbaumstraße 26, D-8000 München 2

R. K. Müller, Abteilung für Toxikologische Chemie, Institut für Gerichtliche Medizin, Karl-Marx-Universität, Johannisallee 28, DDR-7010 Leipzig

O. Prokop, Institut für Gerichtliche Medizin der Humboldt-Universität, Hannoversche Straße 6, DDR-104 Berlin

D. Schmähl, Institut für Toxikologie und Chemotherapie, Deutsches Krebsforschungszentrum, Im Neuenheimer Feld 280, D-6900 Heidelberg

G. Schmidt, Institut für Rechtsmedizin, Universität Heidelberg, Vossstraße 2, D-6900 Heidelberg

C. Streffer, Universitätsklinikum der Gesamthochschule Essen, Institut für Medizinische Strahlenbiologie, Hufelandstraße 55, D-4300 Essen

H. Weichardt, Institut für Arbeitsmedizin der Universität Tübingen, Wilhelmstraße 27, D-7400 Tübingen

Autorenverzeichnis

Kapitel 1
Narkotika

M. Amberger-Lahrmann

Entwicklung in den verschiedenen historischen Epochen

Antike

Aus der Antike sind nur wenige Überlieferungen vorhanden, die sich auf die Toxizität berauschender und betäubender Pflanzen beziehen. Die Verfolgung der ungewissen Anfänge von Hinweisen auf toxische Nebenwirkungen scheint sich an die Grenzen der historischen Zeit zu verlieren. Ganz vereinzelte Spuren sind in den Mantel des Mythos gehüllt. Narkotika zur Schmerzlinderung und zur Erzeugung eines künstlichen Schlafs sind den alten Kulturvölkern seit frühester Zeit bekannt: Die ersten historisch bezeugten Versuche gehen bis in das 3. vorchristliche Jahrtausend zurück (eine babylonische Tonscheibe erwähnt Bilsenkrautsamen gegen den Zahnschmerz). Der Terminus Narkotikum ist griechischen Ursprungs: ναρκη hatte einmal die Bedeutung Erstarrung, Lähmung; zum anderen bezeichnete er den Krampf- oder Zitterrochen. Zweifellos hängt „Nàrkosis", die Erstarrung, direkt mit dem in der Antike von Scribonius Largus, Galen, Dioskurides und Paulus von Ägina, bei Migräneanfällen empfohlenen lebenden Zitterrochen, der „Narke thalassia", zusammen. Der von diesem Fisch ausgeteilte Schlag sollte „nàrkosis" oder „torpor", eine Erstarrung oder Lähmung als wirksames therapeutisches Mittel beanspruchen.

Bei der Anwendung von Narkotika in der Antike, wobei Bilsenkraut, indischer Hanf, Mandragora, Opium, Schierling und Wein die am häufigsten empfohlenen waren, handelte es sich allerdings nicht immer um Schmerzlinderung, sondern bisweilen auch um rituelle Gebräuche, um die Erzielung von Rauschzuständen. Herodot (um 490–425 v. Chr.) berichtet von den Pontischen Skythen, daß sie Hanfsamen auf glühende Steine streuten und von dem entstehenden Dampf in einen Rauschzustand versetzt wurden (lib. IV, cap. 75). Diese Aussage, der man kaum Bedeutung geschenkt hatte, wurde bestätigt, als man 1929 in den Hügelgräbern von Pazyryk im Hochaltai (5. bis 4. Jahrhundert v. Chr.) Inhalationsgarnituren für Haschisch entdeckte. Das Räuchern erlaubte es dem Cannabis, über die Lungen schneller ins Blut einzutreten, während das Einnehmen keine so plötzliche Wirkung erzielt. Das Phantastische in der antiken Kunst der Skythen, ihre einzigartigen Einfälle in der überschwenglichen Form- und Farbgestaltung, sind so ins Auge fallend, daß sie nach Charriere [20] von Sinnesbeeinflussungen durch den Genuß des Hanfs herrühren müssen. Die narkotische Eigenschaft der Kokapflanze war den Eingeborenen

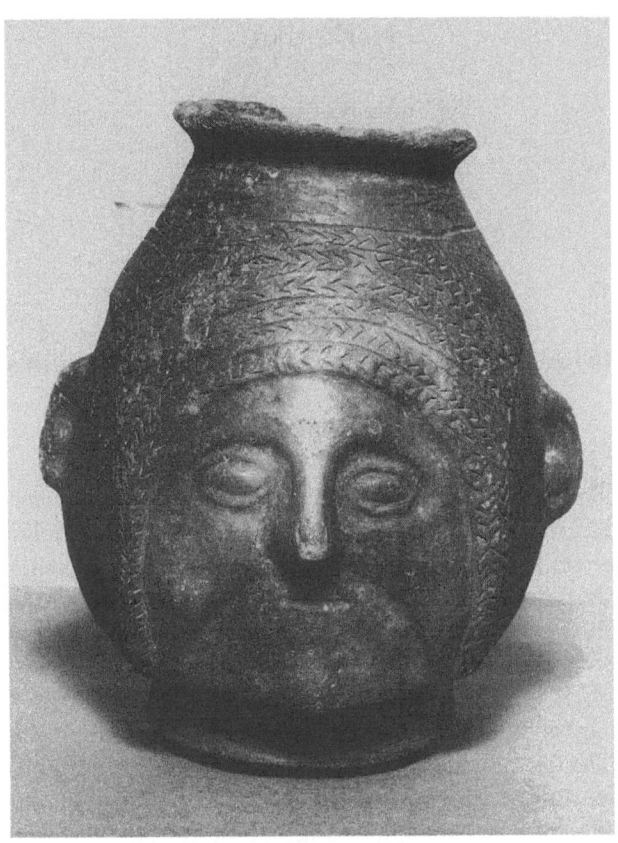

Abb. 1.1.
Tonurne für Kokablätter aus einem peruanischen Grab. Museum für Völkerkunde, Basel

von Peru bereits im Altertum bekannt. Sie erzielten während des schweren chirurgischen Eingriffes der Schädeltrepanation eine gewisse Lokalanästhesie, indem sie Kokablätter kauten und den Speichel davon auf die frische Inzision laufen ließen. Archäologische Funde aus den Hochkulturen der Anden lassen den Schluß zu, daß die Droge Koka im Kontext von Geschichte, Religion und Heilwesen in Südamerika auf eine bedeutende Tradition zurückblicken kann. Bei der Tonurne aus einem peruanischen Grab ist in dem dargestellten Gesicht deutlich eine Vorwölbung der rechten Wange zu erkennen, wie sie den Kokakauer kennzeichnet, der einen Kokabissen im Mund trägt (Abb. 1.1).

Ein Geheimnis umhüllte die Mandragora. Die in der gräzisierten und dann ins Lateinische übernommene Namensform (wahrscheinlich von persisch mardom gijah oder mehr gijah „Menschen"- bzw. „Liebespflanze") als Mandragora (adh. als alrun, alruna; zu gotisch runa „Geheimnis") bezeichnete Alraunpflanze gehört zu den berühmtesten Kräutern der Antike, die als Narkotikum Verwendung fanden. Aufgrund ihrer Giftigkeit — sie enthält die Alkaloide Skopolamin, Atropin und

Hyoszyamin — und ihrer gespaltenen Wurzel, in der als erster der römische Bauernschriftsteller Columella eine menschliche Gestalt zu erkennen glaubte, rankte sich bereits in der Alten Welt ein Mythos um diese Pflanze. In altägyptischer Göttersage werden aus Nubien importierte Mandragorafrüchte in Bier einer Göttin zur Lähmung bei ihrem Rachewerk gereicht mit exakter Beschreibung der Atropinwirkung. Die Göttin wird nämlich berauscht, ihre Augen glänzen, und sie kann nach Sonnenaufgang nicht mehr sehen. Der römische Arzt Dioskurides verfaßte zwischen 60 und 78 n. Chr. als wohl einziges Werk περί υλης ιατρίκης (lat. „De materia medica"). Bereits in dieser Schrift, die für mehr als 1500 Jahre die maßgebende Richtschnur auf dem Gebiet der Pflanzen- und Drogenkunde darstellte, erwähnt Dioskurides nicht nur die hypnotische Wirkung der Mandragora, die man zur Herabsetzung der Schmerzempfindung bei chirurgischen Operationen einsetzte, sondern auch ihre toxische Wirkung: In höheren Dosen errege sie Brechen und rufe schwerste Vergiftungserscheinungen hervor. In der um 512/513 n. Chr. entstandenen berühmtesten Dioskurides-Handschrift (Wien, Österreichische Nationalbibliothek, Cod. med.gr.1) überreicht Heuresis, die Göttin der Erfindung, dem Arzt Dioskurides die Mandragora (Abb. 1.2). Im Vordergrund der Abbildung ist ein Hund zu sehen, der von der Mandragora gefressen hat und stirbt. Der römische Schriftsteller Frontinus (1. Jahrhundert n. Chr.) erzählt in seinem Buch über Kriegslisten (Strategematon, lib.II, cap. 5) von dem karthagischen Feldherrn Maharbal, der afrikanische Stämme dadurch überwältigt, daß er zum Schein sein Lager aufgibt und Wein zurückläßt, der mit Mandragora versetzt ist. Die Barbaren kommen, trinken, schlafen wie die Toten und werden gefangen. Dabei macht Frontinus über die Mandragora die Bemerkung, daß „inter venenum ac soporem media vis", ist, daß also die betäubende Wirkung von Giftwirkung begleitet ist.

Der Schlafmohn (Papaver somniferum) ist eine alte Kulturpflanze. Das Ursprungsland des Mohns scheint die kleinasiatische Küste des Schwarzen Meeres, die Gegend um Sinope, zu sein, von wo er von den Griechen zum Anbau in ihrer Heimat übernommen wurde. Die alten Griechen stellten Hypnos, den Gott des Schlafs, die Nacht und den Tod mit Mohn bekränzt oder mit Mohn in den Händen dar. Demeter nahm aus Verzweiflung über den Raub ihrer Tochter Mohn zu sich, um ihren Schmerz zu vergessen und zu schlafen. Im vierten Gesang der Odyssee (Vers 220–232) ist von dem geheimnisvollen νηπενθες, dem Trank des Vergessens im antiken Kulturraum, die Rede, welches von Sprengel [104] dem Saft des Mohns zugeschrieben wird. Helena mischt dieses νηπευθες in den Wein, als sich die Gäste beim Besuch des Telemach in Sparta in trübselige Erinnerung verlieren.

Die Verwendung des Mohns als Schmerz- und Betäubungsmittel scheint auf die Ägypter zurückzugehen. Die ersten schriftlichen Zeugnisse über den therapeutischen Gebrauch des Mohns stammen aus dem 7. Jahrhundert v. Chr. Die bis heute nicht wesentlich veränderte Opiumsaftgewinnung durch Anritzen der Mohnkapsel vor der Reife war im griechischen Altertum bereits in der Zeit um 1400 v. Chr. genau bekannt: Kritikos fand 1936 [69] in einem Heiligtum in Gazi, 6 km westlich von Herakleion, ein mit skarifizierten Mohnkapseln geschmücktes und offensichtlich im Trancezustand befindliches Tonidol, das als „Göttin des Mohns" in die Archäologie eingegangen ist (Abb. 1.3). Von Griechenland gelangte das Opium in die Hände der römischen Ärzte. Dioskurides waren die stopfenden, einschläfernden, hustenstil-

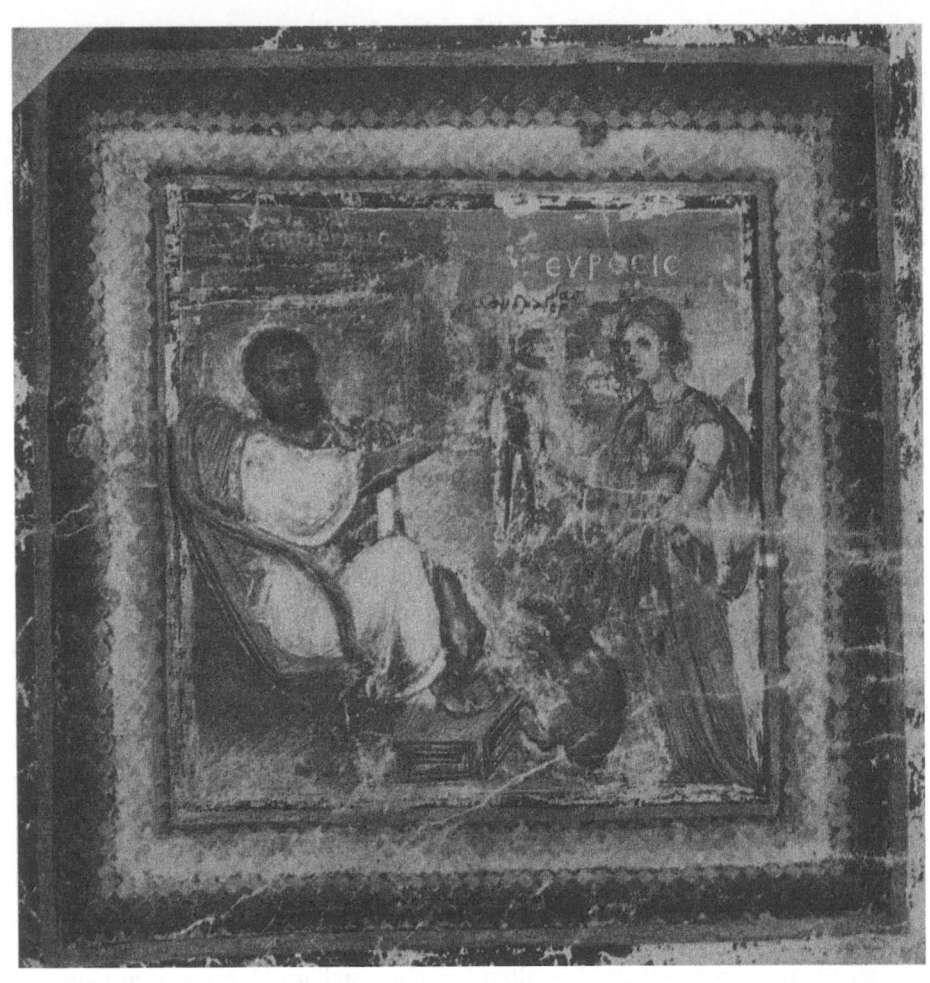

Abb. 1.2.
Heuresis, die Götting der Erfindung, überreicht dem Arzt Dioskurides die Mandragora. Im Vordergrund ein Hund, der von der Mandragora gefressen hat und stirbt. 512/513 n. Chr. Österreichische Nationalbibliothek Wien, Cod. med. gr. 1

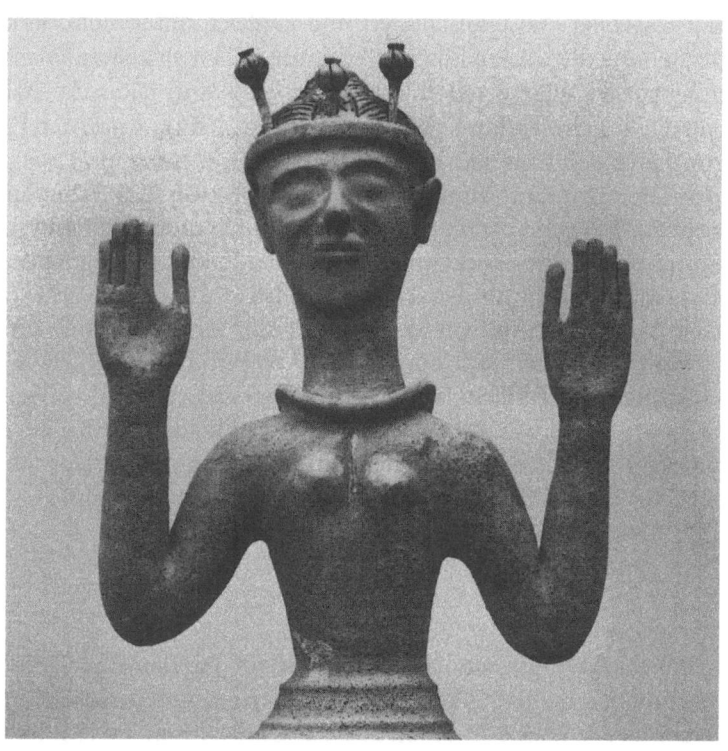

Abb. 1.3.
Die Göttin des Mohns. 1400 v. Chr. Museum Heraklion Kreta. Dieses Gesicht und das in Abb. 1.1 zeigen ähnlich leblose Lippen und Lächeln, augenscheinlich stellen sie Gesichter von unter der Einwirkung eines Narkotikums (Opium, Kokablätter) stehenden Menschen dar

lenden, atmungshemmenden und bewußtseinstrübenden Wirkungen des Opiums bekannt. Eindringlich warnt er vor dem übermäßigen Gebrauch dieser Droge, weil diese den Tod verursachen könne. Ähnlich fordert Plinius (61–113 n. Chr.), der erste übrigens, der den Namen Opium für den durch Skarifizieren der Mohnkapseln gewonnenen Saft des Mohns gebrauchte, zur größten Vorsicht mit Opium auf. Auch Galen (129–199 n. Chr.) und Alexander v. Tralles (525–605 n. Chr.) erwähnen die in größeren Dosen lebensgefährlichen Wirkungen des Opiums, des Bilsenkrauts, der Mandragora und des Schierlings.

Der Schierling stand im griechischen Alterum in schlechtem Ruf, weil das Trinken des Schierlingsbechers in Athen die offizielle Todesstrafe für Verbrecher war. Unsterblichen Ruhm allerdings hat der Schierling durch Sokrates erlangt, der den Schierlingsbecher trinken mußte (399 v. Chr.), weil er aufgrund der von ihm eingeführten neuen Form einer philosophischen Fragestellung wegen Gottlosigkeit und angeblicher Gefährdung der Jugend angeklagt war. Platon (427–347 v. Chr.) [90] hat in seinem Dialog „Phaidon" die letzten Stunden des sterbenden Sokrates in unübertroffener eindrucksvoller Weise geschildert und zugleich mit seinem Bericht eine klassische Darstellung der toxikologischen Wirkung in den einzelnen Phasen geliefert. Er beschreibt exakt, wie bei vollem Bewußtsein des Verurteilten die Erstarrung, verbunden mit der zunehmenden Kälte der Hautdecke, langsam von den Füßen bis in die Beine und über den Unterleib bis hin zum Herzen aufsteigt und wie plötzlich der Tod durch Atemlähmung eintrat. Der Hauptwirkstoff des Schierlings, das Koniin, bewirkt ähnlich wie Kurare, eine Lähmung der motorischen und sensiblen Nervenendigungen sowie des Rückenmarks und der Medulla oblongata. Dabei versagt zuerst das Atmungszentrum, so daß der Vergiftete langsam erstickt, während das Bewußtsein bis zuletzt erhalten bleibt. Im deutlichen Bewußtsein dieses todbringenden Effekts verhielten sich die antiken Ärzte in der arzneilichen Verwendung des Schierlings verständlicherweise sehr zurückhaltend. Die Verfolgung toxikologischer Aussagen über Narkotika in der Antike zeigte, daß nicht allein aus dem Mythos, sondern in der Tat aus historischen Quellen auf Spuren vereinzelter Kenntnisse auf dem Gebiet der Betäubungsmittel geschlossen werden kann.

Mittelalter

Drei Grundpfeiler prägten die mittelalterliche Medizin und damit auch die Verwendung von betäubenden und berauschenden Pflanzen: Die griechisch-römische Antike, die arabisch-islamische Tradition und das Christentum. Das Mittelalter, das bis vor kurzem als das dunkle Zeitalter, als eine Zäsur im großen Ablauf der Geschichte galt, läßt ein erweitertes Erkennen an möglichen toxischen Wirkungen für Narkotika deutlich werden. An narkotisch wirkenden Mitteln kannte man in der mittelalterlichen Medizin ebenso wie in der Antike Alkohol (Abb. 1.4), Bilsenkraut, Mandragora, Opium und Schierling. Die Drogen wurden weniger einzeln angewandt als in Kombination. Die Rezepte setzten sich aus vielen Bestandteilen zusammen, manche unglaublich vielseitig. Im Antidotarium Nicolai (12. Jahrhundert), das zu den verbreitetsten Rezeptbüchern des Mittelalters zählte, sind allein 53 Präparate mit narkotischen oder das ZNS beeinflussenden Eigenschaften enthalten. Johannes de St. Armando unterscheidet in seinem vor 1260 entstandenen Kommentar zum Antidotarium Nicolai die „medicinae stupefactivae", bei denen die Toxizität von der „quantitas" abhängig ist, von den „mortifera", die schon in ihrer „qualitas" gefährlich sind, und der „medicina sedans dolorem". Die mittelalterliche Chirurgie machte von den einschlafenden Eigenschaften des Bilsenkrauts praktischen Gebrauch. Aus dem 13. Jahrhundert ist durch Roger v. Salerno eine Miniatur überliefert, die aus der Technik der Einatmung von Bilsenkrautdämpfen gegen den „Zahnwurm" dargestellt wird (Abb. 1.5). Die narkotische Wirkung verdankt die Pflanze ihrem Gehalt an den Alkaloiden Hyoszyamin und Skopolamin, die ähnlich wie Atropin in arzneilichen Dosen die Speichel-, Schweiß- und Magensaftsekretion hemmen und Spasmen des Magen-Darm-Kanals, der Gallen- und Harnwege sowie der Bronchialmuskulatur lösen. In höheren Dosen führen sie zu Erregung, Krämpfen, Halluzinationen; bereits nach wenigen Minuten kommt es zu Verwirrung und Unruhe, die Pupillen werden weit und starr. Größere Dosen bewirken volle Bewußtlosigkeit. Die toxische Wirkung des Bilsenkrauts war Hildegard v. Bingen (1089–

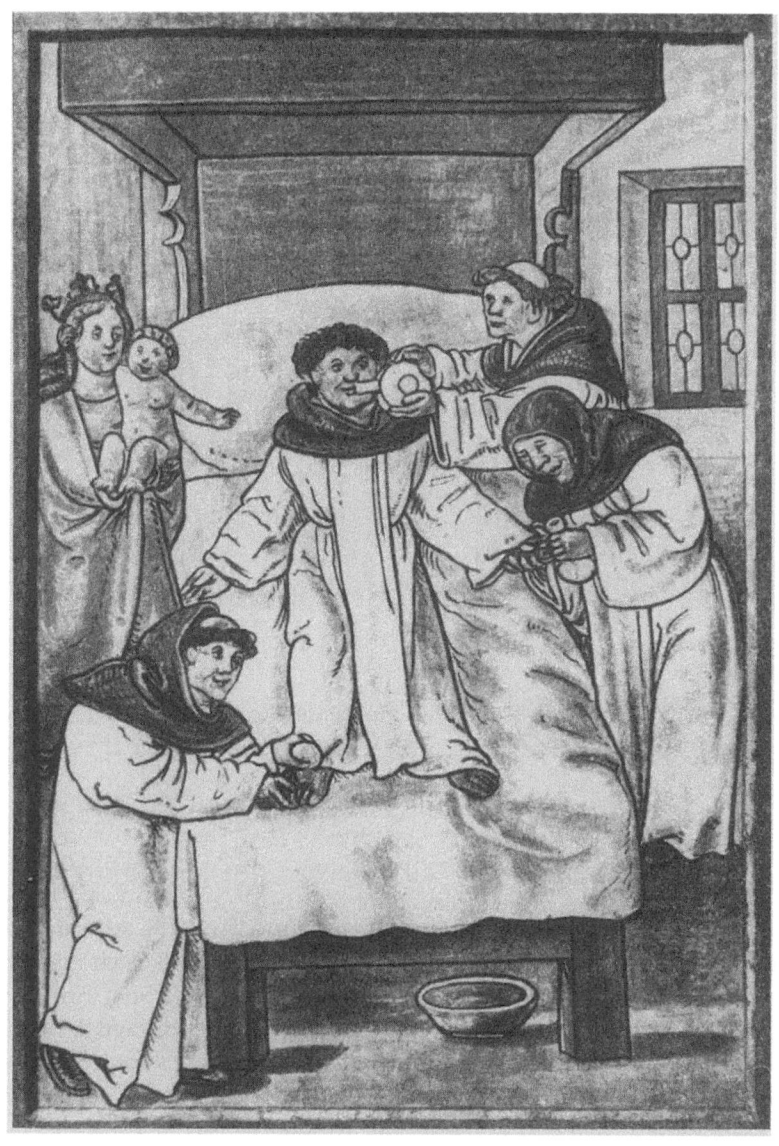

Abb. 1.4.
Berner Dominikanermönche verabreichen Alkohol zu Narkosezwecken vor Einbrennung der Wundmale mit ätzender Säure. Nach der Luzerner Bilderchronik 1593 von Diebold Schilling

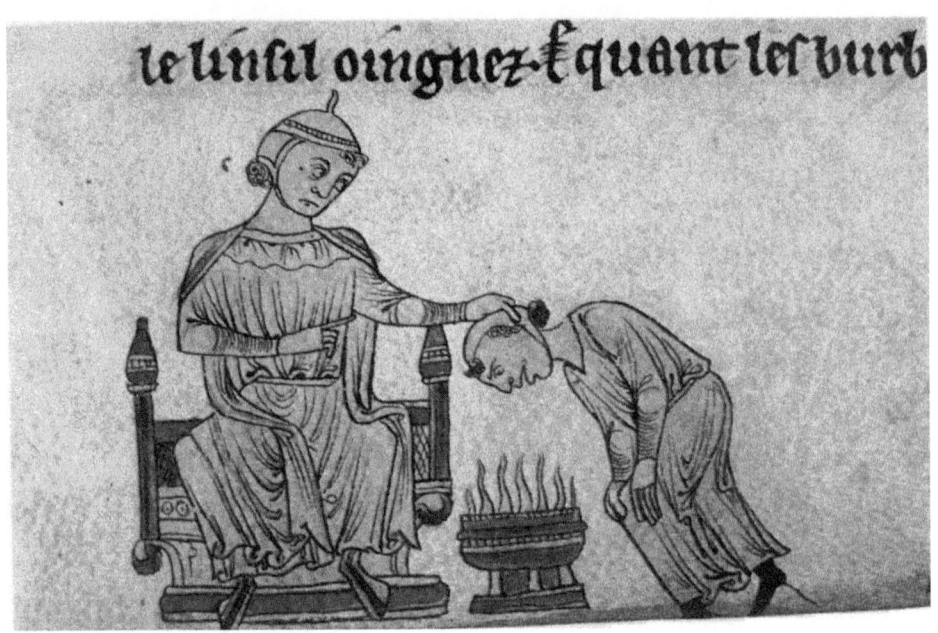

Abb. 1.5.
Räucherung gegen den Zahnwurm. Aus der „Chirurgie" des Roger von Salerno. 13. Jahrhundert, Trinity College, Cambridge

1179), der wir ein umfangreiches Wissen über die medizinische Anwendung von Heilkräutern jener Zeit verdanken, durchaus bekannt: Ausdrücklich mahnt sie zu besonderer Vorsicht im Umgang mit dieser Pflanze; sie kennzeichnet ihre innerliche Anwendung als todbringend. Bilsenkraut war außerdem Bestandteil der berüchtigten Hexensalben, mit denen sich nach mittelalterlichem Aberglauben die Hexen vor dem Flug durch die Luft einrieben. Der Aberglaube hängt zweifellos mit den toxischen Eigenschaften der Hauptinhaltsstoffe zusammen, die Gefühle des Fliegens und Halluzinationen verursachen, wie sie die Hexen als erlebte Wirklichkeit darstellten.

In der Reihe narkotisch wirkender Substanzen nimmt die Mandragora eine besondere Stellung ein. Die hohe Wertschätzung dieses Nachtschattengewächses im Aberglauben der meisten Kulturvölker ebenso wie in der Medizin ist auf die stark narkotisch wirkenden Inhaltsstoffe, die Alkaloide Skopolamin, Atropin und Hyoszyamin, zurückzuführen. Magie und Arzneimittel sind bei keinem Narkotikum des Mittelalters so eng miteinander verwoben wie bei der Mandragora. Der aus dem Orient stammende, in der griechisch-römischen Antike mehrfach belegte Mandragoraalraunglaube wurde erst im Mittelalter voll ausgebildet. Die Hauptquelle für diesen mittelalterlichen Alraunglauben ist eine Stelle aus der Geschichte des jüdischen Krieges von Vlavius Josephus (37–100 n. Chr.):

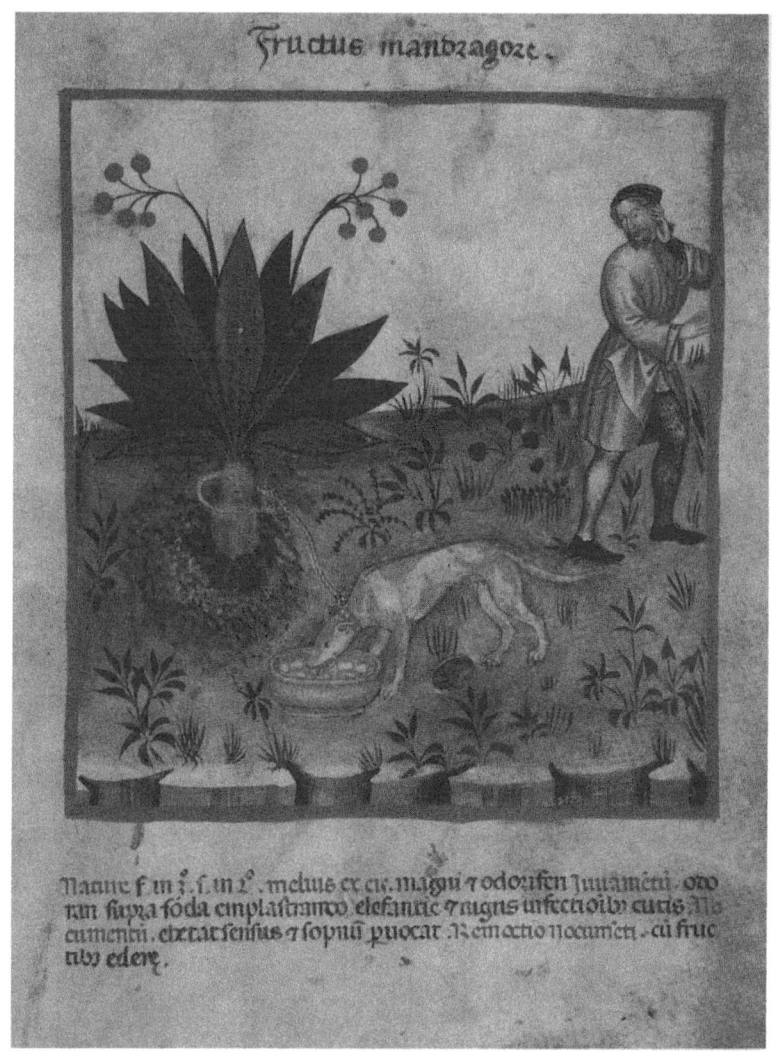

Abb. 1.6.
Graben der Mandragora. Tacuinum Sanitatis 1474. Biblioteca Casanatense, Rom

„Das Tal, welches die Stadt Macherus auf der Nordseite einschließt, heißt Baara und erzeugt eine wunderbare Wurzel gleichen Namens. Sie ist flammend rot und wirft des Abends rote Strahlen aus; sie auszureißen ist sehr schwer, denn dem Nahenden entzieht sie sich und hält nur dann still, wenn man Urin und Blutfluß (Menstrualblut) darauf gießt. Auch dann ist bei jeder Berührung der Tod gewiß, es trage denn einer die ganze Wurzel in der Hand davon. Doch bekommt man sie auf andere Weise, und zwar so. Man umgräbt sie rings so, daß nur noch ein kleiner Rest der Wurzel unsichtbar ist: dann bindet man einen Hund daran, und wenn dieser dem Anbinder schnell folgen will, so reißt er die Wurzel aus, stirbt aber auf der Stelle als ein

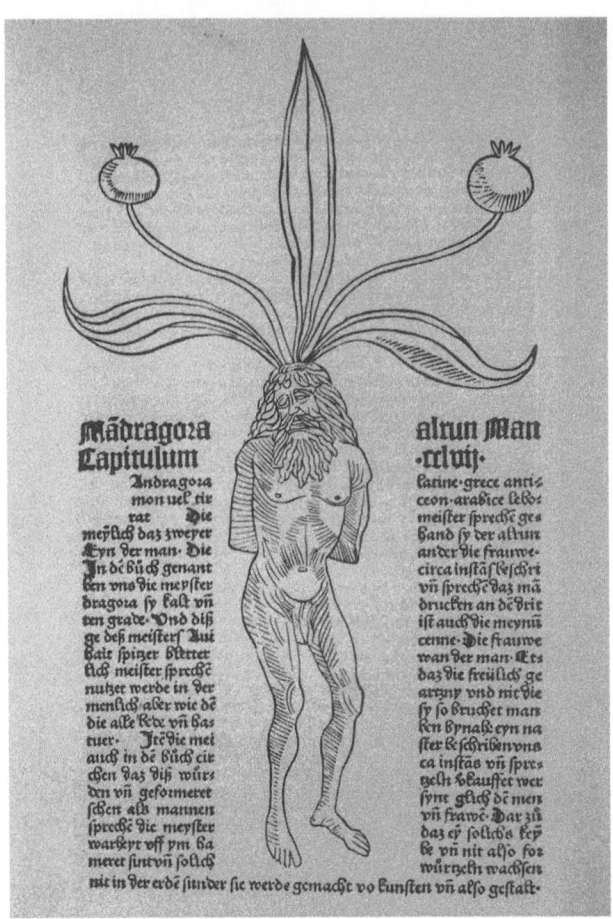

Abb. 1.7.
Männliche Mandragorapflanze. Peter Schöffer, Hortus sanitatis, Mainz 1485.
Bayerische Staatsbibliothek, München

stellvertretendes Opfer dessen, der die Pflanze nehmen will. Hat man sie einmal, so ist keine Gefahr mehr. Man gibt sich aber soviel Mühe um sie wegen folgender Eigenschaften: Die Dämonen, das heißt böse Geister schlechter Menschen, welche in die Lebenden hineinfahren und sie töten, wenn nicht schnelle Hilfe geleistet wird, werden von dieser Pflanze ausgetrieben, sobald man sie dem Kranken auch nur nahe bringt. [50]

Auf diese Schilderung beziehen sich die meisten mittelalterlichen Darstellungen des Grabens der Zauberwurzel, wie zum Beispiel im „Tacuinum Sanitatis" 1474 (Abb. 1.6). Nach mittelalterlicher Auffassung mußte man sich vor dem Ausgraben die Ohren verstopfen, um von dem fürchterlichen Schrei, den der Alraun dabei ausstößt, nicht getötet zu werden. Hierher gehört auch die Fabel, daß der Alraun unter dem Galgen aus dem Harn oder Sperma eines gehängten Diebes wächst (daher die

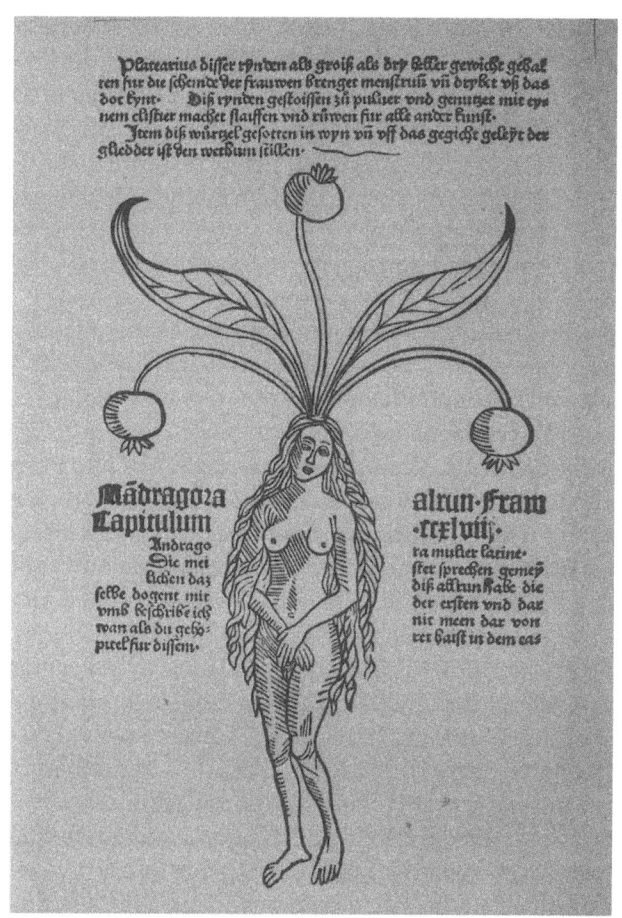

Abb. 1.8.
Weibliche Mandragorapflanze. Peter Schöffer, Hortus sanitatis, Mainz 1485.
Bayerische Staatsbibliothek, München

volkstümliche Bezeichnung „Galgenmännlein"). Welch große Wertschätzung der Alraun im Mittelalter genoß, beweist der ausgeprägte Handel mit Alraunfiguren, die man aus den gegabelten bzw. verzweigten Wurzeln schnitzte. Die „Alraunkrämer" waren neben anderen Gauklern eine bekannte Erscheinung auf Märkten. Die Alraunmännchen (auch weibliche Alraune waren bekannt; die Wirkung der sogenannten männlichen Pflanze [Abb. 1.7] wurde allerdings für stärker gehalten als diejenige der weiblichen [Abb. 1.8]), die neben der Gesundheit als Glück, Reichtum, Liebe und Kindersegen verheißender Talisman angepriesen und meist teuer bezahlt wurden, bewahrte man als sogenannte „Spiritus familiaris" (Hausgeister) sorgfältig in Kästchen und verschlossenen Flaschen auf, kleidete sie und badete sie sogar. Noch zu Anfang dieses Jahrhunderts verkaufte das Warenhaus Wertheim in Berlin „Glücksalraune", das Stück für 2,45 DM. Allein der Nachweis, daß in insgesamt 141 der im „Antidotarium Nicolai" verzeichneten Vorschriften 14 Rezepte Mandragorawurzeln enthalten, demonstriert das große Ansehen, welches die Droge bei den mittelalterlichen Ärzten genoß. Auch Hildegard v. Bingen kannte die doppelte Bedeutung der Pflanze als Heil- und Zauberkraut. Sie rühmt die Alraune als schmerzstillendes und euphorisierendes Mittel und beschreibt ausführlich ihre magischen und erotikstimulierenden Wirkungen, die sie mit dem Einfluß des Teufels in Zusammenhang bringt.

Nicht nur in der Antike sondern auch im Mittelalter genoß das Opium ein außergewöhnliches Ansehen. In der Zeit der großen arabischen Ärzte des 10.–13. Jahrhunderts fand die Verbreitung des Opiums durch die Eroberungszüge der Mohammedaner von Kleinasien fast über die gesamte damals bekannte Welt statt. Als Schmerz-, Schlaf- und Hustenmittel wurde vom Opium Gebrauch gemacht, auch äußerlich in Form von Einreibungen und Umschlägen gegen Gicht, rheumatische Beschwerden und Geschwüre. Chirurgen verwendeten Opium innerlich als Betäubungsmittel vor Operationen. Für das Ende des 13. Jahrhunderts wird dies von Gilbertus Anglicus,. für das 14. Jahrhundert von Guy de Chauliac bezeugt. Chauliac stellte bereits fest, daß die Verwendung des Opiums manchmal mit Atemnot und „Congestionen" [19] verbunden war. Er mißbilligte den präoperativen Gebrauch von Opium, da einige Patienten anschließend irrsinnig wurden und starben. Noch eindringlicher warnte um 1370 Christophorus de Honestis bei der Besprechung der „medicinae opiatae" und des Theriak vor dem Gebrauch opiumhaltiger Medikamente. Opium war Bestandteil des berühmten Theriak, einer aus 20–60 Komponenten zusammengesetzten Arzneiform, deren Rezept auf Andromachus, den Leibarzt Neros (um 60 n. Chr.) zurückgeht (Theriaca Andromachi). Diese Warnung vor dem Gebrauch des in hohem Ansehen stehenden Theriaks, der als unübertroffenes Universal- und Pestvorbeugungsmittel galt, ist bemerkenswert.

Auch der Schierling (Conium maculatum und Cicuta virosa — im Mittelater wurden die beiden Arten nicht voneinander unterschieden) wurde als Narkotikum bei chirurgischen Eingriffen verwendet. Hildegard v. Bingen kannte die Giftigkeit des Schierlings; sie bezeichnet ihn als äußerst gefährliche Pflanze. Der Schaffhausener Stadtarzt Johann Jakob Wepfer (1620–1695) [109] hat einen besonders spektakulären Unfall, bei dem 8 Kinder aus Naschsucht anstelle des süßen schmackhaften Pastinaks Wasserschierling verspeisten und elend starben, in einer heute noch lesenswerten Studie in allen Einzelheiten beschrieben. Seine Aufdeckung der Ursache war ein toxikologisch-pharmakologisches Meisterwerk. Nach Lichtenthaeler [79] gilt Wepfer als Vater der modernen experimentellen Pharmakologie und Toxikologie. Wepfer bediente sich bei seinen Untersuchungen bereits des experimentellen Tierversuchs, welcher erst wesentlich später in der zweiten Hälfte des 19. Jahrhunderts allgemeine Anwendung fand.

Außer der internen und äußeren Darreichung von betäubenden Mitteln hat im Mittelalter auch die Inhalation von Dämpfen in Form der sogenannten Schlafschwämme (Spongia somnifera) verbreitete Anwendung zu Zwecken chirurgischer Anästhesie gefunden. Schwammstückchen mit Säften von Bilsenkraut, Mandragora, Opium, Schierling und Alkohol zu tränken und deren Wirkstoffe über die Nase und Mundschleimhaut zur Einwirkung zu bringen, wurde wahrscheinlich bereits in der Zeit der alexandrinischen Heilkunst um 300 v. Chr. therapeutisch genutzt. Im Laufe der Zeit erwies sich jedoch die Wirkung der medizinischen Schwämme als zweifelhaft. Neben der schmerzlindernden Wirkung stellten sich schwere Vergiftungszustände ein. Infolgedessen lehnten verantwortungsbewußte Ärzte wie Falloppio (1523–1562), Fabricio d'Acquapendente (um 1530–1619) und Fabricius v. Hilden (1560–1634), die Anwendung von Schlafschwämmen ab. Vom 16. Jahrhundert an wurden die Warnungen vor der Anwendung narkotischer Mittel intensiver. Die hohe Toxizität der Alkaloiddrogen, ihr schwankender Gehalt und damit die Schwierigkeit der richtigen Dosierung ließen die Bemühungen um medikamentöse chirurgische Anästhesie zurückgehen. Zu den toxischen Eigenschaften des Opiums ist zu bemerken, daß man trotz seines ausgiebigen Gebrauchs in der Medizin des Mittelalters weder den Begriff der Sucht oder Abhängigkeit noch das Phänomen der Opiumsucht kannte oder beobachtet hatte. Wenn überhaupt, so hat es damals nur eine leichte Gewöhnung an opiumhaltige Zubereitungen gegeben, aber niemals eine Sucht. Die Abhängigkeit trat deshalb nicht ein, weil das Opium tatsächlich nicht rein genossen wurde, sondern wie beim Theriak einen von 20–60 Bestandteilen bildete. Die eigentliche Opiumsucht wurde erst 1821 durch die „Confessions of an English Opium Eater" des englischen Schriftstellers Thomas de Quincey (1785–1859) bekannt, und im deutschen Sprachraum erschien erstmals 1836 in dem berühmten Werk „Enchiridium medicum" von Christoph Wilhelm Hufeland (1762–1836) der Begriff „Opiumsucht". Die Toxizität des Opiums bei seinem Gebrauch im Mittelalter bestand also nicht in der Möglichkeit des Entstehens einer Sucht, sondern allein in der Gefahr der Überdosierung, die den Tod durch Atemlähmung zur Folge hat. Der Gebrauch von Narkotika wurde im 17. Jahrhundert so verpönt, daß Nicholas Bailly, ein Chirurg aus Troyes, festgenommen und wegen Hexerei bestraft wurde, weil er einem Patienten vor einem operativen Eingriff einen betäubenden Trank gegeben hatte.

Die mittelalterliche Medizin kannte also Narkotika und machte auch eine beträchtliche Erfahrung mit deren toxikologischen Eigenschaften. Für die Epoche des ausgehenden Mittelalters ist es kennzeichnend, daß die Narkotika aus dem Arzneischatz der Ärzte des 16.–19. Jahrhunderts völlig verschwinden. Die Betäubungsmittel entgleiten den Händen der Mediziner und gehen in die der Folterknechte und Hexen über. Zum einen mag die Zunahme der mystischen Vorstellungen des mittelalterlichen Menschen dabei eine Rolle spielen, zum anderen jedoch ist ein aufkommendes Bewußtwerden der Toxizität der verwendeten betäubenden Mittel und das Unvermögen, hiermit fertigzuwerden, nicht von der Hand zu weisen.

Neuzeit

Die zweite Hälfte des 18. Jahrhunderts brachte die Entdeckung von gasförmigen Stoffen in rascher Folge (Kohlendioxid 1755, Wasserstoff 1766, Stickstoff und Sauerstoff um 1770) mit sich. Aufgrund Priestleys Anregung — Priestley hatte 1772 das Stickoxydul entdeckt –, daß die Verwendung von Gasen zu medizinischen Zwecken nützlich sei, wurde die sogenannte pneumatische Medizin geschaffen.

Narkotika

Lachgas

Im Pneumatischen Institut in Clifton, nahe Bristol atmete Humphrey Davy (1778–1829) im Alter von 17 Jahren das Stickoxydul (N_2O) ein und bemerkte dabei, daß dieses Gas eine berauschende Wirkung besaß und ihn von einer Heiterkeit erfüllte, die ihn zum Lachen zwang. Daher gab er dem Stickoxydul die Bezeichnung „Lachgas". Aufgrund seiner Selbstversuche kam er im Jahre 1800 zu der Schlußfolgerung, daß dieses Mittel als Narkotikum zur Schmerzausschaltung bei Operationen verwendbar ist. Die Bedeutung seines Vorschlags blieb unbeachtet. Selbst eine so markante Persönlichkeit wie Henry Hill Hickmann (1800–1830) vermochte weder in England noch in Frankreich mit seinen fundierten Experimenten (1828) von der Narkosemöglichkeit mit dem Stickoxydul zu überzeugen. Das Einatmen von Lachgas wurde allerdings große Mode. Es gehörte bald zum guten Ton, Lachgasparties (Abb. 1.9) zu geben. Geschäftstüchtige Komödianten, die sich als Professoren der Medizin ausgaben, stellten auf Wanderbühnen zur Belustigung des Publikums die wissenschaftlichen Wunder des Lachgases zur Schau. Während einer solchen Vorführung des Magiers und Wanderredners Colton erkannte der Zahnarzt Horace Wells (1815–1848) den schmerzlindernden Effekt dieses Gases und nutzte seine Beobachtung in klarer Erkenntnis ihrer Bedeutung und Eignung für medizinische Zwecke in seiner Praxis aus. 1844 gab er seine Untersuchungen bekannt. Bei der Vorführung vor Fachexperten mißglückte allerdings die Narkose, und Wells wurde als Scharlatan verlacht. Durch die Einführung des Äthers und des Chloroforms als Narkotika wurde der Verbreitung des Stickoxyduls ein weiteres Hindernis in den Weg gelegt. Es vergingen fast 20 Jahre, bis das Lachgas erneut in die Praxis aufgenommen wurde. Den Anstoß gab wiederum der Wanderredner Colton. Zusammen mit einem Zahnarzt eröffnete er ein Anästhesierungsinstitut, in dem in $3^{1}/_{2}$ Jahren 17 601 schmerzlose Extraktionen unter Lachgas durchgeführt wurden, alle ohne Todesfall. Dieser große Erfolg brachte es mit sich, daß man in Amerika und Europa der Lachgasnarkose auch in der großen Chirurgie Eingang erschaffte.

Die ersten Statistiken über Lachgas aus dem vorigen Jahrhundert beziehen sich fast ausschließlich auf äußerst einfache Apparaturen und deshalb auch auf eine primitive Technik der Applikation, nämlich die 100%ige Einatmung von Lachgas bis zur Zyanose beziehungsweise Narkose und Ausnützung des kurzen narkotischen Stadiums für kleinere Eingriffe. Die ältesten Angaben über N_2O stammen von Colton aus dem Jahre 1868. Er nennt 20 000 Lachgasnarkosen, ohne jegliche Angabe einer Letalitätsziffer. Bereits in den 70er Jahren kamen aufgrund gewonnener Erfahrungstatsachen strikte Kontraindikationen gegen das Lachgas auf, die erst wesentlich später ihre physiologische Begründung fanden. Das Lachgas war bei Herzfehlern, Phthisis und Neigung zu Apoplexie und Blutungen absolut kontraindiziert. In Deutschland machte im Jahre 1866 als erster Hermann auf die durch das Stickoxydul hervorgerufenen Zwischenfälle aufmerksam. Anhand von Tierversuchen konnte er nachweisen, daß das Lachgas im Blut nicht zersetzt wird und keinen Sauerstoff abgibt. Er kam zu der Auffassung, daß reines Lachgas — eingeatmet in kurzer Zeit — eine schwere Asphyxie erzeuge und nur aufgrund dieser Asphyxie anästhetisch

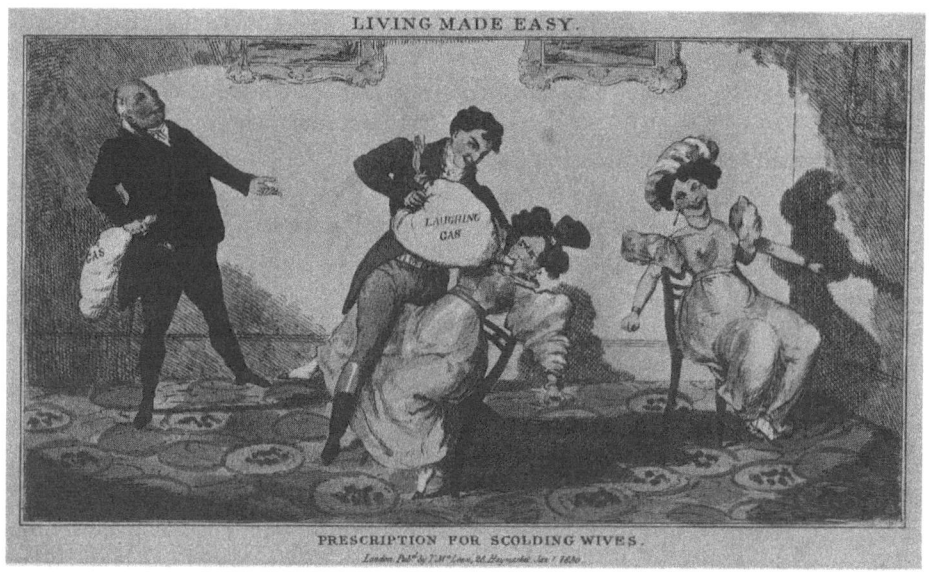

Abb. 1.9.
Das Lachgas nahm anfänglich niemand so recht ernst, wie dieser Druck aus dem Jahre 1830 andeutet. National Library of Medicine, Bethesda, Maryland

wirke. In dem neuen Betäubungsverfahren sah er eine Modeangelegenheit, die noch viel zuwenig geprüft sein. Sein Urteil lautete folgendermaßen:

„Ich halte es für meine Pflicht, darauf hinzuweisen, daß dieses anscheinend unschuldige Mittel nichts Geringeres ist als ein Attentat auf das Leben des zu Operierenden. Es ist nichts mehr und nichts weniger als ein Versuch, den Patienten zu ersticken. Der Zustand des Patienten während der Narkose ist mit dem eines Menschen zu vergleichen, dem man im berauschten Zustand einige Zeit lang die Kehle zuschnürt. Das Suchen nach anästhetischen Mitteln hat wohl kaum je einen falscheren Weg eingeschlagen als beim Stickoxydul." [56]

Diesem scharfen Urteil fügten sich Stimmen im In- und Ausland bei, die sich ebenfalls gegen das Lachgas wandten. 1868 bezeichnete Richardson, der Vorsitzende der Medical Society of London, das Stickoxydul als das gefährlichste unter allen Narkotika, das nur indirekt dadurch wirke, daß es eine Asphyxie hervorrufe, die von der Kohlensäure erzeugt werde. Diese Vorstellung Richardsons von dem Zustandekommen der Asphyxie fand eine starke Verbreitung innerhalb der Fachwelt. Ähnliche Ansichten äußerte 1870 in Frankreich Jeannel. Selbst die Presse in Frankreich griff in den Kampf gegen das Lachgas ein: Die „Gazette hebdomadaire" fügte zum Artikel Jeannels in ironischer Weise hinzu, die Menschen seien wohl ernster geworden, daß sie zum Lachen nicht mehr aufgelegt seien, oder man müsse annehmen, daß das von Herrn Jeannel eingeatmete Lachgas anders beschaffen sei als dasjenige seiner Vorgänger. Manche Komplikationen und Todesfälle in jener Zeit waren auf die Unreinheit des Gases zurückzuführen. Während des Krieges 1870/71 und auch später mußte man sich in den Lazaretten und Kliniken das Lachgas nach den chemischen Vorschriften selbst bereiten. Die Reinheit dieser Gase ließ sehr zu wünschen übrig. Es befanden sich hierin nicht nur höhere Oxidationsstufen des Stickstoffs, sondern manchmal bis zu 20% Kohlensäure. Der Ausbruch des Krieges bot den weiteren Untersuchungen der Toxizität des Lachgases in den europäischen Ländern Einhalt. Das einzige Land, das imstande war, seine Forschungen fast ungestört fortzusetzen, war Amerika. Daß nun gerade hier das Eindringen in die bislang noch relativ unbekannten Wirkungen der Narkotika eine besondere Förderung erfuhr, lag in der Tatsache begründet, daß Amerika das einzige Land war, in dem es bereits eine beträchtliche Anzahl berufsmäßiger Anästhesisten gab, die sich ausschließlich dieser Aufgabe widmen konnten.

Als sich in den Jahren 1872 und 1873 in England und Amerika je ein Todesfall nach einer Lachgasnarkose ereignete, schien es um die Stickoxydulnarkose geschehen. Von besonderer Wichtigkeit für das Schicksal der Lachgasnarkose, zumindest in Deutschland, wurde ein Bericht von v. Nußbaum [89]. 1874 gab er in München anhand von 280 ausgeführten Narkosen seine Eindrücke über das Lachgas wieder. Er sah zwar die Vorteile, jedoch maß er den Schattenseiten viel größere Bedeutung zu. Unter den 280 Fällen hatte er 37 volle Mißerfolge: Die Patienten waren sehr aufgeregt, wurden stark zyanotisch, es trat aber keine Anästhesie ein. Diese schlechte Erfahrung mit dem Lachgas verstärkte sich, als der 1. Todesfall in Deutschland nach einer Lachgasnarkose eintrat. Hierbei handelte es sich um einen Patienten, der bereits vorher 53 Tage lang unter Chloroformnarkose bougiert worden war. Von Nußbaum räumte zwar ein, daß der Patient ein starker Potator war und eine urämische Intoxikation durchgemacht hatte, schob jedoch die Schuld am Tod dem Lachgas zu. In seinem Referat kam er zu dem Schluß, daß das Stickoxydul ein unzuverlässiges und gefährliches Narkotikum darstelle. Nach diesem Urteil eines der angesehensten Chirurgen der damaligen Zeit fand die Lachgasnarkose in Deutschland zunächst keine Verbreitung mehr, wohl aber in Amerika.

Eingehende physiologische Untersuchungen über die Wirkung des Stickoxyduls verliefen zunächst ohne Ergebnis. Die Asphyxietheorie (Hermann 1864), der sich viele Autoren angeschlossen hatten, konnte erst 1878 durch Goltstein widerlegt werden. Es gelang ihm, die tatsächliche anästhesierende Wirkung des N_2O zu beweisen. Er beobachtete, daß zum Zustandekommen der Narkose 2 Faktoren erforderlich sind:

1) die Wirkungen des Stickoxydulgases auf die Ganglienzellen,
2) die Wirkungen des Sauerstoffmangels, das heißt, eines gewissen Grades einer Asphyxie.

Außerdem konnte er bei der N_2O-Narkose eine Reihenfolge der in Erscheinung tretenden Lähmungen aufstellen: Zuerst war die willkürliche Beweglichkeit aufgehoben, dann folgte die Reflexerregbarkeit, zum Schluß trat die Lähmung des Atemzentrums ein; bei der nachfolgenden Erholung war die Reihenfolge genau umgekehrt.

Mit Lachgas allein ließ sich allerdings keine zufriedenstellende Narkose bei längeren Operationen durchführen, da der Patient bereits nach kurzer Zeit ausgeprägte Asphyxie zeigte. Der Physiologe Bert stellte wie bereits Andrews, 1878 fest, daß reines Stickoxydul nur höchstens 2 min lang gegeben werden darf, wenn die Asphyxie keine lebensbedrohlichen Formen annehmen soll [8]. Um die Asphyxie zu vermeiden, versuchte Bert zunächst, in den Intervallen reinen Sauerstoff einatmen zu lassen. Da das Aufwachen immerhin noch zu rasch eintrat, kam ihm die Idee, anstelle des reinen Sauerstoffs ein Gemisch von N_2O und O_2, das er unter geringem Überdruck einatmen ließ, zu geben, den Verhältnissen in der Luft an N_2 und O_2 gleich, also etwa 80 % N_2O und 20 % O_2. Wegen der zufriedenstellenden Ergebnisse bei Tieren empfahl Bert die Lachgas-Sauerstoff-Narkose unter Überdruck bei Operationen am Menschen. Berts Methode entbehrte jedoch der praktischen Durchführbarkeit, da sie einen aufwendigen und kostspieligen apparativen Aufwand erforderte. Statt der Verabreichung des reinen Stickoxyduls in Intervallen ging man allmählich immer mehr dazu über, von vornherein ein Gemisch aus Lachgas und Sauerstoff zu geben. Trotz der Vielzahl an Publikationen über das Lachgas lag immer noch kein endgültiges Urteil über die toxischen oder nichttoxischen Eigenschaften des Stickoxyduls vor. Obgleich im Laufe der Zeit immer wieder vereinzelte Stimmen zu hören waren, die eine scharfe Polemik gegen das Lachgas führten, setzte sich die Meinung durch, daß das Stickoxydul das ungefährlichste unter den bekannten Narkotika sei, welches sich allerdings nur für kurzdauernde Eingriffe eigne. Seine Ungefährlichkeit ergab sich aus der überaus geringen Mortalität. Hankel brachte 1898 eine Zusammenstellung in- und ausländischer Statistiken, die die obige Tatsache bewies [51]. Seit Beginn der Einführung des Lachgases als Anästhetikum bis 1898 ließen sich auf über 10 Millionen Narkosen in der gesamten Literatur 19 Todesfälle zusammenstellen. Daraus ergab sich ein Verhältnis von etwa 2 Todesfällen auf 1 Million Narkosen.

Crile gebührt das Verdienst, 1915 nachgewiesen zu haben, daß die bereits 1905 von Müller beschriebenen pathologisch-histologischen Veränderungen der inneren Organe nach einer Lachgasnarkose auf die postnarkotische Azidose zurückzuführen sind und das Lachgas keinerlei Toxizität auf die inneren Organe besitzt [23]. Von weiterer Wichtigkeit war der Nachweis Criles, daß eine vor der Narkose verabreichte Morphiuminjektion ebenso wie das Lachgas selbst eine Schutzwirkung auf das Gehirn, die Leber und die Nebenniere ausübt, das heißt ebenfalls die Azidose vermindert. Aus diesen günstigen Azidtätsverhältnissen lassen sich Schlüsse auf das Fehlen von unangenehmen Nachwirkungen bei diesem Narkotikum gegenüber anderen ziehen.

Nach diesen Ergebnissen ist es leicht erklärbar, daß das Lachgas, welches im Organismus nicht verändert wird und weder die Blutbestandteile zersetzt noch selbst verändert wird, als Narkotikum stark im Ansehen stieg. Dem konnten manche Stimmen, die sich noch gegen das Lachgas erhoben, keinen Abbruch tun. Immer wieder wurden von Zeit zu Zeit Lachgastodesfälle unter den verschiedensten Umständen in der Literatur mitgeteilt. So veröffentlichte Baldwin 1916 in einem Artikel unter dem Titel „Stickoxydul und Sauerstoff, das gefährlichste aller Anästhetica" [4] eine Reihe von 16 Todesfällen, die sich in Columbus (Ohio) ereignet hatten. Zweifellos ist die Hauptgefahr der Lachgasnarkose die Hypoxie und ihre Folgen.

Eine Intoxikation durch das reine Gas an sich wird heute allgemein abgelehnt, da es sich als völlig indifferent gegenüber Organen und Zellen erwiesen hat. Killian hält eine Letalitätsziffer von etwa 1:15000 für die Lachgasnarkose zu chirurgischen

Zwecken für diejenige Zahl, welche der Wirklichkeit am nächsten kommt. Die reine Lachgasanalgesie für zahnärztliche Zwecke dagegen zeigt den günstigen Wert von etwa 1:100 000.

Äther

Als „süßes Vitriol" war der Äther bereits im 13. Jahrhundert den Alchimisten bekannt: Die 9. Ausgabe der „Encyclopaedia Britannica" führt Raimundus Lullies als den Entdecker des späteren Äthers auf. Um 1540 gelang Valerius Cordus (1515–1544) die Darstellung des „Oleum vitrioli dulce verum" aus Schwefelsäure und Alkohol. Er erkannte richtig, daß diese farblose, flüchtige, eigenartig riechende und leicht explosive Flüssigkeit die Schleimproduktion der Atemwege fördert und Linderung beim Keuchhusten gewährt. Auf der Suche nach einem analgetischen Mittel war Paracelsus (1493–1541) auf das „süße Vitriol" gestoßen, welches erst 1730 durch Frobenius die Bezeichnung Äther erhielt. Michael Faraday (1791–1867), ein Schüler von Humphry Davy, machte in einem kleinen Artikel in dem englischen „Journal of Science and Art" (1818), London, darauf aufmerksam, daß die Ätherwirkung derjenigen des betäubenden Stickoxydul ähnlich sei. Ausdrücklich riet er zur Vorsicht beim Experimentieren mit Ätherdämpfen, denn — wie es in dem betreffenden Schriftstück heißt — ein Gentleman sei hierdurch in einen tiefen 30-stündigen Schlaf gekommen, so daß man um sein Leben gebangt habe.

Systematische Prüfungen der praktischen Verwendbarkeit des Äthers für Narkosezwecke begannen erst nach dem 30. Mai 1842. An diesem Tag führte William Crawford Long (1818–1878) als erster Arzt die Exstirpation eines Nackentumors in voller Äthernarkose aus. Trotz 8 weiterer günstiger Operationen hielt Long seine Erfahrungen mit dem Äther für eine Publikation noch nicht reif. Indessen begann William Morton (1819–1868) nach Kenntnisnahme der Experimente mit Stickoxydul und auf den Rat von Charles Jackson (1805–1880) hin, ebenfalls mit Schwefeläther zu experimentieren. Die Erfolge in seiner Zahnarztpraxis ermutigten Morton, am 16. Oktober 1846 im Massachusetts General Hospital in Boston die 1. Äthernarkose durchzuführen (Abb. 1.10). Die Lokalität, in der das Ereignis stattfand, ist bis heute unverändert geblieben und als „Ether Dome" zum Wallfahrtsort der Anästhesisten geworden. Die Nachricht von dem folgenschweren Ereignis ging wie ein Lauffeuer durch die ganze Welt. Ein daraufhin einsetzender langer Prioritätsstreit um die Entdeckung endete damit, daß nahezu alle Wegbereiter der Narkose wegen der mit diesem Streit verbundenen Aufregungen teils in Irrsinn, teils durch Alkoholismus und Armut zugrunde gingen. Vom Jahre 1847 an fand die Äthernarkose auch in den europäischen Kliniken in der Chirurgie, in der Zahnheilkunde und in der Geburtshilfe allgemeine Anwendung. Daß der Äther damals jedoch nicht überall enthusiastisch aufgenommen wurde, brachte der Berliner Chirurg Johann Friedrich Dieffenbach (1792–1847) [26], einer der ersten, die in Deutschland die Äthernarkose anwandten, 1847 in seiner Monographie „Der Äther gegen den Schmerz" zum Ausdruck. Dieffenbach war der Meinung, daß Äther nur bei besonders schmerzhaften Operationen angewandt werden sollte, da er so viele Nachteile besitzt: die Möglichkeit der Apoplexie, Blutungen, Tod durch Überdosis und psychische Aufregungen bis zum

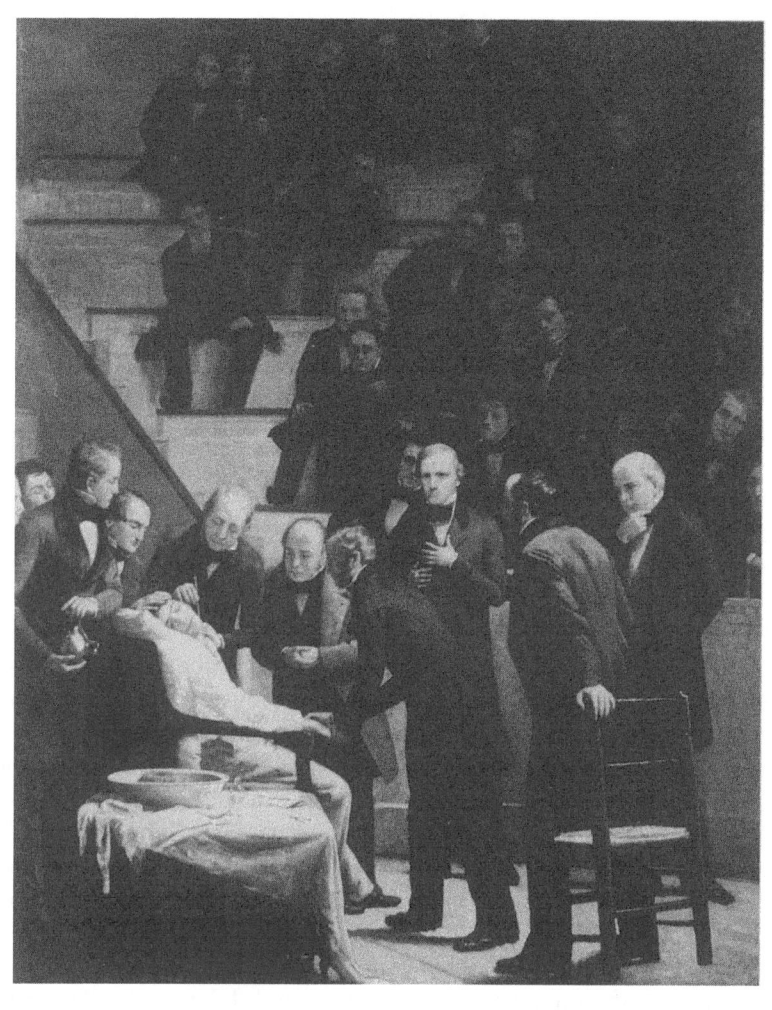

Abb. 1.10.
Gemälde (1882) von Robert Hincley mit der Darstellung der ersten erfolgreichen öffentlichen Demonstration einer Äthernarkose bei operativem Eingriff am 16. Oktober 1846 im General Hospital von Massachusetts. Frances A. Countway Library of Medicine, Boston Medical Library, Cambridge

Wahnsinn. Bereits in dieser Zeit traten vereinzelt Chirurgen gegen eine kritiklose Anwendung dieser Substanz auf. Der Äther befriedigte nicht immer die Ansprüche, die der Kliniker an eine Narkose stellen mußte: Oft trat sie zu langsam ein, oder sie war nicht tief genug; bei Alkoholikern und Fettsüchtigen gelang sie mit den damaligen Methoden häufig überhaupt nicht. Die Regierung gab eine Verordnung heraus, daß Ätheranästhesie nur von Ärzten durchgeführt werden durfte. Diese Verordnung wurde von einzelnen Landesfürsten, zum Beispiel vom Großherzog von Hessen-Darmstadt, für ihr Land noch dahin erweitert, daß sie verboten, Äther in der zahnärztlichen Praxis, bei blutenden oder bei kleinen chirurgischen Eingriffen anzuwenden. Dieses Verbot wurde damit begründet, daß gewisse Unfälle bei Verwendung des Äthers durch unerfahrene Personen entstanden waren. Das wachsende Mißtrauen war berechtigt. Dem Äther hafteten in der Tat große Mängel an: Die stark exzitierende Wirkung, die Übelkeit, das Erbrechen und der Speichelfluß wurden als sehr unangenehm empfunden. Die leichte Brennbarkeit des Äthers ließ seine Anwendung bei Operationen unter künstlicher Beleuchtung und mit dem Thermokauter als gefährlich erscheinen. In Lyon wurde 1862 ein Mädchen von 18 Jahren, das sich einer Operation unterziehen sollte, ätherisiert. In dem Moment, in dem der operierende Arzt das Glüheisen applizieren wollte, entzündeten sich die Ätherdämpfe; das Feuer fing den vor Mund und Nase gehaltenen, mit Äther gefüllten Sack, und im Nu brannte das Gesicht wie eine Punschbowle. Große, bis auf den Knochen reichende Brandwunden waren die Folgen dieses Unglücksfalls, und auch der Arzt trug bei den Löscharbeiten nicht unerhebliche Verletzungen davon.

Nach anfänglich großer Begeisterung wurde der Äther durch das fast gleichzeitig entdeckte Chloroform nahezu überall verdrängt. Nur in Boston und Lyon blieb er das beherrschende Narkotikum. Von Lyon kam er nach Genf und wurde durch Gustave Julliard (1836–1911) weiterentwickelt. Bei Julliards „Erstickungsmethode", deren Prinzip in einer möglichst unter Luftabschluß erzeugten Konzentration des Äther-Luft-Gemischs unter der Maske und damit einer Art Intoxikation durch Anhäufung der ausgeatmeten Kohlensäure bestand, verfärbte sich der Patient blau, war von Hustenreiz gequält und durchlief ein ziemlich langes Exzitationsstadium. Trotz des Anblicks des zyanotischen, nach Luft ringenden, unruhigen Patienten, der viele Chirurgen von der Anwendung des Äthers abschreckte, entschied sich P. von Bruns, den Äther auch in Deutschland wieder einzuführen.

In seinem Buch „Anästhetica" stellte Kappeler 1880 [62] erstmals die seit der Wiedereinführung des Äthers 1870 in England und in Amerika während der Anwendung dieses Narkotikums vorgekommenen Todesfälle zusammen, obwohl es bis dahin noch nicht möglich war, eine exakte Erklärung darüber abzugeben. Poppert beschrieb 1894 aufgrund eines Todesfalls und 7 weiterer aus der Literatur herangezogener Fälle, daß der Äther fähig sei, ein akutes toxisches Lungenödem zu erzeugen [91]. Durch Untersuchungen von Rühl (1930) und Eppinger (1935) wurde erkannt, daß die Diffusionsverhältnisse durch die Alveolarmembranen unter Äther verändert werden und ein erhebliches Sauerstoffdefizit entsteht [93, 30]. Histologisch fanden sie ein Präödem der Alveolarmembranen mit einer Zunahme der Schichtdicke, die als Ursache der Verschlechterung der Diffusion des Sauerstoffs angesehen wurde. Die heute allgemein geübte Sauerstoffgabe bei beginnender Zyanose findet hier ihre experimentelle Begründung. Die Behauptung, daß die postoperativen Lungenkomplikationen, die „Ätherbronchitis" und „Ätherpneumonien", spezifische toxische Ätherwirkungen seien, hat lange Zeit das wichtigste Argument gegen den Äther dargestellt. Um die Jahrhundertwende erkannte man, daß der Zusammenhang zwischen dem operativen Eingriff einschließlich der Narkose und der folgenden Pneumonie wesentlich anders zu beurteilen ist. 1895 wies Nauwerck nach, daß es sich bei der „Ätherpneumonie" nicht um toxische, sondern um infektiöse Pneumonien handelt, bei welchen die Bakterien auf dem Weg der Autoinfektion in die tieferen Luftwege gelangen. Die Quelle dieser Autoinfektion ist die Mundhöhle. Begünstigend wirken allerdings die vermehrte Speichelabsonderung und die starke Sekretion des respiratorischen Epithels der Lunge, die für den Äther charakteristisch sind. Besonders beim Kleinkind führen die Reizung und die Hypersekretion zu dem berüchtigten Bronchial- und Trachealrasseln durch Schleimbildung und dadurch zu einer sehr empfindlichen, rein mechanischen Störung des Gasaustauschs. Dadurch können sich lebensbedrohlich asphyktische Zustände entwickeln, deren Gefahren man nur durch Absetzen des Äthers und Absaugen der Luftwege bannen kann. Eine spezifische toxische Ätherwirkung ist die durch zu starke Intoxikation des Atemzentrums hervorgerufene Asphyxie. Diese zentrale Asphyxie kommt beim Äther im Vergleich zu anderen Narkotika verhältnismäßig häufig vor.

Die plötzlichen Äthertodesfälle ließen die Gegnerschaft des Äthers anwachsen. Henderson schrieb 1911 den primären Herztod bei Äthernarkose der Akapnie zu, der Verminderung des Kohlensäuregehalts im Blut, hervorgerufen durch die zu starke Ventilation der Lunge während des Erregungsstadiums [54]. Physiologische Untersuchungen über den Äthertod ergaben, daß die eigentlichen Herztodesfälle in der Äthernarkose äußerst selten und nicht die Folge einer direkten toxischen Wirkung des Äthers auf den Herzmuskel sind. Sie treten im allgemeinen nur dann auf, wenn vorher schon schwere Erkrankungen des Herzmuskels, der Kranzarterien, des Endokards oder Perikards vorhanden sind.

Der weitaus größte Anteil der Äthertodesfälle ist durch Schäden des Kreislaufs bedingt. Es ist ein Merkmal des Äthers, daß die Zusammenarbeit zwischen Herz und Peripherie lange aufrechterhalten bleibt. Erst bei weiterer Vertiefung der Narkose und Ausfall der Vasomotoren kommt es zu einem toxischen Versagen der Peripherie, zur akuten Verminderung des Rückstroms und zum Narkosekollaps. Das Herz versagt nicht etwa durch eine Ätherintoxikation, sondern durch Überlastung des Herzens oder Leerlauf. Diesen irreparablen Entspannungskollaps konnte man früher nicht sinnvoll behandeln, heute hat man es aber gelernt, ihn zu beherrschen.

1927 erschien im „Lancet" eine aufsehenerregende Mitteilung von Wilson über 4 Todesfälle nach Ätherverwendung [111]. Diese Todesfälle ereigneten sich alle unter schweren Krämpfen, denen eine Zyanose mit unregelmäßiger Preßatmung vorausgegangen war. Lundy berichtete, er habe 1930 erstmalig echte Ätherkrämpfe beobachtet. Bis 1940 sind im amerikanisch-englischen Schrifttum 168 Fälle (Monroe und Benjamin 1941) bekanntgeworden, während entsprechende Mitteilungen in der deutschen und französischen Narkoseliteratur fast völlig fehlen. Diese Tatsache ließ den Verdacht zu, daß man vom Jahre 1927 an in Amerika einen Äther verwendet hat, der irgendwelche unangenehmen Qualitäten besaß. Die Beweise dafür fehlten jedoch. Das Symptomenbild schien typisch zu sein: Es kam als erstes zu Zuckungen der Augenlider und der Mundregion, die auf das ganze Gesicht übergingen.

Tabelle 1.1. Ätherstatistik (Aus: Killian u. Weese [65])

Autor	Anzahl der Narkosen [n]	Anzahl der Todesfälle [n]	Verhältnis der Todesfälle zu der Anzahl der Narkosen
Andrews	92815	4	1:23204
Juillard	314738	21	1:14987
Roger	14581	3	1: 4860
Dtsch. Ges. Chir.-Kongreß	42091	7	1: 6013
Gurlt (1890–1891)	42141	7	1: 6020
Easter	—	—	1: 6500
Mickulicz	—	—	1: 6112
Garré	350500	25	1:14000
Olier	—	0	1:10500
Poncet	15000	2	1: 7500
Neuber	11859	2	1: 5930
Urban	12000	0	—
Breitner	152000	—	1:14000
Anschütz	—	—	1:20000
			1:11802

Anschließend entstanden Spasmen, die sich über den gesamten Körper und besonders an den Extremitäten ausbreiteten. In keiner Vorgeschichte kam eine Epilepsie oder Spasmophilie vor. Zunächst glaubte man, daß diese gefährlichen Konvulsionen als toxische Eigenschaften des Äthers anzusehen seien. Bald stellte man aber fest, daß gleichartige Krämpfe bei der Lachgas-, der Divinyläther- und Chloroformnarkose ebenfalls vorkamen, allerdings in weit geringerem Ausmaß. Heute werden diese Krämpfe als Folge einer Anoxie des Gehirns aufgefaßt. Nach Killian sieht die Statistik der reinen Äthertropfnarkose folgendermaßen aus (Tabelle 1.1):

Äthersucht

Bereits vor seiner medizinischen Verwendung war bekannt, daß Äther in kleinen Dosen bei innerlicher Verabreichung eines unserer wertvollsten Stimulanzien ist – ähnlich also wie beim Kokain, wo auch der Genußzweck dem Heilzweck lange voranging. Obgleich der Ursprung des Äthermißbrauchs nicht exakt festzustellen ist, liegt die Vermutung nahe, daß das Äthertrinken in Irland in den Jahren um 1840 durch die eindrucksvollen, gegen den Whisky gerichteten Predigten der Kirche, namentlich des Paters Mathew wachgerufen wurde. Die Mengen von Äther, welche hintereinander genossen wurden, beliefen sich bei einzelnen Iren bis auf 15 g Äther, und das erfolgte 2- bis 6mal täglich. In Frankreich beschrieb 1870 Martin [82] den ersten Fall von Äthersucht. Er betraf eine Dame, die wegen Verdauungsbeschwerden täglich vor der Mahlzeit ein in Äther getauchtes Stück Zucker zu sich nahm und nach $1^1/_2$ Monaten Tremor, Magenschmerzen, Erbrechen, Wadenkrämpfe, Ohrensausen, Kopfweh und Herzbeschwerden bekam. Alle Symptome verschwanden, als man ihr den Äther gewaltsam entzog. Die kurze Lebensgeschichte eines französischen Schülers erweckte Aufmerksamkeit. Der Junge schrieb selbst seine Erfolge in der Schule dem Genuß von Äther zu, von dem er anfangs tagsüber 20–100 g innerlich und ebensoviel durch Riechen nachts in Dampfform aufnahm. Er stahl seinen Eltern Geld und schlich sich bei Dunkelheit in Apotheken, um sich das Mittel zu verschaffen. Im Laufe von 9 Jahren stieg der tägliche Verbrauch auf 1 Liter, dem er in seinem letzten Lebensjahr subkutane Morphiuminjektionen hinzufügte. Er starb an einer Mitralklappeninsuffizienz.

Auch in Rußland erfreute sich das Äthertrinken großer Beliebtheit und erreichte bald mit großem Anklang die ostpreußische Grenze. Nach der Branntweinsteuererhöhung in Ostpreußen im Jahre 1887 nahm der Verbrauch des mehr oder weniger verdünnten Äthers zu Trinkzwecken erheblich zu. Eine der ersten ausführlichen Mitteilungen über den Äthermißbrauch, besonders in den Kreisen Memel und Heydekrug, stammt von Sommer aus dem Jahre 1899 [102]. Danach wurden allein in der Stadt Memel 8580 Liter Äther nur zu Trinkzwecken verkauft; hinzu kamen die nicht unerheblichen Mengen, die ohne Kenntnis der Behörden von Fischern und Schiffern eingeführt wurden. Ein ostpreußischer Bauer ließ zur Feier der Hochzeit seines Sohnes 2 Eimer Äther kommen, welcher Feuer fing und dabei 6 Kinder tötete und 15 Erwachsene mehr oder minder schwer verletzte. Flury und Zangger wiesen 1928 auf den Äthermißbrauch in Österreich und Ungarn hin und betonten, daß sich überall dort das Äthertrinken einbürgerte, wo der Genuß von Schnaps allgemein verbreitet und die Besteuerung des Äthylalkohols sehr hoch war [34].

In vereinzelten Fällen wurde der Äther nicht getrunken sondern eingeatmet. Ein „Ätherriecher" gab sich regelmäßig während der Spazierfahrt in seinem Wagen dieser Leidenschaft hin, um sie zu verheimlichen. Erst als er sich in der Exzitationsphase mit seinem Kutscher schlug und die Polizei eingreifen mußte, wurde man auf seine Äthersucht aufmerksam. Diese Art des Mißbrauchs hat sich bis ins 20. Jahrhundert erhalten. Besonders bekannt geworden ist ein Berliner Student, der Ätherfritz. Er erhielt von seiner Wirtin das Verbot, die Wohnung mit Ätherdünsten zu füllen. Mit dem äthergetränkten, an die Nase gepreßten Taschentuch lief er im halbdeliranten Zustand durch die Straßen Berlins und tätigte Einkäufe, ohne davon später etwas zu wissen. Allmählich verkam er völlig durch dieses Laster, und eines Tages fand man ihn tot auf der Straße. Die Gefährdung der Chirurgen durch Ätherdämpfe bei der Tropfnarkose wurde vielfach unterschätzt. Sie war besonders in kleinen Operationsräumen gegeben, in denen die Luft oft erhebliche Äthermengen enthielt, insbesondere, wenn mehrere Narkosen hintereinander ohne genügende Lüftung gegeben wurden. Leschke berichtete 1933:

„Ich habe mehrere Chirurgen, die dauernd unter derart unhygienischen Verhältnissen operierten, wegen einer schon im mittleren Lebensalter eingetretenen Myodegeneration und Erweiterung des Herzens behandelt, die mir nur durch die chronische Äthereinwirkung erklärbar erschienen." [73]

Noch im Jahre 1939 war in einer Zeitungsnotiz in Ostpreußen zu lesen, daß sich eine Polizeiverordnung gegen den noch immer blühenden Unfug des Äthertrinkens wendet und Äther nur gegen Rezept abgegeben werden darf oder gegen eine polizeiliche Bescheinigung, daß er nicht zum Trinken, sondern für andere Zwecke (Gewerbe) verwendet wird. Aus dem gleichen Grund durften die als Hausmittel gebrauchten Hoffmannstropfen (Spiritus aethereus, eine Mischung aus 3 Teilen

Äther und einem Teil Alkohol) nur gegen Rezept verkauft werden. Vor allem bei Frauen schienen sie wegen ihrer berauschenden Wirkung außerordentlich beliebt gewesen zu sein. Ein Prozeß vor dem 2. Weltkrieg brachte ans Licht, daß eine Frau innerhalb von 4 Jahren 30000 Mark für Hoffmannstropfen ausgegeben hatte. Die chronische Äthervergiftung bei der Äthersucht führt zu körperlichem Verfall und äußert sich in Appetitlosigkeit und unregelmäßiger Herztätigkeit sowie einer Charakterdegeneration mit Nachlassen der Willenskraft. Alle Äthersüchtigen sind dem Versinken in eine traumhafte bunte Bilderwelt, die ihnen der Ätherrausch vorgaukelt, haltlos ergeben. In Deutschland war Kraepelin [68] der erste Psychiater, der am Ende des vorigen Jahrhunderts die Abwandlungen psychischer Vorgänge durch den Äther und andere Substanzen systematisch untersuchte. Lange Zeit blieben seine Forschungen allerdings ohne Resonanz.

Chloroform

Das Chloroform, Trichlormethan, ist eine farblose Flüssigkeit von angenehmem Geruch und süßlichem Geschmack, welche nicht zu brennen vermag und schon bei gewöhnlicher Temperatur einer Zersetzung durch Licht und Luft ausgesetzt ist. Diese Substanz wurde 1831 von Guthrie in Sachetts Harbour, Soubeiran in Paris und Liebig in Gießen zur gleichen Zeit, aber unabhängig voneinander entdeckt. Seine chemischen Eigenschaften und die Bezeichnung „Chloroform" stammen von dem Chemiker Dumas, Paris, aus dem Jahre 1832. Die Entdeckung der narkotischen Wirkung des Chloroforms und seine Einführung in die Medizin verdanken wir dem Gynäkologen und Geburtshelfer James Young Simpson (1811–1870) in Edinbourgh. Angeregt durch die Ätherbelustigungen („ether frolics") fiel Simpson am späten Abend des 4. November 1847 ein, mit seinen Assistenten eine Flüssigkeit zu inhalieren, die er bisher noch nicht ausprobiert und deshalb beiseite gestellt hatte, weil er wegen ihres hohen spezifischen Gewichts an ihrer narkotischen Wirkung gezweifelt hatte. Nach langem Suchen fand er jenes Fläschchen, welches Chloroform enthielt. Mit jeder Einatmung wurde die ganze Gesellschaft fröhlicher, das Gespräch lauter, bis es plötzlich verstummte. Simpson, der als erster erwachte (Abb. 1.11), erfaßte beim Anblick der schlafenden Gesellschaft die Bedeutung seines Experiments sofort: Sein erster Gedanke war, daß diese Substanz stärker und besser als Äther war. Wenige Tage später wandte er das Chloroform als Narkotikum bei einer Geburt an. Das Chloroform trat seinen Siegeszug in die Operationssäle an. Überraschend schnell begann das neue Anästhetikum, den Äther zu verdrängen. In Deutschland ordnete König Friedrich Wilhelm IV. vorsichtigerweise an, daß die neue Methode zunächst an einem Bären aus dem Berliner Zoologischen Garten, bei dem eine Staroperation durchgeführt werden sollte, erprobt werden müsse. Die Narkose wurde von Johann Lucas Schönlein (1793–1864) ausgeführt. Die Operation verlief erfolgreich, der Bär erwachte jedoch nicht mehr aus der Narkose! Den König belustigte der unglückliche Ausgang dieses Versuchs so sehr, daß er den Bildhauer Albert Wolff (1814–1892) beauftragte, diesem Ereignis ein witziges Denkmal zu setzen. Die von Wolff geschaffene Gruppe zeigt den chloroformierten Bären in einem Sessel sitzend, von Tieren umgeben, die die Züge der behandelnden Ärzte tragen (Abb. 1.12). Spä-

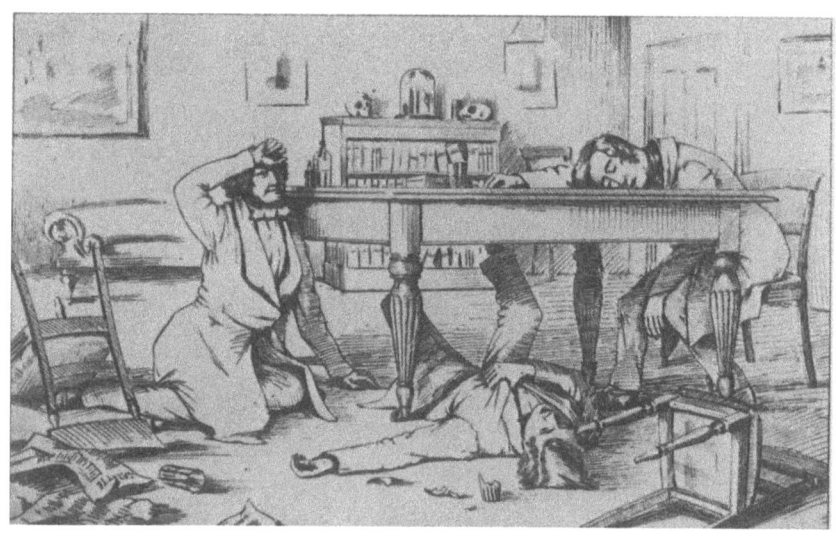

Abb. 1.11.
Die Entdeckung der narkotischen Wirkung des Chloroforms durch Simpson und 2 Helfer.
Medizinhistorisches Institut Zürich

ter erließ der König ein Preisausschreiben für ein Gedicht zu dieser Plastik. Den 1. Preis erhielt der von Paul Heyse (1830–1914) verfaßte Sechszeiler:

> Der Bär ist nun ein toter Mann,
> das Chloroform ist Schuld daran.
> Ein ärztliches Kollegium
> ging mit dem Vieh zu menschlich um.
> Das Füchslein greint, das Bärlein flennt,
> der Wolf setzt ihm dies Monument.

John Snow (1813–1858) [101], ein Pionier der Narkosewissenschaft, warnte sehr frühzeitig vor den toxischen Eigenschaften des Chloroforms. Denn schon bald nach der Einführung der Chloroformnarkose traten Todesfälle auf. So ereignete sich der 1. Todesfall in Winlaton bei New Castle am 18.1.1848 während der Chloroformnarkose eines 15jährigen Mädchens. Anfänglich herrschte die irrtümliche Meinung vor, die Zwischenfälle wären auf eine Überdosierung des Chloroforms oder auf mangelnde Sauerstoffzufuhr zurückzuführen. Die Todesfälle mehrten sich. Die überragende Stellung des Chloroforms wurde an den europäischen Kliniken in den 60er Jahren des 19. Jahrhunderts erschüttert. Man sah allmählich, daß das Chloroform mit ungeheuren Gefahren belastet war. Obwohl noch keine exakten Untersuchungen vorlagen, entbrannte ein heftiger Streit: Äther gegen Chloroform. Vor allem die medizinischen Akademien in Lyon und Boston erhoben ihre Stimme gegen das Chloroform. Die Stellungnahme der Schule von Lyon führte dazu, daß die Ärzte der französischen Armee im Krimfeldzug (1853–1856) kein Chloroform mehr verwand-

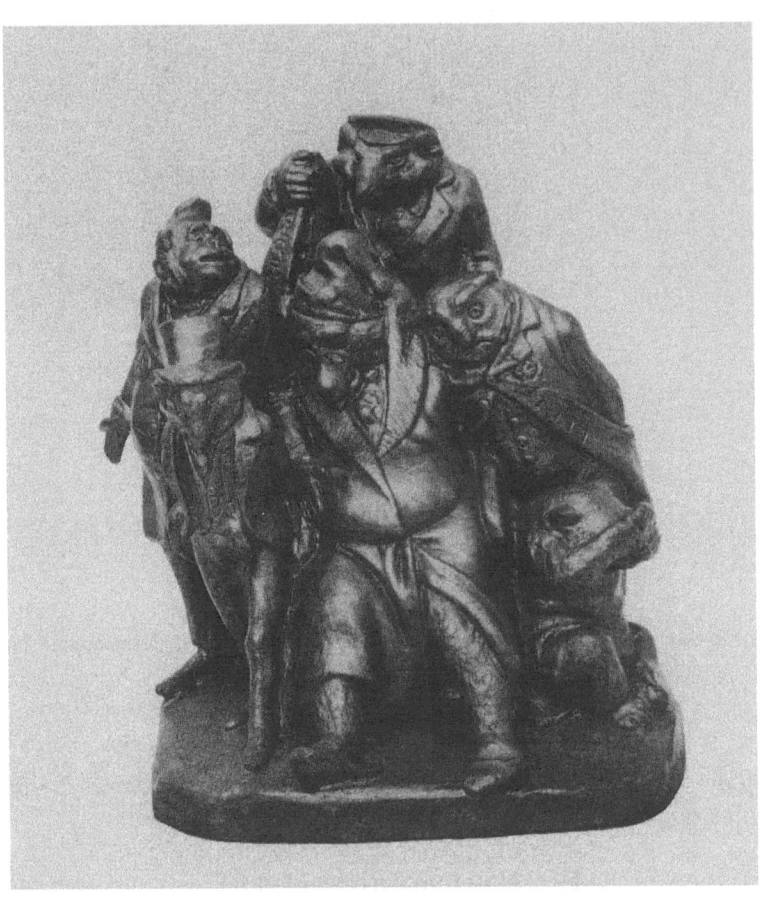

Abb. 1.12.
Der chloroformierte Bär. Die zur Erinnerung an die erste 1847 von Lucas Schönlein (1793 – 1864) in Berlin ausgeführte Chloroformnarkose von dem Bildhauer Albert Wolff (1814 – 1892) geschaffene Plastik. (Foto: Anni Hochstatter, Ingolstadt. Originalbronzeabguß, Leihgabe Dr. R. Krieger, Düsseldorf. Standort: Deutsches Medizinhistorisches Museum Ingolstadt)

ten. Dagegen behauptete das Chloroform in Paris seine alleinige Herrschaft, obwohl Velpeau vor den Gerichten erklärt hatte, daß das Chloroform bei Anwendung aller Vorsichtsmaßregeln den Tod herbeiführen könne. In der Diskussion um die Chloroform-Äther-Frage war es für die französischen Chirurgen charakteristisch, daß sie ihre Argumentation ausssschließlich der klinischen Erfahrung entnahmen und keinen Versuch machten, zunächst experimentell-physiologische Feststellungen zu gewinnen, um mit diesen die am Operationstisch gesammelten Beobachtungen in Vergleich zu bringen. Diesen richtigen Weg betrat 1864 das von der Royal Medical and Chirurgical Society gebildete Untersuchungskomitee. Dieses 1. englische „Chloroformkomitee" kam bei seiner Aufgabe, die Giftigkeit des Chloroforms zu untersuchen, zu dem Ergebis, daß bei der Einatmung konzentrierter Chloroformdämpfe ein mehr oder weniger langer Atemstillstand mit sekundärer Störung der Herztätigkeit und bei Fortführung der Inhalation tödliche Asphyxie erfolgte. Trotz gewissenhafter Tierexperimente gelangte dieses Gremium zu keiner grundsätzlichen Klärung des Problems. Um den lähmenden Einfluß des Chloroforms auf das Herz durch den stimulierend auf dieses Organ wirkenden Äther zu kompensieren, empfahl das Komitee die ACE-Mischung (1 Teil Alkohol, 2 Teile Chloroform und 3 Teile Äther). Der Frage, ob Chloroform den Tod durch Lähmung des Herzens oder der Atmung verursacht, wurde weiter nachgegangen. In England spielten sich um die Ursache der Chloroformtodesfälle harte Kämpfe ab. Während die sogenannte Edinbourgh-Schule in dem Atemstillstand die hauptsächliche und einzige Gefahr der Chloroformnarkose sah, vertrat die Londoner Schule die Ansicht, daß man sich während der Narkose nicht allein durch die Atembeobachtung, sondern vor allem durch die Feststellung der Pulsqualität leiten lassen solle, denn der Herzstillstand sei bei Chloroform in erster Linie zu fürchten. Das 2. englische Chloroformkomitee sprach sich für die Auffassung der Londoner Schule aus. Man kam überein, daß trotz der spezifisch toxischen Herzwirkung des Chloroforms die Beobachtung sowohl des Herz-Kreislaufs als auch der Atmung unerläßlich sei. In den 90er Jahren setzte sich die bereits 1858 von Snow vertretene Ansicht durch, daß durch große Dosen des Chloroforms ein plötzliches Herzversagen, durch geringere Atemstillstand hervorgerufen werde.

Der akute Chloroformtod hat sich vom Beginn der ersten Anwendung der Chloroformnarkose den Chirurgen eindringlich eingeprägt. Die Tatsache, daß es auch einen Spättod durch Chloroform gibt, ist viele Jahre nicht beachtet worden. Ohne daß der Patient irgendwelche, auf einen schädlichen Einfluß des Chloroforms hindeutende Erscheinung zu zeigen braucht, kann Stunden, ja sogar Tage nach anscheinend glücklich beendeter Narkose der Tod als Folge der Chloroformierung eintreten. Casper war der erste, der 1850 auf diesen Spättod die Aufmerksamkeit gelenkt hat. Den 1. sicheren Fall von typischem Chloroformspättod beobachtete Langenbeck:

„Es handelte sich um einen 36jährigen Mann, einen Potator, bei dem eine Exstirpation des Schulterblattes ausgeführt wurde. Er überstand zunächst die Chloroformnarkose glücklich und erlangte das volle Bewußtsein wieder, um dann 17 Stunden später unter den Erscheinungen zunehmender Herzschwäche zu sterben." [15]

Als auffällig erwies sich die Häufigkeit des Chloroformspättodes gerade bei Kindern. Man versuchte nun, aus Sektionsergebnissen näheren Aufschluß über die Ursache des Chloroformtodes zu gewinnen. Theodor Billroth (1829–1894) war 1868 noch der Meinung, daß es aufgrund seiner pathologisch-anatomischen Befunde kein beweisendes Merkmal für den Chloroformtod an der Leiche gäbe. Die „Billroth-Mischung" aus 3 Teilen Chloroform, einem Teil Äther und einem Teil Alkohol blieb besonders in Österreich noch lange in Gebrauch. Von besonderem Interesse schien die wiederholte, nach Cloroformtod gemachte Beobachtung von Gasblasen im Blut.

1887 bewies dann Kappeler, daß die Gasentwicklung, und zwar von Stickstoff im Herzen, als frühe Leichenerscheinung häufig vorkommt und keineswegs als eine toxische Eigenschaft des Chloroforms anzusehen ist. Der wissenschaftliche Streit um die Chloroformtoxizität ging weiter. 1890 ließ die Deutsche Gesellschaft für Chirurgie durch Ernst Julius Gurlt (1825–1899) eine Statistik über die Chloroform- und Äthertodesfälle ausarbeiten [47]. Das Ergebnis war erschütternd: Von 2907 Chloroform- im Vergleich zu 14646 Äthernarkosen verlief jeweils eine tödlich. Um die direkte Wirkung des Chloroforms auf den Herzmuskel kennenzulernen, wurden zahlreiche Tierversuche durchgeführt. Clemens soll schon 1850 die ersten Chloroformversuche am Froschherzen gemacht haben. Ihm folgte Snow 1852 mit Versuchen am Säugetierherzen. 1913 sahen Hecht und Nobel in tiefer Chloroformnarkose partielle Überleitungsstörungen und schließlich eine völlige Dissoziation. Nach Blockierung beider Vagi (über deren Rolle nach Killian bis heute noch kein klares Bild zu erhalten ist, weil sehr verschiedenartige Reflexmechanismen über den Vagus ablaufen), blieben die Störungen bestehen, so daß eine direkte Wirkung auf das Herz gesichert schien. Frommel unterschied 1927 [40] in seinen Experimenten am Meerschweinchen am EKG 2 Phasen: 1) eine Bradykardie durch Vaguserregung und 2) eine Phase toxischer Wirkung sowohl auf das Reizbildungs- als auch auf das Reizleitungssystem mit den verschiedenartigsten Rhythmusstörungen. Die Kontraktionen des Herzens nahmen bis zum Stillstand in Diastole ab (Eismayer und Wachsmuth 1929 [28]). Der Herztod unter Chloroform ereignet sich außerdem durch reflektorische Koronarkonstriktion, welche nach Rein (1931) durch einen Vagusreiz ausgelöst sein soll [92]. Diese reflektorischen Wirkungen kommen nur während der leichten Narkose vor, tiefe Anästhesie vernichtet den überragenden Einfluß des Vagus und bringt die gefährlichen Reflexe zum Erlöschen. So erklärt es sich, warum während der Anflutung die meisten Fälle von Vagustod aufgetreten sind.

Abgesehen von der toxischen Eigenwirkung des Chloroforms auf das nervöse System des Herzens und den Herzmuskel, kommt es zu einem starken Abfall des peripheren Widerstands durch Nachlassen des Gefäßtonus, welches als Zeichen fortschreitenden Versagens des Vasokonstriktorenzentrums anzusehen ist. Es erfolgt ein steiler Blutdrucksturz, wie Bierhaus 1940 [12] nachgewiesen hat. Es ist also charakteristsich für das Chloroform, daß sowohl das Herz als auch die Peripherie versagt und daß die geordnete Korrelation allmählich schwindet.

Der erste, der Todesfälle nach Chloroformnarkose mit einer Giftwirkung auf die Leber in Zusammenhang brachte, soll Casper (1850) gewesen sein [18]. Nothnagel gelang 1866 die Erzeugung schwerster Parenchymdegenerationen im Experiment mit Chloroform, und zwar sowohl nach subkutaner als auch nach intravenöser Gabe. Die Veränderungen betrafen die verschiedensten Grade einer zentralen Verfettung und Nekrose der Leberläppchen bis zu einer vollkommenen Zerstörung des Leberparenchyms. Wie die zentralen Läppchennekrosen nach Chloroformanwendung zustande kommen, ist bis heute nicht geklärt. Die Befunde sind von vielen anderen Autoren bestätigt worden und jederzeit reproduzierbar. Langenbeck war der erste Chirurg, der 2 Todesfälle nach Anwendung von Chloroform, welche die Zeichen einer schweren Leberverfettung aufwiesen, demonstrierte. Die Zerstörung der Leber kann so schwerwiegend sein, daß man nach dem Tod des Patienten das Organ in hochgradig geschrumpftem Zustand tief gelb gefärbt bei der Sektion vorfindet. Die 1. ausführliche Darstellung der Pathologie der Chloroformvergiftung stammt von Fraenkel aus dem Jahre 1892 [36, 37]. Die Chloroformstatistik sieht nach Killian folgendermaßen aus (Tabelle 1.2).

Tabelle 1.2 Chloroformstatistik (Aus: Killian u. Weese [65])

Autor	Anzahl der Chloroformnarkosen [n]	Mortalität
Gurlt	—	1:2075
Allessandri	—	1:4153
Sabatier (bis 1883)	3 000 000	1:2522
Andrews	107 078	1:2723
Pillard	—	1:3258
Combe	—	1:2733
Ormsberg	—	1:2873
Wachenholtz	—	1:2029
Coles	—	1:2873
Roger	—	1:1236
Skandinavische Angaben	—	1:2257
Statistiken der Deutschen Gesellschaft für Chirurgie	201 224	1:2286
Statistik nach Müller (25 Autoren)	84 623	1:3134
Skliforowsky	—	1:5741
Zaharadnicky	—	1:2264
Neuber	—	1:2060

Aufgrund der hohen Toxizität des Chloroforms wurde diese Substanz vom Ende des 2. Weltkriegs an als Narkotikum nicht mehr verwendet.

Morphium

Dem Paderborner Apotheker Friedrich Wilhelm Sertürner (1783–1841) gelang es im Jahre 1805 in Einbeck, das Morphin, ein weißes kristallines Pulver aus dem Opium zu gewinnen. Er gab dieser Substanz aufgrund ihrer schlafmachenden Eigenschaft den Namen Morphium, nach Morpheus, dem griechischen Gott der Träume. Später erfuhr es eine Änderung in Morphin. Als die entscheidende Arbeit Sertürners dem Leipziger „Journal der Pharmazie" zur Publikation angeboten wurde, fand sie wegen angeblicher wissenschaftlicher Unseriösität keine Aufnahme, und nachdem sie endlich erschienen war, über ein Jahrzehnt keine Beachtung. Der französische Physiker Gay-Lussac (1778–1850) erkannte ihre Bedeutung und verhalf Sertürner 12 Jahre später zur verdienten Anerkennung. 1827 begann die kommerzielle Herstellung des Morphiums. Aber erst, als Alexander Wood (1817–1884) und Charles Gabriel Pravaz in den Jahren 1853–1855 die subkutane Injektion in die ärztliche Praxis einführten und das Opium-Alkaloid-Salz nun in wasserlöslicher Form zur direkten Schmerzausschaltung injiziert werden konnte, wurde der Gebrauch von Opiaten zum erstenmal auf eine wissenschaftliche Basis gestellt.

Seit dem Beginn des 19. Jahrhunderts hatte der französische Physiologe und Pharmakologe François Magendie (1783–1855) das naturwissenschaftliche Denken in andere Bahnen gelenkt. Er begründete eine neue Medizinform, die sich durch ihre strenge Wissenschaftlichkeit und ihre außerordentliche Effektivität von allen früheren abhob. Beobachtung und Experiment zogen eine Explosion experimenteller biomedizinischer Fragestellungen nach sich. Diese neue Richtung gipfelte in der

„Einleitung zum Studium der experimentellen Medizin" (1865) Claude Bernards – dem berühmtesten Schüler und geistigen Erben Magendies. Claude Bernard (1813–1878) erkannte, daß eine erfolgreich praktizierte Medizin nur dann bestehen kann, wenn sie auf gesicherten physiologischen Grundlagen beruht. Mit der Untersuchung der CO- und Kurarewirkung begründete er die experimentelle Toxikologie (1857). 1869 erforschte er als erster die Anwendung von Morphin zu Prämedikationszwecken im Experiment. Er beobachtete, daß bei Hunden eine Prämedikation mit Morphin die für die Anästhesie erforderliche Chloroformmenge erheblich herabsetzte. Eine intravenöse Injektion von Opiumlösung in die Blutbahn von Hunden hatte übrigens bereits 1656 Sir Christopher Wren (1632–1723), der in die Geschichte Englands als einer der größten Architekten eingegangen ist, vorgenommen. Er bediente sich dabei eines mit einer Tierblase versehenen Federkiels, den er in die freigelegte Vene einband. Dies war zugleich die 1. intravenöse Narkose beim Tier. Wren beobachtete genau, daß die Tiere bei höherer Dosierung des Opiums starben, zog aber daraus keine therapeutischen Konsequenzen. Die erste bildliche Darstellung der intravenösen Injektion beim Menschen erfolgte 1667 durch J.S. Elsholtz in seiner „Clysmatica nova", bei der er neben Wein und Brechmitteln auch Opium verwandt hatte (Abb. 1.13).

Aufgrund seiner hervorragenden schmerzbetäubenden Eigenschaften erlangte das Morphium in den 70er Jahren seine Vormachtstellung als Analgetikum. Erste Berichte über die Atemdepression bei der Anwendung des Morphiums als Narkotikum erschienen (1872 Demarquay). Schneiderlin verwandte um 1900 hohe Morphin- und Skopolamindosen für kleinere operative Eingriffe [100]. Diese Methode wurde von deutschen Chirurgen mit Begeisterung aufgegriffen und 1905 in Amerika umfangreich eingeführt. Die große Zahl der daraus resultierenden Todesfälle ließ sie jedoch bald in Vergessenheit geraten. Die toxische Wirkung des Morphins auf die Atmung, die bis zur tödlichen Atemlähmung führen kann, beeinträchtigte die therapeutisch wertvollen schmerzlindernden Eigenschaften. In einer Zeit, in der die Konstitution des Morphins noch unbekannt war, kamen erste Versuche auf, die atemdepressive Komponente auszuschalten. Eine weitere schwerwiegende Nebenwirkung, die Entwicklung der Sucht, wurde zunächst nicht erkannt.

In den großen Kriegen des 19. Jahrhunderts, in den amerikanischen Sezessionskriegen 1861–1865, im preußisch-österreichischen sowie im deutsch-französischen Krieg 1886 und 1870/71 fand das Morphium erstmals bei Verwundungen aller Art massenhafte Verwendung. Die Kriege bewirkten eine Multiplikation der toxischen Wirkungskraft mit beträchtlichen sozialen Folgen. In den Lazaretten züchtete man Morphiumsüchtige, weil man den Verwundeten bedenkenlos die gefüllte Injektionsspritze in die Hand drückte und sie von Bett zu Bett weiterreichen ließ, um möglichst schnell eine Erlösung vom Schmerz zu gewähren. Der Kranke spürt nach der Morphiumgabe jedoch mehr als die Befreiung vom Schmerz: Ein Zustand der Euphorie nimmt von ihm Besitz. Bei psychisch nicht belasteten Patienten ist nach etwa 30maliger subkutaner Anwendung der therapeutischen Dosis von Morphin eine Steigerung der Dosis notwendig, um die anfängliche Wirkung wieder zu erreichen. Die dem Morphium Verfallenen sind von einer unwiderstehlichen Gier, einem unbezähmbaren Drang und einem unstillbaren Hunger nach immer höheren Dosen Morphin besessen. Die chronische Morphinintoxikation tritt beim Süchtigen ein,

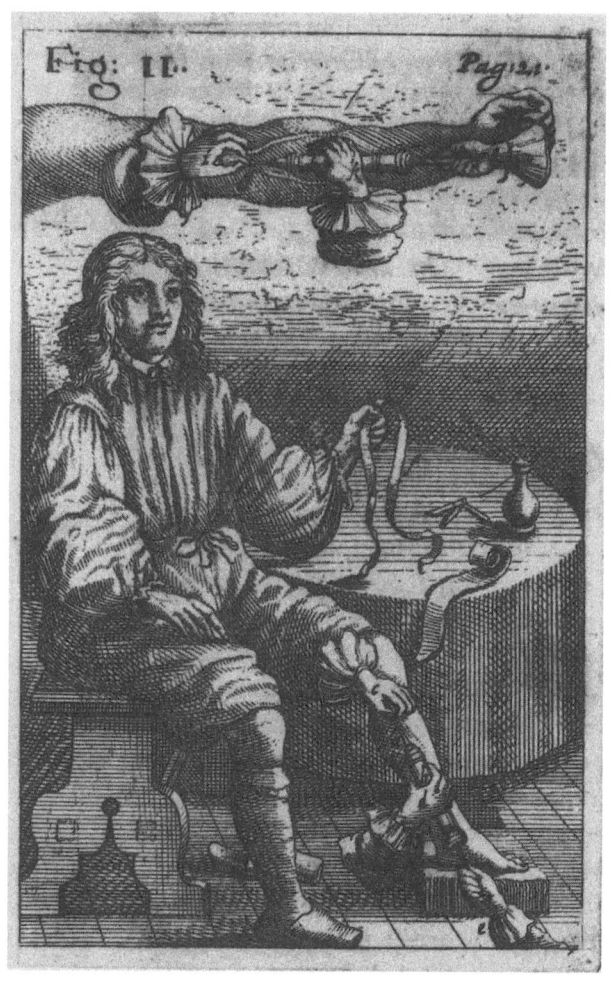

Abb. 1.13.
Die erste bildliche Darstellung der intravenösen Injektion beim Menschen erfolgte 1667 durch J.S. Elsholtz in seiner „Clysmatica nova", bei der er neben Wein und Brechmitteln Opium verwandt hatte

wenn die Toleranzgrenze überschritten wird. Das Hautkolorit ist aschfahl oder gelblichgrau. Es kommt zu Störungen im Zuckerstoffwechsel, zu vegetativen, vorwiegend trophotropen Entgleisungen mit Bradykardie, Hypotonie, Pupillenverengung, Libido- und Potenzstörungen, Obstipation und Amenorrhö. Zentralnervöse Störungen bestehen in Form von Schlafstörungen, Tremor, Koordinationsstörungen des Ganges und der Sprache. Die Beeinträchtigung der Funktionen des peripheren motorischen Neurons wird an einer Reflexabschwächung bis zur Areflexie erkennbar. Psychiatrische Symptome sind Antriebsverminderung, Affektinkontinenz, Emotionslabilität mit häufigem Wechsel der Stimmungslage von Apathie zu ängstlicher Gereiztheit und sogar bis zu kriminellen Entgleisungen. Die Symptome der akuten Morphinvergiftung sind heute sehr genau bekannt, da Morphinisten ihr Suchtmittel auch zum Suizidversuch benutzen. Die akute Morphinintoxikation ist gekennzeichnet durch ein tiefes Koma mit oberflächlicher bis fast fehlender Atmung und einer maximalen Verengung der Pupillen. Unter den äußerlich erkennbaren Zeichen der schweren Herz-Kreislauf-Insuffizienz tritt der Tod durch zentrale Atemlähmung ein (Dosis letalis beim Erwachsenen 0,1 g bei parenteraler, 03, – 1,5 g bei peroraler Applikation; beim Säugling können schon 2 – 3 Tropen Opiumtinktur tödlich sein!).

Die Folge der zügellosen Morphiumanwendung in der militärischen Medizin am Ende des 19. Jahrhunderts war eine unübersehbare Anzahl Süchtiger. In Amerika sprach man von einer Armee- oder Soldatenkrankheit. Das Morphium wanderte aus dem militärischen ins zivile Leben weiter, ein Vorgang der Expansion, den man bereits im Dreißigjährigen Krieg beim Tabak beobachten konnte. Zunächst glaubte man, in der immer weitere Kreise ziehenden Morphiumsüchtigkeit eine zunehmende Demoralität der Gesellschaft zu sehen. 1872 widerlegte Hans Heinrich Laehr (1820–1905) und 1875 Carl Ludwig Alfred Fiedler (1835–1921) die damals übliche Meinung, daß nur sozial Abgeglittene und psychisch Minderwertige der Morphiumsucht verfallen könnten [71, 33]. Laehr bezeichnete das Phänomen der Morphiumsucht eindeutig als eine durch die Droge hervorgerufene Erkrankung. Als erster stellte er die toxischen Wirkungen des Morphiums sowohl auf das vasomotorische Nervensystem als auch auf die Psyche fest. Er wies auf die Entwicklung der Toleranz hin, die zwingende Gewohnheit, die psychische und physische Abhängigkeit als Folgeerscheinung und die Notwendigkeit einer Anstaltsbetreuung der Süchtigen. Der Berliner Arzt Eduard Levinstein (1831–1882) prägte 1875 als erster im deutschen Sprachraum den Begriff „Morphiumsucht" [74]. Mit diesem Ausdruck zog Levinstein eine Trennungslinie zwischen denjenigen, die süchtig geworden waren, und denjenigen, die Morphium therapeutisch ohne inneren Zwang einnahmen. Auf ähnliche Weise versuchten die Franzosen zu einer Unterscheidung zu kommen, indem sie das Wort „morphomanie" einführten. Nach der 1. internationalen Konferenz über die Kontrolle der Opiate erhielt auch im Englischen der alte Ausdruck „addiction" in Verbindung mit dem Namen eines Opiats als qualifizierendes Adjektiv eine zusätzliche Bedeutung, nämlich den Begriff der Sucht. Die Ethymologie geht zurück auf das römische Gesetz und auf den Gedanken, jemanden oder eine Sache einem anderen zu übergeben oder auszuliefern. Die neue Bedeutung, die dem Wort „addiction" gegeben wurde, besagt tatsächlich, daß man sich der beherrschenden Macht des Morphiums ausliefert.

Es ist das Verdienst Levinsteins, den Symptomkomplex und das Abstinenzsyndrom der Morphiumsüchtigkeit wissenschaftlich nachgewiesen zu haben. Seine Monographie über die Morphiumsucht, die 1877 erschien, erlebte 3 Auflagen und wurde sowohl ins Französiosche als auch ins Englische übersetzt [74]. Am Ende des 19. Jahrhunderts waren die Haupteffekte des Morphins bekannt: Die Fähigkeit, selbst stärkste Schmerzen zu lindern, die Hemmung der Darmperistaltik, die Atemdepression und die angstlösende, euphorisierende Wirkung; mit letzterer ist das hohe Suchtpotential eng verknüpft. Schon 1870 stiftete die preußische Akademie der Wissenschaften 100 Dukaten für die Lösung der Frage nach dem suchtmachenden Prinzip des Morphins. Systematische Forschungen führten zur Entdeckung eines noch diabolischeren Mittels: 1874 verband der englische Chemiker Wright Morphin mit Essigsäure, mit diesem Diacetylmorphin fiel ihm eine Substanz in die Hände, die das Morphin an Toxizität noch um ein Vielfaches übertraf. Unter dem Handelsnamen „Heroin" führte Bayer 1898 die Produktion dieser Droge ein. Die rasch zunehmende industrielle Herstellung von rezeptfreien Medikamenten und der schnell wachsende Markt der Opiate enthaltenden Präparate begann, den Massenkonsum in Europa, Amerika und Australien einzuleiten. Jahrzehnte vergingen, bis dieser Massenproduktion durch die Genfer Konvention des Völkerbundes (1925) Einhalt geboten wurde.

Obwohl Justus Liebig (1803–1873) schon im Jahre 1844 die Überzeugung ausgesprochen hatte, daß die künstliche Darstellung des Morphins aus Steinkohlenteer eines Tages gelingen werde, wurde die Totalsynthese des Morphins eine der schwierigsten Aufgaben, die die organische Chemie zu bewältigen hatte. Gulland und Robinson (1925) [46] gelang es, die chemische Formel des Morphins aufzuklären. Damit wäre theoretisch der Weg frei gewesen, unter Beibehaltung der erwünschten Wirkungen — vor allem der zentralen Schmerzbekämpfung — die suchtmachende Komponente auszuschließen. Dies schien durch die Darstellung der inzwischen weltberühmten Präparate Dolantin und Polamidon Anfang der 40er Jahre des 20. Jahrhunderts in den Laboratorien der Hoechster Farbwerke auch gelungen zu sein. Doch im Laufe der Zeit stellte sich bei der mittlerweile fast unübersehbaren Anzahl von Morphinderivaten heraus, daß den meisten Präparaten die Suchtgefahr nicht genommen war.

Eichholtz machte 1940 [27] drauf aufmerksam, daß bei den verschiedensten Opiumalkaloiden und bei den aus Morphin gewonnenen halbsynthetischen Derivaten das Verhältnis der analgetischen zur atemschädigenden Dosis etwa in der gleichen Größenordnung liegt und daß bereits im therapeutischen Bereich eine meßbare Herabsetzung der Atemfunktion eintritt. Das gleiche gilt für die neuen synthetischen Verbindungen. Diese Art von Nebenwirkungen gehört offenbar untrennbar zu dem Wirkungsbild dieser gesamten Verbindungsklasse, da es keine schmerzlindernde Substanz gibt, die nicht gleichzeitig auf die Atmung ungünstig einwirkt.

Jahrzehntelanges Bemühen, durch Abwandlung der chemischen Struktur des Morphins zu Substanzen zu gelangen, die bei erhaltener analgetischer Wirkung nicht mehr zur Drogenabhängigkeit führen, zeigte erst in allerjüngster Zeit Teilerfolge. Diese wurden nicht zuletzt ermöglicht durch den Fortschritt, den die Opiatforschung in den letzten Jahren gemacht hat: Die Identifizierung und Charakterisierung der Opiaterezeptoren und die damit in engem Zusammenhang stehende Entdeckung der körpereigenen Liganden dieser Rezeptoren, der Endorphine. Die Chemie des Morphins scheint — auch nachdem seine Vollsynthese gelungen ist [41, 45, 46] — noch längst nicht abgeschlossen.

Kokain

Die Entdeckung des Kokains geht von dem Psychoanalytiker Sigmund Freud (1856–1939) aus. Freud strebte verzweifelt danach, seinen ärmlichen Verhältnissen als angehender Arzt durch eine epochemachende medizinische Entdeckung zu entkommen. Er war 27 Jahre alt, als er auf der Suche nach einer Möglichkeit für die Therapie von Gemütsleiden auf das Kokain stieß. Bei der Erforschung älterer Literatur über das Kokain in den Wiener Bibliotheken fiel ihm der 1878 verfaßte enthusiastische Aufsatz des amerikanischen Arztes Bentley in die Hände. Bentley hatte sich eingehend mit der Morphiumsucht beschäftigt. Er vertrat die Meinung, daß im Gegensatz zum Morphium dem Kokain jeglicher Anreiz zur Gewöhnung abzusprechen sei. Man könne Morphinisten heilen, wenn man bei abnehmenden Morphiumdosen das Morphium durch das neue Kokain ersetze, dessen Gaben nachher leicht abzubauen seien. In Deutschland war es Wallé, der 1884 der Verwendung des Kokains bei der Morphiumentziehung Eingang verschaffte mit der Behauptung, Kokain sei ein spezifisches Antidot des Morphins [108].

Diese beiden Aufsätze hatten die Entwicklung einer neuen Toxikomanie, nämlich des Kokainismus, zur Folge. Freud zögerte nicht mit der praktischen Erprobung des Kokains. Seinem Freund, Ernst v. Fleischl-Marxow, der seit Jahren an chronischem Morphinismus litt, gab er Kokain in der Hoffnung, ihn von der Sucht heilen zu können. Im Verlauf seiner Versuche bemerkte Freud die betäubende Eigenschaft des Kokains auf Haut und Schleimhäute. Wenige Tage danach begegnete er im Garten des Wiener Allgemeinen Krankenhauses 2 Kollegen, darunter Sekundärarzt Koller von der Augenabteilung. Als Kollers Begleiter über Zahnfleischschmerzen klagte, träufelte Freud einige Tropfen Kokainlösung auf das Zahnfleisch mit dem Erfolg, daß die Schmerzen sofort gelindert wurden. Erst am nächsten Tag erkundigte sich Koller über die Zusammensetzung der Lösung, und Freud erklärte sich bereit, ihn an seinen Experimenten teilnehmen zu lassen. Beide nahmen mehrere Wochen lang Kokain zu sich und stellten fest, daß das Kokain Wärme erzeugte, die Atmung vertiefte und den Blutdruck erhöhte. Von der örtlichen Betäubung des Kokains im Mund aber war während der gesamten Zeit nicht ein einziges Mal die Rede. Die vermeintliche Antisuchtwirkung und die depressionsbeseitigenden und kräftesteigernden Effekte des Kokains schlugen sie so sehr in ihren Bann, daß sie gegenüber der Schmerzbetäubung völlig blind blieben.

Bereits in dem Augenblick, in dem Freud die Wirkung der Kokainlösung auf das kranke Zahnfleisch seines Kollegen vorgeführt hatte, war in Koller der Gedanke erwacht, daß das Kokain die gleiche Wirkung auf das Auge ausüben könne. Intuitiv wurde sich Koller darüber klar, daß es für die Augenheilkunde nichts Bedeutenderes geben konnte als die Entdeckung einer Möglichkeit zur lokalen Anästhesie des Auges. Mit mehreren Versuchen an Fröschen, Kaninchen und Hunden führte Koller mit Hilfe des Kokains am 11. September 1884 in aller Stille, ohne jegliche Zeugen, eine Staroperation am Menschen mit Erfolg aus. Für ihn existierten keine Zweifel mehr: Kokain war das Narkotikum, das die Augenoberfläche so vollständig zu betäuben vermochte, daß in Zukunft schmerzlose Staroperationen möglich sein sollten.

Kollers bescheidene Lebensverhältnisse — selbst seinen Freunden war es nicht möglich, ihm ein Darlehen zu vermitteln — erlaubten ihm nicht, zum Ophthalmologenkongreß nach Heidelberg zu reisen. Durch Zufall schilderte er einem Triestiner Augenarzt seine Entdeckung. Dieser erklärte sich bereit, Kollers bedeutende Resultate in einem Referat in der Sitzung der Heidelberger Ophthalmologischen Gesellschaft am 15. September 1884 vorzutragen, wo sie mit Begeisterung aufgenommen wurden. Freud, der entscheidend zur Entdeckung des Kokains beigetragen hatte, erfuhr erst 4 Wochen später von Kollers Bericht über die lokalanästhetische Wirkung des Kokains, die dieser persönlich am 17. Oktober vor der Gesellschaft der Ärzte in Wien vortrug. Als Freud außerdem erkennen mußte, daß er seinen morphiumsüchtigen Freund durch Gaben des Kokains nicht geheilt, sondern in eine noch größere Sucht geführt hatte, ließ er endgültig von seinen Kokainexperimenten ab. Der Fall „Freud und das Kokain" ist ein Beispiel dafür, wie ein Wissenschaftler an einer grandiosen Entdeckung vorübergegangen ist, obwohl er sie bereits in den Händen hielt. Angeregt durch die Berichte aus Heidelberg und Wien beschäftigte sich Halsted plötzlich mit dem mittlerweile 17 Jahre alten Forschungsbericht des peruanischen Armeechirurgen Moreno Y Maiz über das Kokain, den auch Koller gelesen hatte. Halsted zog den richtigen Schluß, daß nicht nur durch Auftropfen und Aufpinseln von Kokain eine Schmerzbetäubung möglich sei, sondern die Injektion und damit das Eindringen des Kokains in die Tiefe von Geweben eine Schmerzunempfindlichkeit erzielen ließ. Halsted und seine Assistenten Hall und Hartley begannen ihre Versuche an sich selbst, indem sie sich Kokainlösungen in 5–10%iger Konzentration in und unter die Haut injizierten. Die stimulierende, euphorisierende und die geistige und körperliche Leistungsfähigkeit steigernde Wirkung des Kokains, über die Sigmund Freud voller Enthusiasmus berichtet hatte, war Halsted nicht bekannt. Somit erlebten er und seine Assistenten auf eigene Weise das Wachsen ihrer ungeheuren Arbeitskraft ohne jegliche Ermüdungserscheinungen, eine enorme Bewegungsfähigkeit und eine Klarheit des Intellekts, die ihnen die Droge Kokain vermittelte. Bei einem schweren Schnupfen versuchten sie Kokainpulver und verspürten eine frische belebende Wirkung. Sobald sie ermüdeten, schnupften sie Kokain, das ihnen neue Kraft gab. Als Hall unter heftigen Zahnschmerzen litt, injizierte Halsted zum 1. Male Kokain in die Nervenstämme. Der Nervus alveolaris inferior (mandibularis) war der erste auf diese Weise blockierte Nerv. Der Zahn konnte schmerzlos gezogen werden. Damit war Halsted zum Entdecker jener örtlichen Betäubungsart geworden, die als Leitungsanästhesie heute nicht mehr wegzudenken ist. Von einem ungeheuren Schaffensdrang getrieben, bewältigte Halsted ein immenses Arbeitsprogramm, ohne sich zunächst über die Ursache bewußt zu werden. Über die Toxizität war bislang nichts bekannt. Als Halsted einige Tage lang kein Kokain zu sich nahm, bemerkte er plötzliche Schwindel, Blässe, Zittern, Atemnot und kurz darauf schwerste vegetative Störungen und Schlaflosigkeit, das Gefühl der Leistungsfähigkeit verschwand. Es fehlte ihm die Kraft, seine Arbeit, seine Operationen, seine Lehrtätigkeit fortzusetzen. Halluzinationen traten auf. Eine Wandlung vollzog sich in ihm: Er lebte nicht mehr in der Welt der Realitäten. Der Rausch des Kokains war seine Welt geworden. Seine Freunde beobachteten seinen allmählichen uferlosen Verfall.

Halsteds von dem eigenen Schicksal überschatteter Beitrag zur Entwicklung der Lokalanästhesie machte unterdessen Geschichte. Der Glaube an die Wunderdroge Kokain war erschüttert, und erste Einsichten kamen auf, daß das Kokain nicht das Heilmittel war, welches man gegen die Morphiumabhängigkeit gefunden zu haben glaubte, sondern daß Kokain ebenfalls eine starke zerstörerische Gewöhnung zur Folge hat. Auf dem Naturforscherkongreß im Jahre 1885 wurde erstmals von erschreckenden Fällen von Morphiokokainisten berichtet. Es ist das Verdienst Albrecht Erlenmeyers, in dem 1. deutschen Aufsatz im Jahre 1885 und 2 Jahre später in der Monographie über „Die Morphiumsucht und ihre Behandlung" [31] auf die Toxizität des Kokains ausführlich und in aller Schärfe hingewiesen zu haben. Erlenmeyer bestritt die Auffassung, daß Kokain ein Gegengift des Morphiums sei, sondern behauptete, daß es ein minderwertiges Substituens darstelle, welches psychisch nur sehr kurz wirke und die Gefahr schwerer Herzstörungen mit sich bringe. Er hatte selbst bei 8 Morphiumkranken und bei einigen nichtmorphiumsüchtigen Nervenkranken 236 Kokaineinspritzungen versuchsweise appliziert und regelmäßig eine Steigerung der Pulsfrequenz beobachtet. In seiner Arbeit gibt Erlenmeyer eine Symptomatologie der damals bekannten Kokainwirkungen, die allerdings stets mit Morphinismus gepaart waren. Er beschrieb die rasche Abmagerung, Schlaflosigkeit, Impotenz und das Auftreten von optischen Halluzinationen mit Übergang in allgemeine psychische Schwäche, Abnahme des Gedächtnisses und Beeinträchtigungswahn. Als Abstinenzsymptom betonte er vasomotorische Störungen, depressive Stimmung und enorme Abschwächung der Willenskraft. Seine Abhandlung über das Kokain schließt mit den folgenden Sätzen:

„Das ist die Peripetie, welche die Kokainbehandlung bei der Morphiumsucht genommen hat. Von einer Empfehlung dieser Behandlung kann keine Rede sein. Im Gegenteil! Es wäre die Pflicht der Staatsbehörden, die subcutane und innerliche Anwendung des Kokain geradezu zu verbieten." [31]

Im Korrespondenzblatt für Schweizer Ärzte machte Billeter 1886 auf die Gefahr aufmerksam, daß sich bei Zahnpatientinnen nach Kokainanwendung plötzlich erotische Aufregungszustände entwickeln, die bedenklich werden könnten [10]. Im selben Jahr referierte Bühler über 2 Morphinisten, die bei täglicher „therapeutischer" Anwendung von 2 – 2,5 g Kokain visuelle und taktile Halluzinationen auf der Haut bekamen [16]; den ätiologischen Zusammenhang glaubte er richtig dadurch festgestellt zu haben, daß nach Aussetzen des Kokains die Erscheinungen sofort verschwanden. Laubi sah nach einer zahnärztlichen Kokainionjektion ein 2 Tage lang dauerndes Delir mit Gesichts-, Gehör- und Geschmackshalluzinationen [72]. Bornemann beschrieb 1886 6 Kokainisten und wies auf die Gefährlichkeit der dabei vorkommenden Halluzinosen wegen ihrer großen Impulsivität hin [13]. Ein Morphinist hatte bei der Entziehungskur täglich bis 1,5 g Kokain eingespritzt bekommen und verfiel dadurch in ein Delir, in dem er gegen seine Sinnestäuschungen Waffen abschoß und seinen Diener überfiel, um eine in dessen Mund angeblich versteckte Laterne herauszuholen. Besonderes Aufsehen erregte 1886 die Publikation von Haupt [52] über eine morphinistische Frau, die durch eine sogenannte Entziehungskur zur Kokainistin geworden war und ihrem 14jährigen Sohn Kokaininjektionen bis auf 3 g täglich machte. Der Junge war nach 3 Monaten körperlich und geistig ruiniert und bot das Bild eines paralytiformen Zustands mit nächtlichen Halluzinationen und Angstzuständen.

Welche Ausdehnung damals schon der Mißbrauch der Droge in Amerika genommen hatte, zeigt folgende redaktionelle Notiz in „New York Medical Record" vom 29. Mai 1886:

"Kein Arzneimittel mit einer so kurzen Geschichte hat so viele Opfer ergriffen als das Kokain. Wir fürchten, daß der Kokainismus eine große aber düstere Zukunft vor sich hat. Es ist eine Gewohnheit, die sich leichter erwirbt und Leib und Seele schneller zugrunde richtet als das Morphium. Wir bringen diese Bemerkungen infolge eines traurigen Falles, der kürzlich aus einer Stadt in Central New York berichtet wurde: Ein Arzt und seine Tochter gingen in ein Hotel und benahmen sich fast wie Maniakalische infolge des Kokainmißbrauchs; beide hatten seit einiger Zeit Kokain in ungeheuren Dosen subcutan gebraucht." [81]

Aufsehen erregte der russische Chirurg Kolomnin, der ein tuberkulöses Rektalgeschwür unter Injektion von etwas mehr als 1 g Kokain operativ entfernte. Die Schmerzfreiheit trat zwar ein, doch folgten so schwere Vergiftungserscheinungen, daß die Patientin eine dreiviertel Stunde später an der Kokainintoxikation starb. Darauf nahm sich Kolomnin das Leben. Nacheinander erschienen nun Beiträge in Medizinischen Zeitschriften, die über schwere nervöse Erregungszustände, Halluzinationen, Delirien, Gleichgewichtsstörungen, schockartige Vergiftungen durch Kokain mit Kreislaufkollaps berichteten. Schon 6 Jahre nach Einführung des Kokains in die Medizin waren in Deutschland über 400 Fälle bekannt, in denen es zu Intoxikationen auf physischem und psychischem Gebiet gekommen war. Sogar plötzliche Todesfälle (18 bis zum Jahre 1892) traten auf. Sechs Zahnärzte beobachteten schwere Ohnmachten und epilepsieähnliche Anfälle. Nur bei Operationen am Augapfel zeigten sich keine Vergiftungserscheinungen. Aus aller Welt mehrten sich mahnende Stimmen, die nicht nur auf die schmerzbetäubende und segensreiche Wirkung des Kokains, sondern mit allem Nachdruck auf die unheimliche, unberechenbare toxikologische Wirkung hinwiesen.

Bei der allerdings zum Teil kritiklosen Anwendung dieses starken Nervengiftes konnten akute Vergiftungen nicht ausbleiben. Die Zwischenfälle führten zu einer genaueren chemischen und pharmakologischen Prüfung des Kokains. Nach seiner Entdeckung und Isolierung durch Niemann 1859 war man unablässig bemüht, seine chemische Konstitution zu ermitteln [87]. Das Kokain ist nahe verwandt mit den aus Atropa Belladonna und Hyoscyamus gewonnenen Solanaceenbasen Atropin und Hyoszyamin; seine Grundsubstanz ist das Ecgonin, das seinerseits wieder nahe Beziehungen zum Tropin, der Muttersubstanz der Solanaceenalkaloide hat. Um die Jahrhundertwende sind Tropin und Ecgonin in ihrer Konstitution von Willstätter geklärt worden [110]. Kokain wird im Körper zu Benzoylecgonin hydrolisiert und in dieser Form 24 – 36 Stunden später durch die Niere ausgeschieden. Bei örtlicher Anwendung ist es vasokonstriktiv und verhindert die Bildung und Übertragung von Nervenimpulsen. Innerhalb von 20 – 40 Minuten verschwindet die lokalanästhetische Wirkung wieder, und die Nervenzellen nehmen ihre normale Tätigkeit wieder auf. Kokain ist eines der stärksten Stimulanzien des zentralen Nervensystems. Die Kokainstimulation beginnt in den Zellen des Kortex und strahlt abwärts aus. Bei starkem Konsum werden verschiedene Zentren des Gehirns in ihrem aufeinander abgestimmten Rhythmus gestört, in dem der Kortex zum Beispiel in eine depressive Phase tritt, während tiefere Zentren der zerebrospinalen Achse sich noch in der Erregungsphase befinden. Überstimulierung von tieferen Hirnzentren kann Zittern, Krämpfe sowie den Zusammenbruch des kardiovaskulären oder des respiratorischen Systems bewirken. Der Tod durch Kokain wird einer Hyperthermie, Krämpfen, einem Herzstillstand zugeschrieben.

Nach Ausscheidung der schädigenden Faktoren war die pharmazeutische Industrie imstande, synthetische Präparate mit sehr geringer zentraler Wirkung herzustellen (z.B. Tropakokain 1892), dessen Toxizität etwa 1/3 von der des Kokains betragen soll (Novocain 1905) Mit diesen kaum zur Resorption gelangenden Ersatzpräparaten ist auch eine ausgedehnte Anwendung der Lokalanästhesie möglich geworden. Auf dem Deutschen Chirurgenkongreß des Jahres 1894 demonstrierte Carl Ludwig Schleich (1859–1922) eine Infiltrationsanästhesie durch intrakutane Injektion, die nur sehr wenig Kokain benötigt. Der Berliner Chirurg August Bier (1861–1949) wagte 1889 erstmals, schwache Konkainlösung direkt in den Rückenmarkkanal einzuspritzen, um damit alle Körperteile unterhalb des Nabels für die Operation unempfindlich zu machen, und begründete somit die Lumbalanästhesie [11]. 1903 bewies Heinrich Braun (1862–1934), daß ein Zusatz von Adrenalin imstande ist, die Toxizität des Kokains bei gleichzeitiger Verlängerung des lokalanästhetischen Effekts abzuschwächen [14].

Einen Fortschritt in der Erforschung der psychiatrischen Kokainintoxikation verdanken wir französischen Forschern, da Frankreich zu jener Zeit das europäische Land war, in dem der Morphiokokainismus gehäuft auftrat. Magnan umschrieb 1889 als erster die taktilen Halluzinationen der Kokainisten, weshalb diese Erscheinung in der Psychiatrie auch als „Magnan-Symptom" zitiert wurde. In Deutschland wurden die ersten Fälle von Kokainwahnsinn bekannt, die allerdings fast ausschließlich mit Morphinismus kombiniert waren. Die nähere Erforschung ergab, daß diese Zustände von Halluzinosen und Verfolgungswahn nichts mit dem gleichzeitig bestehenden Morphinismus zu tun haben, sondern nur dem Kokain zuzuschreiben sind. In der rhinologischen Literatur hat Albert Stein 1904 als erster einen Fall von Kokainperforation mit Sattelnase beschrieben. Zu Beginn des 20. Jahrhunderts breitete sich der Kokainismus insbesondere in Nordamerika und in Indien in verhängnisvoller Weise aus, und zwar zuerst in der Art des Schnupfens, während Europa erst 10 Jahre später davon befallen wurde. Von den russischen Armeetruppen ging eine auffallend gesteigerte Nachfrage nach Kokain aus.

Eine Schilderung der italienischen Kokainverhältnisse finden wir bei Coronedi aus dem Jahre 1921 [22]. Darin ist interessant, daß nach seinen Beobachtungen unter den Kokainisten in Frankreich die Frauen, in Italien die Männer überwiegen. In Deutschland waren es Ernst Joel und Fritz Fränkel, die 1924 in den „Ergebnissen der inneren Medizin und Kinderheilkunde" eine Monographie über den Kokainismus veröffentlichten, in der sie ihre Beobachtungen am Berliner Krankenmaterial niederlegten [59]. Es ist das Verdienst des Schweizer Psychiaters Hans Maier, im Jahre 1926 in seinem Werk über den Kokainismus ein immenses Material über Kokainintoxikationen zusammengestellt zu haben [81]. Neben der historischen Entwicklung gibt er eine ausführliche Darstellung der Kokainwirkung auf den Menschen, eine allgemeine und spezielle Symptomatologie. Seine systematische Einteilung der Kokainpsychosen zeigt die folgende Übersicht [81]:

1) Akute Kokainwirkung:
Bei erstmaliger Intoxikation meist nur unbedeutende Rauscherscheinungen mit

wenig oder fehlender Euphorie und stärkerer ängstlicher Beklemmung, kombiniert mit ausgesprochen somatischen Reiz- und Lähmungserscheinungen;
stark euphorische Rauschzustände mit motorischer Erregung und leichten halluzinatorischen Erscheinungen und besonders lebhaft gefärbten, inhaltlich komplexgerichteten Gesichtshalluzinationen bei klar erhaltenem Bewußtsein;
akute deliriöse Rauschzustände mit Mischung von Euphorie, Gereiztheit, Angst und stärkster motorischer Erregung ohne Ataxie und mit teilweiser Verwirrtheit.
2) Chronische Kokainwirkung:
Kokainsucht ohne Dauerschädigungen;
Cocainismus chronicus mit Dauerschädigungen;
Cocainismus periodicus oder Kokainomanie, d. h. Auftreten zeitweiser Betäubungssucht bei Epileptoiden oder anderen Psychopathen (entsprechend dem Bilde der Dipsomanie).
3) Subakute Kokaindelirien:
Euphorisch-halluzinatorisches Syndrom mit lebhaften, hauptsächlich optischen Halluzinationen;
ängstlich-paranoides Syndrom mit vielen optischen, akustischen und taktilen Halluzinationen und starker motorischer Erregtheit;
oneroides Syndrom mit ängstlicher Stimmung, oft kinematographischen, daneben auch anderen optischen und akustischen Halluzinationen bei motorischer Passivität.
4) Kokainwahnsinn oder chronisches systematisiertes Kokaindelir.
5) Korsakow-Kokainpsychose.
6) Kokainparalyse.

Der eigentliche Kokainmißbrauch in Europa begann im 1. Weltkrieg und in der Nachkriegszeit und läßt sich in geringem Maße aus unmittelbarem medizinischen Gebrauch erklären, wie dieses für das Entstehen des Morphinismus durchaus zutrifft. Nur ein ganz spärlicher Bruchteil der Verwundeten und Kranken hatte Gelegenheit, mit Kokain in Berührung zu kommen. Zweifellos sind einige Morphinisten, vor allem Ärzte auf der Suche nach Ersatzmitteln an das Kokain geraten. Aber der Kokainismus trägt ein ganz anderes Gesicht. Hervorgerufen aus dem Empfinden der ungünstigen Lebensbedingungen — ähnlich der Bewohner des peruanischen Hochlandes — und der Sehnsucht, dieser düsteren, melancholischen Grundstimmung zu entfliehen, eroberte sich das Kokain zunächst die zwielichtigen Kreise der großen Städte. An Straßenecken und in Nachtcafés, Spelunken und Dielen flüsterte man Passanten und Gästen das vorher fast unbekannte Wort Kokain zu. Aus Paris wurde 1913 und 1914 berichtet, daß in den Quartiers Latins und in der Umgebung des Montmartre Studenten, Apotheker, besonders aber Prostituierte die Unsitte des Kokainschnupfens betrieben. Obwohl man bereits die Gefahr der Perforation der Nasenscheidewand als Folge des Kokainschnupfens kannte, wurde es üblich, in bestimmten Lokalen Kokain zu schnupfen. Mit der Schnupfprise kam eine alte und schon fast abgetane Toxikomanie wieder auf. Eine Spritze kann man niemand anbieten, wohl aber eine Schnupfdose, und in diesem einfachen Faktum liegen bereits Voraussetzungen zu einem großzügigen Umgang mit der Droge. Bei der Prise sind pharmakologisch andere Wirkungen als bei der Injektion gegeben: Die euphorische Dosis ist ein beträchtliches Stück von der toxischen entfernt. Die Resorption ist unvollständiger, der Eintritt des Gifts in den Kreislauf verzögert, die Wirkungsstärke deutlich gemäßigt und die Wirkungsdauer verlängert. Stadien, die sich bei dem stürmischen Ablauf des Spritzkokainismus kaum oder gar nicht ausprägten, werden im Symptombild der Vergiftung unterscheidbar oder kommen jetzt erst zur Beobachtung. Wie die einzelne Genußperiode, zum Beispiel ein Abend, in seinem Ablauf wesentlich verlängert ist, wird auf die gesamte Ausübungsdauer des Mißbrauchs eine fast unbeschränkte, in dem nunmehr das Gift nicht mehr in so rapider Weise zum Verfall rührt. Neben dem Kokainschnupfen wurde das Kokain in einer Vielzahl von Zubereitungsformen verwendet, in Wasser, Bier, Wein, Sekt, Konfekt, Tabletten, Salben, Injektionen, in Zigarren und Zigaretten. Interessant ist ein Bericht der „Deutsche Medizinische Zeitschrift" aus dem Jahre 1888, in dem Kokainzigaretten als Gegenmittel gegen Nikotin verordnet wurden — übrigens dasselbe Jahr, in dem erste warnende Berichte über Vergiftungserscheinungen durch Kokain in medizinischen Zeitschriften erschienen waren.

Entsprechend seiner toxikologischen Eigenschaften kommt es in den Anfangsstadien des Kokainrausches bei erhöhtem Glücksgefühl zu einem gesteigerten Bewegungsdrang, der sich in einer Neigung zum Reden, Schreiben, Musizieren und Tanzen äußert. Es ist heute kaum noch bekannt, daß sich das Wort „Kokolores" (gemeint ist soviel wie: unsinniges Geschwätz) auf das groteske Benehmen Kokainberauschter bezog. Das gesellige Moment spielt also eine entscheidende Bedeutung für den Kokainismus. Die Charakterisierung des Kokainmißbrauchs als einen heimlichen, aber geselligen Genuß beinhaltet auch den Zusammenhalt der Kokainisten untereinander. Sie haben ihre eigene Sprache, ihre besonderen Symbole, Lieder, sogar ihre eigene Poesie. In dieser Sprache erscheint das Kokain bei uns als „Koks", als „coco" in Italien, und in Frankreich wurde es auch „idole universelle", „captivante coco", „poudre qui grise", „poudre folle", „poudrette", „respirette", „neige" oder „poison blanc", im Gegensatz zum Opium, dem „poison noir", genannt. In Nordamerika führt es den Namen „snow" oder man nennt es „Charly", während Heroin „Harry" und Morphium „Mary" genannt wird. Die Kokainhändler wiederum haben ihre chiffrierte Handelssprache, in welcher Kokain unter den harmlosesten Bezeichnungen als Leinwand, Kragen, Mehl auftritt.

Im Gegensatz zu den Morphinisten, die durch schwere Krankheit oder ihren Beruf die Bekanntschaft des Morphiums gemacht haben und allen Volksschichten entstammten, fanden sich die Kokainisten hauptsächlich in jenen Gruppen, die dem geregelten Erwerbsleben fernstehen: Spieler, Händler, Angehörige der eleganten und proletarischen Prostitution, Soldaten, arbeitslose Jugendliche, Müßiggänger aus der literarischen und artistischen Bohème. Die Kokainwelle überrollte in den „roaring twenties" Europa und Amerika. Infolge der Niederlage und der allgemeinen Enttäuschung herrschte eine pessimistische Lebensauffassung vor. Geistige Strömungen von Weltschmerz und Lebenssekel nahmen zu; Oswald Spenglers „Untergang des Abendlandes" erschien 1921/22. In ihm wurde das Sterben der abendländischen Kultur als zwangsläufiges Ergebnis eines gesetzmäßigen Ablaufs vorausgesetzt. Diese geistige Lage war mitbestimmend für die zunehmende Kokaineinnahme einiger Intellektueller, die mit Hilfe des Kokains der Sinnlosigkeit und der Einsamkeit des Lebens zu entfliehen glaubten. Die Droge Kokain prägte in gewisser Weise das Kulturleben der 20er Jahre. Der Dichter Gottfried Benn (1886–1956) wollte durch Zerstörung des Ich-Bewußtseins ins Uranfängliche, ins wahre Sein gelangen – und sei es mit Hilfe des Kokains. Er stellte die Drogenesser in Zusammenhang mit Opfernden und Opfern der alten Religionen. Eindrucksvoll hat er die Wirkungen des Kokains in 2 Gedichten beschrieben.

O Nacht:

O Nacht! Ich nahm schon Kokain,
und Blutverteilung ist im Gange,
Das Haar wird grau, die Jahre fliehn,
ich muß, ich muß im Überschwange
noch einmal vorm Vergängnis blühn.

O Nacht! Ich will ja nicht so viel,
ein kleines Stück Zusammenballung,
ein Abendnebel, eine Wallung
von Raumverdrang, von Ichgefühl.

Tastkörperchen, Rotzellensaum,
ein Hin und Her und mit Gerüchen,
zerfetzt von Worte-Wolkenbrüchen –:
zu tief im Hirn, zu schmal im Traum.

Die Steine flügeln an die Erde,
nach kleinen Schatten schnappt der Fisch,
nur tückisch durch das Ding-Gewerde
taumelt der Schädel-Flederwisch.

O Nacht! Ich mag dich kaum bemühn!
Ein kleines Stück nur, eine Spange
von Ichgefühl – im Überschwange
noch einmal vorm Vergängnis blühn!

O Nacht, o leih mir Stirn und Haar,
verfließ dich um das Tag-verblühte;
sei, die mich aus der Nervenmythe
zu Kelch und Krone heimgebar.

O still! Ich spüre kleines Rammeln:
Es sternt mich an – es ist kein Spott –:
Gesicht, ich: mich, einsamen Gott,
sich groß um einen Donner sammeln.

Kokain

Den Ich-Zerfall, den süßen, tiefersehten,
den gibst du mir: schon ist die Kehle rauh,
schon ist der fremde Klang an unverwähnten
Gebilden meines Ichs am Unterbau.

Nicht mehr am Schwerte, das der Mutter Scheide
entsprang, um da und dort ein Werk zu tun,
und stählern schlägt –: gesunken in die Heide,
wo Hügel kaum enthüllter Formen ruhn!

Ein lautes Glatt, ein kleines Etwas, Eben –
und nun entsteigt für Hauche eines Wehns
das Ur, geballt, Nicht-seine beben
Hirnschauer mürbisten Vorübergehns.

Zersprengtes Ich – o aufgetrunkene Schwäre –
verwehte Fieber – süß zerborstene Wehr –:
verströme, o verströme du – gebäre
blutbäuchig das Entformte her.

Bei Georg Trakl (1887–1914) gibt es Zusammenhänge zwischen den Traumbildern seiner Dichtung und der Tatsache, daß er immer wieder zum Kokain griff. In dem Roman „Annerl" beschrieb Max Brod (1884–1968) 1937, wie diese Frau durch eine Kokainsucht zu einer erbarmungswürdigen Existenz absinkt. Der Maler Otto Dix (1891) stellte realistisch-verkommen „Die Koksgräfin" der damaligen Bohème dar. Einen der bekanntesten „Kokainisten" schuf der Autor Conan Doyle mit seinem unsterblichen Detektiv Sherlock Holmes. In der Nachschöpfung „Kein Koks für Sherlock Holmes", die auch verfilmt wurde, hat Nicolas Meyer den erdichteten Kokainfreund Holmes dem wirklichen Kokainfreund Sigmund Freud begegnen lassen; damit der berühmte Arzt und Psychotherapeut ihn von seiner Sucht heile. Dank einer strengen Gesetzgebung nahm der Kokainkonsum allmählich ab. In dem Markennamen einer weltberühmten Limonade, die im Mai 1986 ihren 100. Geburtstag feierte, lebt der Name der Droge weiter. Der Aufstieg der Coca-Cola zum klassischen Drink hat allerdings nur wenig Bezug zu jenen Anfangsjahren, in denen der Apotheker John S. Pemberton seine aus Kolanuß und Blättern des Kokastrauchs gemixte Medizin gegen Kopfschmerzen und Erschöpfungszustände empfahl. In der Coca-Cola, die zu Beginn nur auf Rezept erhältlich war, ist seit 1903 kein Kokain mehr enthalten, sondern nur noch ein koffeinhaltiger Auszug der Kolanuß.

Seit Ende der 70er Jahre scheint sich nach den USA auch bei uns in Europa eine neue, erschreckend hohe Kokainwelle anzubahnen. Das anregende Kokain wird dem betäubenden Heroin zugesetzt, eine Mischung, die sich in der Drogenszene „speed ball" nennt. Einem Bericht der „New York Times" zufolge wird die Zahl derer, die regelmäßig Kokain nehmen, auf etwa 5 Millionen Menschen geschätzt. In zunehmendem Maße beobachten Kinderärzte die besorgniserregenden Folgen für die Kinder von Müttern, die während der Schwangerschaft zu Kokain gegriffen haben. Die Auswirkungen des Drogenmißbrauchs der Schwangeren auf die fetale und spätere Entwicklung bei „Kokainbabys" scheint noch schwerwiegender zu sein als bei „Heroinbabys".

Schlußbemerkungen

Die Verfolgung toxikologischer Aussagen über Narkotika von ersten vereinzelten Angaben in der Antike über ein erweitertes Erkennen von toxischen Wirkungen der „stupefactivae" der mittelalterlichen Medizin bis hin zum wissenschaftlich fundierten toxikologischen Wissen des 20. Jahrhunderts zeigt eine historisch faszinierende Entwicklung. Grundlegend dafür ist einmal die Entdeckung neuer betäubender Substanzen. Damit erfolgte die Erweiterung des Terminus Narkotikum: Er betrifft nicht nur Mittel, die Gefühllosigkeit und tiefen Schlaf herbeiführen, sondern auch Substanzen, die eine allgemein beruhigende, lähmende Wirkung auf die Funktionen des Großhirns entfalten. Andererseits findet dieser Fortschritt seine Begründung in der medizinischen Revolution des 19. Jahrhunderts, welche das Aufkommen einer konsequent experimentell vorgehenden Forschung, die Erkenntnis physiologischer Phänomene und nicht zuletzt den Aufschwung der Chemie und der Physik bedeutete. Nachdem die Inhalationsnarkotika entdeckt worden waren, brachte der Anfang des 20. Jahrhunderts die Entdeckung einer Fülle von Injektionsnarkotika mit sich, insbesondere die Barbiturate. Auf die Erwähnung der toxischen Effekte all dieser Substanzen wurde bewußt verzichtet. Denn dank der historischen Entwicklung, die wir in unserem kurzen Abriß aufzuzeigen versuchten, wurde im Laufe der Zeit die Beobachtungsgabe des behandelnden Arztes im Hinblick auf toxische Zeichen geschärft. Als Folge daraus ergab sich, daß die Toxizität dieser Injektionsnarkotika systematisch vor dem Einsatz am Menschen im Tierversuch geprüft wurde. – Das 19. Jahrhundert mit seinem geistigen Umbruch in der Medizin läßt die Toxikologie als Wissenschaftsdisziplin und im Besonderen die Toxikologie der Narkotika in entscheidendem Maße heranreifen, deren volle Entfaltung sich letztendlich erst im 20. Jahrhundert herauskristallisiert.

Literatur

1 Amberger-Lahrmann M (1985) Narkotika in der Alten Welt. Med Welt 36: 1639–1641
2 Amberger-Lahrmann M (1986) Narkotika im Mittelalter. Med Welt 37: 1349–1352
3 Aronson S (1930) Geschichte der Lachgasnarkose. In: Kyklos-Jahrbuch für Geschichte und Philosophie der Medizin III. Thieme, Leipzig, S 183–257
4 Baldwin JF (1916) Nitrous oxid- and oxygen the most dangerous anaesthetic. Med Rec 90, 177
5 Benn G (1917) Kokain, O Nacht. In: Ges. Werke in 4 Bänden, Bd I. Fischer Taschenbuch, 1982
6 Bernard C (1857) Leçons sur les effets des substances toxiques et médicamenteuses. Baillière, Paris
7 Bernard, C (1875) Leçons sur les anesthésiques et sur l'asphyxie. Baillière, Paris
8 Bert P (1878) Sur la possibilité d'obtenir à l'aide du protoxyde d'azote, une insensibilité de long durée, et sur l'innocuité de cet anesthésique. C R Sceances Acad Sci 87: 728–730
9 Bibra E (1855) Die narkotischen Genußmittel und der Mensch. Schmid, Nürnberg
10 Billeter (1886) Cocain. Correspondenzblatt Schweizer Ärzte 16: 675
11 Bier A (1889) Versuche über Cocainisierung des Rückenmarks. Dtsch Z Chir 51: 361–369
12 Bierhaus H (1940) Die Wirkung verschiedener Narkosemittel auf den großen Kreislauf beim Menschen. Arch Klin Chir 198: 73–102
13 Bornemann (1886) Zur Kokainsucht. Dtsch Medizinalzeitung Berlin: 784–786
14 Braun H (1903) Über den Einfluß der Vitalität der Gewebe auf die örtlichen und allgemeinen Giftwirkungen lokalanästhesierender Mittel und über die Bedeutung des Adrenalins für die Lokalanästhesie. Arch Klin Chir 69: 541–591

15 Brunn M von (1913) Die Allgemeinnarkose. In: von Bruns P (Hrsg) Neue Deutsche Chirurgie, V Enke, Stuttgart
16 Bühler (1886) Correspondenzblatt f. Schweizer Ärzte 16: 608
17 Buess H (1944). Über die Anwendung der Koka und des Kokain in der Medizin. Ciba-Zeitschrift Nr. 94, 8: 3362–3365
18 Casper (1850) Chronische Chloroformvergiftung. Caspers Wochenschr 50
19 Chauliac, Guy de (1890) La Grande Chirurgie. F. Alcan, Paris, S 436
20 Charriere G (1974) Die Kunst der Skythen. Du Mont Schauberg, Köln
21 Colton GQ (1868) Nitrous oxide as an anaesthetic. Lancet II: 779–780
22 Coronedi G (1921) L'attuale epidermia di cocainismo. Chir Med 2: 321–332
23 Crile GW (1915) Phenomena of acidosis and its dominating influence in surgery. Trans Am Surg Assoc 62: 257–263
24 Darmstaedter E (1931) Zur Geschichte der Narkose und Anästhesie. Schmerz 4: 117–129
25 Demarquay (1872) Report in Medical Times 1: 334
26 Dieffenbach JF (1847) Der Aether gegen den Schmerz. Hirschwald, Berlin
27 Eichholtz F (1940) Über die atmungslähmende Wirkung der Opiate. Dtsch Med Wochenschr: 792–795
28 Eismayer G, Wachsmuth W (1929) Untersuchungen über die Wirkung verschiedener Narcotica auf das normale, entnervte und digitalisierte Hundeherz. Dtsch Z Chir 217: 289–302
29 Embley E (1902) The causation of death during the administration of chloroform. Br Med J I 817: 885, 951
30 Eppinger H (1935) Die seröse Entzündung. Springer, Wien
31 Erlenmeyer A (1887) Die Morphiumsucht und ihre Behandlung. Heuser's, Berlin
32 Faraday M. (1818): Effects of inhaling the vapors of sulphuric ether. Q J Sci Arts Miscellanae 4: 158–159
33 Fiedler, Hirschfeld (1875/76): Über den Mißbrauch der Morphium-Injektionen. Jahresber. d. Ges. f. Natur- u. Heilkunde Dresden, 185
34 Flury F, Zangger H (1928) Lehrbuch der Toxikologie. Springer, Berlin
35 Foldes F, Swerdlow M Siker, E (1968) Morphinartige Analgetika und ihre Antagonisten. Springer, Berlin Heidelberg New York
36 Fraenkel E (1892) Über anatomische Veränderungen durch Chloroformnachwirkung beim Menschen. Virch Arch Pathol Anat 127: 381–396
37 Fraenkel E (1892) Über Chloroform-Nachwirkung beim Menschen. Virch Arch Pathol Anat 129: 254–284
38 Freud S (1884) Über Coca. Zentralbl ges Therapie 2: 289–314
39 Freud S (1885) Beitrag zur Kenntnis der Cocawirkung. Wien Med Wochenschr 35: 129–133
40 Frommel E (1927) Que penser de quelques injections préparantes ou concomitantes de la narcose chloroformique. Schweiz Med Wochenschr 57: 694–698
41 Gates M, Tschudi G (1952) The synthesis of morphine. J Am Chem Soc 74: 1109–1110
42 Goltstein M (1878) Über die physiologischen Wirkungen des Stickstoffoxydulgases. Arch Ges Physiol 17: 331–373
43 Goltz D (1976) Mittelalterliche Pharmazie und Medizin. Wissenschaftliche Verlagsgesellschaft, Stuttgart
44 Grape-Albers H (1977) Spätantike Bilder aus der Welt des Arztes. Pressler, Wiesbaden
45 Grewe R (1946) Das Problem der Morphin-Synthese. Naturwissenschaften 33: 333–336
46 Gulland JM, Robinson R (1925) Constitution of codeine and thebaine. Mem Proc Manchester Lit Philosoph Soc 69: 79
47 Gurlt E (1897) Zur Narkotisierungsstatistik. Verhand. d. XXVI. Deutschen Chirurgenkongresses, Teil I, Hirschwald, Berlin S 130, Teil II, S 202
48 Guthrie LG (1894) On some fatal after-effects of chloroform on children. Lancet I: 193, 257
49 Hahn B (1927). Die Morphin-Erkrankungen. Großberger, Heidelberg
50 Handwörterbuch des Deutschen Aberglaubens (1927) I De Gruyter, Berlin S 312–324
51 Hankel E (1898) Handbuch der Inhalationsanaesthetica. A. Langkammr, Leipzig
52 Haupt (1886) Ein Fall von Kokainsucht bei einem Kinde. Deutsche Medizinalzeitung, Berlin, S 825–826

53 Hecht AF, Nobel E (1913) Elektrokardiographische Studien über Narkose. Z Ges Exp Med 1: 23–58
54 Henderson Y (1911) Primary heart failure in normal subjects under ether. Surg Gynecol Obstet 13: 161–165
55 Hermann L (1864) Über die physiologischen Wirkungen des Stickstoffoxydulgases. Arch Anat Physiol: 521–536
56 Hermann L (1866) Notiz über die Empfehlung des Stickoxyduls als Anaestheticum. Berl Klin Wochenschr III: 115–116
57 Husemann Th, Husemann A (1862) Handbuch der Toxikologie. Georg Reimer, Berlin
58 Husemann Th (1896) Die Schlafschwämme und andere Methoden der allgemeinen und örtlichen Anästhesie im Mittelalter. Dtsch Z Chir 42: 517–596
59 Joël E, Fränkel F (1924) Der Kokainismus. Ergebnisse der inneren Medizin, Bd 25. Springer, Berlin
60 Joël E (1928) Äthersucht. Dtsch Med Wochenschr 26: 1081–1083
61 Julliard G (1891) L'ether est-il préférable au chloroforme? Rev Méd Suisse Romande 2: 81
62 Kappeler O (1880) Anaesthetica. Enke, Stuttgart
63 Keys TE (1968) Die Geschichte der chirurgischen Anästhesie. Springer, Berlin Heidelberg New York
64 Keyserling KH von (1947) Die Äthersucht. Nervenarzt 18: 450–453
65 Killian H, Weese H (1954) Die Narkose. Thieme, Stuttgart
66 Kobert R (1906) Lehrbuch der Intoxikationen, Bd II. Enke, Stuttgart
67 Koller K (1884) Über die Verwendung des Cocain zur Anästhesierung am Auge. Wien Med Wochenschr 34: 1276–1278; 1309–1311
68 Kraepelin E (1892) Über die Beeinflussung einfacher psychischer Vorgänge durch einige Arzneimittel. Gustav Fischer, Jena
69 Kritikos PG (1960) Der Mohn, das Opium und ihr Gebrauch im Spätminoikum III. Praktika tés Akademias Athenon 35 1: 54–72
70 Kuhlen F-J (1983) Zur Geschichte der Schmerz-, Schlaf- und Betäubungsmittel im Mittelalter und früher Neuzeit. Deutscher Apotheker Verlag, Stuttgart
71 Laehr HH (1872) Über Mißbrauch von Morphiuminjektionen. Allg Z Psychol 28: 349–352
72 Laubi O (1886) Beitrag zur Cocainwirkung bei subgingivaler Anwendung. Correspondenzblatt f. Schweizer Ärzte: 16: 615
73 Leschke E (1933) Die wichtigsten Vergiftungen. Lehmanns, München
74 Levinstein E (1877) Die Morphinsucht. Hirschwald, Berlin
75 Levy AG (1911) Sudden death under light chloroform anesthesia. J Physiol (Lond) 42: III–VII
76 Lewin L (1893) Die Nebenwirkungen der Arzneimittel. Hirschwald, Berlin
77 Lewin L (1924) Phantastica. Die betäubenden und erregenden Genußmittel. Stilke, Berlin
78 Lewin L (1929) Gifte und Vergiftungen. Stilke, Berlin
79 Lichtenthaeler Ch (1982) Geschichte der Medizin. Deutscher Ärzte Verlag, Köln-Lövenich
80 Lundy JS (1937) Convulsions associated with general anesthesia. Surgery 1: 666–687
81 Maier HW (1926) Der Kokainismus. Thieme, Leipzig
82 Martin G (1870): Intoxication chronique par l'ether. Gazette des Hôpitaux 54: 213–214
83 Monroe SE, Benjamin EL (1941) Convulsions associated with general anesthesia: „ether convulsions". Am J Surg 53: 172–176
84 Müller B (1905) Über die Verwendung und Einflüsse des Stickstoffoxydul auf den Organismus. Therapie Gegenwart 46: 460–466
85 Müller J (1982) Die pflanzlichen Heilmittel bei Hildegard von Bingen. Müller, Salzburg
86 Nauwerck (1895) Äthernarkose und Pneumonie. Dtsch Med Wochenschr 121–124
87 Niemann A (1860) Über eine neue organische Base in den Cocablättern. Dissertation, Universität Göttingen
88 Nothnagel (1866) Die fettige Degeneration der Organe bei Aether- und Chloroformvergiftung. Berl Klin Wochenschr 31–33
89 Nußbaum von (1874) Narkose mit Stickoxydulgas. 280 Experimente. Verh. d. Dtsch. Ges. f. Chir. II, Hirschwald, Berlin
90 Platon Phaidon. Rowohlt Tachenbuchverlag (1985) S 117e–118a

91 Poppert (1894) Über einen Fall von Äthertod infolge von Lungenödem nebst Bemerkungen zur Narkosestatistik. Dtsch Med Woschenschr 37: 719–721
92 Rein H (1931) Vasomotorische Regulationen. Erg Physiol 32: 28–72
93 Rühl A (1930) Über Störungen des Sauerstoffdurchtritts in der Lunge. Arch Exp Pathol Pharmakol 158: 282–303
94 Schadewaldt H (1971) Medizinhistorische Betrachtungen zum Rauschgiftproblem. Ärztl. Praxis 23: 3591–3593; 3635–3638
95 Schadewaldt H (1972) Zur Geschichte einiger Rauschdrogen. Materia Medica Nordmark 24: 1–26
96 Schadewaldt H (1978) Hellmut Weese-Gedächtnisvorlesung. Von Galens „Narkosis" zur modernen „Balanced anaesthesia". Anästhesiologie und Intensivmedizin 12: 589–601
97 Schaumann O (1957) Morphin und morphinähnlich wirkende Verbindungen. In: Handbuch für experimentelle Pharmakologie, Bd XII. Springer, Berlin
98 Schipperges H (1985) Der Garten der Gesundheit. Medizin im Mittelalter. Artemis, München
99 Schleich CL (1892) Infiltrationsanaesthesie (locale Anästhesie) und ihr Verhältnis zur allgemeinen Narcose (Inhalationsanaesthesie) Verh Dtsch Ges Chir 21: 121–127
100 Schneiderlin (1900) Eine neue Narkose. Ärztl. Mitteilung Baden 54: 101–106
101 Snow J (1858) On chloroform and other anaesthetics: their action and administration. Churchill, London
102 Sommer (1899) Aethermissbrauch in Ostpreußen. Neurol. Centralbl. 18: 194–195
103 Sonnedecker G (1963): Die Opiumsucht. Pharm 103: 835–840; 899–903
104 Sprengel C (1807) Historia rei herbariae. Amsteldami Sumtibus Tabernae Librariae Et Artium
105 Steinbrecher W, Solms H (1975) Sucht und Mißbrauch (begründet von F. Laubenthal) Thieme, Stuttgart
106 Völger G, Welck K. von (1982): Rausch und Realität – Drogen im Kulturvergleich, I–III. Rowohlt Taschenbuchverlag, Reinbeck
107 Wagner H (1970) Rauschgift-Drogen. Springer, Berlin Heidelberg New York
108 Wallé (1885) Aphoristische Mitteilungen über Gegengifte der Opiate mit besonderer Berücksichtigung der Stellung des Kokains gegenüber dem Morphium. Deutsche Medizinalzeitung Berlin: 25–26
109 Wepfer SR (1679) Historia Cicutae aquaticae Basel
110 Willstätter R (1898) Über die Konstitution der Spaltungsprodukte von Atropin und Cocain. Berichte der deutschen Chemischen Ges 2: 1534–1553, 1819
111 Wilson SR (1927) „Ether convulsions." Lancet 1117–1119
112 Zekert O (1956) Opiologia. Steyrermühl, Wien VI
113 Zemaitis M (1957) Literarische Zeugnisse aus der Geschichte der Anästhesie. Diss. Med. Fak. Univ. Heidelberg

Kapitel 2
Arzneimittel

W. Forth, H. Habs und M. Habs

Ein historischer Exkurs in die Arzneilehre

Historiographische Betrachtungsweisen jeder Wissenschaftsdisziplin lassen sich in der Regel an ihrem Ausgangspunkt auf 2 Fragen verdichten: Wo liegt der Anfang und welche Funktion soll die Geschichtsbeschreibung haben? Beide Fragestellungen sind nicht voneinander trennbar, da die bewußt oder unbewußt formulierte Aufgabe der Betrachtung den geschichtlichen Rahmen absteckt. Wir wollen bei diesem Kapitel nicht die Denkmals- und Grabsteinfunktion in den Vordergrund stellen. Unser Bericht reflektiert die Spannungsfelder, in denen sich die Arzneimitteltoxikologie heute befindet. Er kann in diesem Sinn als Rechtfertigungs- und Selbstbestätigungsschrift gelesen werden. Wir versuchen, uns von anderen abzugrenzen, indem wir eine zweckbewußte Nutzung der Geschichtsbeschreibung zugeben; in diesem Sinn sind die folgenden Seiten subjektiv und politisch. Wir können auch keineswegs das Gebiet lückenlos darstellen. Deshalb wird der Versuch gemacht, paradigmatisch an bestimmten Schlüsseldaten, deren Auswirkungen unübersehbar sind, die Entwicklung unserer Kenntnisse über die Arzneistofftoxikologie darzustellen.

Von der Philosophie zur Volksmedizin

Den zeitlichen Anfang der Arzneimitteltoxikologie als Wissenschaft zu bestimmen, ist müßig, da zum einen als eigenständiges Lehrfach an Universitäten das Gebiet der Pharmakologie noch keine 200 Jahre alt ist, andererseits unerwünschte Wirkungen von Arzneimitteln seit Alters her bekannt und beschrieben sind.

Da im vorliegenden Buch wiederholt die Anfänge der Toxikologie beschrieben werden, wollen wir den Beginn der Arzneimittellehre zu definieren versuchen. Die ärztliche Heilkunst im Altertum darf als eine philosophische Disziplin betrachtet werden. Der Heiltechnik der Neuzeit stand die Heilkraft gegenüber, eng verknüpft mit religiösen Forderungen. Die Medizin war Tugendlehre. Noch Hildegard v. Bingen (1098–1179) umschreibt in ihrer Heilkunde „Physica, causae et curae" die Medizin als Lehre vom richtigen, das heißt vernünftigen Verhalten. Tugendhaftigkeit, Gerechtigkeit, Kultivierung von Leidenschaften, Selbstsucht und Mäßigung sind Voraussetzung für Gesundheit.

In ihren Anfängen war die ärztliche Tätigkeit auf radikale Maßnahmen chirurgischer Eingriffe begrenzt und auf einen Arzneimittelschatz, der sich aus einer diätetischen Lebensführung entwickelte. Erste systematische Sammlungen über die Wirkung von Pflanzen werden den Persern zugeschrieben. Das Mittelalter verfügt über mehrere tausend Heilmittel pflanzlicher und tierischer Herkunft, und auch Steinen und Erden wird die göttliche Heilkraft zugestanden. Das heißt, es handelte sich in allen Fällen um die galenische Zubereitung von Naturstoffen. Im „Codex latinus Vidobonensis 93" aus dem Wien des 13. Jahrhunderts [zitiert nach 88] finden sich erste genaue Anweisungen zur Zubereitung und spezifischen Anwendung von Heiltränken. Über eine Art Knabenkraut (Orchis specialis) ist zu lesen:

„Wenn jemand einer Frau nicht beischlafen kann: Nimm die Wurzel der Pflanze Priapiscus, und zwar die rechte Knolle, die größer ist, zerreibe mit 47 weißen Pfeffernkörnern die obengenannte Pflanze und 4 Unzen Honig. Löse diese Arznei in bestem Wein, und wer 3 Tage hindurch 9 Skrupel davon zu sich nimmt, wird der Frau beischlafen."

Zweifelsfrei war der Übergang von der Volksmedizin im Sinne von medizinischem Wissen im Volk zur Heilkunde der medizinischen Schulen fließend. Kräuterkunde war weit verbreitet und wurde auch in Volksbüchern niedergeschrieben.

Zur Entwicklung chemisch definierter Pharmaka

Die Arzneistoffentwicklung im Sinn der chemischen Synthese wirksamer Pharmaka beginnt in der Renaissance.

Philippus Aureolus Theophrastus Bombastus von Hohenheim, genannt Paracelsus (1493–1541), wird als Gründer der Arzneimittelchemie gesehen. Die Abkehr vom Lernen aus alten Schriften und die Hinwendung zur Naturbeobachtung [74]

„Es sei nit not, weiter die papierischen Bücher zu brauchen, nur das Buch der Natur, das Gott selbst gegeben, geschrieben, diktiert und gesetzt hat"

führte zur alchimistisch inspirierten Interpretation des menschlichen Organismus. Der Körper wurde als eine Art von Laboratorium gesehen, in dem Nahrung zu Fleisch und Blut verarbeitet wurde. In der Arzneimittelentwicklung begann die Suche nach der Quintessenz der Heilstoffe, der Extrakte und Tinkturen. So ist es auch nur konsequent, bei Paracelsus die heute noch gebräuchliche Definition des Begriffs „Gift" zu finden. Während alle Versuche scheitern, den Begriff „Gift" als Eigenschaft einer bestimmten Stoffklasse zu definieren und es so vom „Nichtgift" abzutrennen, wußte schon Paracelsus, daß die Wirkqualität Gift auch durch die Menge und Einwirkungsweise und nicht nur durch die stoffliche Natur einer Substanz bestimmt ist. In seinen „Defensiones" von 1537/38 steht zu lesen:

„Alle Dinge sind Gift und nichts ist ohne Gift; allein die Dosis macht, daß ein Ding kein Gift ist."

In der Ausgabe der „Defensiones" von Adam v. Bodenstein 1566 ist der deutschschweizerische Orginaltext ins Lateinische übertragen. Der Autor der berühmten

Worte „dosis sola facit venenum" ist somit unbekannt; vermutlich ein Schüler des Paracelsus [19]. In den Schriften des Theophrastus Bombastus v. Hohenheim ist der heute so modern erscheinende Gedanke von Richt- und Grenzwerten demnach bereits vorweggenommen und an Beispielen begründet worden. Wäre diese Erkenntnis inzwischen von der Allgemeinbevölkerung verinnerlicht, so könnten viele toxikologische Fragestellungen der Gegenwart emotionsfreier, sachlicher und sachgerechter diskutiert werden.

Es gehört zu den historischen Erkenntnissen, daß gute Gedanken meist schon zuvor gedacht wurden. In diesem Sinn ist Historiographie oft konservativ und betreibt das „Recycling" alten Ideenguts und alter Erfahrung [29], und wir nehmen uns davon nicht aus.

Die Arzneimitteltoxikologie als eigenständiges Forschungsgebiet

Die Arzneimitteltoxikologie als eigenständiges Forschungsgebiet ist die notwendige Spezialisierung der Pharmakologie unter dem Leitgedanken der Arzneimittelsicherheit. Eine unabdingbare Forderung an jede seriöse Arzneimittelentwicklung ist der Beleg eines positiven Nutzen-Risiko-Verhältnisses. In ihnen Anfängen stand die therpeutische Forschung im Bann der Wirksamkeit synthetisch herstellbarer Pharmaka. Ende des 19. und zu Beginn des 20. Jahrhunderts werden die ersten Analgetika, Antipyretika und Schlafmittel hergestellt (vgl. Tabelle 2.1.).

Die weitere Entwicklung war stürmisch. Zu Beginn traten Forscherpersönlichkeiten durch Einzelleistungen hervor: Entwicklung des Salvarsans durch P. Ehrlich und S. Hata (1910); A. Flemming beschreibt die Wirkung des Penizillins (1928); G. Domagk erhält 1939 den Nobelpreis für die Darstellung des Prontosils als erstes Sulfonamid. Der Fortgang der Entwicklung ist durch die Entstehung einer eigenen Industrie gekennzeichnet. Meist von Apothekern werden pharmazeutische Werke gegründet, von denen viele bis heute fortbestehen. Mit der Herausbildung der chemisch-pharmazeutischen Industrie sind ökonomische Überlegungen verbunden. Wie auch in anderen Industriezweigen wird ein strukturiertes Vorgehen in die Entwicklungsarbeit der Medikamente eingeführt; es kommt zur „Forschung nach dem Netzplan". Die moderne Arzneimittelentwicklung stellt weniger die Verfolgung genialer Gedanken dar als vielmehr die Arbeit unter dem Postulat, daß auch For-

Tabelle 2.1.
Entwicklung synthetischer Arzneimittel um die Jahrhundertwende mit gezielter therapeutischer Wirksamkeit

Präparat	Nutzanwendung	Jahr
Chloralhydrat	Schlafmittel	1869
Veronal	Schlafmittel	1903
Salizylate	Analgetika, Antipyretika	1874
Phenacetin	Analgetikum, Antipyretikum	1887
Aminophenazon	Analgetikum, Antipyretikum	1897
Salvarsan	Chemotherapeutikum	1910

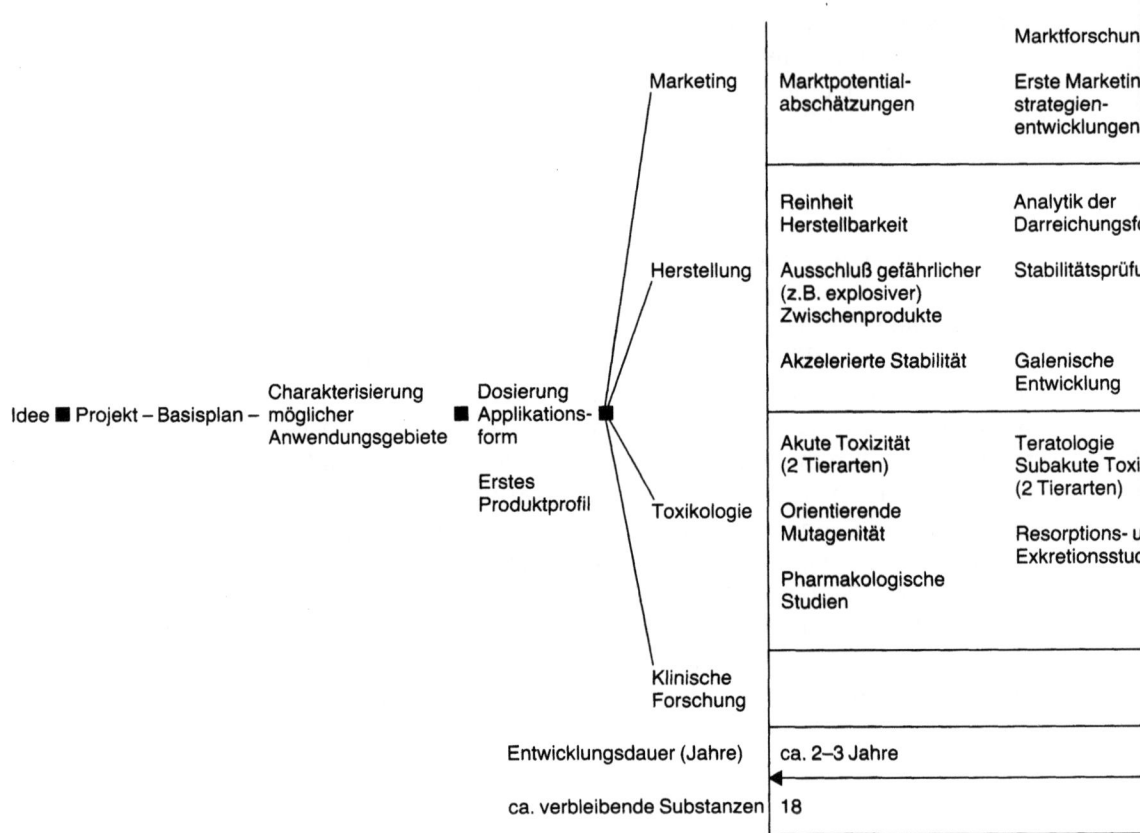

weite und länder- ifische Strategien	Weltweite und länder- spezifische Strategien	Länderspezifische Empfehlungen zur Vermarktung	
ytische Überprüfung	Analytische Überprüfung	Abschluß Analytik	
litätsprüfungen	Stabilitätsprüfungen	Abschluß Galenik	
tellung des Musters inische Prüfungen	Herstellung der Klinikmuster	Abschluß Entwicklung Großtechnischer Herstellung	■ Arzneimittelzulassung (länderspez. 1–5 Jahre) ■ Markteinführung Kommerzielle Produktion
ologie kute Toxizität ere Tierarten) ahme, Verteilung bolismus, Exkretion	Kanzerogenität Einfluß auf Fertilität und Nachkommenschaft, Chronische Toxizität, Vertiefte Mutagenitäts- untersuchungen, Pharma- kokinetik (weitere Tierarten), Weiterfüh- rung der Pharmakologie	Kanzerogenität Einfluß auf Fertilität und Nachkommenschaft Chronische Toxizität Abschluß Mutagenität Abschluß Pharmakologie	
ngen der e I	Prüfungen der Phase I und II	Schwerpunkt: Prüfungen der Phase III	

ca. 3–4 Jahre

4–5   2–3   1–2

Abb. 2.1.
Schematische Darstellung der Entwicklung eines Pharmakons

Tabelle 2.2. Einstellung von Arzneimittelentwicklungen aufgrund toxikologischer Befunde im Tierexperiment

Substanz	Chemische Bezeichnung	Indikationsgebiet	Toxikologische Begründung für Abbruch der Entwicklung
HR 038	3-(4-Chlorphenyl)bicyclo(2.2.1) heptanspiro – 2,2 – (5-morpholino-5-pyrolin) – oxalat – hydrat	Antidepressivum aber nicht bei junge Affen;	Erster Hinweis auf Leberschädigung bei alten, Abklärung: große Unterschiede sowohl speziesspezifischer als auch altersspezifischer Halbwertszeit (Mensch 100 h)
A 33588	1,2-Dihydro-2-(5'-nitrofuryl)-4-hydroxy-chinazolin-3-oxid (Nitrofuranverbindung)	Therapeutikum für Harnweginfektionen	Kanzerogene Wirkung bei Ratten und Hunden später Nachweis der Genotoxizität in mehreren Mutagenitätstests
HOE 078	2,6-bis-(dimethylamino-l ethylenimino)-anthraquinon (Anthrachinonderivat)	Anöbenmittel Irreversible Augenschädigung bei	Hunden, jedoch nicht bei Ratten
Stepharin	2',3',8'A-tetrahydro-5'-6'-dimethoxy-spiro-(2,5-cyclohexadien-1,7'(1'H)-cyclopenta-(ij)-isoqunolin 1-4-on (Alkaloid aus indischer Pflanze)	Vasodilatatorische und blutdrucksenkende Eigenschaften	Epidermolyse bei Hunden, jedoch nicht bei Ratten oder Affen, keine Daten zur spezifischen Pharmakokinetik verfügbar
Floxacrin	7-Chloro-10-hydroxy-3-(4-trifluoromethyl-phenyl)-3,4 dihydroacridin-1,9- (2H, 10H)dion (Acridinderivat)	Antimalariamittel Periarteriitis bei Hunden	Anämie und Lymphopenie sowie chronische
Tendamistat	Polypeptid aus 74 Aminosäuren	2-Amylasehemmstoff	Starkes antigenes Potential bei Hunden, bei Tierpflegern und Mitarbeitern der galenischen Abteilung (Inhalation von Stäuben) und bei Probanden
HOE 001	1,3,8-trimethyl-4-phenyl-5,6,7,8-tetrahydro-pyrazolo 3,4-B - 1,5 diazepin - 1 H, 4 H - 5,7 - dion	Anxiolytikum	Blutungsneigung beim Hund, jedoch nicht bei Ratten; Blutungsneigung bei Probanden

schung und Entwicklung durch planbares Vorgehen erreichbar sind. Unter zunehmendem Kostendruck müssen Daten für ein potentielles Pharmakon so erarbeitet werden, daß die Entscheidung, eine nicht aussichtsreiche Entwicklung zu beenden, möglichst früh gefällt werden kann (s. Abb. 2.1).

Tabelle 2.2 gibt Beispiele für die Entscheidung zur Einstellung von Arzneimittelentwicklungen aufgrund toxikologischer Befunde im Tierexperiment. (Für die Überlassung der Daten danken wir Herrn Prof. Kramer, Frankfurt/Höchst). Daß die Entscheidung, Produktentwicklungen einzustellen, auch erhebliche finanzielle Konsequenzen hat, zeigt ein Blick auf die betroffenen Märkte. Allein in der Bundesrepublik Deutschland betrug das Marktvolumen für Antidepressiva 1985 ca. 125 Millionen DM, bei einer jährlichen Zunahme von über 10%. Obgleich schon über 10 Jahre im Handel, erreichte das größte Präparat einen Umsatz von 30 Millionen DM. Oder nimmt man die peripheren Vasodilatatoren als Beispiel, so wurden Arzneimittel für knapp 750 Millionen verkauft; das umsatzstärkste Produkt erreichte über 100 Millionen DM. Um erfolgreich zu sein, müssen Chancen und Risiken also möglichst früh erkannt werden. Die Arzneimitteltoxikologie nimmt so auch unter ökonomischen Gesichtspunkten eine Schlüsselstellung ein.

Das Tierexperiment in der Arzneimitteltoxikologie

Die ersten toxikologischen Studien eines potentiellen Arzneimittels dienen der Abschätzung der akuten Giftigkeit beim Menschen. Sie müssen abgeschlossen sein, bevor ein erster Einsatz am Menschen gerechtfertigt erscheint.

Der Tierversuch wird seit dem Altertum eingesetzt. (s. Abb. 2.2) Wie bei jeder naturwissenschaftlichen Methode hängt der Wert der damit gewonnenen Erkenntnis u.a. von der Genauigkeit und Wiederholbarkeit der Ergebnisse, der Eindeutigkeit der Resultate und der Übertragbarkeit der Befunde auf die Situation beim Menschen ab. Seit Mitte des vorigen Jahrhunderts wurden bevorzugt Haustiere in den Tierexperimenten verwendet. Bei der Untersuchung auf akute Giftigkeit stand die Bestimmung der akuten Letalität im Vordergrund.

Gegen Ende des vorigen Jahrhunderts wurden bereits Untersuchungen von Stoffen im Hinblick auf ihre tödlichen Dosen vorgenommen, so zum Beispiel die relative Giftigkeit von Alkoholen duch Richardson, 1869 veröffentlicht. Doch standardisierte Methoden, die auch den Vergleich zwischen verschiedenen Laboratorien erlaubten, wurden erst in den 40er Jahren des 20. Jahrhunderts in geringem Ausmaß entwickelt und angewandt. Maus, Ratte und Hund wurden zu den gebräuchlichsten Versuchstierarten. Die Namen Lichtfield und Wilcoxon [65], Deichmann und Leblanc [18] sollen beispielhaft genannt werden. Die Methodenentwicklung für Untersuchungen auf akute Giftigkeit stellt den sogenannten LD_{50}-Wert in den Mittelpunkt. Die letale Dosis ist eine mathematisch berechnete Größe; sie gibt die Dosis an, von der mit größter Sicherheit erwartet werden kann, daß sie 50% der exponierten Tiere tötet. Ergänzt um die Werte der LD_{10} und LD_{90} läßt sich der Verlauf der Dosishäufigkeitsbeziehung abschätzen.

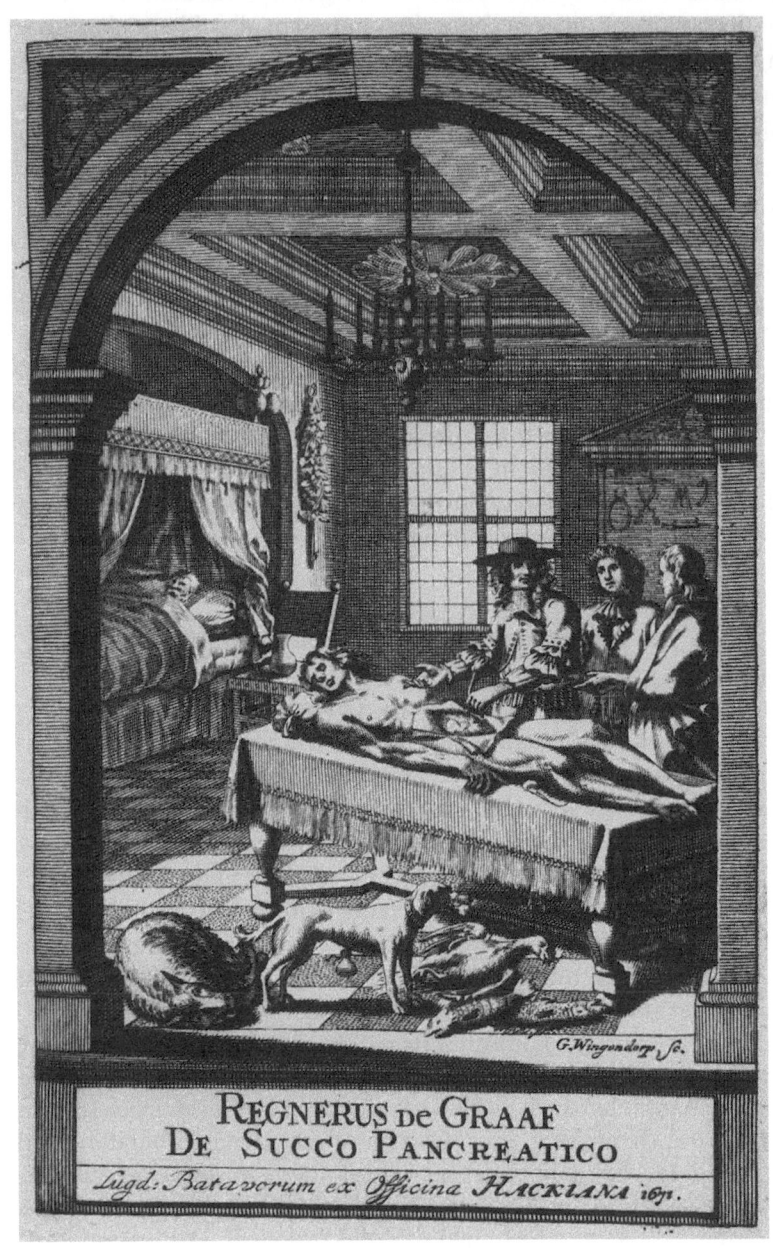

Abb. 2.2.
Auf dem Titelblatt wird die Zusammengehörigkeit von praktischer Medizin, Anatomie und Tierversuch eindeutig dargestellt. Neben dem Krankenbett im Hintergrund sehen wir in der Mitte des Bildes eine menschliche Leiche, die zergliedert wird. Direkt neben dem Seziertisch steht ein Hund mit einer Pankreasfistel. (Aus: R. de Graaf, de succo pancreatico 1671).

Akute Toxizität

Durch den Einzug der Biometrie in die Versuchsplanung wurde es in den 60er Jahren zur Routine, die Exaktheit der Angaben durch Errechnung von Standardabweichungen oder Vertrauensbereiche zu untermauern. Durch Bestimmung möglichst vieler Dosiswirkungsrelationen an möglichst vielen Tieren je Dosispunkt wurden (und werden) mathematisch gut definierte Werte erhalten.

Die Kernaussage dieser Studien ist die Ermittlung letaler Dosen; eine Auswertung zusätzlich angefallener oder leicht erhebbarer Befunde (z.B. im Rahmen der Verlaufsbeobachtung oder im Sektionsgut) unterbleibt meist bis in die jüngste Vergangenheit. Unterschiede zwischen männlichen und weiblichen Tieren desselben Stammes, zwischen Tieren differenten Alters, in Abhängigkeit vom Zeitpunkt der Prüfsubstanzgabe usw. führten noch 1978 zur Forderung der WHO, entsprechend umfangreiche Studien zur Bestimmung der akuten LD_{50} durchzuführen, um solche möglichen Auffälligkeiten aufzudecken (s. auch Kap. 8, S. 293). Aus den Reihen der Toxikologie ist es besonders ein Verdienst von Zbinden, hier ein Umdenken gefördert zu haben. Da die LD_{50}-Werte bei standardisierten Versuchsbedingungen selbst in Ringversuchen um den Faktor 4–14 schwanken, ist eine exakte Bestimmung dieser Kenngröße wenig aussagekräftig. Wesentlicher als Zahlenwerte wird die Beobachtung, Dokumentation und Interpretation anderer toxischer Schädigungen als der Tod der Versuchstiere. Art, Zeitpunkt des Auftretens, Dauer toxischer Symptome, ihre Reversibilität, Veränderungen hämatologischer, biochemischer und histopathologischer Art werden an Bedeutung gewinnen. Damit diese Überlegungen ihren Niederschlag in der Arzneimittelentwicklung finden, müssen die Vorschriften der Gesetzgeber an den Kenntnisstand der Methodenentwicklung angepaßt werden. Ein erstes Umdenken ist festzustellen [103].

Untersuchungen von Pharmaka auf Embryopathien und Teratogenität

Obgleich fetale Mißbildungen seit der Antike beschrieben sind, wird eine aufwendigere Prüfung potentieller Arzneistoffe auf teratogene Wirkungen erst seit den Erfahrungen der thalidomidinduzierten Mißbildungen (1962) durchgeführt. In Ägypten sind antike Fresken freigelegt worden, die achondroplastische Zwerge zeigen. Die Indianerstämme Südamerikas verehrten Menschen mit Mißbildungen als Gottheiten, besonders wurden Hydrozephali als göttlich angesehen. In Europa galten Mißgebildete als behext und wurden zum Teil bei lebendigem Leibe verbrannt. Diese Erfahrungen belegen, daß es fetale Mißbildungen seit Alters her gab und daß ihre Entstehung in verschiedenen Kulturkreisen mystifiziert wurde. Erste Ansätze zur wissenschaftlichen Aufklärung ihrer Genese finden sich 1578. A. Paré stellte damals die These auf, Mißbildungen würden vererbt oder seien durch äußere Einwirkungen hervorgerufen. Erst 1832 gelang es G. Saint-Hilaire, eine Embryopathie experimentell zu erzeugen. Er punktierte durch die Eischale hindurch Entenembryonen, und es kam gehäuft zum Auftreten von Anenzephalien und Spaltbildungen der Wirbelsäule. Diese Ergebnisse wurden an Hühnerembryonen 1891 durch Dareste bestätigt. Experimentelle Untersuchungen an Säugetieren wurden 1907 durch Pagenstecher und v. Hippel mitgeteilt, sie wiesen die teratogene Wirkung von Röntgenstrahlen an trächtigen Kaninchen nach; die Feten zeigten mißgebildete Augen (Mikrophthalmie, Katarakt). Daß maternale Mangelernährung zu teratogenen Schäden führen kann, zeigte Hale 1935 für die Avitaminose A beim Schwein. Tierexperimentell nachgearbeitet und auf andere Avitaminosen ausgedehnt wurden diese Befunde in den 40er und 50er Jahren dieses Jahrhunderts (Folsäuremangel, Panthothensäuremangel, Riboflavin- und Vitamin-E-Mangel). Daß auch Hypervitaminosen teratogene Effekte auszulösen vermögen, wurde in den 50er Jahren gezeigt. Diese Untersuchunen sind mit dem Namen v. Warkany und Wilson, Giraud und Martinet, Giraud, Sansone und Zunin, Kalter, Cohlan verknüpft. Vermutlich die erste Chemikalie, mit der gezielt Mißbildungen hervorgerufen wurden, war Estron, mit dem Wolff und Ginglinger (1935) Intersexualität bei Hühnerembryonen hervorriefen. In den 40er Jahren folgte der Nachweis teratogener Wirkungen für eine Reihe von Hormonen, die den Muttertieren während der Embryonalphase verabreicht wurden [11].

Obgleich mit der Entwicklung wirksamer zytostatischer Chemotherapeutika um 1950 auch ihr teratogenes Potential erkannt wurde, so z.B. für den Antimetaboliten Aminopterin [68], blieb ein konsequentes Umsetzen dieser Erkenntnisse in die sicherheitspharmakologischen Untersuchungen für neue Pharmaka zunächst aus. Dies änderte sich schlagartig, als Kliniker die Ursache der Thalidomidembryopathie erkannten. Seit Mitte der 60er Jahre gehört die tierexperimentelle Prüfung auf mögliche teratogene Wirkungen für Arzneimittel zur Routineuntersuchung; bevorzugte Tierarten sind die Ratte und das Kaninchen. Sie gelten als sensibel, um embryotoxische Effekte aufzudecken.

Die Weltgesundheitsorganisation faßt unter dem Begriff der teratogenen Schädigung *„alle morphologischen, biochemischen und Verhaltensstörungen"* zusammen, *„die durch exogene Faktoren intrauterin induziert werden"*. Es kann nicht erhofft werden, daß durch die tierexperimentellen Routineuntersuchungen eines Pharmakons jeder dieser möglichen Effekte vor dem Einsatz des Präparats am Menschen angeschlossen wird. Wie für jedes Tierexperiment, gilt für die Übertragbarkeit auf die Situation des Menschen eine möglichst weitgehende Vergleichbarkeit der Bedingungen. Berücksichtigt man den Kenntnisstand zum Stoffwechsel — sowohl maternal als auch plazentar und embryonal einer neuen Verbindung zum Zeitpunkt der Testung — so wird deutlich, daß selbst ein negativer tierexperimenteller Befund, isoliert betrachtet, keine Sicherheit für die Verhältnisse beim Menschen bietet. Da es keinen Zusammenhang zwischen den abortiven und den teratogenen Effekten einer Substanz geben muß, sind Studien zu Dosiswirkungsbeziehungen eine wichtige Grundvoraussetzung, um das teratogene Potential einer Prüfsubstanz festellen zu können; es sollten sowohl maternaltoxische als auch Dosen ohne sichtbare Toxizität geprüft werden. Thalidomid wirkt beim Kaninchen teratogen, ohne daß seine sedierende Wirkung zur Beobachtung kommt. Da keine Beziehung zwischen erwarteten pharmakologischen und teratogenen Dosen bestehen muß, ist über einen möglichst weiten Dosisbereich zu untersuchen.

Durch die konsequente Berücksichtigung der Ergebnisse der tierexperimentellen Studien wird ein teratogenes Risiko oft aufgedeckt und kann bei der Weiterentwicklung des Arzneimittels entsprechend beachtet werden.

Tabelle 2.3. Medikamente mit teratogenem Risiko für den Menschen

Medikament	Art der Anomalie	Komentar
I. Antineoplastische Chemotherapeutika		
Endoxan	Hand- und Fußdefekte	Einzelne Fallbeschreibungen
Chlorambucil	Skelettanomalien, Fehlen einer Niere und des Ureters	Einzelne Fallbeschreibungen
Busulfan	Hypoplasie der Ovarien und der Schilddrüse	Einzelne Fallbeschreibungen
6-Chloropurin	Induktion amniotischer Fäden	Einzelne Fallbeschreibungen
Aminopterin	Kraniofaziale Defekte, Anenzephalie, Klumpfuß	Risiko: 40% bei Einnahme in den ersten 10 Wochen
Methotrexat	Kraniofaziale Defekte	Einzelne Fallbeschreibungen
II. Hormone		
Progestagene und Androgene	Anomalien der äußeren Geschlechtsorgane,	
	Klitorishypertrophie,	Risiko: 20%
	starke Verilisierung,	Risiko: 9%
	Hypospadie	Risiko: 0,6% bei männlichen Neugeborenen
Diäthylstilböstrol	Anomalien der äußeren und inneren Geschlechtsorgane, Nebenhoden oder Penishypoplasie,	Risiko: 20%
	Vaginaladenosis, häufig mit Uterusanomalie oder -hypoplasie	Risiko: 40%
Kortikosteroide	Gaumenspalte	Risiko: 1% bei chronischer Einnahme in den ersten 3 Monaten
III. Orale Antikoagulanzien		
Cumarin Phenidion Warfarin	Hypoplasie des Nasalknochens, Ossifikationsstörung, Augenmißbildungen, intrauterine Wachstumsretardierung, geistige Retardierung	Risiko: 8% nach Einnahme in den ersten 3 Monaten
IV. Antibiotika		
Aminoglykoside	Taubheit	Bei Einnahme in den ersten 3 Monaten oder bei Dosen > 20 g während der letzten 6 Monate
Tetrazykline	Ablagerung in den Zähnen und Knochen des Feten; Retardierung des Wachstums	hohes Risiko, besonders bei Einnahme während der ersten 3 Monate
V. Antiepileptika		
Hydantoine	Lippen-Kiefer-Gaumen-Spalte, Herzfehler, hypoplastische Finger- und Zehennägel, intrauterine Wachstumsretardierung, somatische und geistige Retardierung	Risiko: 7%
Trimethadion	Lippen-Kiefer-Gaumen-Spalte, Herzfehler, abnormale Ohren, Epikanthus, Sprachstörungen, mentale Retardierung	Risiko: 30%
VI Schlafmittel		
Thalidomid	Phokomelie	Risiko: 50% nach Einnahme in den ersten 8 Wochen

Es muß erwähnt werden, daß die teratogene Empfindlichkeit individuell erheblich variieren kann. Daher erscheint der Grundsatz, während der Schwangerschaft den Einsatz von Phrmaka so weit wie möglich zu reduzieren, gerechtfertigt. Die bisher verfügbaren Methoden decken strukturelle Veränderungen zuverlässiger auf, als daß sie biochemische oder Verhaltensänderungen zu erfassen vermögen, daher ist für viele Arzneimittel ihr teratogenes Risiko nicht endgültig geklärt. Eine gelungene Übersicht über die jüngere Entwicklung der Experimentalteratologie findent sich bei Neubert et al. [72]. In ihrer Arbeit „Drug-induced damage to the embryo or fetus" werden die Zusammenhänge zwischen transplazentarer Teratogenität, Mutagenität und Karzinogenität angesprochen und konsequent Methodenentwicklungen vorgeschlagen, die als biologischer Endpunkt andere Kriterien berücksichtigen als einfache makroskopische morphologische Veränderungen, wie sie heute noch zumeist in der Routine der Arzneimitteltestung verwendet werden. Die Tabelle 2.3 listet Arzneistoffe auf, für die ein erhöhtes Risiko beim Menschen bekannt ist, transplazentare Strukturdefekte auslösen zu können.

Arzneimittelkarzinogenese

Das Kapitel „Krebserzeugende Stoffe" (Kap. 5) von D. Schmähl vermittelt einen Überblick über die Methodenentwicklung in der Karzinogeneseforschung. Daher kann der folgende Abschnitt knapp gehalten werden. Auch wenn die arzneimittelinduzierten Tumoren im Rahmen einer Gesamtbetrachtung der Krebsentstehung sicherlich nur eine untergeordnete Rolle spielen, so ist die Aufdeckung krebsauslösender Eigenschaften von Pharmaka präventivmedizinisch bedeutsam, da erkannte Risiken durch Abwägung des individuellen Nutzen-Risiko-Verhältnisses minimiert werden können. In der Arzneimittelentwicklung schließt die Prüfung auf Langzeittoxizität die Erfassung möglicher krebsauslösender Effekte mit ein. Die Arzneimittelzulassung in den meisten Ländern fordert oder erwartet die Untersuchung an 2 Tierspezies (1 Nager und 1 Nichtnager) in zumindest 3 Dosierungen mit jeweils 50 männlichen und 50 weiblichen Tieren. Während zur Zeit noch das Einhalten von Standardprotokollen die Prüfungen bestimmt, ist für die Zukunft ein differenzierteres Vorgehen zu erwarten. Die jüngere Methodenentwicklung hat gezeigt, daß mit kleineren Tierzahlen als bisher üblich, aber mehr Dosierungen je Versuch, mit einer genaueren Analyse gruppenspezifischer Überlebensraten und schließlich mit einer verstärkten Berücksichtigung der Wirkmechanismen der Krebsentstehung bessere Aussagen bezüglich der kanzerogenen Potenz von Arzneistoffen beim Menschen zu erreichen sein werden [42].

Transplazentare Arzneimittelkarzinogenese

Ein Bereich der Karzinogeneseforschung, der in der Arzneimitteltoxikologie bisher kaum Beachtung gefunden hat, ist die transplazentare Krebsentstehung [50]. Unter sicherheitspharmakologischen Gesichtspunkten hervorzuheben ist die Erkenntnis, daß transplazentare Dosen exogener Noxen bei den Nachkommen in hoher Rate

Tumoren auslösen, die von dem Muttertier ohne Auffälligkeiten toleriert werden. Diethylstilböstrol ist ein Hormon, dessen transplazentare kanzerogene Wirkumg am Menschen 1970 durch Herbst gezeigt worden ist [46]. Im Gegensatz zu den weitreichenden Konsequenzen, die man aus der Thalidomiderfahrung zog, wurden aus dieser Beobachtung keine Forderungen nach umfangreicherer Testung potentieller Arzneimittel abgeleitet.

Dies ist insofern gerechtfertigt, als bisher kein Fall einer transplazentaren Krebsentstehung durch eine chemische Substanz bekannt ist, die nicht auch am adulten Tier — bei geeigneter Dosierung — krebsauslösend wirkt.

Untersuchung auf Mutagenität von Pharmaka

Eine sprunghafte Entwicklung hat die Testung auf mutagene Effekte in den letzten 2 Jahrzehnten genommen. Zum einen wurde die Bedeutung des Nachweises mutagener Eigenschaften per se erkannt, zum anderen wurde es erstmalig möglich, auf kanzerogene Wirkungen — allerdings mit Vorbehalten — zu schließen, ohne auf mehrjährige experimentelle Untersuchungen angewiesen zu sein. Die folgenden Ausführungen sollen die Betrachtung der Methodenentwicklung in der Arzneimitteltoxikologie beschließen.

Unter einer Mutation kann man allgemein alle ereignishaften, plötzlichen Änderungen am Traditions- oder Informationsgehalt des Erbguts verstehen. Ihre Aufdeckung ist oft erschwert, da zwischen der Mutation und der zu beobachtenden Mutationsfolge (phänotypische Manifestierung) unterschiedlich lange Zeiträume liegen, in denen auch Reparaturvorgänge ablaufen können.

Erste Beschreibungen über die Vererbbarkeit von „Molekularkrankheiten" beim Menschen stammen von Garrod (1902). Wenig später wurden Versuche unternommen, Mutationen tierexperimentell zu erzeugen. Die anfänglichen Studien mit Alkohol, Ether, Morphin und Chinin sowie verschiedenen Metallsalzen an der Taufliege Drosophila melanogaster schlugen fehl (Castle 1905, Morgan 1910, Mann 1923). Die 1. Substanz, mit der Mutationen induziert werden konnten, war das Alkaloid der Herbstzeitlose Kolchizin. Mit ihm gelang es, ab 1936 bei Pflanzen Polyploidie zu erzeugen: Die Verdopplung ganzer Chromosomensätze kommt durch die Hemmung des Spindelmechanismus zustande, das heißt die Chromosomen können zwar verdoppelt, aber nicht aufgeteilt werden [35].

Der eigentliche Durchbruch kam mit dem Nachweis genotoxischer Wirkungen von Industriechemikalien in den Jahren ab 1942. Auerbach und Robsen veröffentlichten 1944 in „Nature" die mutagene Wirkung von Allylisothiocyanat an Drosophila melanogaster; Oehlkers beschrieb Chromosomenmutationen (Translokationen) nach Gabe von Urethan bei der Nachtkerze (Oenothera). In den Folgejahren wurden mehr und mehr anthropogene, aber auch Naturstoffe als Mutagene erkannt. Die weite Verbreitung von Mutagenen in der menschlichen Umwelt ließ bald eine Diskussion nach der praktischen Relevanz der Befunde aufkommen. Zur Frage der möglichen erbschädigenden Effekte von Arzneimitteln haben Lüers (1955) und Barthelmess (1956) erstmalig Stellung genommen [5, 67]. Ab Mitte der 60er Jahre wurden Vorschläge zur Routinetestung für die praktische Anwendung entwik-

Tabelle 2.4. Häufig eingesetzte Testsysteme auf genotoxische Wirkung

Testart	Indikatororganismus/-zellen	Biologischer Endpunkt
Bakterieller Reparaturtest	Bacillus subtilis Escherichia coli	Erhöhte Letalität bei Stämmen mit unvollständiger Reparaturfähigkeit im Vergleich zu Stämmen mit intakter Reparaturfähigkeit
Phageninduktionstest	Escherichia coli	Lysis der Zellen durch Induktion eines Prophagen
	Escherichia coli	Expression des Galaktoseoperons, das durch einen Lambda Prophagen kontrolliert wird
Degranulationstest	Endoplasmatisches Retikulum der Rattenleber	Abtrennung von Polysomen und Ribosomen
Zellkernvergrößerung	He-La[a]-Zellen, menschliche Fibroblasten	Anstieg in der Größe der Zellkerne
Bakterieller Mutationstest	Salmonella typhimurium Escherichia coli	Vorwärts- oder Rückmutationen
Teste mit Hefen	Schizosaccharomyces pombe	Vorwärtsmutationen
	Saccharomyces cerevisiae	Rückmutationen, mitotische Rekombinationsvorgänge, mitotische Genkonversionen, erhöhte Letalität bei Stämmen mit unvollständiger Reparaturfähigkeit im Vergleich zu Stämmen mit intakter Reparaturfähigkeit
Teste mit Säugerzellen	He-La[a]-Zellen menschliche Fibroblasten, CHO[b]-Zellen,	Außerplanmäßige DNS-Synthese („unscheduled DNA synthesis") Schwesterchromatidaustausche
	CHO[b]-Zellen, Rattenleberzellen, BKH21[c]-Zellen, menschliche Fibroblasten CHO[b]-Zellen V79[d]-Zellen	Chromosomenaberrationen Transformationen Resistenz gegenüber Diphtheriotoxin Mutation eines spezifischen Gens
Test auf rezessive Letalmutationen	Drosophila melanogaster	Letale Mutationen im X-Chromosom von männlichen Tieren, Nachweis in der F$_2$-Generation
Mikronukleustest	Maus	Dosisabhängiger Anstieg der Häufigkeit von Erythrozyten mit Mikronuklei im Knochenmark
SCE[e]-Analyse	Maus	Vermehrtes Auftreten von Schwesterchromatidaustauschen in Leber und Knochenmark
Spermienmorphologietest	Maus	Dosisabhängiger Anstieg der Häufigkeit von Spermienanomalien
Fellfleckentest	Maus	Punktmutationen in den Keimzellen, nach Verpaarung verschiedenartige Fellflecken beim erwachsenen Tier der F$_1$-Generation
Dominant-letal-Test	Maus	Verlust an Eiern vor der Einnistung, tote Embryonen und Deciduomata
„host-mediated-assay" (intraanimale Kultur)	Maus Ratte	Nachweis von Mutationen an Indikatororganismen (Bakterien, Hefen), die zuvor intraanimal gegenüber dem Mutagen exponiert waren

[a]Menschliche Zellinie, [b]Ovarialzellen des chinesischen Hamsters, [c]Nierenzellen des neugeborenen Hamsters, [d]Zellen des chinesischen Hamsters, [e]Schwesterchromatidaustausche.

kelt, so z.B. der Dominant-letal-Test an der Maus und der „host-mediated-assay" (intraanimale Kultur von Mikroorganismen).

Ein zusätzlicher Faktor, der die Mutagenitätsforschung vorantrieb, ist der vermutete „grundsätzliche" Zusammenhang zwischen Mutagenität und Kanzerogenität, ein Postulat, das ins Jahr 1914 zurückreicht [8]. 1928 formulierte der Chirurg Bauer die Theorie der somatischen Mutation als Ursache der Krebsentstehung [6]. Erste Untersuchungen zur Korrelation zwischen mutagenen und kanzerogenen Wirkungen von chemischen Verbindungen stammen aus den 50er Jahren von Demerec, Szybalski und Burdette. Auch wenn die Bakteriengenetik bereits 1944 in die Mutationsforschung eingeführt wurde, so dauerte es doch bis zu Beginn der 70er Jahre, bis In-vitro-Testmethoden an Bakterien für Routinetestungen zur Verfügung gestellt werden konnten. Unter anderen hat B. Ames seit 1971 immer wieder auf die positive Korrelation zwischen Genotoxizität in geeigneten Testmodellen (Platteninkorporationstest mit Salmonella-typhimurium-Mangelmutanten) und Kanzerogenität von Prüfsubstanzen hingewiesen [2]. Heute stehen verschiedene sensitive Testmethoden zur Verfügung, die es erlauben, relativ zeit- und kostengünstig mutagene Wirkungen nachzuweisen. In Einzelfällen konnte gezeigt werden, daß es sich hierbei um testmodellspezifische Ergebnisse handelt, die mit hoher Wahrscheinlichkeit keine Relevanz für den Säugetierorganismus besitzen. Da aber ein positives Ergebnis in einem dieser Testansätze das Risiko erhöht, daß auch im Langzeittierversuch mit dem Nachweis kanzerogener Wirkungen gerechnet werden muß, werden entsprechende Untersuchungen zunehmend in früheren Phasen der Arzneimittelentwicklung eingesetzt. Oft werden hierdurch pharmakologisch erfolgversprechende Verbindungen nicht weiter verfolgt, da das toxikologische (und damit ökonomische) Entwicklungsrisiko als zu hoch eingestuft wird. Tabelle 2.4 faßt die zur Zeit gebräuchlichen Prüfmethoden zusammen.

Die Grenzen wünschenswerter Spezialisierung in der Arzneimitteltoxikologie

Zu Beginn unseres Jahrhunderts war der Versuch an einigen wenigen Tieren, die möglichst detaillierte Beschreibung der beobachteten Phänomene und als Interpretation der Analogieschluß zum Menschen der gebräuchlichste Forschungsansatz. Die Dokumentation von verändertem Verhalten und Sektionsbefunden stand im Vordergrund. Ab den 40er Jahren reichte die alleinige Mitteilung empirischer Befunde nicht mehr aus. Die Wissenschaft verlangt den Beweis der Reproduzierbarkeit. Die Entwicklungen der Physik, Chemie, Genetik und Statistik verändern das Tierexperiment. Inzuchtstämme werden entwickelt, die Tierzahlen je Versuchsgruppe nehmen zu, und Körperfunktionen werden physikalisch und chemisch bestimmt.

Der nächste Schritt, um dem Postulat der Exaktheit besser Folge leisten zu können, ist die weitere Reduktion möglicher Variablen. Heute erleben wir ungezählte Experimente an isolierten Organen und in der Zellkultur. Die Forschung trägt hierdurch auch dem Wunsch nach Verlagerung von Tierversuchen zu Untersuchungen an schmerzfreier Materie Rechnung. Die Umsetzung der erhaltenen Ergebnisse in praktische Entscheidungen wird dadurch aber schwieriger. Wissenschaftliche Profilierung und der damit verknüpfte Erfolg gelingt am sichersten über die Spezialisierung. Die Hinwendung der Experten zu ihren oft subtilen Testverfahren läßt bereits den „Allgemeintoxikologen" selten werden. Die Beurteilung eines neuen Pharmakons verlangt aber umfassendes Wissen, sowohl in der Pharmakologie und Toxikologie als auch in der Klinik der zu therapierenden Erkrankung, um sinnvolle Nutzen-Risiko-Abwägungen zu erlauben. Es entsteht die Notwendigkeit, die Verantwortung der Entscheidung von wenigen auf zunehmend größere Gremien zu übertragen. Zu diesem Vorgehen zwingt die Erkenntnis, daß nur so ein ausreichendes Wissen kumuliert werden kann. Andererseits ist diesem Verfahren eine Gefahr inhärent: Gruppendynamische Prozesse können zu Entscheidungen führen, die jeder einzelne für sich ablehnen würde. Bewußte Manipulation ist möglich, ohne daß hierfür persönliche Verantwortung übernommen werden muß, aber auch ungewollte Fehlentscheidungen müssen befürchtet werden. Dies erklärt vielleicht, warum bei gleicher Information unterschiedliche Gremien zu unterschiedlicher Bewertung, zum Beispiel bei Fragen der Arzneimittelsicherheit, kommen können.

Sinn und Grenzen statistischer Verfahren

An dieser Stelle sei ein kurzer Exkurs erlaubt zur Frage, welchen Stellenwert die Dokumentation und die Statistik im Rahmen der Arzneimittelsicherheit einnehmen. Zweifelsfrei kam und kommt der Einzelbeobachtung (zum Beispiel am Krankenbett) eine zentrale Bedeutung zu, um Arzneimittelnebenwirkungen zu erfassen. Erste medizinische Dokumentationen findet sich in einem vom Ägyptologen E. Smith entdeckten Papyrus, das sich heute im Besitz der New Yorker historischen Gesellschaft befindet. Es wurden 48 Fälle von Verletzungen beschrieben und systematisch geordnet. Den Schritt vom schriftlichen Sammeln von Einzelerfahrungen zu einem medizinischen Erfahrungsschatz vollzog erstmalig Hippokrates, der aus Krankenblättern Krankenjournale zusammenstellte. Mit Hilfe einer deskriptiven Statistik leitete er Krankheitsbilder ab, denen bestimmte Therapieempfehlungen zugeordnet wurden (Bücher des Corpus Hippokraticum Epidemien I und III) [102].

Die Krankengeschichte als Protokoll des Krankheitsverlaufs mit Untergliederung in Symptome der krankmachenden Schädigung, Körperreaktionen auf diese Schädigung und Reaktionen auf ärztliche Eingriffe wurde durch T. Sydenham (1624–1689) in die Medizin eingeführt, die Ergänzung durch Sektionsbefunde erfolgte im 17. Jahrhundert (M. Lancisi [1654–1720], Historia, Sectio Cadavaris et Scholium). Den Übergang von Einzelschilderungen zur epidemiologischen Forschung kann man in der Aufdeckung des Zusammenhangs zwischen Syphilis und progressiver Paralyse sehen. Steenberg berichtete darüber 1884 auf dem internationalen Ärztekongreß in Kopenhagen. Am Allgemeinkrankenhaus in Kopenhagen behandelte er viele Syphilitiker. Bei einer späteren Visite an dem psychiatrischen St.-Hans-Hospital fiel ihm auf, daß er viele Patienten mit progressiver Paralyse persönlich kannte. Gemeinsames Merkmal war ihre frühere Erkrankung an Syphilis. Den Zusammenhang zwischen beiden Krankheitsbildern hat er später durch gezielte Untersuchungen erhärtet. Dieses Beispiel und die später abzuhandelnden Fälle von Krankheitsbeschreibungen im Zusammenhang mit der Einnahme bestimmter Arzneimittel mögen genügen, um zu beweisen, wie wichtig die dokumentierte Beobachtung ist, um Korrelationen zwischen verschiedenen Merkmalen festzustellen. Erst die statistische Beschreibung mit Maß und Zahl erlaubt es, die Sicherheit anzugeben, mit der ein Zusammenhang wahrscheinlich besteht.

Ebenso wie sich die Epidemiologie statistischer Verfahren bedienen muß, um Korrelationen zwischen 2 Ereignissen zu bestätigen oder im Ausnahmefall auch Kausalitätsbeziehungen zu belegen, so ist auch und gerade für Experimentalbefunde eine statistische Interpretation zu fordern. Die größte Herausforderung stellt ohne Frage der Langzeittierversuch für den Biometriker dar. Die Fülle möglicher Einflußfaktoren und die Vielzahl möglicher Reaktionen auf die Prüfsubstanz, aber auch auf mehr oder weniger kontrollierbare (und kontrollierte) exogene Einflußfaktoren, zwingen dazu, statistische Methoden bei der Auswertung dieser Studien anzuwenden. Begnügte man sich noch vor 2 Jahrzehnten mit einigen aussagekräftigen Parametern (Mittelwerte, Standardabweichungen, Häufigkeiten), so stellt die moderne Biostatistik Verfahren zur Verfügung, die sowohl unterschiedliche Einflußfaktoren (z.B. unterschiedliche Überlebenszeiten und Todesrisiken in einzelnen Versuchsgruppen) zu berücksichtigen vermögen als auch multiple Vergleiche zulassen [47, 104].

Ein Grundproblem hat aber die moderne Versuchsauswertung nicht zu lösen vermocht, sondern eher geholfen, es zu verschleiern: Die Qualität der Versuchsplanung, Durchführung und der „Datenerhebung" bestimmt mehr als alles andere den Wert eines jeden Experiments. Die statistischen Methoden stoßen da an ihre Grenzen, wo sie eine Genauigkeit im Experiment oder dessen Datenerhebung voraussetzen, die dieses nicht zu liefern vermag, oder – um Salsburg (1977) zu zitieren:

„Die Anwendung der Statistiken in der Biologie stellt die Hochzeit von mathematischen Modellen mit den weit weniger gut definierten Konzepten dar, die sich in der biologischen Beobachtung verbergen." [83]

Es ist bedauerlich, daß die Qualität der Rohdaten bei der Anwendung statistischer Methoden oft unbeachtet bleibt und die biometrische Aufbereitung von Versuchsergebnissen dazu verleiten kann, „statistisch gesicherte" Schlußfolgerungen voreilig zu akzeptieren.

Die Rolle der Statistik vom „notwendigen Übel" zur „beherrschenden Größe" hat sich in nur 2 Jahrzehnten vollzogen. Es darf gehofft werden, daß Statistikgläubigkeit — gerade für komplexere Methoden, die den Einsatz von Computern erfordern — nicht den „gesunden Menschenverstand" des Experimentators bei der Interpretation von Versuchsdaten ersetzt.

Spektakuläre Giftwirkungen von Arzneien

Das Lösungsmittel Diethylenglykol

Diethylenglykol wollen wir an den Anfang dieses Abschnitts stellen, weil es schon zweimal eine traurige Rolle gespielt hat. Die Verwendung der Chemikalie als Süßungsmittel für Weine wäre nicht vorstellbar gewesen, hätte die Verbindung nicht als harmlos gegolten. Diethylenglykol wird als Lösungsmittel für Lacke, als Frostschutzmittel und als Feuchthaltemittel für Tabak verwendet. Da dieser zweiwertige Alkohol frei in Wasser mischbar ist, verwundert es nicht, daß man versuchte, schlecht wasserlösliche Pharmaka in Diethylenglykol zu verabreichen.

So kam es 1937 zu einer Massenvergiftung mit 353 Personen; sie hatten das erste brauchbare Sulfonamid, Sulfanilamid, in einem Elixier aufgenommen, das zu 72 % Diethylenglykol enthielt. Es konnte nicht für jeden Einzelfall ausgeschlossen werden, daß die beobachteten Symptome auf die bestehende Infektion und nicht auf das Medikament zurückzuführen waren, aber insgesamt betrachtet war das Vergiftungsbild typisch. Die Wirkung des Diethylenglykols ist charakterisiert durch seine alkoholische Narkosewirkung (im Extremfall zentrale Atemlähmung) sowie durch hepato- und nephrotoxische Wirkungen, die auf Metaboliten, bevorzugt auf die Oxalsäure und ihre Salze, zurückzuführen sind. Nach wiederholter Aufnahme des Präparats kam es zu Kopfschmerzen, Schwindel und Erbrechen, gefolgt von Polyurie, Oligurie und anschließend Anurie. Häufig wurden auch Bauch- und Rückenschmerzen angegeben. Vor dem Tod kam es zu Bewußtseinsstörungen, Tremor, Krämpfen und Koma.

Das klinische Bild, ebenso wie die erhobenen klinisch-chemischen Parameter, entsprachen einem fortschreitenden Nierenversagen. 96 Patienten verstarben im Mittel 9 Tage nach Beginn der Arzneimittelaufnahme. Die geringste tödliche Diethylenglykoldosis betrug 14 g, die mittlere tödliche Dosis 40–50 g. 200 Erwachsene und 48 Kinder überlebten die wiederholte Einnahme des Präparats. Hierbei sollen Dosen bis zu 245 g Diethylenglykol aufgenommen worden sein. Die tatsächlich resorbierte Substanzmenge ist nicht abzuschätzen, da es nach Einnahme des Medikaments häufig rasch zu gastrointenstinalen Beschwerden kam, die das Einnahmeverhalten der Patienten negativ beeinflußten und zum Absetzen des Präparats führten. Ein Bericht über 12 der Gestorbenen enthält Angaben zu Sektionsbefunden und histologischen Untersuchungen. Bei der Sektion fiel ein generalisiertes Ödem (Aszites, Hydrothorax, Lungenstauung) auf sowie Einblutungen in Gastrointestinaltrakt und Lunge. Dieser Befund kann auf eine gesteigerte Kapillarpermeabilität bei azidotischer Urämie hinweisen oder auf eine Entionisierung des Kalziums im Plasma mit einer dadurch hervorgerufenen Herabsetzung der Gerinnungsfähigkeit des Blutes. Histologisch waren besonders die vergrößerten Nieren auffällig; sie zeigten eine Nephrose, Vakuolisierung des Tubulusepithels, Nekrosen und Infarkte. Die Lebern waren gestaut, in den sonstigen untersuchten Organen fanden sich Alterationen, die durch die Urämie oder ein terminales Herzversagen erklärt werden konnten.

Aus Südafrika liegt ein Fallbericht über 7 Kinder vor, die an den Folgen einer Diethylenglykolintoxikation starben, weil als Lösungmittel für Sedativa anstelle von Propylenglykol aus Versehen Diethylenglykol verwendet worden war. Das Vergiftungsbild entsprach den zuvor gemachten Angaben. Aus Japan sind 4 Todesfälle mitgeteilt worden, durch intramuskuläre Injektion einer Lösung von Bufotalin in Diethylenglykol. Als Leitsymptom der Intoxikation fiel wiederum die nicht beherrschbare Anurie auf [43].

Bereits 1937 wurden in den USA erste Konsequenzen gezogen und die gesetzlichen Bestimmungen über die toxikologische Prüfung neuer Arzneimittel drastisch verschärft (s. S. 298).

Die Thalidomidkatastrophe — embryotoxische Wirkungen von Arzneistoffen

Thalidomid wurde 1954 synthetisiert und 1956 nach den damals üblichen pharmakologisch-toxikologischen Charakterisierungen auf den Markt gebracht [59, 97]. Das Warenzeichen Contergan erscheint erstmals in der „Roten Liste" von 1957. Mit Thalidomid war die Hoffnung verknüpft, ein Schlaf- und Beruhigungsmittel zur Verfügung stellen zu können, das im Vergleich mit Barbitursäuren erheblich weniger toxisch ist: Bei Mäusen blieben Dosen bis zu 5 g/kg Körpergewicht ohne erkennbare toxische Wirkungen, beim Hund Dosen bis zu 650 mg/kg. Immerhin sind in der Literatur 2 Fälle bekannt, die Einnahmen von 14 g Thalidomid aus suizidaler Absicht überlebt haben [111].

Thalidomid wurde außer an Mäusen und Katzen auch an Ratten, Meerschweinchen und Kaninchen geprüft, allerdings — wie es damals üblich war — eben nicht auf seine embryotoxische und teratogene Wirkung an trächtigen Tieren.

Thalidomid war in der Bundesrepublik Deutschland unter den Handelsnamen Contergan, Algosediv, Grippex, Isomin, Neurosedyn, Peracon expectorans, Polygripan, Sedalis und Talargan auf dem Markt. In Portugal war Thalidomid unter dem Namen Softenon, in Großbritannien und im Commonwealth unter den Handelsnamen Distaval, Talimol, Asmaval, Tensival, Valgis und Valgraine auf dem Markt. Es stimmt nicht, daß Thalidomid in den USA nicht erhältlich gewesen wäre. Die Firma Merrel hat Thalidomid in Kanada und in den USA unter dem Handelsnamen Kevadon vertrieben. Thalidomid war aber nicht bei der Food and Drug Administration registriert, und dementsprechend ist die Zahl der betroffenen Kinder in den USA klein geblieben [70].

Es ist übrigens das Verdienst von Frau Dr. Frances O. Kelsey [101], daß die 1960 von der Fa. Merrel beantragte Registrierung von Kevadon nur zögerlich vorangetrieben wurde. Die damals schon bekannten, durch Thalidomid hervorgerufenen Polyneuritiden waren der Anlaß dafür, nähere Informationen über die Sicherheit des Arzneistoffs bei der Firma einzuholen. 1961, als dann die embryotoxischen Schäden durch Thalidomid offenkundig waren (s. Abb. 2.3), wurde der Zulassungsantrag wieder zurückgezogen.

Man schätzt heute, daß in den Jahren zwischen 1958 und 1961 weltweit 10000 Kinder durch die embryotoxischen Wirkungen von Thalidomid betroffen wurden; in der Bundesrepublik Deutschland sollen es etwa 4000 Betroffene sein.

Im Rückblick stellt sich die Reaktion des Herstellers, der aufsichtführenden Behörden und der Ärzte auf die unerwünschten Wirkungen von Thalidomid als zu schwerfällig und zögerlich dar. Bei Thalidomid fielen ziemlich gleichzeitig 2 uner-

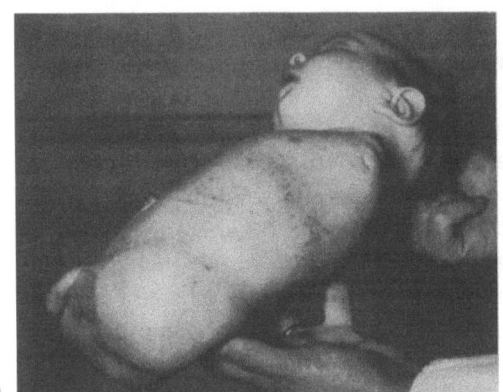
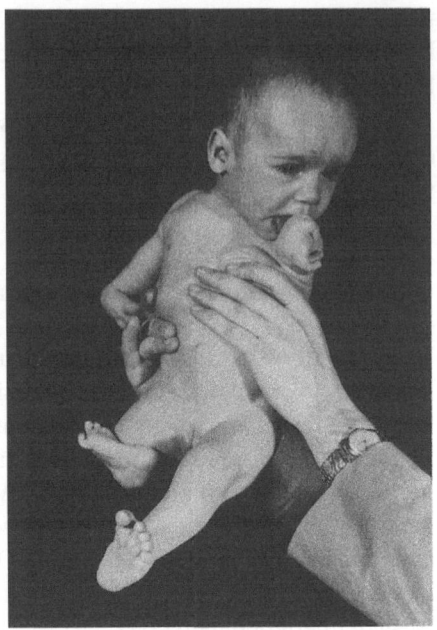

Abb. 2.3. a, b.
Thalidomidembryopathie. **a** Amelie vom 44. – 50. Tag post menstruationem täglich 100 mg Thalidomid. Tod mit 6 Wochen bei Infekt mit Hyperthermie. **b** Phokomelie. Am 36. Tag post menstruationem Thalidomidtabletten zu 100 mg verschrieben. (Aus Lenz, Knapp 1962 [63])

wünschte Wirkungen während des Jahres 1960 auf. Die Polyneuritiden, die bei einigen Patienten bei bestimmungsgemäßem Gebrauch, aber unter Umständen erst nach mehrmonatigen symptomfreien Intervallen bemerkt wurden, sind erstmals 1960 in England beschrieben worden [70]. In der Folge ergaben sich vielerlei Bestätigungen dieser Beobachtungen, die in der Bundesrepublik zur Verschreibungspflicht von Thalidomid führten.

Die ersten Informationen über eine mögliche embryotoxische Wirkung sind fast zur gleichen Zeit eingelaufen. 1959 wurde Weidenbach über eine auffallende, totale Phokomelie berichtet, die noch nicht mit Thalidomid in Verbindung gebracht wurde. Wiedemann und Aeissen sprachen 1961 den Verdacht aus, daß die gehäuft auftretenden Dysmelien bei Neugeborenen möglicherweise mit Arzneimitteln in Verbindung zu bringen sind [110]. Auf der Herbsttagung der Rheinisch-Westfälischen Kinderärztevereinigung am 18. November 1961 berichteten Pfeiffer und Kosenow über die ihnen rätselhafte Zunahme von Amelien, Phokomelien und Aplasien der langen Röhrenknochen bei Neugeborenen [76, 77]; auf dieser Tagung hat dann W. Lenz den Verdacht formuliert, daß Thalidomid die Ursache derartiger Fehlbildungen sein könnte. Er hat diesen Verdacht in der Dezembernummer der „Deutschen Medizinischen Wochenschrift" 1961 in „Fragen aus der Praxis" erstmals publiziert. Eine ähnliche Mitteilung von ihm ist dann in der Rubrik „Letters to the Editor" im 1. Januarheft des Jahres 1962 erschienen [60]. Etwa gleichzeitig mit der ersten Erörterung in der Bundesrepublik hat McBride aus Australien über den möglichen Zusammenhang von Thalidomid und Phokomelien berichtet. Eine weitere Bestätigung aus dem angelsächsischen Sprachraum erfolgte durch Speirs (1962) [98]. Gute Literaturübersichten finden sich in der zusammenfassenden Darstellung des Problems von Mellin und Katzenstein (1962), Lenz und Knapp (1962) bzw. von Karnofsky (1965) (52, 63, 70).

Der Mechanismus der embryotoxischen Wirkung ist bis heute noch nicht aufgeklärt. Cavanagh (1973) hat die Möglichkeit erörtert, daß beide unerwünschten Wirkungen, nämlich die Neuropathie und die teratogene Wirkung, durch eine Azylierung aliphatischer Amine bedingt sein könnte [14]. Die Phtallylgruppe wird als Träger der teratogenen Wirkung betrachtet. Glutethimid (Doriden) ist zwar ähnlich neurotoxisch wie Thalidomid, hat aber keine teratogenen Wirkungen. Der zunächst von Fabro et al. (1965) aufgestellten Hypothese über die Interferenz von Thalidomidmetaboliten mit dem Glutaminsäuren- bzw. Glutaminstoffwechsel widersprachen McDoll et al. (1965). Heute wird von Fabro et al. (1976) ein reaktiver Thalidomidmetabolit als ultimater Träger der teratogenen Wirkung angesehen [26, 27, 69].

Die Überprüfung von Arzneistoffen auf teratogene Wirkungen war zwar zum Zeitpunkt der Thalidomidkatastrophe nicht zwingend vorgeschrieben. Kenntnisse über derartige Wirkungen von Arznei- und Fremdstoffen waren jedoch schon früher in das Bewußtsein derjenigen getreten, die mit der Entwicklung, Herstellung und Vermarktung von Arzneimitteln zu tun hatten. Einer Übersicht von Cahen (1964) ist zu entnehmen, daß die teratogenen Wirkungen von Antimetaboliten, Steroidhormonen, oralen Antidiabetika und dem die Konzentration von Cholesterin im Blut senkenden Stoff Triparanol Ende der 50er Jahre bekannt waren [12]. Aufgrund einer 1946 am Columbia-Presbyterian Medical Center in den USA angelegten Fetal Life Study war es möglich, gleich zu Beginn der Diskussion um die teratogenen Wirkungen von Thalidomid festzustellen, daß wenigstens zwischen 1946 und 1960 bei 10 000 Schwangerschaften und zwischen 1960 und 1961 bei weiteren 2000 Schwangerschaften kein einziger Fall einer Dysmelie aufgetreten ist [70]. Diese Beobachtung hatte großes Gewicht bei der Beurteilung der Zusammenhänge zwischen der Dysmelie bei Neugeborenen und dem Verdacht der Verursachung durch Thalidomideinnahmen während der Schwangerschaft. Nichts ist schwieriger, als in derartigen Fällen den Kausalitätszusammenhang hieb- und stichfest zu belegen. Immerhin gaben die nationalen Unterschiede der Registrierung von Thalidomid und damit der Verfügbarkeit thalidomidhaltiger Arzneistoffe in den verschiedenen Ländern recht eindeutige Hinweise auf die Assoziation zwischen der Zunahme der Dysmeliehäufigkeit bei Neugeborenen nach der Zugänglichkeit zu thalidomidhaltigen Arzneistoffen für die Schwangeren. Zweifel an dem Zusammenhang wurde nicht zuletzt mit dem Hinweis auf Toxizitätsstudien an Ratten gestützt, bei denen eben keine teratogenen Wirkungen beobachtet wurden [97]. Erst später gelang es, nämlich mit besonders empfindlichen Stämmen von Ratten, auch bei dieser Tierart teratogene Wirkungen von Thalidomid zu verifizieren.

In der Zwischenzeit ist die sensible Phase der Organogenese während der Schwangerschaft, in der Arznei- und Fremdstoffe besonders gefährlich sind, erkannt und hinreichend präzise beschrieben worden; sie hat Eingang in alle Lehrbücher gefunden (zum Beispiel [21, 33]).

Die Einnahme von Arzneimitteln in dieser Phase der Schwangerschaft kann schwerste Mißbildungen nach sich ziehen, während die Einnahme zu einem früheren Zeitpunkt oft vom Tod und der Abstoßung der Frucht gefolgt ist. In späteren Phasen der Schwangerschaft sind Mißbildungen glücklicherweise schwächer ausgeprägt und können sich manchmal nur in Funktionsstörungen auswirken.

Die Tatsache der unterschiedlichen Empfindlichkeit verschiedener Tierspezies gegenüber teratogenen Auswirkungen von Arzneistoffen mag pharmakokinetische Gründe haben [12, 52].

1966 ist die FDA mit Anleitungen über die Prüfung der Embryotoxizität an die Öffentlichkeit getreten (FDA Guidelines for Reproductive Studies for Safety Evaluation of Drugs for Human Use 1966), die in den meisten Ländern als Vorbild für die Verfahrensweise bei derartigen Prüfungen dienen. Die Grundzüge reproduktionstoxikologischer Untersuchungen, wie sie in der Bundesrepublik Deutschland gehandhabt werden, können einer Übersicht von Poggel (1984) entnommen werden [78].

Arzneimittelzwischenfälle nach der Thalidomidkatastrophe

Die Öffentlichkeit war bestürzt, daß sich wenige Jahre nach der Thalidomidkatastrophe neuerlich ein ernster Arzneimittelzwischenfall ereignen konnte, der glücklicherweise der Zahl der Betroffenen nach mit der Thalidomidkatastrophe nicht verglichen werden kann.

Der Fall Aminorex

Die durch Aminorex ausgelöste pulmonale Hypertonie, die heute, nachdem die pathophysiologischen Bedingungen aufgeklärt sind, chronisch pulmonale Hypertonie vaskulären Ursprungs (CPHVU) genannt wird, wurde durch Aminorex, einen Appetitzügler aus der Reihe der indirekt wirkenden Sympathomimetika, verursacht, der unter dem Warenzeichen Menocil in der Schweiz, in Österreich und in der Bundesrepublik Deutschland gehandelt wurde. Die Betroffenheit der Öffentlichkeit, vor allem in der Bundesrepublik Deutschland, daß erneut ein Arzneimittel mit schwerwiegenden Nebenwirkungen konsumiert werden konnte, richtet sich vor allem auf die verantwortlichen Behörden, die nur zögerlich handelten. Die ersten Beobachtungen eines Anstiegs der Zahl von Patienten mit pulmonalem Hochdruck, zum Höhepunkt der „Epidemie" um das 10fache der normalerweise in einem Patientenklientel auftretenden Häufigkeit dieser Symptomatik, datiert von der 2. Hälfte des Jahres 1967. Gurtner hat darüber wiederholt berichtet [38–41]. Danach setzte die Bestätigung dieser Beobachtung in anderen Schweizer Kliniken, in Österreich und in der Bundesrepublik ein [38]. Heute sind 582 Fälle dokumentiert. Von den von Gurtner (1985) erfaßten Patienten starb knapp die Hälfte innerhalb von 3,5 Jahren nach der Diagnosestellung.

Abermals war die Beweisführung des Zusammenhangs zwischen der Symptomatik und dem verursachenden Arzneistoff nicht einfach. Einmal hat ein Teil der

Patienten nicht nur das angeschuldigte Aminorex eingenommen, sondern auch andere Appetitzügler wie Chlorphentermin, Phenmetracin, Cloforex, Pentorex und Amphetamin. Zum andern hat nicht jeder Patient, der Aminorex eingenommen hat, auch eine CPHVU entwickelt; das Risiko wird auf 1‰ geschätzt [34]. Der zeitliche Verlauf des Auftretens von Patienten mit CPHVU in Kliniken der Bundesrepublik Deutschland und der Schweiz mit der Zeit der Ausbietung von Aminorexpräparaten auf dem Markt sowie die Abnahme der CPHVU-Symptomatik im Patientenklientel nach 1971 bezeugen beredt die Assoziation (s. Abb. 2.4); gleichwohl kann die kausale Verknüpfung nur als hochwahrscheinlich bezeichnet werden.

Eine ausgedehnte Diskussion hat sich darüber entwickelt, daß die CPHVU-Symptomatik im Tierversuch nicht nachgewiesen werden konnte. Immerhin konnte im akuten und subchronischen Experiment an Hunden mit Aminorex ein pulmonaler Hochdruck erzeugt werden [56, 57].

Die Argumentation der Kritiker zielte auf die Tatsache, daß die reaktiven Gefäßveränderungen, die bei der CPHVU im Bereich des kleinen Kreislaufs das Krankheitsbild beim Menschen charakterisierten, im Tierversuch nie nachgewiesen werden konnte, obgleich an vielen Tierspezies Versuche über lange Zeiträume bis zu 2 Jahren durchgeführt wurden [39].

Die Ausdehnung der Exposition der Tiere gegenüber Aminorex leitete sich aus der Beobachtung ab (s. Abb. 2.2.4), daß auch beim Menschen eine gewisse Expositionszeit verstrichen sein mußte, ehe die Symptomatik voll ausgebildet war. In der Zwischenzeit wurden übrigens auch 2 Fälle beschrieben, bei denen zwischen der Aminorexeinnahme und dem Auftreten der CPHVU-Symptomatik 6 bzw. 8 Jahre liegen [95].

Bei der Wertung der Tatsache, daß im Tierversuch die beim Menschen charakteristischen Veränderungen der Gefäßwandarchitektur nicht beobachtet wurden, muß möglicherweise in Rechnung gestellt werden, daß zusätzlich zur Hypertonie im kleinen Kreislauf, die ja im Tierversuch nachgewiesen werden konnte, noch eine bestimmte Veranlagung hinzukommen muß, die dann schließlich zur Ausbildung der CPHVU-Symptomatik führt. Darauf deutet das, Gott sei Dank, geringe Risiko von 1‰ der Exponierten hin. Möglicherweise ist im Tierversuch auch bei den langen Expositionszeiten die Erzeugung des humanspezifischen Krankheitsbildes CPHVU einfach deshalb nicht möglich gewesen, weil die Zahl der eingesetzten Tiere begrenzt ist. Um den Nachweis eines toxischen Effekts, der mit der Häufigkeit von 1‰ auftritt, zu erbringen, sind bei einem Wahrscheinlichkeitsgrad von 95% immerhin 3000 Individuen notwendig [85]. Es erscheint deshalb nicht gerechtfertigt, den immerhin beim Hund durch Aminorex erzeugten passageren pulmonalen Hochdruck als nicht beweisend abzutun. Es ist schon denkbar, daß in diesen Versuchen rein zufällig der seltene zusätzliche Faktor, der das Bild der CPHVU-Symptomatik erzeugt hat, nicht aufgetreten ist oder die Beobachtungszeit nach der Exposition der Tiere zu kurz war. Pharmakokinetische Gesichtspunkte, zum Beispiel die präferentielle Bildung eines bestimmten toxischen Metaboliten von Aminorex, können bei der Entstehung des Krankheitsbildes von CPHVU ausgeschlossen werden [84].

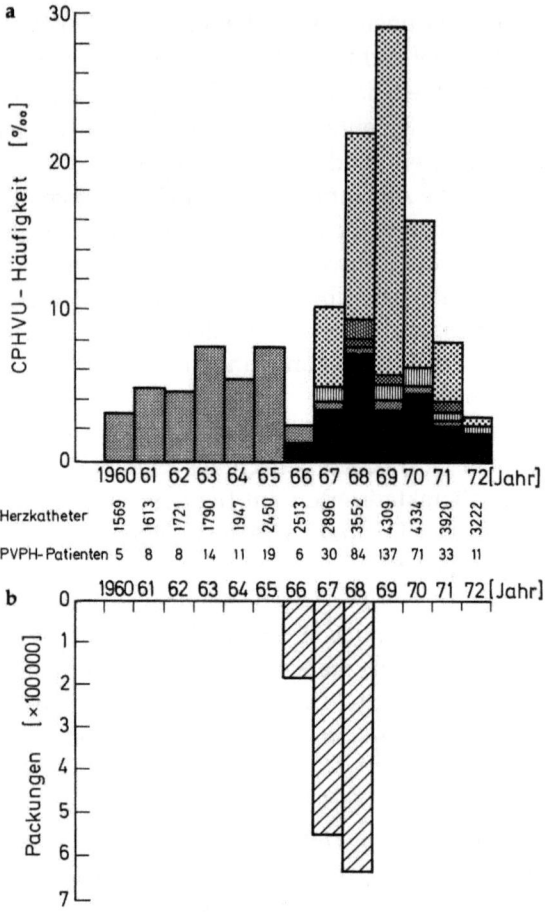

Abb. 2.4.
a Häufigkeit der chronischen pulmonalen Hypertonie vaskulären Ursprungs (CPHVU) im Krankengut, das mit Herzkatheter untersucht wurde, aus 7 – 12 Kliniken der Bundesrepublik Deutschland und der Schweiz von 1960 bis 1972 und **b** verkaufte Packungen von Menocil zwischen 1966 und 1968. (Nach Greiser 1973 [37].) ∎ Patienten mit Einnahme von Aminorex, auch in Kombination mit anderen Appetitzüglern; ▤ Patienten ohne Appetitzügler mit Lungenembolien; ▥ Patienten mit Einnahme von anderen Appetitzüglern, ▨ nicht auf Appetitzüglereinnahme befragte Patienten; ☐ Patienten ohne erkennbare Ursache für PVPH

Practolol, Clioquinol

Die Arzneimittelzwischenfälle, die mit Practolol und Clioquinol verknüpft sind, haben auf den ersten Blick nichts miteinander zu tun; und doch haben sie eines gemeinsam: Sie lenken nämlich das Augenmerk auf die bis heute noch nicht ausgearbeiteten Methoden, wie bislang unbekannte unerwünschte Arzneimittelwirkungen, die obendrein noch selten auftreten, effektiv und zuverlässig erfaßt werden können.

Das durch Practolol ausgelöste Oculo-muco-cutane-Syndrom wurde erstmals in England durch aufmerksame Ärzte als systemische Lupus-erythematosus-Symptomatik beschrieben ([80], zusammenfassende Literatur bei [75, 96]).

Heute wird angenommen, daß Practolol und/oder seine Metaboliten eine Überempfindlichkeitsreaktion auslösen [17, 22].

Das Practololsyndrom ist durch Tränendrüsenfibrose, Sklerophthalmie, psoriasisähnliche Hautsymptome, Sklerose des Peritoneums mit Verwachsungen, sekretorische Otitis media und eine Lupus-erythematosus-Symptomatik charakterisiert. Wie erkennt ein behandelnder Arzt eine derartige, bislang noch nie beschriebene Symptomatik, und vor allem wie stellt er eine Assoziation zu der Behandlung mit einem Pharmakon her, das als β-Blocker eingesetzt wurde?

Diese Frage leitet zu der durch Clioquinol ausgelösten subakuten Myelo-optico-Neuropathie (SMON) hin, die in Japan erstmals beschrieben wurde. Zwischen 1956 und 1972 sollen 10000 Fälle aufgetreten sein. Diese Zahl wird heute bezweifelt, und mit Recht: Der Verdacht der durch das Interesse von Publikum und Aufsichtsbehörde vielfältig suggerierten (Fehl)diagnose ist nicht auszuschließen. SMON ist jedenfalls ein eindrucksvolles Beispiel dafür, daß ein Verdacht, einmal laut ausgesprochen, wie ein Echo vervielfältigt von den diagnostizierenden Ärzten aufgegriffen wird, sofern sie in der Bewertung unerwünschter Arzneimittelwirkungen nicht erfahren sind. Die neurotoxischen Wirkungen sind in der Zwischenzeit im Tierversuch belegt [87].

Außerhalb Japans sind nur vereinzelte Fälle von SMON beschrieben worden. Möglicherweise sind die japanischen Dosierungsgewohnheiten anders als sonstwo in der Welt gewesen. Jedenfalls wurde Clioquinol in erheblich höheren Dosen als hierzulande und obendrein noch sehr viel länger verabfolgt. Dafür spricht jedenfalls auch die Beobachtung, daß in 2 benachbarten Kliniken, die nur 30 m voneinander entfernt liegen, innerhalb des gleichen Zeitraums in der einen Klinik überhaupt kein Fall von SMON beschrieben wurde, während in der anderen Klinik, in der die Tagesdosis mehr als doppelt so hoch war, 10 SMON-Fälle auftraten [49].

Die Lehren, die aus den Zwischenfällen mit Practolol und Clioquinol gezogen werden müssen, sind eindeutig. Zur Überwachung von Arzneimittelwirkungen und insbesondere unerwünschten Wirkungen durch Arzneimittel (Drug Monitoring) ist sicherlich auf der einen Seite ein Meldesystem notwendig, das rasch und unkompliziert zunächst einmal auffällige Beobachtungen zur Kenntnis bringt, ohne daß im Einzelfall komplizierte und langwierige kausale Zusammenhänge erforscht werden können. Auf der anderen Seite bedarf es bei der Stelle, die durchaus eine Behörde sein kann, die die eingehenden Meldungen registriert und sichtet, der größten Zurückhaltung bei der Bewertung der Meldungen, weil einfach die bloße

Assoziation zwischen Beobachtung und einer Arzneibehandlung nicht ausreicht, einen Verdacht über eine kausale Verknüpfung auszusprechen. Der nächste Schritt müßte der sein, daß die Einzelfälle untersucht und dokumentiert werden. Sicherlich übersteigt dies die Möglichkeiten und vielleicht auch die Zuständigkeiten der die Meldungen registrierenden Behörde oder administrativen Einrichtung. Es besteht auch überhaupt kein Grund dafür, weshalb diese registrierende Stelle die weitere Dokumentation nicht in enger Zusammenarbeit mit der das Arzneimittel erzeugenden und vertreibenden Firma vornimmt. Es mutet in diesem Zusammenhang gespenstisch an, wenn in der Bundsrepublik Deutschland Einrichtungen bestehen, die sich mit der Registrierung unerwünschter Arzneimittelwirkungen befassen, die sich weigern, ihre Informationen an die herstellenden Firmen weiterzugeben, obgleich sie nicht in der Lage sind, die Aufklärung der Einzelfälle in eigener Verantwortung vorzunehmen. Wenn auf dieser Datenbasis dann Inzidenzen über unerwünschte Arzneimittelwirkungen berechnet werden, dann ist dieses Verfahren nicht nur achaisch, sondern böswillig.

Diaplazentare Arzneimittelschäden

Die Bedeutung diaplazentarer, das heißt beim Ungeborenen bereits gesetzter Schäden durch Arzneimittel, aber auch von Giften aus der Nahrung und unserer Umwelt ist unstreitig durch die Thalidomidkatastrophe ins Bewußtsein weiter Kreise gedrungen. Auch die Fachwelt hat nach diesem Datum verstärkt Hinweise aus diesem Problemfeld aufgenommen und bearbeitet. Es soll erst gar nicht der Versuch gemacht werden, hier eine lückenlose Darstellung zu geben, zumal vielfältige Übersichten zu diesem Themenkreis existieren. Wir wollen nur 2 Beispiele herausgreifen: die Zahnschädigungen durch Tetrazykline und die diaplazentare Karzinogenese, die durch Diäthylstilböstrol verursacht wurde.

Hinweise auf Zahnverfärbungen nach der Behandlung mit Chlor- und Oxytetrazyklin wurden bereits zu Ende der 50er, anfangs der 60er Jahre publiziert [93, 105]. Bald darauf wurde auch der diaplazentare Übertritt von Tetrazyklinen aus der Mutter in den Fetus zur Gewißheit [16, 79]. Es existiert eine große Zahl von Übersichtsarbeiten zu diesem Thema [13, 15, 54, 73, 99, 100].

Es handelt sich dabei keineswegs nur um Schönheitsfehler durch die gelblichbraune Verfärbung der Zähne, die bei Bestrahlung mit kurzwelligem Licht fluoresziert. Der Schaden, der mit der Eigenschaft der Tetrazykline in Verbindung gebracht wird, mit Kalzium stabile Verbindungen einzugehen [86], führt zur Bildung minderwertigen und deshalb weniger widerstandsfähigen Zahnschmelzes. Die rasche Abnützung derartig vorgeschädigter Zähne ist ein beredtes Zeugnis dafür. Ob dies die einzige Schadwirkung ist, muß dahingestellt bleiben. Es kommt nämlich außerdem zu deformierten Zähnen und Hemmung der Zahnkeimentwicklung bis zur Adontie; allerdings sind derartige Auswirkungen nur nach einer Langzeittherapie mit hohen Tetrazyklindosen beobachtet worden, wie sie heute nicht mehr üblich ist. Da je nach der Exposition des Fetus während der Schwangerschaft bzw. des Jugendlichen bis zum 8. Lebensjahr, also innerhalb des Zeitraums, in dem Zahnkeime des menschlichen Gebisses angelegt und entwickelt werden, nicht nur das Milchgebiß, sondern auch die bleibenden Zähne betroffen werden können, gilt die gesamte Schwangerschaft und das Kindesalter einschl. des 8. Lebensjahres als Kontraindikation für Tetrazykline. Weil es genügend Ausweichmöglichkeiten auf andere wirksame Antibiotika gibt, erübrigt sich die Diskussion darüber, welche Tetrazykline stärker und welche weniger stark Zahnschäden verursachen können. Daß die zahnschädigende Wirkung nur auf Tetrazykline und nicht auf andere Antibiotika zurückzuführen ist, wurde im Tierversuch verifiziert [51].

Die ebenfalls im Tierversuch nachgewiesene Hemmung des Längenwachstums der langen Röhrenknochen scheint nur bei Frühchen von Bedeutung zu sein, die über lange Zeit mit Tetrazyklinen behandelt wurden [16, 28].

Einen noch nachhaltigeren Schock verursachte die Erkenntnis, daß auch Karzinogene diaplazentar in den Fetus übertreten und dort, unter Umständen lange Zeit nach der Exposition der Mütter, ihre verheerenden Auswirkungen zeigen.

Diäthylstilböstrol wurde ab 1945 vor allem in den USA während der Schwangerschaft zur Vermeidung von Abbruchblutungen eingesetzt. Die übliche Therapie empfahl steigende Dosen von 5 – 150 mg/Tag ab der Gestation bis zum Ende der 35. Schwangerschaftswoche. Bis 1955 sollen zwischen 500000 und 3 Millionen Frauen behandelt worden sein. Zwischen 1960 und 1970 geht man von jährlich 30000 – 100000 Kindern aus, die transplazentar gegenüber Diäthylstilböstrol exponiert wurden [7].

1971 publizierten Herbst und Mitarbeiter den Verdacht, daß bei weiblichen Nachkommen von Müttern, die während der Schwangerschaft dieses künstliche Östrogen erhalten hatten, Klarzelladenokarzinome der Vagina nach einer Latenzzeit von 7 – 27 Jahren auftraten. Bis heute sind ca. 300 Fallbeschreibungen veröffentlicht worden. Gezielte Untersuchungen zeigten sodann, daß auch eine Reihe von nicht malignen Veränderungen bei diesen Kindern gehäuft auftrat, wie zum Beispiel Uterusmißbildungen bis hin zur Synechie. Bei männlichen Nachkommen fanden sich Störungen hormonabhängiger Organe. Es kam vermehrt zu Hodenhochstand und Nebenhodenzysten, auch wurden reduzierte Spermienkonzentrationen im Samen von in-utero- gegenüber diäthylstilböstrolexponierten Jungen beschrieben. Rustia und Shubik veröffentlichten 1976 die tierexperimentelle Überprüfung der epidemiologisch mitgeteilten Befunde. Vergleichbare Veränderungen ließen sich bei Nachkommen von während der Schwangerschaft mit Diäthylstilböstrol behandelten Hamstern provozieren. Durch Diäthylstilböstrol ist somit der Beweis erbracht, daß auch beim Menschen mit durch Arzneimittel transplanzentar induzierten kanzerogenen Wirkungen gerechnet werden muß [48]. Auf die hieraus abzuleitenden Konsequenzen in der Arzneimittelentwicklung wurde bereits früher hingewiesen (s. Seite 58).

Kanzerogen wirkende Arzneimittel

Wie bereits beim diäthylstilböstrolbedingten Krebs gezeigt, stellt die in aller Regel lange Latenzzeit der Tumormanifestation beim Menschen die Forschung vor besondere methodische Probleme. Im Kapitel „Krebserzeugende Stoffe" geht Schmähl in diesem Zusammenhang nur auf die alkylierenden Arzneistoffe, insbesondere die

Zytostatika ein. Wir wollen 2 Beispiele besprechen, bei denen wahrscheinlich der Einsatz von Arzneispezialitäten zum Krebs beim Menschen geführt hat.

Das Beispiel Arsenik

Arsenik stellt das Arzneimittel dar, dessen mögliche krebsauslösende Wirkung zuerst, nämlich bereits zu Beginn des 19. Jahrhunderts, mitgeteilt wurde. Als Berufskrebs wird der Krebs bei Arsenarbeitern, Zinngießern, Schafwäschern, Feuerwerkern und Hüttenarbeitern seit 1820 auf die Aufnahme von Arsenmineralien zurückgeführt. Der „medikamentöse" Arsenkrebs ist erstmals 1896 dokumentiert. Dies zeigt auch, wie lange ein kanzerogenes Arzneimittel zum Arzneischatz gehören kann, bevor schwerwiegende Nebenwirkungen am Menschen dokumentiert werden. Die Arsenikbehandlung des Fiebers läßt sich bis ins 17. Jahrhundert zurückverfolgen. Die Fowler-Lösung (Liquor kalii arsenicosi) wurde bereits 1776 gegen Malaria empfohlen, später bei Anämie. Noch bis ins 20. Jahrhundert ist diese aus Arsen-(III-) Oxid, Kaliumhydrogenkarbonat, Äthanol, Lavendelöl bzw. in älteren Rezepturen Lavendelspiritus und Wasser bestehende Mixtur als Roborans und in der Dermatologie zur topischen Anwendung bei Psoriasis, Lichen ruber, Pemphigus und Lues empfohlen worden. Als gesichert muß der Arsenkrebs nach wiederholter lokaler Applikation gelten. Es kommt zunächst zu einer Präkanzerose mit Exanthem, Hautathrophie, Melanose, gefolgt von Hyperkeratose und Warzenbildung.

Im späteren Verlauf können Basaliome und Plattenepithelkarzinome, die häufig multipel auftreten, vorkommen. Systemische Krebsformen, besonders nach Inhalation von Arsenstäuben und Aerosolen, werden für die Lunge und Leber angenommen. Nach umfangreicher Diskussion mit Fachkollegen hat Schmähl die Zahl der weltweit bedingten Arsenkrebsfälle 1980 auf ca. 5000 geschätzt. Sie stellen damit mehr als die Hälfte alle bisher bekannten arzneibedingten Krebsfälle dar (Literaturübersicht bei [6, 90]).

Der Phenacetinkrebs

Phenacetin wurde erstmalig 1887 synthetisiert und wenig später in die Therapie eingeführt. Wegen der weiten Verbreitung phenacetinhaltiger Präparate sind die Mitteilungen über Tumoren des harnableitenden Systems bei Patienten, die chronisch diese Pharmaka einnehmen, von besonderer Bedeutung. Die bisher bekannte Zahl phenacetinbedingter Nierentumoren wurde 1981 auf ca. 200 geschätzt. Phenacetin ist für den Erwachsenen eine wenig toxische Verbindung. Akute Einmaleinnahmen von bis zu 50 g sind überlebt worden. Da phenacetinhaltige Spezialitäten zu den Arzneimitteln zählen, die von vielen Menschen, bevorzugt von Frauen, gewohnheitsmäßig in großen Mengen eingenommen werden, kommt es mit der Zeit zu erstaunlichen Gesamtdosen, und es darf nicht überraschen, daß bei einem an sich gut verträglichen Präparat kumulativ toxische Wirkungen beschrieben werden. Bis zu 18 kg Phenacetin pro Patient sind in der Literatur als Gesamtdosis dokumentiert.

Tabelle 2.5.
Arzneimittel, die aufgrund von epidemiologischen Befunden, Fallmitteilungen beim Menschen oder experimentellen Ergebnissen als krebsauslösend für den Menschen gelten. (Nach D. Schmähl 1981 [89])

Sicher	Möglich / wahrscheinlich	Unwahrscheinlich / nicht abschätzbar
Alkylierende Substanzen (Lostderivate, Cyclophosphamid Äthylenimine, Thiotepa, Triazene, Nitrosoharnstoffe) Arsen Diäthylstilböstrol (transplazentar) Procarbazin	Adriamycin Anabolika Antimetabolite Bleomycine Chloramphenicol Contraceptiva Griseofulvin Halogenierte Paraffine Hydantoinderivate Nitrofuranderivate Östrogene Phenacetin Phenylbutazon Teersalben Thiouracile Urethan	Cantharidin Chinolinderivate Cyclamat Hexamethylentetramin Eisen-Dextran Goldsalze Isonicotinsäurehydrazid Lactame Lysergide Metronidazol Molsidomin Niridazol Polyvinylpyrrolidon und ähnliche Plasmaexpander Kaliumperchlorat Rauwolfiaderivate Saccharin Safrole Spironolacton Tannin (oral)

Die positive Korrelation zwischen chronischem Mißbrauch phenacetinhaltiger Analgetika und dem Auftreten einer interstitiellen Nephritis hat die Begriffe der „Phenacetinniere" bzw. „Phenacetinnephritis" in der medizinischen Literatur etabliert. Der Kausalzusammenhang ist in aller Regel in Form eines Indizienbeweises geführt worden. Gezielte anamnestische Erhebungen bestätigen die positive Korrelation zwischen der Einnahme des Präparats über in der Regel 2 Jahrzehnte und dem Auftreten der Nebenwirkung.

Erstmalig 1965 haben Hultengren et al. auf den möglichen Zusammenhang zwischen chronischer Phenacetinaufnahme und Tumoren im Nierenbecken hingewiesen. Bis 1978 waren bereits über 100 Fälle in der Weltliteratur dokumentiert. Tumoren des Nierenbeckens sind selten, so daß diese Korrelation den Verdacht auf einen Kausalzusammenhang nahelegt. Tierexperimentelle Studien zu dieser Fragestellung haben unterschiedliche Ergebnisse erbracht. Der letzte Beweis, daß die beobachtete Korrelation auch einen Kausalzusammenhang darstellt, steht bis heute aus. Das Nutzen-Risiko-Verhältnis für Phenacetin wird aber z.Z. wesentlich kritischer gesehen als noch vor einem Jahrzehnt. Es würde daher nicht überraschen, wenn dieses Pharmakon, vergleichbar dem Arsenik, nach Jahrzehnten breiten Einsatzes letztendlich aus dem Arzneischatz genommen würde [91].

Es würde den Rahmen dieser Betrachtung sprengen, alle Arzneimittel abzuhandeln, für die ein Verdacht auf krebsauslösende Wirkungen in der Literatur beschrieben wurde. Einen Anhaltspunkt liefert Tabelle 2.5.

Die Übergänge von der wissenschaftlichen Erkenntnis einerseits zur Risikobeurteilung und zur Risikoakzeptanz andererseits sind immer auch Zeitströmungen unterworfen. Bedingt durch unterschiedliche Interpretationen experimenteller Befunde können so bei identischer Sachlage verschiedene Entscheidungen, zum Beispiel durch Arzneimittelzulassungsbehörden, getroffen werden. Die Eingruppierung in der Tabelle 2.5 ist somit subjektiv und würde selbst dann nicht als statisch anzusehen sein, wenn keine neuen experimentellen oder epidemiologischen Befunde hinzukämen.

Die Entwicklung der staatlichen Aufsicht über den Umgang mit Arzneistoffen

Opiumgesetz und Kurierfreiheit

Die Entwicklung, die sich aus dem Umgang mit suchterzeugenden Stoffen ergeben hat, erfordert eigentlich eine umfassende, eigene Darstellung, die hier bis ins einzelne Detail nicht gegeben werden kann; geht doch ein Großteil unserer Erfahrungen auf die Beobachtung der Sucht- und Abhängigkeitserzeugung durch Stoffe zurück, die zu therapeutischen Zwecken eingesetzt wurden. Bei Morphium war zumindest zur gleichen Zeit, als eine breitere Anwendung in der Medizin als Analgetikum einsetzte, die euphorisierende Wirkung bekannt, wenn sie nicht als Teil der therapeutischen Wirkung sogar in Kauf genommen wurde; diesen Verdacht muß man bei der Anwendung opiumhaltiger Zubereitungen durch die Militärärzte der französischen kaiserlichen Armee zur Behandlung von Verletzten haben. Ein weiteres bekanntes Beispiel ist Kokain (s. Kap. 1, S. 33).

Die Frage, wie derartige Fehlentwicklungen der Therapie, abgesehen von der Unterstellung derartiger Stoffe unter die Betäubungsmittelgesetzgebung, ohne Folgen für die Ausgestaltung des Arzneimittelrechts bleiben konnten, muß einer sicherlich breiter angelegten speziellen Untersuchung vorbehalten bleiben. In diese Untersuchungen muß auch das politische und soziale Umfeld mit einbezogen werden, das den Stellenwert von suchterzeugenden Mitteln in den einzelnen Gesellschaften ganz wesentlich beeinflußt hat. Hier bleibt der Verdacht, daß die schon sehr früh festgelegte Kurierfreiheit des Arztes, die schon in der Gewerbeordnung des Norddeutschen Bundes diskutiert und 1871 in das Rechtsgut des Deutschen Reichsgebiets aufgenommen wurde, die spätere Entwicklung ganz maßgeblich beeinflußt hat. Es muß hier festgestellt werden, daß nirgendwo dieser Kurierfreiheit eine Verpflichtung der Ärzteschaft zur Seite gestellt wurde, die therapeutische Maßnahmen, insbesondere die Anwendung von Arzneistoffen, unter sich konsensfähig zu bewerten:

„*Der leistungsstarken Industrie muß eine kritisch bewertende Ärzteschaft gegenüberstehen, die sich Einrichtungen schafft, mit denen sie den Fortschritt verteidigen und das Überholte ausmerzen kann.*" [57].

Dieser Aufgabe, die eine der vornehmsten der ärztlichen Selbstverwaltung ist, haben sich die ärztlichen Verbände immer wieder entzogen, möglicherweise deshalb, weil sie die diesem Problem innewohnende Bedeutung, wie das ärztliche Tätigkeitsfeld im Rahmen einer modern verstandenen Therapiefreiheit gestaltet werden kann, gar nicht erkannt haben. Dabei hat es schon früh, ehe gesetzliche Bestimmungen über den Verkehr mit Arzneimitteln bestanden, Erfahrungen gegeben, die die Bedeutung einer gesetzlichen Regelung dieses ärztlichen Tätigkeitsfeldes klar erkennen lassen.

Robert Koch und Paul Ehrlich

Tuberkulin wurde von Robert Koch zunächst als Diagnostikum entwickelt. 1890 wurde in der Nr. 46 der „Deutschen Medizinischen Wochenschrift" über Heilungsversuche an Kranken berichtet, die von Bergmann, Köhler, Brieger, Frenzel und anderen Ärzten vorgenommen wurden. Dies zusammen mit Kochs eigenen Worten — *„Nach diesen Erfahrungen möchte ich annehmen, daß beginnende Phthisis durch das Mittel mit Sicherheit zu heilen ist"* [71] — markiert den Beginn der hochgespannten Erwartungen der Öffentlichkeit, die jedoch nicht befriedigt werden konnten. Überdies hat Koch versucht, die Zusammensetzung und Herstellung von Tuberkulin geheimzuhalten. Die sich daraus ergebenden Vorgänge wurden zwar in der ärztlichen Öffentlichkeit eingehend diskutiert, haben jedoch zu keinerlei gesetzgeberischen Maßnahmen geführt, die sehr wohl angebracht gewesen wären. Hier ist auch der Hinweis darauf erlaubt, daß Koch schwerlich die unzähligen Vorwürfe, die ihm aus seinem Verhalten erwuchsen, unangefochten überstanden hätte, wenn sich nicht die gesamte wissenschaftliche Welt in Abwägung seiner großen Verdienste durch die Beschreibung des Tuberkelbakteriums auf der einen Seite und dem Versagen des Tuberkulins auf der anderen Seite, gewissermaßen durch Akklamation, zu seiner Ehrenrettung entschlossen hätte. Dies kann aus den vielfältigen Auftritten Kochs auf nationalen und internationalen Kongressen, auf denen die Tuberkulinproblematik diskutiert wurde, abgeleitet werden.

Ein 2. Beispiel ist Paul Ehrlich, mit dem die Kollegen schon weniger zimperlich umgingen; weil er Jude war? Das Ehrlich-Hata-Präparat 606, 3,3'-Diamino-4,4'-Dioxyarsenobenzol (Salvarsan) wurde mit Erfolg als Heilmittel gegen die Syphilis eingesetzt. Im Verlauf der Therapie mit Salvarsan, dessen Freigabe Mitte Dezember 1910 erfolgte, hat es Todesfälle gegeben; 1914 wurde, zu Recht oder zu Unrecht, die Zahl von 275 angegeben, der Ehrlich die Zahl der über 1 Million Behandelten gegenüberstellte [4]. Wie dieser Mann die Herausforderung angenommen hat, für die es zu jener Zeit noch keine vergleichbaren Erfahrungen gegeben hat, ist geradezu atemberaubend. Das lehren die Abhandlungen über Salvarsan, die von 1911 bis 1914 im Verlag der „Münchener Medizinischen Wochenschrift" erschienen sind und noch heute eine aufregende Lektüre darstellen [25]. Sie enthalten nicht nur Einzelfallberichte, sondern auch die intensive fachliche Auseinandersetzung mit allen Kritikern Ehrlichs. Da war zunächst die Produktion von Salvarsan begrenzt; wer sollte zuerst das wirksame Arzneimittel erhalten? Gab es Schiebereien, möglicherweise Bestechungsaffären, um rascher zu Salvarsan zu kommen? Ehrlich sah sich dem Vorwurf ausgesetzt, daß seine Behandlungsberichte „geschönt" seien. Da war der „Wasserfehler", der zunächst darauf zurückzuführen war, daß die Flüssigkeit, mit der das Salvarsanpulver aufgelöst und injiziert wurde, nicht keimfrei war. Diesem „Wasserfehler" mußte alsbald ein anderer zur Seite gestellt werden, der auf den Gehalt des frischbereiteten destillierten Wassers an Kupferionen zurückzuführen war; gläserne Destillationsapparate oder gar Anlagen aus Quarz standen den Ärzten und Apothekern damals noch nicht zur Verfügung.

Alsbald stellte sich auch heraus, daß die „Sparsamkeit" der Ärzte zu der Unsitte führte, daß die geöffneten und aufgelöstes Salvarsan enthaltenden Ampullen nach längerer Zeit offenen Stehens an der Luft erneut benutzt wurden. Diamino-Dioxyarsenobenzol ist in Lösung unbeständig. Es bildet sich 3-Amino-4-oxyphenylarsenoxid (Arsphenoxid), das 10- bis 15mal toxischer als die Ausgangsverbindung ist. Da Arsphenoxid der Träger der chemotherapeutischen Wirkung ist, würde man heute Diamino-Dioxyarsenobenzol als „prodrug" bezeichnen. Schließlich war die Eingrenzung der Indikation zur Anwendung von Salvarsan zu berücksichtigen. Die Hoffnungen vieler Psychiater und Neurologen, chronisch kranke Syphilitiker behandeln zu können, erwiesen sich als trügerisch. Nur die akute Syphilis konnte ausgeheilt werden; wenn auch die Wassermann-Reaktion in den Spätfällen negativ wurde, so hat doch Salvarsan nicht die Fähigkeit gehabt, das wieder gutzumachen, was die Spirochäten durch Organzerstörungen bereits irreversibel geschädigt hatten. Dies ist auch ein beredtes Beispiel dafür, daß unter der Therapie die Erforschung einer Krankheit erst richtig beginnen kann. Trotz dieser Erfahrungen, die eigentlich alles vorwegnehmen, was später bei der Entwicklung und Einführung wirksamer Arzneistoffe gewissermaßen die Routine der Kontrolle der Qualität, Wirksamkeit und Unbedenklichkeit ausmacht, hat sich keiner der politisch Verantwortlichen im damaligen Deutschen Reich veranlaßt gesehen, einen gesetzlichen Rahmen des Umgangs mit Arzneistoffen abzustecken.

Moderne Entwicklungen in westlichen Industrienationen

Obgleich die Problematik suchterzeugender Stoffe vielfältige Denkanstöße hätte geben können, die sich auf die Gestaltung des Arzneimittelrechts übertragen ließen, erfolgte außer der sehr frühen staatlichen Intervention der Opiumgesetzgebung kein weiterer Gestaltungsversuch auf diesem Gebiet. Die Entwicklung gesetzgeberischer und administrativer Instrumente für Aufsicht und Interventionsmöglichkeiten auf dem Feld der Entwicklung, des Vertriebs und der Anwendung von Arzneistoffen ist eng mit Arzneimittelkatastrophen verknüpft. Dabei müssen die Verfasser die Einschränkung machen, daß dies für die westlich orientierten Industrienationen gilt. Keiner von uns hat Einblick, geschweige denn Erfahrungen beispielsweise mit legislativen und administrativen Mitteln, die der UdSSR bei Entwicklung, Vertrieb und Anwendung von Arzneistoffen zur Verfügung stehen. Nach allen Erfahrungen mit den Ländern, die auf dem COMECON-Bereich wirtschaftliche Kontakte auf diesem Gebiet mit uns pflegen, erfolgten alle staatlichen Steuerungsmaßnahmen, die die Arzneimittelsicherheit betrafen, gewissermaßen reaktiv auf die Vorgänge und Erfahrungen in unseren Bereichen. Das gleiche läßt sich, soweit heute schon überblickbar, von China sagen. Die gesamten Länder der sogenannten Dritten Welt haben sich auf diesem Gebiet unter den WHO-Schirm begeben, dessen Reglementierungen einerseits ökonomisch orientiert, andererseits den Sicherheitsmargen entsprechen, die in unseren Ländern gelten [109].

Die Verknüpfung von Gesetzgebung und Arzneimittelkatastrophen soll an 2 Beispielen verdeutlicht werden, einerseits an der Entwicklung der Food and Drug Administration (FDA) in den USA und andererseits an der Entwicklung der Zuständigkeit für Arzneimittel des ehemaligen Kaiserlichen Gesundheitsamts, das über die Institution des Reichsgesundheitsamts der Vorläufer des heutigen Bundesgesundheitsamts war.

Food and Drug Administration

Die Vorläuferbehörde der FDA geht auf den 1906 erlassenen Federal Food Drug Act zurück. Es wird mit dem Handlungsbedarf zur Gewährleistung hygienischer Bedingungen in der fleischverarbeitenden Industrie Chicagos in Zusammenhang gebracht (vgl. [20]).

Dem Tätigkeitsfeld entsprechend war diese Behörde dem Department of Agriculture zugeordnet. 1930 wurde dann die FDA begründet und 1938, als direkte Folge des als „sulfonamide elixier catastrophe" (vgl. S. 64) bezeichneten Unglücks, das auf das Lösungsmittel Diäthylenglykol zurückzuführen war, aufgrund des Food, Drug and Cosmetic Acts des gleichen Jahres dem Department of Health, Education and Welfare angeschlossen. In diesem Gesetz wird erstmals der Nachweis der Unbedenklichkeit als Voraussetzung für Registrierung und Vertrieb eines Arzneistoffs formuliert. Die 2. gesetzlich verankerte Präzisierung der Voraussetzungen dafür, daß ein Arzneimittel bei der FDA registriert werden kann, folgte nach der Thalidomidkatastrophe (Drug Amendments 1962). Im einzelnen legt diese Gesetzgebung fest, daß

- vor der klinischen Prüfung eine eingehende pharmakologisch-toxikologie Untersuchung, inkl. einer Untersuchung an trächtigen Tieren, zu erfolgen hat;
- die präklinischen und klinischen Prüfärzte den von der FDA festgelegten wissenschaftlichen Standards entsprechen müssen;
- Patienten, die einer Arzneimittelprüfung unterworfen werden, aufgeklärt werden und ihre Einwilligung hinterlegen müssen;
- die Arzneimittel herstellenden Firmen sich bei der FDA registrieren lassen und verpflichten müssen, ihre Betriebe zu jeder Zeit für Inspektionen durch die FDA offenzuhalten;
- Arzneimittelpackungen, Werbungen und Informationsschriften ausschließlich die internationalen Freinamen (INN, Generic Names) tragen müssen; außerdem müssen alle unerwünschten Wirkungen verzeichnet (prominently!) sein;
- die FDA verpflichtet ist, jede Antibiotikacharge zu prüfen und freizugeben, bevor sie beim Menschen angewendet werden kann.

Die Verhältnisse für praktisch tätige Ärzte sind in den USA insofern kompliziert, als auch in den einzelnen Bundesstaaten und sogar in den Städten eine konkurrierende, oft über die von der Food and Drug Administration erlassenen Vorschriften hinausgehende Gesetzgebung existieren kann. In der Regel kann sich der Arzt daran orientieren, daß die weitergehende und strengere Gesetzgebung bei der Regelung ein- und desselben Sachverhalts die schwächere bricht.

Auch in England folgt der Thalidomidkatastrophe eine Überprüfung der bestehenden Einrichtungen für die Beurteilung und Registrierung von Arzneistoffen. Das legendäre Dunlop-Committee wird durch das Committee on Safety of Medicines (CSM) ersetzt. Interessant ist die Stellung dieses Beratungskomitees, das für die Licencing Authority arbeitet; ihr arbeitet nämlich offensichtlich die Medicines Division of the Department of Health and Social Security (DHSS) zu [36].

Kaiserliches, Reichs- und Bundesgesundheitsamt

Die Errichtung des Bundesgesundheitsamtes (BGA) der Bundesrepublik Deutschland wurde im BGBl. Nr. 9 vom 12. März 1952 verkündet. Interessant ist, daß — außer der 2maligen Erwähnung (§ 2c und d) der Regulierung des Verkehrs mit Betäubungsmitteln im Gründungsgesetz — Arzneimittel gar nicht erscheinen. Auch ein Verweis auf die Kompetenz in der Nachfolge derjenigen des ehemaligen Reichsgesundheitsamts bringt hier nicht viel: Es hatte keine, die über die Betäubungsmittelregulierung hinausgegangen ist, jedenfalls keine, die sich aus dem Gründungsakt 1876 ableiten ließe.

Die Gründungsabsichten für das ehemalige Kaiserliche Gesundheitsamt gehen übrigens auf die Aktivitäten der medizinischen Reformer in den 40er Jahren des letzten Jahrhunderts zurück. Mit dem Fehlschlag des Versuchs der Begründung eines Deutschen Bundesstaats versandet auch dieser Impetus, nämlich ein Gesundheitsministerium zu etablieren. Der Norddeutsche Bund hat in Art. 4 Nr. 15 die Zuständigkeit für Medizinal- und Veterinärwesen begründet. In der Gewerbeordnung wird die Kurierfreiheit des Arztes festgelegt, die von einer in allen Bundesstaaten gleichen Prüfungsordnung für Ärzte begleitet wird. Diese Entwicklung scheint uns ganz besonders wichtig dafür, daß offensichtlich die Zentralgewalt keinen Handlungsbedarf über diese Festlegungen hinaus für die Entwicklung eines Arzneimittelrechts, wenigstens nicht in jener Zeit, zu erkennen glaubte.

Diese Gesetzgebung des Norddeutschen Bundes wurde vom Deutschen Reich 1871 vollinhaltlich übernommen. Die Begründung des Kaiserlichen Gesundheitsamts 1876 ging nicht etwa reibungslos über die Bühne. Auch damals stand zunächst die Einrichtung eines Kaiserlichen Gesundheitsministeriums zur Debatte. Gegen ein derartiges Ministerium hat übrigens der Abgeordnete Virchow zunächst (1848) opponiert, später aber dann (1871) ein derartiges Instrument geradezu leidenschaftlich zu entwickeln versucht. 1875 hat dann der damalige Reichskanzler, Fürst von Bismarck, in den Etatberatungen für das Jahr 1876 die notwendigen Mittel für die Etablierung dieses Amtes eingebracht. Von damals stammt auch die offizielle Bezeichnung Kaiserliches Gesundheitsamt. Die Zuständigkeit des Kaiserlichen Gesundheitsamts hat von Anfang an unter den widerstreitenden Interessen der verschiedenen Parteien und der Bundesadministrationen gelitten. Einig war man sich nur insoweit, als vom Kaiserlichen Gesundheitsamt die Mortalitätsstatistiken zur besseren Begründung der Todesursachen der Bürger des Deutschen Reichs angelegt werden sollten. Im übrigen sollten alle Maßnahmen, die das Medizinal- und Veterinärwesen betrafen, durch das Amt gebündelt sein. Um der Zentralgewalt gewisse Zähne zu ziehen, wurden auch schon beratende Gremien für besondere Sachverhalte vorgesehen. Der Ausschuß für Handel und Verkehr des Bundesrats hat 1873 beschlossen, daß unter anderem *"für die Vorberatung besonders wichtiger Maßregeln die Einberufung von Sachverständigen aus den einzelnen Bundesstaaten vorbehalten bleibe(n)"* solle. Der raschen Begründung des Kaiserlichen Gesundheitsamtes ging die Gesetzgebung des Reichstages 1874 zur Impfung (Reichsimpfgesetz) voraus, bei der man offensichtlich genügend Erfahrungen mit derartigen Beratungsgremien gesammelt zu haben glaubte.

Entwicklung der Arzneimittelgesetzgebung im Deutschen Reich
und in der Bundesrepublik Deutschland

Es kann hier nicht unsere Aufgabe sein, die vielfältigen Arbeiten des Kaiserlichen und späteren Reichsgesundheitsamts, wie es seit 1919 hieß, nachzuzeichnen (vgl. [106]). Dabei tauchen schon Themen des Arzneimittelwesens auf, die sich zunächst auf die Mitarbeit an der Erstellung von Pharmakopöen beschränken. Diese Arbeiten führten schließlich zur Ausgabe des Deutschen Arzneibuchs. Der eindeutige Schwerpunkt bei dieser Arbeit liegt allerdings auf dem pharmazeutisch-technischen Teil der Arzneistoffherstellung und des Vertriebs. Dementsprechend hat das Reichsgesundheitsamt auch an der Standardisierung von Arzneidrogen mitgewirkt. 1905 wurden die Arzneitaxen nach maßgeblichen Vorarbeiten des Kaiserlichen Gesundheitsamts erlassen und allgemeingültige Bestimmungen über den Verkehr mit Giften erarbeitet, die sich vor allem auf Gifte in der Nahrung bzw. in Gebrauchsgegenständen beziehen. Auch aus der Gesetzgebung des späteren Reichsgesundheitsamts [35a] in späteren Zeiten ergibt sich nichts, was auf eine Beschäftigung der Behörde mit den damals schon anstehenden Problemen der Qualität, Wirksamkeit und Unbedenklichkeit von Arzneistoffen schließen ließe: Bearbeitet wurden Fragen der Apothekenpflicht von Arzneimitteln oder der Werbung für Arzneistoffe sowie der Verklehr mit Giften, insbesondere Pflanzenschutzmitteln, und die bereits erwähnten Erlasse und Vorschriften zum Thema Betäubungsmittel. Darüber hat sich schon W. Heubner (1940) [46a] in einem Grußwort zum 70. Geburtstag von E. Rost, einem der Pharmakologen am weltweit ersten pharmakologischen Laboratorium einer Behörde, befaßt und sich damit getröstet, daß zur damaligen Zeit die Entwicklung von Arzneistoffen offenbar noch in den Kinderschuhen steckte. Wir möchten uns dieser Interpretation nicht anschließen, denn wie in den Fällen von R. Koch und P. Ehrlich dargestellt, hat es zu jener Zeit schon Probleme gegeben, die unstreitig staatlichen Handlungsbedarf hätten signalisieren sollen: „So bleibt auch die ordnende Kraft des Staates auf diesem Gebiet schwächer als auf anderen . . ." (W. Heubner, 1940) [46a].

Es hat in der Tat Bemühungen dafür gegeben, Arzneimittelprüfungen einheitlich zu gestalten. Auch wurde ein deutsches Arzneiverordnungsbuch unter Beteiligung des Reichsgesundheitsamts und der Deutschen Arzneimittelkommission herausgegeben. Es hat sich jedoch nicht durchsetzen können; Eingriffe in die Kurierfreiheit?

Die Gegner staatlicher Regelungen auf diesem Gebiet waren damals im wesentlichen die Ärzteverbände und die Krankenkassen. Auch hier böte sich eine reizvolle Aufgabe darin, dieses Feld historisch auszuleuchten. Man geht sicherlich nicht fehl in der Annahme, daß kommerzielle, berufliche und Standesinteressen letztlich die sinnvolle Bewältigung dieser Probleme verhindert haben.

Heute haben sich die Allianzen neu gruppiert, ihre Ziele sind aber nach wie vor an Eigeninteressen orientiert. Außer Zweifel steht die Kompetenz des Bundesgesundheitsamts als registrierende Behörde. In der Diskussion ist aber seine Zuständigkeit bei der Beurteilung des therapeutischen Wertes von Arzneistoffen bzw. Therapiemaßnahmen. Unstreitig hat dieses Problem eine ökonomische Seite. Ob es aber sinnvoll ist, diese Seite den Krankenkassen und dem Versuch zu überlassen, Preisvergleichslisten, Positiv- und Negativlisten über Arzneimittel zu erstellen, darf in Frage gestellt werden. Auch ein Bundesausschuß, der beim Ministerium für Arbeit und Sozialordnung angesiedelt ist, wird dem eigentlichen Problem unserer Ansicht nach nicht gerecht. Schon die Präponderanz der Sicht dieses Ministeriums, das notgedrungen an der Kostenseite orientiert ist, irritiert, auch wenn sich der Bundesausschuß des Sachverstandes der Arzneimittelkommission der Deutschen Ärzteschaft versichert hat. Wenn die Ärzteschaft befürchtet, daß die Kurierfreiheit, oder, wie es heute heißt, die Therapiefreiheit des Arztes auf dem Spiele steht, dann ist der Hinweis darauf am Platze, daß die Therapiefreiheit nur dann erhalten werden kann, wenn ihr ein in Selbstverantwortung entwickelter Konsens der Ärzteschaft über eine optimale Therapie zur Seite gestellt wird. Die Orientierung kann dabei am besten an unseren amerikanischen Kollegen erfolgen, die bislang in 3jährigen Abständen den Konsens ihres therapeutischen Vorgehens in den „AMA Drug Evaluations" [1] niedergelegt haben.

Es ist heute kaum noch nachvollziehbar, wie deletär sich die Thalidomidkatastrophe auf die Bewertung der Arzneimittelgesetzgebung in der Bundesrepublik Deutschland ausgewirkt hat. Außer kaiserlichen Verordnungen aus dem Jahre 1901, die im wesentlichen festlegen, welche Waren apothekenpflichtig sind, und Verordnungen und Erlassen aus den Jahren 1929 und 1941, an denen das Reichsgesundheitsamt mitgewirkt hat, die sich teils auf die Opiumgesetzgebung und den Verkehr mit Arzneimitteln bezogen, oder einer Polizeiverordnung für die Arzneimittelwerbung aus dem Jahr 1941 gibt es keinerlei umfassende Gesetzgebung im Bereich des Arzneimittelrechts. Dem sollte das Arzneimittelgesetz (AMG) vom 16. Mai 1961 abhelfen. Ziemlich genau 6 Monate nach dem Erlaß des Gesetzes kam der Verdacht des Zusammenhangs von Thalidomideinnahmen während der Schwangerschaft und teratogenen Auswirkungen bei den Feten auf und wurde 1962 zur Gewißheit. Die Öffentlichkeit sah sich mit anderen Worten der Tatsache gegenüber, daß in diesem als „Jahrhundertwerk" gefeierten neuen Arzneimittelgesetz weder die Prüfung der Wirksamkeit, noch die Sicherstellung der Unbedenklichkeit adäquat, etwa im Vergleich mit der Gesetzgebung in den USA, und nicht einmal auf der Höhe der gesicherten wissenschaftlichen Kenntnisse geregelt war. Wegen dieses Sachverhalts könnte man auf den ersten Blick an der Effektivität der gesetzgebenden Strukturen zweifeln. Sie ist indes zunächst nur typisch für unser Land, läßt allerdings die Feststellung zu, daß es hierzulande offensichtlich Schwierigkeiten gibt, wissenschaftliche Sachverhalte in politische Entscheidungen umzumünzen.

Das AMG von 1961 wurde neu gefaßt, am 24. August 1976 als Arzneimittelneuordnungsgesetz (AMNG) erlassen und ist seit dem 1. Januar 1978 in Kraft. Auch dabei ergaben sich sachfremde Zwänge, wie es so schön heißt; beispielsweise hat bei der

Formulierung des § 36 offensichtlich die Absicht Pate gestanden, ganze Arzneigruppen von den Nachweisen der Wirksamkeit und Unbedenklichkeit freizustellen. Die auf den Erlaß des Gesetzes folgende Diskussion hat auch sehr deutlich werden lassen, daß hier Sonderrechte beansprucht werden, die mit dem naturwissenschaftlich orientierten Weltbild der modernen Medizin nicht in Einklang zu bringen sind. Interessenten aus diesen Kreisen haben es auch verstanden, die in § 26 vorgesehenen Arzneimittelprüfrichtlinien bis zum heutigen Tage zu verhindern. Das BGA ist nur deshalb nicht handlungsunfähig geworden, weil im Bereich der Europäischen Gemeinschaft in Abstimmung der Länder untereinander Arzneimittelprüfrichtlinien vorhanden sind, die ersatzweise benutzt werden [30, 31].

Im Erlaß vom 11. Juni 1971 trug das Bundesministerium für Jugend, Familie und Gesundheit dem BGA auf, die Registrierung von neuen Arzneistoffen vom Nachweis ihrer Qualität, Wirksamkeit und Unbedenklichkeit abhängig zu machen, die der Hersteller zu erbringen hat. Diese Aufgabe fiel dem neubegründeten Institut für Arzneimittel zu, dessen Neubau 1983 eingeweiht wurde. Die im AMNG vorgesehene Übergangszeit für die Nachzulassung der sogenannten Altpräparate endet mit dem 31. Dezember 1989.

Der Verkehr mit Tierarzneimitteln ist in einer Verordnung vom 2. Januar 1978 geregelt. Diese Verordnung legt die federführende Zuständigkeit des Ministeriums für Jugend, Familie und Gesundheit fest, während die Impfstoffverordnung (2. Januar 1978) für Tiere vom Ministerium für Ernährung, Landwirtschaft und Forsten erlassen wurde; dabei handelt es sich um Arzneimittel, die unter Verwendung von Krankheitserregern zur Anwendung beim Tier hergestellt werden. Die seit 1. 2. 1987 gültige überarbeitete Fassung trägt hinsichtlich der Prinzipien zur Beurteilung der Wirksamkeit, der Sicherstellung der Unbedenklichkeit und der Qualität von Arzneistoffen den bisherigen Erfahrungen bei der Anwendung des AMNG von 1976 Rechnung.

Schlußbemerkungen

Betreibt man Geschichte mit dem Ziel, aus ihr zu lernen, dann bietet die Geschichte der Arzneimitteltoxikologie verschiedene Facetten, deren Spiegelungen Beherzigung verdienen. Wir möchten hier an den Beginn der abschließenden Betrachtungen die ziemlich naiv geführte Diskussion über das Tierexperiment stellen. Ein besonders lehrreiches Beispiel dafür war die Aminorexkatastrophe, die hinsichtlich der epidemiologisch begründeten Assoziation zwischen Arzneimitteleinnahme und Schadensfolge so gut wie heute möglich aufgeklärt worden ist; indes nicht, soweit es den Mechanismus der Wirkung von Aminorex angeht. Dies ist verschiedentlich mit dem Argument prohibiert worden, die Aminorexschäden sähen — gewiß im Endzustand — anders aus als die im Tierexperiment erzeugten Wirkungen, die sich mehr oder weniger auf den Druckanstieg auch im kleinen Kreislauf beschränkten. Abgesehen davon, daß selbstverständlich die Auswirkungen ein- und desselben Stoffs speziesspezifisch verschieden verlaufen können, haben wir uns doch in den Einstieg der Aufklärung des Mechanismus begeben, der mit hoher Wahrscheinlichkeit auch beim Menschen eben nicht mit dem Endzustand der Gefäßwandveränderungen beginnt; anders sind die bekannten spontanen Besserungen, die bei den gut untersuchten Gruppen etwa die Hälfte der betroffenen Patienten ausmachen, nicht zu erklären.

Nun ist Aminorex nicht das einzige Beispiel, bei dem die Aufklärung der Ursachen eines Arzneimittelschadens mehr oder weniger im Sande verlaufen wäre. Auch die teratogenen Thalidomidschädigungen sind bis heute noch nicht vollständig verstanden. Es besteht immer noch eine wissenschaftliche Diskussion darüber, welches nun der eigentliche toxische Metabolit des Thalidomids ist.

Es muß als erwiesen betrachtet werden, daß die Toxikologie von Arzneistoffen und die gesetzlichen Regelungen über den Umgang mit ihnen sich als gegenseitig beeinflussende Größen verstehen lassen. Immer haben erst die erkennbaren Risiken dazu geführt, daß staatliche Auflagen für den Nachweis der Unbedenklichkeit von Arzneistoffen erfolgten. Die Erfordernisse für den Nachweis der Wirksamkeit folgten wesentlich zögerlicher, obgleich hier ein uraltes Problem vorliegt, das nirgends meisterlicher skizziert worden ist als von P. Breughel d.Ä. (1556). Auf dem Bild „Die Vertreibung der Händler aus dem Tempel" preist vor einer Kirche ein Quacksalber seine Medizin einem Zuhörerkreis an. Dabei behandelt er geradezu eine offenbar schwerkranke Patientin. Im Hintergrund wirbt ein Plakat für die Segnungen der Purgation aus der proximalen und distalen Körperöffnung. Zur Hebung des Umsatzes geht dem Quacksalber in der Menge ein Taschendieb zur Hand [9].

Übersetzt man die Allegorie in die Moderne, dann wird mit dem daraus abzuleitenden Schutzbedürfnis das des Verbrauchers umschrieben.

Es ist abzusehen, daß die mit Arzneistoffen unweigerlich verbundenen Risiken noch endgültig aus der Welt geschaffen werden können. Auch durch noch so scharfe gesetzliche Regelungen und Auflagen, die vor der Anwendung von Arzneistoffen beim Menschen erfüllt sein müssen, wird ein Restrisiko bleiben, das zu beherrschen in die Hände derjenigen Ärzte gelegt wird, die erstmals einen neuen Arzneistoff an ihren Patienten anwenden; der Preis für die Segnungen neuer therapeutischer Prinzipien?

Diese Frage soll unbeantwortet bleiben, wiewohl Zusammenhänge bestehen, die unübersehbar auch eine bejahende Antwort zuließen. Das Beispiel der Entwicklung der Therapie der Syphilis lehrt dies sehr eindrucksvoll. Hier bestehen Mechanismen, die sich einer gesetzlichen Regelung sicherlich entziehen und eher einem Comment der ärztlichen Verhaltensweisen zugänglich sind, der in die Richtlinien eingeflossen ist, die aus gutem Grund nach dem 2. Weltkrieg die Grundlage der ethischen Rechtfertigung für Untersuchungen am Menschen in der Deklaration von Helsinki und der überarbeiteten Erklärung von Tokyo (Weltärztebund 1975 [107]) niedergelegt worden sind. Die forschenden Ärzte, die Hersteller von Arzneimitteln, die Pharmazeuten, Biochemiker und Biologen, die bei der Entwicklung, Einführung und Überwachung von Arzneimitteln beschäftigt sind, schulden der Öffentlichkeit auf ihre bange Frage die Erklärung, daß in Zukunft schwerlich Schädigungen durch Arzneimittel nicht etwa ganz vermieden werden können. Die organisatorischen Strukturen zur Erfassung von Arzneimittelschäden bei Tier und Mensch sind jedoch so gut ausgearbeitet, daß mögliche Schäden glücklicherweise frühzeitig erkannt werden können und hoffentlich nie wieder ein Ausmaß erreichen, wie es

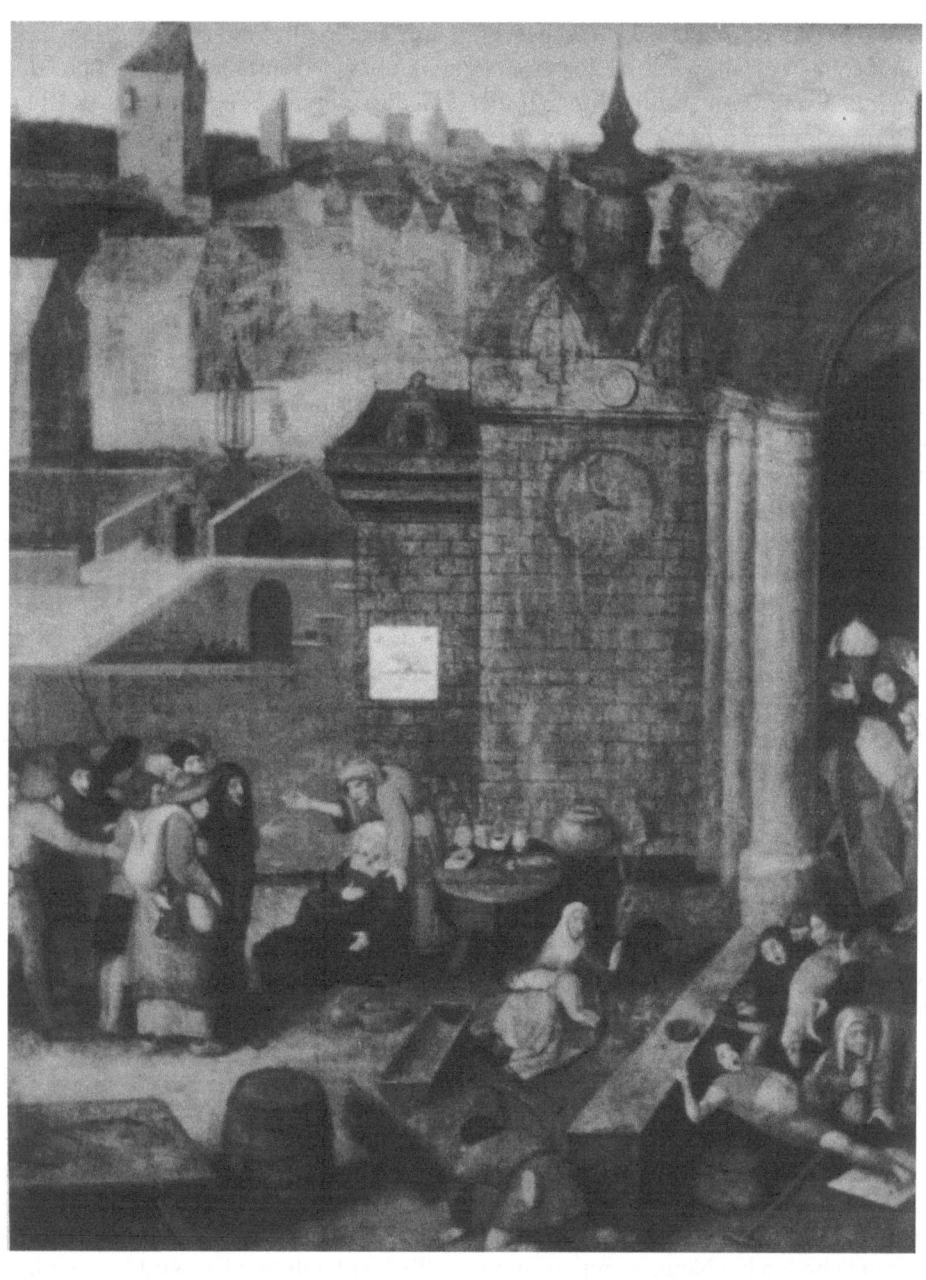

Abb. 2.5.
Die Vertreibung der Händler aus dem Tempel (1556) P. Breughel d.Ä.

etwa die Thalidomidkatastrophe beschert hat. Unterstützung erfährt diese hoffnungsvolle Beurteilung durch jüngste Arzneimittelzwischenfälle, zum Beispiel der durch Benoxaprofen verursachte [32], bei dem die Zahl der Betroffenen nach Überzeugung des einen Autors von uns noch kleiner gewesen wäre, wenn man nur die im Tierversuch und bei der erstmaligen Anwendung von Benoxaprofen im Rahmen einer klinischen Prüfung beobachteten toxischen Auswirkungen ernstgenommen hätte. Es wird mit anderen Worten einer Steigerung der Sensibilität der verantwortlichen Ärzte und Wissenschaftler bedürfen, um Arzneimittelrisiken noch mehr zu verringern.

Es muß offen ausgesprochen werden, daß die Unbedenklichkeit von Arzneistoffen, mindestens zu Beginn einer Registrierung, weniger gut dokumentiert werden kann als beispielsweise die Wirksamkeit. Das läßt sich auch direkt aus dem methodischen Instrumentarium ableiten, das für die Entwicklung von Arzneistoffen zur Verfügung steht. Selbst dann, wenn ein Arzneistoff in den tierexperimentellen Untersuchungen keine erkennbaren Risiken bringt, können seltene unerwünschte Wirkungen auch bei der im Rahmen der Registrierungsvorbereitung durchgeführten Untersuchungen an Probanden und Patienten unentdeckt bleiben.

Toxische Wirkungen von Arzneistoffen beim Menschen — allemal selten auftretend — lassen sich allenfalls in der Phase IV der überwachten Anwendung eines bereits registrierten Arzneistoffs kontrollieren. Das methodische Repertoire zur Erfassung unerwünschter Wirkungen ist noch nicht soweit optimiert worden, daß durch epidemiologische Untersuchungen Assoziationen zwischen Arzneistoffeinnahme und Schadstoffwirkungen lückenlos und zuverlässig aufgedeckt werden könnten. Ein Beispiel dafür ist die Beurteilung des Zusammenhangs zwischen thromboembolischen Komplikationen, der Einnahme von östrogenhaltigen Antikonzeptiva und der Rolle des Rauchens dabei [82].

Die wissenschaftliche Kontroverse darüber, ob einfache Meldesysteme zufälliger Einzelbeobachtungen möglicher unerwünschter Arzneimittelwirkungen Referenzkliniken mit klinisch-pharmakologisch geschultem Personal vorzuziehen sind, ist auch heute noch nicht entschieden. Die nationalen Einrichtungen und Behörden arbeiten denen der WHO zu [108].

Die Aufklärung von Arzneimittelzwischenfällen macht eine umfassende Dokumentation notwendig, die patientenbezogen sein muß. Viele Ärzte und Wissenschaftler machen es sich zu leicht mit der Forderung des Verweises des Vertrauensschutzes (Datenschutz) der Patienten in die zweite Linie. Diese Problematik, die auch bei der Erstellung von Registern über maligne Erkrankungen oder, noch sensibler, im Bereich der Erfassung von mehr oder weniger spontan auftretenden teratogenen Schäden bei Neugeborenen, in unser Blickfeld getreten ist, wird hinsichtlich der zukünftigen Entwicklung weder vom Gesetzgeber, noch von der Öffentlichkeit oder der breiten Ärzteschaft vollständig verstanden. Derartige Erkenntnisse haben für die Betroffenen möglicherweise dann, unter Umständen sogar über Generationen andauernde Folgen, wenn genetisch bedingt Zuweisungen zu Risikogruppen erfolgen.

Die Vorgänge, die zu der sogenannten SMON-Katastrophe in Japan geführt haben, sollten zur Anregung dienen, bei der Erfassung von unerwünschten Wirkungen alles zu vermeiden, was suggestiven Charakter bei der Diagnostik von Arzneimittelschäden hat. Ein anderes beredtes Beispiel für die Fehleinschätzung eines Arzneistoffschadens ist die durch Metamizol hervorgerufene Agranulozytose. Die damals erörterten Häufigkeiten für diese schreckliche Krankheit von knapp unterhalb 1% der mit Metamizol Behandelten können heute, nachdem in der weltweiten Studie Ergebnisse über den Zusammenhang der Auslösung einer Agranulozytose durch Arzneitherapie vorliegen, nicht länger aufrechterhalten werden [64, 94].

In diesem Zusammenhang muß man sich daran erinnern, daß ein großer Teil unserer Erfahrungen mit Arzneimittelschäden, vor allem die Vorgänge „behind the scenes" schwerlich der in der Literatur niedergelegten Dokumentation zu entnehmen ist. Viele dieser Vorgänge bleiben erlebte Geschichte und können von den in die Zusammenhänge verwickelten Wissenschaftlern angelegentlich einer vertrauensvoll geführten Unterhaltung besser erfaßt werden als bei der Lektüre öffentlicher Dokumente. Ein Beispiel dafür ist sicherlich die Entwicklung von Hexobarbital, die in den ersten Jahren an den zunächst häufigen unerklärlichen Todesfällen zu scheitern drohte. Es war Weese, der sich in unendlicher Kleinarbeit jeder einzelnen Zwischenfallmeldung gewidmet hat und so den Zusammenhang zwischen der Gefährlichkeit von Infektionen im Halsbereich, der Hexobarbitalnarkose und chirurgischen Manipulationen in der Gegend der autonomen Ganglien aufgezeigt hat, dessen Kenntnisse dann der Einführung der intravenösen Narkose letztlich den Weg geebnet haben. Die ausschlaggebenden Untersuchungen in diesem Zusammenhang sind am Tier durchgeführt worden. Weese war übrigens auch an der in der damaligen Zeit so wichtigen Einführung von Polyvinylpyrrolidon als Blutersatzstoff beteiligt [44]; auch hier haben sich für die verantwortlichen Forscher und Ärzte wie für die Hersteller und Aufsichtsbehörden Probleme ergeben, deren Lösung auch heute noch von Bedeutung für die Strategien bei der Beurteilung unerwünschter Arzneistoffwirkungen sein kann. Der bloßen Lektüre der in der damaligen Zeit über die erwähnten Arzneistoffe niedergelegten Publikationen sind diese Informationen allerdings nicht zu entnehmen.

Bei der Abschätzung von Arzneimittelrisiken, die immer im Verhältnis zu den Krankheitsrisiken zu sehen sind, bewegen wir uns noch ziemlich am Beginn der Entwicklung aller denkbaren vernünftigen Strategien. Ob wir den Beipackzettel oder die ungezählten Kompendien mit Aufzählungen unerwünschter Arzneimittelwirkungen nehmen (z.B. Meyler 1957–1972; Dukes seit 1975–1984; Ammon 1981; Kuemmerle, Goossens 1984; Rahn 1984 [3, 22–24, 58, 81]), immer fehlt eine zuverlässige Angabe über die in einer normal zusammengesetzten Population zu erwartende Häufigkeit, die Beschreibung von Risikogruppen etc. Derartige Aufzählungen ohne Klärung der näheren Sachverhalte, unter denen ein Arzneimittelschaden aufgetreten ist, fördern weder die Kooperation des Patienten, noch können sie als hilfreiche und sachgerechte Information des Arztes betrachtet werden; von der Unhandlichkeit derartiger Nachschlagewerke gar nicht zu reden. Mittlerweile sind die Beipackzettel der Arzneistoffe zu Horrorlisten entartet, nur um den Haftungsausschluß bei Zwischenfällen bekannter Art sicherzustellen.

Im Hinblick auf die Steigerung der Sicherheit von Arzneistoffen, und — wie wir vielleicht besser sagen sollten — dafür, daß Arzt und Patient intelligent mit Arzneistoffen umgehen, fehlen noch so manche Voraussetzungen: in der Bundesrepublik Deutschland beispielsweise die sachverständige Äußerung der Ärzteschaft zu ihren therapeutischen Maßnahmen. Hier wird sehr oft und vorschnell die Therapiefreiheit in Gefahr gesehen. Dabei ist es umgekehrt: Die Therapiefreiheit ist letztlich nur dann aufrechtzuerhalten, wenn ihr ein überprüfbares therapeutisches Konzept zugrunde gelegt wird. Wir kommen nicht um die Feststellung herum, daß Medizin heutzutage ihre wesentlichen Fortschritte den Naturwissenschaften verdankt. Dies wird beispielsweise für die chirurgischen Fächer oder die Radiologie, unstreitig wichtige Säulen der Therapie, zu denen sich die 3. der Pharmakotherapie gesellt, nicht in Frage gestellt. Die Zeit dafür ist reif geworden, daß wir auch auf dem Gebiet der medikamentösen Therapie Nutzen und Risiken der Behandlung gegenüber der unbehandelten Krankheit nüchtern einzuschätzen beginnen.

Literatur

1. AMA Drug Evaluations (1983) 5. Ausgabe American Medical Association; Chicago LL, USA
2. Ames BN (1971) The detection of chemical mutagens with enteric bacteria. In: Hollaender A (ed) Chemical mutagens, principles and methods for their detection, Vol 1 pp 267–282
3. Ammon HPT (1987) Arzneimittelneben- und Wechselwirkungen, 2. Aufl. Wiss. Verlagsgesellschaft, Stuttgart
3a. Arzneiverordnungen (1984) (Hrsg) Mitglieder der Arzneimittelkommission, 15. Aufl. Deutscher Ärzte-Verlag, Köln
4. Bäumler E (1979) Paul Ehrlich. Societätsverlag, Frankfurt/Main
5. Barthelmess A (1956) Mutagene Arzneimittel. Arzneimittelforsch6: 157–168
6. Bauer KH (1949) (Hrsg) Das Krebsproblem. Springer, Berlin Göttingen Heidelberg, S. 236–239
7. Bibbo M (1979) Transplacental effects of diethylstilbestrol. In: Grundmann E (Hrsg) Current Topics in Pathology. Springer, Berlin Heidelberg New York pp 191–211
8. Boveri T, zitiert nach Bauer KH (1949) Das Krebsproblem. Springer, Berlin Göttingen Heidelberg, S 95
9. Brueghel P (1556) Vertreibung der Händler aus dem Tempel 102 x 155,5; Holz, Wasserfarben, darüber Öl aufgetragen Kopenhagen, Statens Museum for Kunst. zit. nach B. Claessens, J. Rousseau: Unser Brueghel. Mercatorfonds, Antwerpen (1969)
10. Büch HP, Büch U (1987) Hypnotika. In: Allgemeine und Spezielle Pharmakologie und Toxikologie, Fort W, Henschler D, Rummel W (Hrsg.) B I – Wissenschaftsverlag, Mannheim, S 504
11. Cahen RL (1966) Experimental and clinical chemoteratogenesis. Adv Pharmacol 4: 263–349
12. Cahen, RL (1964) Evaluation of teratogenicity of drugs. Clin Pharmacol Ther 5: 480–514
13. Cammann U, Stille W (1981) Tetracycline. Eine Basisdokumentation der Kommission BI des Bundesgesundheitsamtes
14. Cavanagh JB (1973) Peripheral neuropathy caused by chemical agents. CRC Critical Reviews in To. 2: 365–417
15. Cohlan SQ (1977) Tetracycline staining of teeth. Teratology 15: 127–130
16. Cohlan SQ, Bevelander G, Tiamsic T (1963) Growth inhibition of orematures receiving tetracyclines. AMA J Dis Child 105: 452–461
17. Davies GE (1980) The immunopathology of β-adrenoceptor-blocking drugs In: Dukor P, et al. (eds) PAR pseudo allergic reactions. Involvement of drugs and chemicals. Vol 2. Karger, Basel, pp 20–33
18. Deichmann WB, Leblanc IJ (1943) Determination of the approximate lethal dose with about six animals. J Ind Hyg Toxicol 25: 415–417
19. Deichmann WB, Henschler D, Holmstedt B, Keil G (1986) What is there that is not poison? A study of the third defense by Paracelsus. Arch Toxicol 58: 207–213
20. Deutsch E (1984) Arztrecht und Arzneimittelrecht. Springer, Berlin Heidelberg New York
21. Doull J, Klaassen CD, Amdur AO (1980) Toxicology, MacMillan, New York, p 159
22. Dukes MNG (1977–1985) Side effects of drugs. Annula I–IX. Excerpta Medica, Amsterdam

23 Dukes MNG (1979) The practolol syndrome and hypersensitivity reactions. In: Dukes MNG (ed) SEDA – 3, Excerpta Medica, Amsterdam, pp 161–162
24 Dukes MNG (1975) Meyler's side effects of drugs, 8th edn, 9th edn, 10th edn 1984, edn, Elsevier, Amsterdam
25 Ehrlich P (1911, 1912, 1913, 1914) Abhandlungen über Salvarsan, Band I–IV. Lehmann, München
26 Fabro S, Schumacher H, Smith RL, Stragg RBL, Williams RT (1965) The metabolism of thalidomide: some biological effects of thalidomide and its metabolites. Brit J Pharmacol 25: 352–362
27 Fabro S, Shull G, Dixon R (1976) Further studies on the mechanism of teratogenic action of thalidomide. Pharmacologist 18: 231–(No. 642)
28 Falk W (1964) Über Nebenwirkungen von Medikamenten aus der Sicht des Kinderarztes. Wien, Med Wochenschr 114: 298–301
29 Fischer-Homberger EC (1975) Geschichte der Medizin. Springer, Heidelberg S 1–6
30 Forth W (1985) Pharmakologische Wirkung – therapeutische Wirksamkeit. MMW 127, 26: 669–671
31 Forth W (1984) Analyse einer Illusion. MMW 126 (31): 18–21, 127 (3) 13 f
32 Forth W (1982) Benoxaprofen und sein Potential an unerwünschten Nebenwirkungen. MMW 124 (35): 741–742
33 Forth W, Henschler D, Rummel W (1987) Allgemeine und Spezielle Pharmakologie und Toxikologie. B I – Wissenschaftsverlag; Mannheim, S 86
34 Gahl K, Greiser E (1970) Erfahrungen einer klinisch-epidemiologischen Studie zum Problem der primär vaskulären pulmonalen Hypertonie. Schweiz Med Wochenschr 100: 2154–2157
35 Gebhart E (1977) Chemische Mutagenese. Fischer, Stuttgart, S 3–5
35a Gesundheitsgesetzgebung im Deutschen Reich (1941) In: Eichholtz F (Hrsg) E. Rost zum 24.10.1940. Pharmakologisches Institut der Univ. Heidelberg
36 Grahame-Smith DG, Aronson JK (1984) Regulatory authorities. In: Oxford textbook of clinical pharmacology and drug therapy, Oxford Univ. Press, Oxford p 202
37 Greiser E (1973) Epidemilogische Untersuchungen zum Zusammenhang zwischen Appetitzüglern und primär vasculärer pulmonaler Hypertonie. Internist 14: 437–442
38 Gurtner HP (1985) Chronische pulmonale Hypertonie vaskulären Ursprungs, plexogene pulmonale Arteriopathie und der Appetitzügler Aminorex: Nachlese zu einer Epidemie. Schweiz Med Wochenschr 115: 782–789; 818–827
39 Gurtner HP (1979) Pulmonary hypertension, „plexogenic pulmonary arteriopathy", and the appetite depressant drug Aminorex: post or propter? Bull Eur Physiopathol Respir 15: 897–923
40 Gurtner HP (1972) Pulmonale Hypertonie nach Appetitzüglern. Med. Welt 23. 1036–1041
41 Gurtner HP, Gertsch M, Salzmann C, Scherrer M, Stucki P, Wyss F (1968) Häufen sich die primär vaskulären Formen des chronischen Cor pulmonale? Schweiz Med Wochenschr 1579–1589; 1695–1707
42 Habs H (1980) Testmethoden auf krebserzeugende Wirkung. Forschungsbericht Nr. 236, Wirtschaftsverlag NW, Bremerhaven
43 Habs H, Habs M (1985) Diethylenglykol — Bestandsaufnahme zur Toxizität. Dtsch Apotheker Ztg 38: 1891–1893
44 Hecht G, Weese H (1943) Periston, ein neuer Blutflüssigkeitsersatz. MMW 90: 11–15
45 Helm F (1966) Tierexperimentelle Untersuchungen und Dysmeliesyndrom. Arzneimittelforsch (Drug Res) 16: 1232–1244
46 Herbst, AL, Scully RE (1970) Adenocarcinome of the vagina in adolesence. A report of 7 cases including 6-clear-cell carcinomas (so-called mesonephromas). Cancer 25: 745–757
46a Heubner W (1940) Eugen Rost zum 70. Geburtstag. KliWo 19: 1095–1096
47 IARC (1980) Long-term and short-term screening assays for carcinogenes: a critical appraisal. International Agency for Research on Cancer, Lyon
48 IARC (1979) Sex hormones (II). IARC Monogr Eval Carcinog Risk Chem Hum, International Agency for Research on Cancer, Lyon pp 173–231
49 Igata A, Toyokura Y (1971) Subakute Myelo-Optika-Neuropathie (SMON) in Japan, MMW 31: 1062–1066
50 Ivankovic, S (1981) Perinatale Carcinogenese. In: Schmähl, D (Hrsg.) Maligne Tumoren. Entstehung, Wachstum, Chemotherapie. Editio Center, Aulendorf, S 272–288

51 Iwamoto HK, Brennan WR (1969) The effect of demeclocycline, oxtetracycline, and erythromycine on tooth color in the rat. Toxicol Appl Pharmacol 14: 33–40
52 Karnofsky DA (1965) Drugs and teratogens in animals and man. Annu Rev Pharmacol 5: 447–472
53 Kewitz H (1974) Arzneimittel als Krankheitsursache, Internist 15: 7–12
54 Kienitz M (1966) Zahnveränderungen nach Tetracyclintherapie, Pädiatr Fortbild Prax 5: 347 ff
55 Kilian H, Weese H (1954) Die Narkose. Thieme, Stuttgart, S 855
56 Kraupp O (1969) Tieerexperimentelle Untersuchungen zur Ätiologie der primären Pulmonalhypertension. Wien Z Innere Med 50: 493 ff
57 Kraupp O, Stühlinger W, Raberger G, Turnheim K (1969) Die Wirkung von Aminorex (Menocil) auf die Hämodynamik des großen und kleinen Kreislaufs bei i.v. Darreichung am Hund. Naunyn-Schmiedebergs Arch Pharmakol 264: 389–405
58 Kuemmerle HP, Goossens N (1984) Klinik und Therapie der Nebenwirkungen. Thieme G, Stuttgart New York
59 Kunz W, Keller H, Mückter H (1956) N-Phthalylglutaminsäure-Imid: experimentelle Untersuchungen an einem neuen synthetischen Produkt mit sedativen Eigenschaften Arzneimittelforsch (Drug Res) 6: 426–430
60 Lenz, W (1961) Kindliche Mißbildungen und Medikament-Einnahme während der Gravidität, Dtsch Med Wochenschr 86, 52: 2555–2556
61 Lenz W (1962) Thalidomide and congenital abnormalities. Lancet Jan. 6: 45
62 Lenz W (1965) Epidemiology of congenital malformation Ann NY Acad Sci 123: 228–236
63 Lenz W, Knapp K (1962) Die Thalidomid-Embryopathie, Dtsch Med Wochenschr 87, 24: 1232–1242
64 Levy M (1986) Epidemiology of metamizol-induced agranulocytosis, Agents Actions [Suppl] 19: 237–246
65 Lichtfield JT, Wilcoxon FA (1947) A simplified method of evaluating dose-effect experiments. J Pharmacol Exp Ther 95: 99–113
66 Loogen F. (1972) Primäre pulmonale Hypertonie. Verb Dtsch Ges Kreislaufforsch 38: 134–141
67 Luers H (1955) Zur Frage der Erbschädigung durch tumortherapeutische Cytostatica. Z Krebsforsch 60: 528–535
68 Murphy ML, Karnofsky DA (1956) Effect of azaserine and other growth-inhibiting agents on etal development of the rat. Cancer 9: 955–962
69 McColl JD, Globus M, Robinson S (1965) An attempted reversal of thalidomide Embryopathy in the Rat by Glutamine. Can J Physiol Pharmacol 43: 69–73
70 Mellin GW, Katzenstein M (1962) The saga of thalidomide. Neuropathy to embryopathy, with case reports of congenital anomalies. N Engl J Med 267: 1184–1193; 1238–1244
71 Möllers B (1950) Robert Koch. Schnore & v. Seefeld, Hannover, S 193 f u. 556 f.
72 Neubert D, Barrach H-J, Merker H-J, (1980) Drug-induced damage to the embryo or fetus. In: Grundmann E (ed) Drug-induced pathology, Srpinger, Berlin Heidelberg New York
73 Olson CA, Riley HD (1966) Complications of tetracycline therapy. J Pediatr 68: 783–ff
74 Pagel W (1958) Paracelsus. An introduction to philosophical medicine in the aera of the renaissance. Karger, Basel New York
75 Pfeifer HJ, Greenblatt DJ, Koch-Weser J (1977) Adverse reactions to practolol in hospitalized patients. Eur J Clin Pharmacol 12: 167–170
76 Pfeiffer RA, Kosenow W (1962) Thalidomide and congenital abnormalities. Lancet Jan. 6: 45–46
77 Pfeiffer RA, Kosenow W (1962 a) Zur Frage einer exogenen Verursachung von schweren Extremitätenmißbildungen. MMW 2: 68–74
78 Poggel H-A (1984) Reproduktionstoxikologische Untersuchungen. In: Klinische Pharmakologie. (Kuemmerle H-P, Hitzenberger G, Spitzy KH (Hrsg) ecomed; Landsberg, München, S 1–10
79 Porteous RJ, Weyman J (1962) Tetracyclines and yellow teeth, Lancet I: 861
80 Raftery EB, Denman AM (1973) Systemic Lupus Erythematosus Syndrome induced by practolol. Br Med J 2: 252–255
81 Rahn KH (1984) Erkrankungen durch Arzneimittel. Thieme G., Stuttgart
82 Realini JP, Goldzieher JW (1985) Oral contraceptives and cardiovascular disease: a critique of the epidemiologic studies. Am J Obstet Gynecol 152: 729–798

83 Salsburg DS (1977) Use of statistics when examining lifetime studies in rodents to defect carcinogenicity. J Toxicol Environ Health 3: 611–628
84 Saner H, Küpfer A, Dick B, Gurtner HP (1982) Drug hydroxylation in patients with primary vascular pulmonary hypertension (PVPH) after aminorex fumarate (AF, Menocil) Nauyn-Schmiedebergs Arch Pharmacol 321: R 32
85 Sarraci R (1970) Proc. Eurgs. Soc. Eov the Study of Drug Toxicity XI, 100 zit. nach Forth W, Henschler D, Rummel W (1983) Allgemeine und spezielle Pharmakologie und Toxikologie. B I – Wissenschaftsverlag, Mannheim, S 70
86 Saxan L (1965) Tetracycline: effect on orteogenesis in vitro, Science 149: 870–872
87 Schaumburg HH, Spencer PS (1980) Clioquinol. In: Spencer PS, Schaumburg HH, (eds) Neurotoxicology. Williams, Wilkins, Baltimore, pp 395–406
88 Schippergers H (1985) Der Garten der Gesundheit, Artemis Zürich, S 116–125
89 Schmähl D (1981) Cancerogenwirkende Arzneimittel In: Schmähl D (Hrsg) Maligne Tumoren – Entstehung, Wachstum, Chemotherapie, Editio Center, Aulendorf, S 216
90 Schmähl D, Habs M (1980) Drug-induced cancer. In: Grundmann E (ed) Drug-induced pathology. Springer, Berlin Heidelberg New York pp 334–335
91 Schmähl D, Habs M (1980a) Drug-induced cancer. In: Grundmann E (eds) Drug-induced Pathology Springer, Berlin Heidelberg New York, S pp 337–338
92 Schmähl D, Petru E (1986) Zweittumoren nach zytostatischer Chemotherapie mit Alkylantien beim Menschen; toxikologische Gesichtspunkte Dtsch Med Wochenschr 111: 833–835
93 Schwachmann H, Schuster A (1956) The tetracyclinses. Pediatr Clin North Am 3: 295–303
94 Shapiro S (1984) Agranulocytosis and pyrazolones. Lancet I: 451
95 Simon H, Felix R (1977) Reversible pulmonalarterielle Hypertonie nach Einnahme von Menocil. Med Klin (München) 72: 1685–1688
96 Smith RC, Gillett DJ, O'Neill JP (1977) Sclerosing peutronites after practolol administration. Med J Aust 2: 394
97 Somers GF (1960) Pharmacological properties of thalidomide (a-phtalimido-glutarimide): new sedative hypnotic drug. J Pharmacol 15: 111–116
98 Speirs AL (1962) Thalidomide and congenital abnormalities. Lancet I: 303–305
99 Stauffer UG (1966) Zahnveränderungen nach Tetracyclinbehandlung. Helv Paediatr Acta 21: 397–408
100 Swallow JN (1964) Dislocation of primary dentition after maternal tetracycline ingestion in pregnancy. Lancet II: 611–612
101 Taussig HM (1962) Dangerous tranquility. Science 136: 683
102 Thome R (1978) Dokumentation und Statistik als Vorausbedingung wissenschaftlicher Erkenntnisse umweltbedinger Abläufe. In: Böhm K, Köhler CO, Thome R. (Hrsg) Historie der Krankengeschichte. Schattauer FK, Stuttgart New York S 3–43
103 Überla K, Schnieders B (1983) Letter to the Editor. Arzneimittelforsch 33: 83
104 Umweltbundesamt (1983) (Hrsg) Beurteilung des Risikos kleiner Dosen von krebserzeugenden Stoffen für den Menschen. Erich Schmidt, Berlin
105 Wallmann IS, Hilton HP (1962) Teeth pigmented by Tetracycline. Lancet I: 827–829
106 Weise HJ (Redaktion) (1983) BGA – Über ein Jahrhundert im Dienste der Gesundheit. Bundesgesundheitsamt, Berlin
107 Weltärztebund (1975) Revidierte Deklaration von Helsinki – Empfehlungen für Ärzte, die in der biomedizinischen Forschung am Menschen tätig sind, beschlossen von der 29. Generalversammlung des Weltärztebundes am 10.10.1975 in Tokyo
108 WHO (1975) Technical Report Nr. 563 Guidelines for evaluation of drugs for use in man. Genf. Deutsche Übersetzung: Richtlinien für die Beurteilung von beim Menschen anwendbaren Arzneimitteln. MPS e.V. Frankfurt a.M (1976)
109 WHO (1977, 1979) The selection of essential drugs and Second Report of the WHO Expert Committee. Genf. Technical Reports No. 615, 641
110 Wiedemann H-R (1961) Hinweis auf eine derzeitige Häufung hypo- und aplastischer Fehlbildungen der Gliedmaßen. Med Welt 37: 1863–1866
111 Winzenried FJM (1961) Über Schlafstörungen, Med Klin 56: 1046–1049

Kapitel 3
Forensische Toxikologie

G. Schmidt

Einleitung

Was ist forensische Toxikologie?

Der Begriff ist sehr alt und wird international mit gleicher Bedeutung verwendet. E. Weinig, mein Lehrer, hat ihn eingedeutscht in „gerichtliche Vergiftungslehre" [47].
    Forensische Toxikologie befaßt sich in Lehre, Forschung und Praxis mit der Aufklärung von Vergiftungen am Menschen, besonders bei Verdacht des Fremdverschuldens. In erster Linie sind fragliche Vergiftungen durch fremde Hand abzuklären. Die Spezialisierung der Experten hat aber dazu geführt, daß an vielen Orten das Know-how der forensischen Toxikologie ausgenutzt wird, um auch klinische Toxikologie zu betreiben. So geht vielfach der Nachweis einer Vergiftung Hand in Hand mit der darauf gegründeten gezielten Behandlung.
    Bekanntlich unterscheidet man Vergiftungen durch fremde Hand mit Tötungs- oder Schädigungsabsicht: Giftbeibringung gemäß § 229 StGB — auch Abtreibung durch Gift (§ 218), Selbstvergiftungen in Schädigungs- oder Tötungsabsicht: Suizid (nicht strafbar), Unfälle durch Gift: akzidentelle Vergiftungen, besonders bei Kindern und durch ärztliche Behandlung, strafbar als fahrlässige Körperverletzung (§ 230 StGB) oder Tötung (§ 222 StGB).
    Der forensische Toxikologe ist im allgemeinen in einem rechtsmedizinischen Institut angesiedelt, in jüngster Zeit auch bei verschiedenen Landeskriminalämtern.
    Die heutige Ausstattung einer forensisch-toxikologischen Arbeitsgruppe umfaßt jeweils mehrere Chemiker und Chemielaboranten. Nach den Forderungen einer Senatskommission (Leitung: Prof. Dr. Dr. Marika Geldmacher-v. Mallinckrodt) der Deutschen Forschungsgemeinschaft sollen klinisch-toxikologische Laboratorien der höchsten Leistungsstufe für Giftuntersuchungen wie folgt ausgerüstet sein und tätig werden können:

Qualitative Prüfung auf alle relevanten Pharmaka und Gifte, einschließlich wichtiger Metalle;
quantitative Konzentrationsbestimmungen der Pharmaka und Gifte im Blut;
Bestimmung der Blutalkoholkonzentration durch zwei verschiedene Methoden:
– Dünnschichtchromatographie,
– Spektralphotometrie (Ultraviolett, sichtbarer Bereich, Infrarot),
– Enzymimmunoassay,

- Gasspürgerät,
- Gaschromatographie,
- Gaschromatographie-, Massenspektrometriekopplung mit EI-/CI-Technik (EI: electron impact; CI: chemical ionization),
- Hochdruckflüssigkeitschromatographie-, Massenspektrometriekopplung,
- Atomabsorptionsspektrometrie,
- Immunoassay,
- Fluorimetrie,
- Voltammetrie,
- NMR-Spektroskopie (Kernresonanz),
- Neutronenaktivierungsanalyse,
- NMR-EPR-Techniken (EPR: Elektronenspinresonanz).

Nur ganz wenige Laboratorien dürften apparativ, geschweige denn personell so ausgestattet sein, daß alle genannten methodischen Möglichkeiten nebeneinander eingesetzt werden können.

Bis zum Status praesens war es ein langer Weg, den ich in den letzten 35 Jahren mitverfolgt habe. Wir fangen aber in „grauer Vorzeit" an, denn solange es rechtsmedizinische Probleme gibt, ist auch die forensische Toxikologie nachzuweisen.

Altertum

Sobald es in einer Gemeinschaft geregelte Rechtsbeziehungen gab, wurden auch medizinische Kenntisse in die Entscheidungen über Schuld und Nichtschuld einbezogen. Wenn Sokrates zur Erfüllung seines Todesurteils selbst beitragen mußte, indem er den durch ihn berühmt gewordenen Schierlingsbecher leerte, so ist diese Art der Tötung auf bereits vorhandene Erkenntnisse über Dosis und Wirkung eines Giftes begründet. Gerhard Wolff (1938) schreibt dazu:

„. . . Der Giftmord wurde zwar schon früh als verabscheuungswürdiges Verbrechen angesehen und nach den römischen Gesetzen härter als Raubmord bestraft; nichtsdestoweniger war er im Orient und auch in Rom, zumal in den Zeiten des Tiberius, Nero und Caligula, ein in den höchsten Kreisen verbreitetes Übel. Ja, wir hören sogar, daß noch im 10. Jahrhundert am Hofe Karls des Einfältigen ein wissenschaftlicher Streit unter Ärzten (von welchen der eine Kleriker und späterer Bischof war) in Form gegenseitiger Giftmordversuche ausgetragen wurde. Der ethische Tiefstand orientalischer und auch römischer Herrschergeschlechter bedingte es, daß zumal einige vorderasiatische und ägyptische Fürsten sich mit den Wirkungsformen der Gifte beschäftigten. Diese erstreckten sich jedoch nicht auf Leichen und sind eigentlich nicht anders als organisierte Giftmordversuche am lebenden Menschen, denen allerdings sogar Sprengel eine fördernde Wirkung auf die Wissenschaft zuschrieb. In diesem Sinne sind m.E. die Versuche eines Mithridates und auch der Kleopatra aufzufassen, von welcher Plutarch berichtet, sie habe die verschiedenen Giftarten an Gefangenen ausprobiert und gefunden, daß der Natternbiß den schnellsten und schmerzlosesten Tod herbeiführe. . . So erklärt es sich, daß in jenen Zeiten die Bedingungen für eine objektive wissenschaftliche Erforschung der Wirkungsformen von Giften im toten Körper nicht günstig waren. Trotzdem hat es seit

altersher nicht an derartigen Versuchen der Ärzte gefehlt. Bereits Erasistratos hat sich mit den Erscheinungen des Gifttodes an der Leiche beschäftigt und Leichen auf die Wirkung von Schlangengift hin untersucht. Fuchs berichtet hierüber ‚ut iecur, colum, vesicam eorum, qui a cenchride serpente pernicioso, morsi erant, corrupta esse inveniret'. Als charakteristisches Merkmal des Todes durch Vipernbiß beschreibt Nikandros von Kolophon Veränderungen der Hautfarbe, welche broncefarben, bleiartig, ja bis zu einem kupferroten Farbton variieren können. Bei der Vergiftung mit Colchicumart treten nach Angabe desselben Schriftstellers Geschwüre im Magen auf. In der dem Pedanios Dioskurides unterschobenen Schrift wird als Kennzeichen der Bleiweißvergiftung die weiße Verfärbung des Zahnfleisches, des Gaumens und der Zahnlücken angegeben. Über vergiftete Wunden schreibt Celsus. Galenos beschäftigt sich mit den Wirkungsformen verschiedener Gifte und den durch sie hervorgerufenen Veränderungen des Körpers (Schierling, Mohn, hyoscyami semen, mandragora). An anderer Stelle erwähnt er die Folgen des Stiches giftiger Insekten und berichtet von den Versuchen der Ärzte, spezifische Merkmale von Vergiftung zu finden. — Abgesehen von solchen vereinzelten unsicheren Versuchen einiger Ärzte, Vergiftungsfolgen einer rationellen Beurteilung zu unterziehen, finden sich im klassischen Altertum nur äußerst verworrene, von magischen Anschauungen durchsetzte Vorstellungen über die Merkmale des Gifttodes. Leichenuntersuchungen Vergifteter zur Feststellung der Todesursache fanden im allgemeinen überhaupt nicht statt. Dafür spricht u.a. auch der Bericht des Livius über den Giftmordprozeß gegen 20 Frauen in Rom. Die Angeklagten wurden gezwungen, das von ihnen hergestellte Getränk selbst zu trinken und starben sämtlich daran. Von einer Besichtigung oder Untersuchung der Gemordeten ist keine Rede. Eine Ausnahme scheint mit der Leiche des Germanicus gemacht worden zu sein. Da der Verdacht auf Giftmord bestand, fand nach den Berichten des Tacitus und Sueton eine Inspektion der Leiche statt. Ersterer schildert die Beobachtungen an der Leiche folgendermaßen: ‚corpus (Germanici) antequam cremaretur, nudatum in foro Antiochensium, qui locus sepulturae destinabatur, praetuleritne veneficii signa, parum constitit; nam ut quis misericordia in Germanicum, et praesumpta suspicione aut favore in Pisonem pronior diversi interpretabantur'. Sueton berichtet über denselben Vorgang: ‚nam praeter liuores, qui toto corpore erant, et spumas, quae per os fluebant, cremati quoque cor inter ossa incorruptum repertum est, cujus ex natura existimatur, ut tinctum ueneno igne confici nequeat.'" [52].

Grundsätzlich kann man sagen, daß die Geschichte der Toxikologie eine Geschichte der forensischen Toxikologie ist. In der vorrömischen Zeit hatten vor allem die Priester verschiedener Religionen Kenntnisse über Giftwirkungen, was ihnen Macht verlieh. So waren Priester nicht nur als Gesetzgeber, sondern auch als Ärzte und Wunderdoktoren tätig (Camps „Gradwohl's Legal Medicine" 1968 [10]). In China sollen schon vor etwa 3000 Jahren Eisenhut, Arsenik und Opium bekannt gewesen sein [10]. Bereits 200 v. Chr. soll in China Haschisch als Narkotikum in der Chirurgie verwendet worden sein. In Griechenland kannte man ebenfalls Cannabis indica neben mehreren anderen Pflanzengiften. Hippokrates (460–355 v. Chr.) hatte Anlaß, in seiner medizinischen Ethik den Satz zu verankern, daß der Arzt keiner Schwangeren ein Gift geben solle, das die Fehlgeburt herbeiführen könne.

Die Lex Cornelia des Sulla (137–78 v. Chr.) stellte u.a. die Abtreibung und die Abgabe eines den Geschlechtstrieb anregenden Mittels unter Strafe. Die Gesetze des Kaisers Justinianus (483–556 n. Chr.), Codex juris Justiniani, befassen sich auch mit verschiedenen Arten von Vergiftungen. Zweimal wird [46] in den Digesten die

Antikonzeption, einmal ein konzeptionsförderndes Mittel erwähnt. Mehrfach werden Giftmorde angesprochen. Giftmord wird schwerer geahndet als Mord mit dem Schwert; Digesta 48, 8, 3: „Plus est hominem veneno extinguere quam occidere gladio."

Auch die falsche Medikation durch einen Arzt wird unter Strafe gestellt (Digesta 9, 2.8) und die vorsätzliche Verschlimmerung eines Augenleidens durch Anwendung eines falschen Medikaments (Digesta 50, 13.3). Ein Arzt wollte dadurch den Patienten zum Verkauf seiner Grundstücke an ihn bewegen!

Während die Griechen zu jener Zeit den Leichnam als unantastbar betrachteten, kannten die Römer bereits die gesetzlich festgelegte Schnittentbindung zur Rettung des Kindes einer verstorbenen Schwangeren.

Aber auch im Römischen Reich wurden erst sehr viel später, nach der Jahrtausendwende, Leichenöffnungen möglich. So beruhte der Nachweis einer Vergiftung im Altertum im wesentlichen auf der Auffindung des Gifts, auf der Prüfung seiner Wirkung an Tieren und „Vorschmeckern" und auf den Vergiftungserscheinungen einschließlich der äußeren Leichenveränderungen.

Was den Vergleich der Wirkung eines Gifts an Tieren betrifft, so ist der andersartige Stoffwechsel von Tier und Mensch zu beachten. Trotzdem war und ist der Tierversuch eine bewährte Hilfe bei der Feststellung von Giftwirkungen.

Die Vergiftungserscheinungen am lebenden Menschen sind nur in wenigen Fällen so deutlich, daß hieraus die Diagnose gestellt werden kann. „Die Vergiftung ist der Affe unter den Krankheiten." Dieser Satz im Klinikjargon soll besagen, daß viele andere Krankheiten, besonders solche mit Mikroorganismen als Erreger (deren Toxine man im weiteren Sinne auch zu den Giften zählen muß), mit einem Vergiftungsbild verwechselt werden können. Die Bleivergiftung, seit dem Altertum vorkommend, aber weniger bekannt, darf hier als Beispiel erwähnt werden.

Die Geschichte der forensischen Toxikologie zeigt bis zur heutigen Zeit, daß es sehr schwer ist, eine richtige Diagnose zu stellen, wenn ein einzelner stirbt. Um so leichter sind die Ärzte geneigt, einen natürlichen Tod anzunehmen, wenn es sich um einen alten oder kranken Menschen gehandelt hatte. Sterben 2 oder mehr anscheinend gesunde Menschen in derselben Umgebung, wird es leichter, einen Vergiftungstod in Betracht zu ziehen. Aber sogar Massenvergiftungen können verkannt werden, wenn das Gift zu verschiedenen Zeiten am gleichen Ort einwirkt oder wenn gleichzeitig, aber ortsverschieden, die Fälle zur Beobachtung gelangen.

Leichenuntersuchungen im Altertum

Wird die Leiche eines Vergifteten geöffnet, sind unter Umständen sichere Hinweise auf einen Vergiftungsstod zu gewinnen. Das gilt v. a. für Gifte mit ätzender Wirkung (Säuren, Laugen, hochkonzentrierte Alkohole und Lösungsmittel). Ohne chemischen oder biologischen Giftnachweis ist auch die Obduktion nicht immer erfolgversprechend. G. Wolff [52] sagte dazu:

„Damit kommen wir zu den Merkmalen, die von der öffentlichen Meinung für Vergiftungszeichen an Leichen gehalten wurden. Plinius bezeichnet die Unverbrennlichkeit des Herzens glei-

chermaßen wie Sueton als typisches Merkmal und nimmt dabei ebenfalls auf den Tod des Germanicus Bezug: ‚non potuisse ob venenum cor Germanici Caesaris cremari.' Quintilian beschreibt Vergiftungssymptome an Leichen folgendermaßen ‚putre livoribus cadaver, inter efferentium manus fluens tabe corpus.' Cicero gibt in seiner Rede für Cluentius an, daß der Körper der von ihrem Gatten ermordeten Cluentia ‚alle gewöhnlichen Anzeichen und Spuren von Vergiftung aufwies', ‚omnia praeterea quae solent esse indicia et vestigia veneni in lius mortuae corpore fuerunt'. Leider bezeichnet er nicht näher, worin diese Zeichen bestanden haben, so daß nahe liegt, anzunehmen, Cicero habe mit diesen Worten nur die allgemeine in den Laienkreisen Roms herrschende Ansicht über Vergiftungsmerkmale wiedergeben wollen, wenn man nicht gar in der ganzen Beschreibung eine Verleumdung sehen will. Seneca glaubt, daß in den Leichen Vergifteter keine Würmer entstehen ‚in uenenatis corporibus uermis non nascitur'. Plinius berichtet, daß die Körper Vergifteter von Tieren nicht angerührt würden ‚qualiter defunctos non . . . non ferae attingerent terraeque servaretur qui sibi ipsi periisset'. Ebenfalls Plinius behauptet, daß nach dem Genuß von Zedernöl, welches er für ein tödliches Gift ansieht, der Leichnam nicht faule ‚defuncta corpora incorrupta aevis servat'.*

Plutarch hielt offenbar eine Art Exanthem für ein Zeichen von Vergiftung. Er beschreibt, daß an dem Körper der toten Kleopatra weder ein fleckiger Auschlag, noch sonst ein Zeichen von Gift sich fand. Würde man als richtig unterstellen, daß der Tod der Kleopatra durch den Biß einer Aspis erfolgte, wie ein Gerücht besagt, so entspräche dieser Leichenbefund den Angaben des Nikandros, welcher schildert, daß im Gegensatz zu mancherlei anderen Schlangenbissen, irgendwelche äußeren Veränderungen des Körpers beim Biß dieser Art nicht auftreten.

Zusammenfassend wird man sagen können, daß die Kenntnisse und Erfahrungen auf toxikologischem Gebiet im klassischen Altertum, wenn man von der bereits erwähnten rein praktischen Erprobung der verschiedenen Giftarten absieht, recht gering waren und von einer systematisch wissenschaftlichen Verwertung derselben nicht gesprochen werden kann. So mag denn auch die Unmöglichkeit, ursächliche Zusammenhänge herzustellen, u.a. mit dazu beigetragen haben, daß nach römischem Gesetz der Giftmord schwerer als der Raubmord geahndet wurde."

Weder Corpus iuris civilis (439 n. Chr.) noch die damaligen Gesetze der Normannen, Alemannen, Sachsen und Bayern sahen Leichenöffnungen vor.

Leichenöffnungen heute

Auch heute gibt es noch sehr viele Tabus im Zusammenhang mit Leichenritualen, was die Quote von Obduktionen stark beeinflußt. In Japan wurden und werden aus religiösen Gründen nicht viele Leichenöffnungen durchgeführt (z.B. 50 pro Jahr in einem rechtsmedizinischen Institut, das 2 Millionen Einwohner betreut). In Tokio sind etwa 2000 Obduktionen pro Jahr polizeilich angeordnet.

1969 hatte Tokio 9 004 712 Einwohner, und 41 252 Todesfälle wurden erfaßt. 1891 Obduktionen wurden im Tokio Medical Examiners Office durchgeführt. Das sind 33,7 % der untersuchten Leichen; darunter waren 44 Vergiftungen durch Selbstmord, 23 Vergiftungen durch Unfall und 5 sonstige Vergiftungen (kein Giftmord). Im Unterschied dazu gab es in New York, das 1969 auch 9 Mio. Einwohner hatte, allein

1000 Rauschgifttote. Im Medical Examiners Office New York wurden schon 1954 mehr als 20 000 von 81 000 Todesfällen untersucht. Das sind nicht die klinischen Autopsien in den Krankenhäusern, sondern die vom Rechtsmediziner durchgeführten Leichenöffnungen. Am Rechtsmedizinischen Institut der Universität Heidelberg, das für 2 Millionen Einwohner Nordbadens zuständig ist, sind jährlich etwa 500 Leichenöffnungen auf Anordnung der Staatsanwaltschaften vorzunehmen. Darunter sind rund $^1/_5$ der nichtnatürlichen Todesfälle Vergiftungen.

Unter 8230 Sektionen (1969 bis 1981) haben wir 1219 Vergiftungen gezählt. Darunter waren 195 Alkoholvergiftungen, 180 Schlafmittelvergiftungen ohne Barbiturate, 168 Schlafmittelvergiftungen mit Barbituraten, 137 Kohlenmonoxidvergiftungen, 124 Vergiftungen mit Schädlingsbekämpfungsmitteln und 70 Betäubungsmittelvergiftungen. Hierbei handelt es sich um die am häufigsten vorkommenden Vergiftungsarten.

Spätes Mittelalter und Neuzeit

Ohne Frage haben beim Übergang vom Mittelalter zur Neuzeit die nun zaghaft beginnenden Leichenöffnungen der Medizin einen ungeheuren Erkenntniszuwachs verschafft. Das gilt nicht nur für Anatomie und Pathologie, sondern vor allem für die klinischen Disziplinen und nicht zuletzt für die Toxikologie.

Ein lesenswerter und vor allem komprimierter Abriß über die Obduktion der menschlichen Leiche von ihren Anfängen bis heute findet sich bei Brugger und Kühn [7].

Hier kann nur auf die fundamentale Erkenntnis in bezug auf Vergiftungen hingewiesen werden, die Giovanni Battista Morgagni (1682–1771) gewonnen hat und auf die auch alle forensischen Toxikologen der Neuzeit immer wieder verweisen, daß nämlich der Giftnachweis eine unabdingbare Voraussetzung für die Diagnose einer Vergiftung sein muß; „De morbis a venenis inductis", Art. 21 (1761): „Sed res certa erit, ubi in ventriculo, aut proximis intestinis venenum ipsum reperietur facile agnoscendum." [30]

Waren es in den Jahren der Universitätsgründungen im 14. und 15. Jahrhundert nur einzelne Leichenöffnungen, die jährlich erlaubt waren, so konnten sich sowohl die Sektionstechnik als auch der Erkenntnisgewinn in pathologisch-anatomischer wie in toxikologischer Richtung erst verbessern, als die Sektionsziffern anstiegen. Morgagni selbst soll zusammen mit seinem Lehrer Valsalva bereits 700 Sektionen durchgeführt haben.

Die frühesten anatomischen Kenntnisse dürften durch Einbalsamierungen, aber auch aus der vergleichenden Anatomie gewonnen worden sein. Erasistratos (geb. um 330 v. Chr.) hatte schon überraschende Detailkenntnisse des menschlichen Körpers und brachte den Aszites mit der Verhärtung der Leber in ursächlichen Zusammenhang.

Obwohl von seiten der katholischen Kirche im 15. Jahrhundert Leichenöffnungen zu wissenschaftlichen Zwecken grundsätzlich erlaubt wurden, gab es bis heute immer wieder Tabuisierungen des menschlichen Leichnams und Gegenströmungen, die die Arbeit der Pathologen und Rechtsmediziner an der Leiche desavouierten. Aus Ländern mit gesetzlicher Sektionserlaubnis (Österreich durch Maria Theresia, skandinavische Länder, Ostblockstaaten) werden heute wesentlich größere Sektionsziffern berichtet, als sie für die Bundesrepublik Deutschland bekannt sind [41]: In Heidelberg wurden 1982 rund 1,5 % der Todesfälle gerichtlich obduziert. Das entspricht dem Bundesdurchschnitt. Es fällt auf, daß unter dem Einfluß obduktionsfeindlicher Strömungen die klinischen Sektionen zurückgehen, während die gesetzlich verordneten rechtsmedizinischen Leichenöffnungen in etwa die Quote der letzten Jahre beibehalten haben. Diese ist aber nach Auffassung aller Fachleute viel zu gering, um aufklärungswürdige, etwa 20 % aller Todesfälle, zu erfassen. Es dürfte ein Ergebnis dieser mangelhaften Sektionspraxis sein, daß Massenvergiftungen immer wieder vorkommen und manchmal nur durch Zufall aufgeklärt werden. Nach Meinung führender Kriminalisten ist die Dunkelziffer bei nichtnatürlichen Todesfällen, zu denen alle Vergiftungen zu rechnen sind, als hoch einzuschätzen.

Liest man die verschiedenen höchstinteressanten Darstellungen über bekanntgewordene Giftmordprozesse, so ist bei der Mehrzahl erst nach massivem Verdacht aus der Umgebung der Ermordeten eine Untersuchung der Opfer angeordnet worden, wie später zu beschreiben ist, oder sogar Jahrzehnte nach dem Tode.

Leider gibt es auch Gegenargumente aus der Geschichte zu berichten: In einem Land mit hoher Sektionsquote (über 50 % aller Leichen) ereigneten sich in einem Krankenhaus über 30 tödliche Vergiftungen mit einem Desinfektionsmittel, bevor sie aufgeklärt werden konnten. Die Bedeutung einer sorgfältig und mit größter Sachkunde durchgeführten Leichenöffnung wird an diesem Beispiel erhellt.

In der frühen Neuzeit und in der Renaissance hat man die Giftmischerei zwar immer besser beherrscht (Borgia, Medici), aber zugleich war man ohnmächtig bei dem Versuch, eine Vergiftung sicher nachzuweisen. Diese Angst vor dem geheimnisvollen Gift führte dazu, daß zeitweilig bereits der Besitz von Gift mit dem Tode bestraft wurde.

Von E. Fischer-Homberger [12] wird der mit Giftbeibringung verbundene Zauber in der vorchemisch-toxikologischen Zeit sehr schön beschrieben; auch der große Anteil weiblicher Giftmischer wird analysiert und mit Prozeßbeispielen aus der Renaissance belegt. Sie läßt u.a. Codronchi sprechen, der 1595 ein dickes Werk, „De morbis veneficis ac veneficiis libri quattuor", herausgegeben hat, welches die Vergiftung als Dämonen- und Hexenwerk darstellt: *„Alle sagen es und Erfahrung und Autoritäten bestätigen es für früher und jetzt"*, schreibt Codronchi, *„daß auf 50 Frauen, die die Kunst des Venefizierens ausüben, kaum ein Mann gefunden wird. Das kommt von der Zerbrechlichkeit und Schwäche; Frauen verfallen viel eher als Männer allerhand Lockungen, denken weniger klar, werden von Dämonen leichter getäuscht und angelockt. Sie neigen mehr zum Bösen als die Männer, damit hängt ihre Hebammentätigkeit zusammen, und weil sie so viel schwatzen, geben sie ihre bösen Künste untereinander weiter. Der Dämon weiß, wie geil sie sind und weiß sie zu gewinnen, indem er ihre verborgenen Wünsche erfüllt."*

Wer mit der Aufklärung von Vergiftungsfällen oder solchen, die dafür gehalten wurden, befaßt war, mußte oft resignieren. Chemiker, andere Naturwissenschaftler und Ärzte waren aufgerufen, ihr Fachwissen zu erweitern und sich dem Giftnachweis zuzuwenden. *„Reißt das Gift aus dem Verborgenen, zeigt es, und man wird sie (die Mörder) hängen."* (J. Thorwald nach H. Fielding; Thorwald hat in seinem Werk „Das Jahrhundert der Detektive" [44] einen vorzüglichen Abriß der Geschichte der forensischen Toxikologie geschrieben).

Neuzeit

Arsenik im Mittelpunkt

Während in der Frühzeit wenige mineralische, pflanzliche und tierische Gifte neben dem Rauchgas bekannt waren, stieg die Zahl der durch systematische Untersuchugen beobachteten Giftstoffe in der frühen Neuzeit deutlich an. Trotzdem beschränkten sich die damals häufigen Tötungen durch Gift im wesentlichen auf das „Modegift" Arsenik. Es kann als Beispiel für die Problematik, für Lösungsansätze und schließlich vollständige Aufklärung einer Giftsubstanz angeboten werden. Lewin hat 1929 in seinem „Lehrbuch der Toxikologie" [23] über Arsen, die akute und chronische Arsenvergiftung, die Gewöhnung, den Nachweis sowie die ärztlichen Anwendungen bis zum Salvarsan 31 Seiten geschrieben. Auch Lewin war von der führenden Rolle der Frau als Giftmörderin überzeugt. Über die Geschichte des Arseniks bringt Lewin folgenden Abriß:

„Bis in das zweite Jahrhundert vor der jetzigen Zeitrechnung geht erweislich die Kenntnis der Giftwirkungen von Arsenverbindungen. Man kannte damals die tödliche Energie der Schwefelverbindungen, des Realgars und des Trisulfids, des Auripigments. Im Jahre 20 wurde von diesen Sulfiden ausgesagt, daß sie beizen und ätzen. Arabische Ärzte des 9. bis 13. Jahrhunderts vertieften das toxikologische Wissen über ihn. Es gipfelte die Erkenntnis in dem Satze: ‚Der Arsenik ist sehr tödlich und von seinen nachteiligen Folgen kann man nicht errettet werden.' Trotzdem gebrauchten Ärzte Auripigment für arzneiliche Zwecke. Sehr viele Vergiftungen sind sicherlich in jenen Zeiträumen schon damals mit Arsen vorgekommen. Ihre Zahl wuchs mit der Möglichkeeit, arsenige Säure oder andere Arsenverbindungen erhalten und verwenden zu können. Im 14. Jahrhundert konnte man diese schon kaufen.

Im Jahre 1384 mietete Karl der Böse von Navara den Spielmann Wourdreton, um Karl VI. von Frankreich und einige seiner Verwandten mit Arsenik zu töten. Er bezeichnete ihm die Städte Pampeluna, Bordeaux und Bayonne als Einkaufsorte für das Gift. Gehalten wurde es als Ratten- und Mäusegift. Im 15. Jahrhundert standen in Frankreich Strafen auf den Kauf von Arsenik, und in Nürnberg, Straßburg, Basel wurde der Verkauf von ‚Hüttenrauch' mit Maßregeln gegen Mißbrauch umgeben. Es hat im ganzen wenig Erfolg gehabt. Die in der Weltgeschichte bekanntgewordenen systematischen Vergiftungen kleinen und großen Stils sind fast immer, bis in unsere Tage hinein, mit Arsenverbindungen, vor allem der arsenigen Säure, bewerkstelligt worden. Aus dem Jahre 1680 wurde mitgeteilt, daß eine Frau vier Ehemänner, vier Stiefkinder und fünf andere Menschen mit ‚Mäusegift vergeben' habe. Sie wurde verbrannt. Arsen war das Gift, mit dem man am byzantinischen Hof vergiftete, das Gift, das Venedig für die Tötung Unbequemer sogar einem ihrer Gesandten übergab, mit ihm arbeiteten die Borgia, aus ihm waren die verschiedenen, von drei Weibern in der Zeit von 1630–1730 vertriebenen ‚Aqua Toffana' hergestellt, Arsen benutzte die Marquise von Brinvilliers und andere ihrer Zeitgenossen. Die 1831 hingerichtete Giftmischerin Gottfried tötete mit Arsenik 15 Menschen und machte damit 15 Mordversuche, die von der Linden tötete in 14 Jahren von 1869–1883 23 Menschen und machte überdies 50 Mordversuche mit Arsenik.

Einzel- und Massenmorde ereignen sich dauernd. Allein aus dem Jahre 1925 wurde von Weibern berichtet, von denen die eine im Verlaufe von einigen Jahren ihre fünf Kinder und die andere 30 Menschen damit vergiftet hat. Für einen solchen Vergiftungs-Sadismus seitens des

Weibes habe ich noch weitere Unterlagen gegeben. Im Jahre 1926 wurde eine Krankenschwester in Paris zum Tode verurteilt, weil sie 12 Menschen mit Arsenik vergiftet hatte. Aus Rache gegen ihren Meister vergifteten wiederholt Bäckergesellen das Brot mit Arsenik, wodurch einmal 83 Menschen im Alter von 1 $^3/_4$ bis 92 Jahren und ein anderes Mal 400 Menschen erkrankten. Besonders leicht kann wegen der großen Ähnlichkeit der Symptome ein Mordversuch in Zeiten bewerkstelligt werden, in denen Cholera herrscht. Fälle solcher Vergiftungen sind erschütternd zahlreich, wenn man erfährt, wie Frauen ihre Männer, Männer ihre Frauen, darunter auch Schwangere, Mütter ihre erwachsenen Kinder, Kinder ihre Eltern durch Arsen getötet haben."

Das von ihm erwähnte Mittel „Aqua Toffana" soll Ende des 17. Jahrhunderts mehr als 600 Todesfälle gefordert haben. Arsenik war deshalb ein Modegift, weil es farb-, geruch- und geschmacklos sowie in Mengen von 0,1 g bei Erwachsenen bereits tödlich war. Im Laufe der Zeit wurden große Giftmordprozesse bekannt, die die Entwicklung von brauchbaren Nachweisen für Arsenik begleiteten und vielleicht auch anregten. So mußten die forensischen Toxikologen zuweilen erst vor Gericht lernen, wie sicher oder ungenügend ihre Nachweismethoden waren. Dazu sei die Entwicklung des Nachweises von Arsenik in kleinsten Mengen geschildert: Ich beziehe mich u.a. auf J. Thorwald, der mehrere Arsenikgiftmordprozesse mit großer Akribie beschrieben hat. Boerhaave war wohl einer der ersten, der eine durch chemische Umwandlung ermöglichte Geruchsprüfung auf Gifte empfohlen hat. Er brachte gifthaltige Leichenteile auf glühende Kohle und hat dabei den Knoblauchgeruch von Arsenwasserstoff wahrgenommen. Aber erst Scheele erkannte 1775, daß Arsenik durch konzentrierte Säure unter Verwendung von Zink als Wasserstoffentwickler in Arsenwasserstoff umgewandelt wurde, der flüchtig war und den eigentümlichen Knoblauchgeruch aufwies. Metzger war ein Gerichtsmediziner und — wie damals häufig — als solcher der Leibarzt seines Königs. Die Potentaten beschäftigten die Ärzte ihres Vertrauens gerne als Sachverständige in forensischen Streitfällen. So entstanden auch die ersten rechtsmedizinischen Veröffentlichungen einschließlich der forensischen Toxikologie als Gutachtensammlungen berühmter Gerichtsmediziner (im 17. Jahrhundert Fortunatus Fidelis und Paolo Zacchia; letzterer war der Leibarzt des Papstes Innocenz X., Metzger [28] war der Leibarzt des Königs von Preußen).

Metzger (1739–1805) befaßte sich auch mit dem Arseniknachweis und hat als einer der ersten eine Sublimationsmethode angewendet, indem er den wie oben beschrieben entwickelten Arsenwasserstoff auf einer kühlen Kupferplatte als schwarzbraunen Arsenspiegel niederschlug. Die Sublimation, d.h. die Verdampfung von Stoffen und ihr Niederschlag an gekühlten Flächen, besonders in Form von Kristallen, wurde später eine sehr verbreitete Nachweismethode, vor allem für organische Chemikalien und Gifte [17].

Die Herstellung von „Spiegeln" aus metallischem Arsen war 1806 v. Rose [44] in Glasröhren geglückt. Diese waren an einem Ende geschlossen und wurden mit glühenden Kohlen sowie mit in Salpetersäure gelöstem Giftrückstand gefüllt.

Auf diese Erkenntnisse stützte sich auch J. Marsh, als er 1832 für ein englisches Gericht eine Arsenvergiftung nachweisen sollte. Er entwickelte ein Gerät, das den verfeinerten Nachweis von Arsenspiegeln gestattete. Der Marsh-Apparat, publiziert 1836 [25, 26] hat mehr als 100 Jahre die Nachweisbarkeit von Arsenik bei fraglichen Vergiftungen bestimmt. Allerdings hat Marsh erst mit den früheren Methoden den Nachweis zu führen versucht, was die Geschworenen nicht überzeugte und dem Angeklagten den Freispruch brachte. Marsh erlebte die Genugtuung, daß sein Giftnachweis 10 Jahre später durch das Geständnis des Täters bestätigt wurde. Marsh hatte damals besonders eine von S. Hahnemann, dem Begründer der Homöopathie, 1786 angegebene Probe auf Arsenik angewendet. Dabei wird angesäuerter Mageninhalt mit Schwefelwasserstoff versetzt. Arsenik bildet einen gelben Niederschlag, der sich in Ammoniak löst [14].

Ähnliche Methoden spielten in dem Giftmordprozeß Lafarge 1840 in Frankreich eine Rolle. Hier brachte der Gerichtsmediziner und Toxikologe Orfila die entscheidende Wende, weil er den Apparat von Marsh richtig anzuwenden wußte. Mehrere Vorgutachter, die das Gerät erst durch den Prozeß (und durch die Beratung des Verteidigers von seiten des Pariser Gerichtsmediziners Orfila) kennenlernten, hatten negative Ergebnisse. Immerhin ist seit diesem Prozeß die Möglichkeit bekannt geworden, noch ein millionstel Gramm Arsenik mit Hilfe des Marsh-Apparats nachzuweisen. Der Prozeß zeigte aber auch bereits, daß Arsenik sowohl im Erdreich als auch im Körper des Menschen stets in Spuren vorkommt. Orfila betonte, daß der Nachweis einer Vergiftung mehr ist als der Nachweis von Gift im Körper. Bei Arsen gab es schon früher die Erfahrung der Toleranz, das heißt die Aufnahme von Arsenik in kleinen Mengen, die therapeutisch sowohl in der Human- als auch in der Veterinärmedizin wohlbekannt war und ein blühendes Aussehen versprach, führte zur Gewöhnung und zur Dosissteigerung bis auf das Mehrfache der sonst tödlichen Dosis, ohne daß ernste Vergiftungserscheinungen zu beobachten waren. Noch immer gibt es die Fowler-Lösung (Liquor Kalii arsenicosi, 1%ige Kaliumarsenitlösung) als Kräftigungsmittel, die allerdings auch mißbräuchlich angewendet wurde. Wenn die aufgenommenen Arsenmengen bei chronischer Verabreichung die Verträglichkeitsgrenze überschritten, wurden Zeichen einer chronischen Arsenvergiftung beobachtet.

In weiteren berühmt gewordenen Giftmordprozessen spielte die Zuverlässigkeit des Arsennachweises eine große Rolle. Als ich meine Ausbildung 1950 in der Gerichtsmedizin begann, lief gerade in Südfrankreich der Prozeß gegen die Witwe Marie Besnard. Sie war angeklagt, 12 Menschen mit Arsenik getötet zu haben. Da sich die Morde von 1927 bis 1949 ereignet haben sollen, wurden Exhumierungen der betreffenden Leichen durchgeführt und eine toxikologische Untersuchung auf Arsen vorgenommen.

Mit der Reaktion nach Marsh waren durch einen Polizeichemiker 39 mg Arsen pro kg Leichenmaterial im Körper des Leon Besnard gefunden worden. Leon war der ältere Mann von Marie Besnard, der 1947 nach kurzer Krankheit gestorben war. Die 1949 gestorbene Mutter der Marie Besnard wurde ebenfalls exhumiert; das Ergebnis waren 58 mg Arsen/kg. In ähnlichen Mengen wurde bei den übrigen Exhumierungen Arsen nachgewiesen. Im 1. Prozeß gelang dem Verteidiger ähnlich wie 110 Jahre vorher im Fall Lafarge ein verblüffender Trick. Der Maitre hatte sich gut beraten lassen und führte dem Toxikologen einige nach Marsh positiv verlaufene Proben in Form der schwarzbraun beschlagenen Glasröhrchen vor. Er ließ den Toxikologen diejenigen Röhrchen bezeichnen, die seiner Meinung nach durch Arsen verfärbt waren. In Wirklichkeit hatte er sich jedoch durch Antimon verfärbte Röhrchen beschafft. Damit war der Prozeß „geplatzt". Es sollten noch weitere Prozesse folgen, in die mehrere französische Toxikologen eingeschaltet waren. Bis 1954 wurden durch 4 weitere Sachverständige und neue Exhumierungen die tödlichen Giftmengen bestätigt. Vier andere Toxikologen führten jedoch das Gift in den exhumierten Leichenteilen auf die Friedhofserde zurück und auf die neue Erkenntnis, daß Mikroben mineralisch gebundenes Arsen löslich machen und in die bestatteten Körper hineinbringen können.

Schließlich gab es 1961 einen 3. Prozeß, der mit dem Freispruch von Marie Besnard wegen Mangels an Beweisen endete. Diesmal waren 5 Sachverständige beteiligt, unter ihnen der Nobelpreisträger Joliot.

Dieser Mammutprozeß zeigt, wie sich nicht nur Sachverständige zu weit vorwagen können, sei es im positiven oder negativen Sinne, und wie ein Gerichtshof, konfrontiert mit schwierigsten wissenschaftlichen Erkenntnissen, allmählich resigniert. Es gibt einige ganz ähnlich verlaufene, in den 50er Jahren in der BRD berühmt gewordene Prozesse, an deren Ende auch Freispruch mangels Beweisen stand, obwohl gewichtige Hinweise für Giftbeibringung sprachen.

Im Falle der Marie Besnard wurden modernste Methoden zum Nachweis des Arsens eingesetzt, z.B. die Neutronenaktivierungsanalyse.

Der Heidelberger forensische Toxikologe P. Seifert hat zusammen mit dem Biochemiker Brossmer ein eleganteres Verfahren zum Nachweis von Arsenik entwickelt, das uns viele Jahre brauchbare Ergebnisse lieferte. Er setzte wie üblich Arsenwasserstoff frei, ließ aber das Gas durch einen Filter saugen, auf dem Silbernitrat aufgetragen war [38]. Diese außerordentlich empfindliche Methode brachte eine Frau in Verdacht, ihren Mann durch chronische Arsenanwendung getötet zu haben. Der Verdacht wurde anläßlich einer klinischen Obduktion erhoben und durch Einsatz der Methode nach Seifert u. Brossmer von einem Krankenhauschemiker bestätigt. Bei der Nachuntersuchung durch mich ergaben sich zunächst Arsenwerte, die in den Bereich der normalen Spurenmengen fielen. Wir hatten zu prüfen, ob der ursprüngliche Einsatz sehr kleiner Probemengen (0,1 g) zu einer falschen Hochrechnung geführt hatte. Bekanntlich sind auch Laborchemikalien nicht frei von Arsenspuren. Letztlich wurden unsere Ergebnisse — nämlich keine erhöhten Arsenwerte — von einem Biochemiker bestätigt, und die Verdächtige wurde entlastet. In diesem Zusammenhang haben wir auch Untersuchungen an feuerbestatteten Leichen durchgeführt und die hier gefundenen Arsenmengen zu denen in Beziehung gesetzt, die zu Lebzeiten bereits vorhanden gewesen sein konnten. Es zeigte sich, daß der Prozeß der Kremierung Fremdarsen in die Leichenasche brachte, weil z.B. das Verbot ignoriert worden war, zusammengenagelte Särge für die Feuerbestattung einzusetzen. Die Sargnägel waren besonders arsenhaltig [35].

Arsenik ist heute aus der Mode gekommen; es kann leicht übersehen (vergessen) werden, wenn bei einer toxikologischen Untersuchung
1) keine Hinweise auf Arsen gegeben worden waren,
2) allgemeine Vorproben nicht angewendet wurden,
3) an Arsen nicht gedacht wurde.

Das Beispiel Arsenik zeigt, daß unter Umständen eine Vergiftung mit der für gerichtliche Zwecke notwendigen Beweissicherheit nicht nachgewiesen werden kann, obwohl sie vorgelegen hat und obwohl modernste spezifische und hochempfindliche Nachweismethoden zur Anwendung gelangten. Dies unterstreicht die bereits von Orfila, der als Vater der modernen Toxikologie bezeichnet werden kann, erhobene Forderung, daß der Giftnachweis zwar unabdingbar ist, aber sein Ergebnis nur im Zusammenhang mit den beobachteten Vergiftungszeichen, mit dem Ergebnis der forensich-pathologischen Leichenöffnung und mit sonstigen Anknüpfungstatsachen zu einer schlüssigen Expertise führen kann.

Chemische Toxikologie

Die Zahl der möglichen Giftstoffe hat sich mit dem Beginn einer leistungsfähigen Chemie enorm vergrößert. Konnte sich Buchner (1867 [8]) in der Mitte des 19. Jahrhunderts als Verfasser eines Lehrbuchs der gerichtlichen Medizin im Teil „Forensische Toxikologie" noch auf 8 Gifte bzw. Giftgruppen beschränken, mußten Böhm et al. 1876 im „Handbuch der Intoxicationen" [4] bereits etwa 100 Giftstoffe beschreiben. Mit der Darstellung des Morphiums durch Sertürner, publiziert 1817 [40], begann eine Flut von Isolierungen gereinigter und ihrer chemischen Zusammensetzung nach identifizierter Pflanzenalkaloide. Vergiftungen mit Opiaten,. Strychnin, Nikotin, Atropin und vielen anderen giftigen Alkaloiden wurden beobachtet und sorgfältig analysiert. Auch die analytische Chemie machte Fortschritte, mußte jedoch auch zahlreiche Rückschläge hinnehmen. So blieb der Nachweis von Alkaloidvergiftungen bei Untersuchung von Leichen äußerst umstritten. Auch hier gab es dramatische Effekte, wenn ein Toxikologe aufgrund seiner Nachweise (im wesentlichen Farbreaktionen) bekundete, eine giftig wirkende Menge nachgewiesen zu haben, andere Experten aber feststellen mußten, daß diese Reaktionen auch bei Untersuchung gefaulter Leichenteile ohne Vorhandensein eines Gifts positiv ausfielen. Es kam die Zeit, in der die sogenannten Leichengifte (Ptomaine) erfunden wurden [39]. Man glaubte, Verbindungen ähnlich den Alkaloiden als Zersetzungsprodukte der Körperbestandteile erkannt zu haben. Bezeichnungen wie „Leichenmorphin", „Leichenstrychnin" o.ä. tauchten auf. Sie mußten als Irrtum erkannt werden, sobald bessere Methoden für den Nachweis komplizierter organischer Moleküle gefunden waren. Immerhin waren die forensischen Toxikologen noch in der Mitte der 50er Jahre unseres Jahrhunderts auf Farbreagenzien, etwa nach Sonnenschein, Pellagri, Husemann, Dragendorff, Munier, angewiesen, die bei fortschreitender Leichenzersetzung, manchmal aber auch bei frischen Materialien, versagten.

Als Ende des 19. Jahrhunderts die Synthese organischer Verbindungen einen gewaltigen Aufschwung nahm, standen die forensischen Toxikologen der Flut potentieller Gifte ziemlich hilflos gegenüber. Damals wurden zwar von sehr sorgfältig arbeitenden Wissenschaftlern (Helwig 1864; Mayrhofer 1923, 1928; Emich 1926; Kofler et al. 1931, 1954; Rosenthaler 1935 [11, 16, 18–20, 33]) Beschreibungen von Kristallformen und Messungen der Schmelzpunkte einer großen Zahl forensisch belangvoller Stoffe durchgeführt, aber die Ergebnisse in der Praxis ließen zu wünschen übrig, sobald die Substanzen auch nur geringfügig verunreinigt waren. Es fehlten gute Extraktions- und Trennmethoden. Was kristallisierte Produkte betraf, konnten Trennungen durch Sublimation, fraktionierte Sublimation und Vakuumsublimation versucht werden [36]. Hinzu kamen kristalloptische Methoden zur

Erkennung von Reinsubstanzen. Kristallerzeugende Fällungsmethoden wurden sowohl im 19. als auch bis über die Mitte des 20. Jahrhunderts angewendet, um winzige Substanzmengen identifizieren zu können.

Schon um die Mitte des 19. Jahrhunderts wurden mehrere Verfahren entwickelt, um die geringen Giftmengen im Körper von großen Mengen Ballaststoffen (Substrat) zu trennen. Nach Stas (1851 [42]) und Otto (1856 [32]) ist ein gebräuchliches mehrstufiges Fällungs- und Anreicherungsverfahren bezeichnet. Erst 1946 kam eine andere Fällungsmethode mit Natriumwolframatlösung und Schwefelsäure hinzu (Valov [45]). Alle diese Verfahren hatten den Nachteil, daß postmortale Veränderungen von Leichen ihren Einsatz schmälerten. Die Zerfallsprodukte von Fetten, Eiweißen und Kohlenhydraten, die schon zur Vortäuschung von nicht vorhandenen Giftstoffen Anlaß gegeben hatten, waren von den Giftspuren meistens nicht ausreichend zu trennen. Etwa ab 1953 kamen bessere Trennmethoden zur Anwendung, über die noch ausführlich zu berichten ist.

Jean Servais Stas (1813–1891) war ein vielseitiger und in seiner Zeit sehr bekannter Chemiker, der erst über eine Giftmordaffaire in die forensische Toxikologie gelangte, durch den Fall des Grafen Bocarmé in Belgien, der 1850 seinen Schwager mit Nikotin getötet hat. Bocarmé soll zuvor bei Orfila nachgelesen haben, daß organische Basen, insbesondere Pflanzenalkaloide, aus Leichenmaterial nicht nachgewiesen werden konnten. Stas, damals an der Militärakademie Brüssel als Professor für Chemie tätig, erfand eine Methode zur Eiweißfällung und wendete sie für den Nachweis von Nikotin an. Interessanterweise hatte Stas seine Methode vertraulich Orfila mitgeteilt, welcher sie unter seinem eigenen Namen veröffentlichte. Bocarmé wurde 1852 guillotiniert. Er hatte sich das Nikotin mit Hilfe eines Botanikers aus Tabakpflanzen isoliert und die gewonnenen Zubereitungen im Tierversuch geprüft.

Die Enteiweißung mit Alkohol wurde einige Jahre später von Otto in Braunschweig auf andere Stoffe erweitert. Heute wird das Verfahren zwar noch unter der Bezeichnung „Stas-Otto" angewendet, wegen seines Zeitbedarfs von mehreren Tagen jedoch durch schnellere Fällungsmethoden ersetzt.

Seit 1980 wird in der Bundesrepublik Deutschland beim Kongreß der Gesellschaft für Toxikologische und Forensische Chemie eine Jean-Servais-Stas-Medaille jährlich an einen namhaften Toxikologen oder an einen entsprechend tätigen Kriminalisten verliehen.

Nikotinvergiftungen sind außerordentlich selten. Es gibt allerdings Länder, in denen noch heute solche Vergiftungen besonders zur Selbsttötung in größerer Zahl vorkommen (z.B. Ungarn), weil dort Nikotinlösungen zur Schädlingsbekämpfung in der Landwirtschaft erhältlich sind. Dieser Hinweis auf geographische Unterschiede der Giftbelastung könnte auch für andere Substanzen gegeben werden.

Thallium

Bevor neuere Entwicklungen der Giftanalyse allgemein angesprochen werden, sei auf ein weiteres „Modegift" eingegangen, das auch heute noch vorkommt. War schon Arsen am leichtesten zugänglich, weil es als Ratten- und Mäusegift angewendet wurde, so ist auch das Thallium, das fast ausschließlich in Form seines Sulfats als hochgiftiges Rattenvertilgungsmittel in jeder Drogerie gekauft werden kann, immer wieder zu Vergiftungen am Menschen verwendet worden.

Schon vor meiner Tätigkeit als Rechtsmediziner hatte ich Gelegenheit, einen interessanten Giftmordprozeß zu erleben. 1935 kam ein Mann in Verdacht, seine Frau mit Rattengift getötet zu haben. Der Prozeß fand in dem Landgericht statt, das sich gegenüber unserer Wohnung befand. Es war interessant, daß die 1. toxikologische Expertise von einem Ordinarius für Pharmazie negativ ausfiel. Er hatte keine Kenntnis von der Art des verwendeten Gifts und fand in der Leiche der Frau kein Gift. Der 2. Sachverständige war G. Popp aus Frankfurt, ein damals bereits über 70 Jahre alter berühmter selbständiger Gerichtschemiker. Er hatte es leichter als der Erstgutacher, weil man ihm die Hose des Tatverdächtigen schickte, in deren Tasche ein Tube Zeliogiftpaste zerquetscht worden war, die deutliche Giftspuren hinterlassen hatte. Aufgrund seines Gutachtens wurde der Giftmord nachgewiesen und der Täter verurteilt und hingerichtet.

Wie bei Thallium üblich, hatte der Mann seiner Frau mehrfach in Abständen von Tagen kleine Giftdosen beigebracht. Bei Thallium spielt die Tarnung des Gifts eine große Rolle. Die meisten Schädlingsbekämpfungsmittel sind mit einem Warnfarbstoff versehen, um Mißbrauch vorzubeugen. Die Beibringung kann nur dann vom Opfer unbemerkt erfolgen, wenn der Warnfarbstoff durch die verwendeten Speisen und Getränke überdeckt wird. So eignet sich Rotkraut gut und wurde hin und wieder zur Beibringung von blau gefärbten Rattengiften verwendet. Auch bei Thallium gibt es natürlich vorkommende Spurenmengen im Körper (ca. 0,5 – 0,1 mg/75 kg nach Weinig u. Zink 1967 [49]), denn es ist ein Element der Erdkruste. Ähnlich wie beim Arsen gibt es Probleme des Giftnachweises, wenn Leichen nach Exhumierung untersucht werden müssen. Thallium macht zusätzlich Probleme, weil sich auch Selbstmörder dessen bedienen, die durch die Vergiftung erhebliche psychische Beeinträchtigungen erfahren (ca. 4 Wochen nach Giftaufnahme kann sich eine Thalliumpsychose entwickeln, in der auch die Bezichtigung anderer beobachtet wird).

In den letzten Jahrzehnten hatte ich mehrfach Gelegenheit, tödlich verlaufene Thalliumvergiftungen zu untersuchen. Wenn ein Geständnis vorlag, war die Prüfung der Stichhaltigkeit dieser Angaben über die Vergiftungsbefunde möglich. Handelte es sich dagegen um Indizienprozesse ohne Geständnis der Tatverdächtigen, mußten die rechtsmedizinischen und toxikologischen Befunde ein Höchstmaß an Sicherheit bieten, damit der im Strafrecht übliche Grundsatz gewahrt blieb, einen Kausalitätsbeweis mit an Sicherheit grenzender Wahrscheinlichkeit zu führen. Es hat sich bewährt, die Erfahrungen in den durch Geständnisse abgesicherten Prozessen auf problematische Vergiftungsfälle anzuwenden oder zu übertragen.

Als Beispiel für die vorsätzliche Giftbeibringung und ihre Folgen erwähne ich den Fall Maria G. Sie faßte, 32jährig, den Entschluß, ihren taubstummen 34 Jahre alten Bruder mit Gift umzubringen, da sie fürchtete, für ihn sorgen zu müssen, falls die 70jährige Mutter sterben würde. Da Mutter und Sohn zusammenlebten, nahm sie in Kauf, daß das der Nahrung beigemischte Gift auch zum Tode der Mutter führen konnte. Sie versetzte Nudelsuppe, Kopfsalat, schließlich Blaukraut mit einer thalliumhaltigen Giftpaste, die einen blauen Warnfarbstoff hat. Die daraufhin zu beobachtenden Vergiftungserscheinungen, insbesondere auch mit dem nach etwa 3 Wochen vorhanden gewesenen Haarausfall, wurden von den Ärzten nicht richtig gedeutet. Die Mutter starb 14 Tage vor dem Sohn. Erst nach dem Tode des Sohns verdichteten sich die Verdachtsmomente, und die forensisch-toxikologische Untersuchung der Leichen ergab tödliche Thalliummengen, besonders im Darminhalt.

Die Stoffbilance führte nach Untersuchung zahlreicher Gewebe und Organe zu dem Schluß, daß im Körper des Sohns zum Todeszeitpunkt mindestens 440 mg und in dem der Mutter mindestens 900 mg Thallium vorhanden waren. Die 1. Phase der Giftaufnahme mit Haarausfall und typischen Symptomen erfolgte bereits wenige Monate vor dem Tode, die 2. Phase 1–2 Wochen vor dem Tod. Maria G. wurde zu lebenslangem Zuchthaus wegen Mordes verurteilt. Der vorausgegangene Tötungsversuch wurde als versuchter Totschlag gewertet, weil bei der auffälligen blauen Warnfarbe in der Nudelsuppe und in der Salatschüssel das Mordmerkmal „heimtückisch" gefehlt habe [48].

In einem anderen Fall wurde ein Geständnis widerrufen, und die Untersuchung der exhuminierten Leiche brachte beim Erstuntersucher keinen Thalliumnachweis; nach der 2. Exhumierung durch uns wurden eindeutige Giftmengen in den bereits 25 Jahre beerdigten Leichenresten gefunden. Schließlich wurde auch in diesem Fall der Frage nachgegangen, ob das gefundene Thallium aus der Friedhofserde oder aus der Anwendung von Rattengift auf dem Friedhof stammen konnte. Der Tod des Verdächtigen beendete das Verfahren, in dem 5 forensische Toxikologen beschäftigt waren.

Die Feststellung der einzelnen Giftaufnahmen war in manchen Fällen durch Analyse von Haarproben möglich. Ein Giftmörder hat in der Regel nicht die Erfahrung, wie groß die beizubringende Dosis sein muß, die zur Tötung ausreicht. Es kommt daher nicht selten zu mehreren Giftanwendungen in kürzerem zeitlichen Abstand, dabei ist die zugeführte Menge bei späteren Anwendungen größer. Unter Umständen kann ein Giftmord rechtzeitig verhindert werden, wenn bereits bei der Erstbeibringung die auftretenden Krankheitszeichen richtig erfaßt und die Substanz in den Ausscheidungen, im But oder in den vermutlich vergifteten Speiseresten nachgewiesen wird. Mehrere bedauerliche Beispiele aus meiner Praxis zeigen, daß die Vergiftungserscheinungen nicht nur bei Thallium fehlgedeutet worden sind und daß erst nach dem infolge 2- und mehrfacher Giftbeibringung eingetretenen Tod die richtige Diagnose gestellt wurde.

Eines der auffallendsten Symptome der Thalliumvergiftung (tödliche Menge etwa 1 g Thalliumsulfat) ist der Haarausfall. Thallium wurde noch vor wenigen Jahrzehnten in Deutschland und vor wenigen Jahren im Ausland zur Epilation bei Erkrankungen des Haarbodens verwendet. Da nur das lebende Haar durch Thallium ausfällt, ist lediglich beim Kind ein totaler Haarausfall zu erwarten. Beim jungen Erwachsenen bleiben diejenigen Haare stehen, die bereits abgestorben sind, aber noch fest im Haarboden sitzen (sog. Kolbenhaar im Gegensatz zu den lebenden Papillenhaaren). Bei alten Menschen, deren Kopfhaar überwiegend aus abgestorbenen Haaren besteht, kann ein durch Thallium bewirkter Haarausfall so unauffällig bleiben, daß weder der Betroffene noch ein Arzt die richtige Diagnose stellt. Diese wird bei Untersuchung der thalliumbedingt ausgefallenen Haare erleichtert, wenn mikroskopisch eine schwarze pigmentähnliche Zone gefunden wird [50, 51]. Es handelt ich dabei um eine Luftkammerung im wurzelnahen Teil; an dieser Stelle sind die Haare besonders brüchig.

Thallium ist ein Schwermetall, das aus wäßrigem Untersuchungsmaterial sehr leicht mittels Elektrolyse an einem Platindraht kathodisch abgeschieden und spektroskopisch durch seine grüne Flammenfärbung gut in Mikrogrammengen nachgewiesen werden kann. Moderne Methoden werden später beschrieben.

In den 50er Jahren erregte der Prozeß gegen Maria R. Aufsehen. Sie wurde beschuldigt, ihren Ehemann unter Verwendung eines Schlafmittels und von Thallium vergiftet, auf nicht bewiesene Art und Weise getötet und die Leiche zerstückelt zu haben. Obwohl ein Schlafmittel und auch Thallium in den Leichenteilen nachgewiesen worden war, mußte die Angeklagte nach zwei Prozessen freigesprochen werden, weil ein Toxikologe behauptet hatte, der zunächst nicht aufgefundene Kopf des Ehemanns sei im Herd der Wohnung verbrannt worden; es fanden sich Thalliumspuren im Ruß. Durch die Verteidigung angeregte Nachuntersuchungen zeigten aber, daß Ruß praktisch immer thalliumhaltig ist. Schließlich wurde der Kopf des Getöteten in einem Bombentrichter gefunden. Die bisher verbliebenen Beweise erschienen dem Gericht nicht mehr ausreichend für eine Verurteilung.

Erst in jüngster Zeit kam Thallium erneut ins Gespräch, weil verschiedene Industrien Schwermetalle in die Umwelt abgegeben haben. Deshalb wurde von meinen Mitarbeitern Bösche und Magureanu [6] die Umweltbelastung durch Thallium und Kadmium gemessen, indem alle von uns obduzierten Leichen, die aus der Umgebung eines Zementwerks stammten, auf diese Schwermetalle untersucht wurden. Eine Anreicherung über die als normal zu betrachtenden Spurenmengen (ca. 0,5 – 3 mg/kg Kadmium in der Niere) hinaus konnte mit Hilfe der sehr sicheren atomabsorptionsspektrographischen Methode nicht nachgewiesen werden. Es stand fest, daß die in dem Zementwerk verarbeiteten Eisenoxide thalliumhaltig waren. Trotzdem scheint es sich im menschlichen Körper nicht anzureichern, wenn es in Form solcher Emissionen zur Aufnahme gelangt. In der Nähe der Fabrik gezogener Grünkohl enthielt z.B. in seinen frischen Blättern bis zu 40 mg Thallium pro kg.

Kohlenmonoxidvergiftung (CO)

Wenn bei Thallium der Einfluß moderner Industrietechnik bereits anklang, muß er bei der Kohlenmonoxidvergiftung als besonders gravierend bezeichnet werden. Wo es Feuer und flammenlose Gluthitze gibt, kann CO entstehen. Die Rauchgasvergiftung ist auch seit dem Altertum bekannt. Lewin hat die Geschichte dieser Vergiftung in einem seiner vorzüglichen Bücher 1920 [22] beschrieben. Er hat, was das Vorkommen der Vergiftung betrifft, bereits auf Leuchtgas und Auspuffgase von Benzinmotoren sowie Explosionen verschiedener Verursachung hingewiesen. Kohlenmonoxid ist ein Blutgift, das bei Einatmung den Sauerstoff vom Hämoglobin verdrängt. Die Erkennung der Vergiftung war in früheren Zeiten ohne chemische Nachweismöglichkeit auf die äußeren Umständen angewiesen. In der Regel ereignen sich Rauchgasvergiftungen in geschlossenen Räumen. Ist nur eine Person betroffen, wird die Vergiftung leichter verkannt als wenn gleichzeitig 2 oder mehr Personen sterben bzw. Vergiftungserscheinungen aufweisen.

Beobachtungen aus dem 17. Jahrhundert zeigen bereits eine relativ klare Beschreibung der Vergiftungssymptome. Auch wurde in dieser Zeit mitunter die richtige

Diagnose gestellt, wenn im gleichen Raum lebende Tiere getötet worden waren, z. B. Singvögel, Hunde oder Katzen. Die subjektiven Empfindungen beschrieb van Helmont 1667 [15]:

„Ich war in meiner Studierstube in Betrachtung versunken bei ziemlich kalter Zeit / und hatte einen Glutscherben von wenig glüenden Kohlen ziemlich weit von mir stehen / die gar hefftige Winters-Kälte nur ein wenig dadurch zu lindern. Es kam aber einer von meinen Leuten eben zu rechte und sagte mir / daß die Kohlen einen Gedstanck gäben / und that den Scherben alsbald hinweg. Ich aber befand gleich umb den Magen-Mund / als ob ich ohnmächtig werden wolte; und als ich nun aufstund und hinausgehen wolte / fiel ich einen Augenblick so lang als ich war / auf das steinerne Pflaster darnieder: Und weil ich nicht nur in der Ohmacht lag / sondern auch hinten einen harten Schlag auf den Kopff gethan / trug man mich vor todt hinweg. Doch kam ich über eine Viertel-Stund wieder zu mir selbst und gab anzeigen, daß ich noch bey Leben.... So hatte ich allen Geschmack und Geruch verloren und es klang mir ohne Unterlaß hefftig in den Ohre. So offt ich auch ferner auf etwas denken wolte / gieng alsobalden der Kopff vor Schwindel gantz mit mir umb / ob ich gleich die Augen zu hatte. Darauf begunten mir ferner alle Nerven biß in die Waden hinab weg zu tun.... Der Schwindel plagte mich etliche Monate lang."

Diese Beschreibung weist auf eine wesentliche, immer wiederkehrende Beobachtung hin, daß Menschen durch CO-Einatmung aufkommende Übelkeit und Kopfschmerzen bemerken können, bevor sie bewußtlos werden, daß sie aber beim Fluchtversuch noch in der vergifteten Raumatmosphäre ohnmächtig werden. Nach Verlassen des Raums oder Verbringen aus dieser Atmosphäre tritt rasch Besserung ein, weil das Gift mit kurzer Halbwertszeit abgeatmet wird.

Noch heute gibt es Schwierigkeiten beim chemischen Nachweis, wenn nach Rettung eines CO-Vergifteten im Krankenhaus die rechtzeitige Entnahme einer Blutprobe vergessen wird; 4 h später ist das Blut im allgemeinen kohlenmonoxidfrei.

Auch Besonderheiten der Kohlenmonoxidvergiftung wurden schon sehr frühzeitig beobachtet. Heute ist es bekannt, daß bei narkotisch wirkenden Giften durch die Lage der Person während der Bewußtlosigkeit hauttoxische Erscheinungen entstehen können, in selteneren Fällen werden auch arterielle Thrombosen beobachtet.

Lewin [22] erwähnt die Vergiftung eines Geistlichen, der in seinem Schlafgemach ein großes Geschirr mit glühenden Kohlen aufgestellt hatte; er wurde am nächsten Vormittag mit Schaum vor dem Mund, hartem und schnellem Puls, der typischen roten Gesichtsfarbe (die manchmal als kirschrot beschrieben wird) bewußtlos aufgefunden. Erst am nächsten Tag erwachte er mit einem „wüsten Kopf", der linke Fuß und die Lende bis an die Hüfte waren ganz taub. Am Knöchel befand sich ein talergroßer, braunroter Fleck, auf dem sich viele kleine Bläschen fanden. Alle Symptome verschwanden mit der Zeit.

Hautveränderungen sind für CO- und Schlafmittelvergiftungen in gleicher Weise typisch und beruhen auf Drucknekrosen der durch das betreffende Gift geschädigten Haut.

Tötungen durch CO-Vergiftung sind nicht selten vorgekommen, ebenso wie davon ausgegangen wurde, daß Rauchgas als Tötungsmittel bei Justifikationen Verwendung fand.

Der Nachweis einer Kohlenmonoxidvergiftung rief viele Forscher auf den Plan, insbesondere Hämatologen und Biochemiker. Hoppe (1857) erkannte die Ursache der hellroten Blutverfärbung, die auch bei Leichen eine lebensfrische Gesichtsfarbe hervorrufen konnte. Er stellte auch die Veränderung des Blutfarbstoffs durch Kohlenmonoxid fest, die einen Sauerstofftransport unmöglich macht. Die Todesursache bei dieser Vergiftung ist somit eine innere Erstickung.

Erst um die Jahrhundertwende erkannte man, daß der Blutfarbstoff seine Absorption im Spektrum des sichtbaren Lichts verändert, wenn er mit CO gesättigt ist. Hüfner hat damals die spektroskopische Erkennung der Kohlenmonoxidsättigung des Hämoglobins erheblich vorangetrieben, die dann durch den Internisten Heilmeyer mit modernen Meßgeräten zu einer spektrophotometrischen Standardmethode ausgearbeitet wurde, welche auch heute noch angewendet wird.

Lewin weist auf seine Veröffentlichung 1906 im Archiv für die gesamte Physiologie hin:

„Nur uns gebührt, diesen Fortschritt in der Aufnahmemöglichkeit der Blutabsorptionsspektren erzielt zu haben. Nacharbeiter, die sich erst bei uns Rat holten, haben den Versuch gemacht, sich dieses Verdienst anzueignen, und Kompilatoren, die sogar die von uns gefundenen Wellenlängen, z. B. für Kohlenoxyd, benutzt haben, halfen bei dieser Verschiebung der Wahrheit."

Schwerd hat 1962 über die Nachweismethoden von Kohlenmonoxid umfassend berichtet. (Hier findet sich auch eine entsprechende Literaturzusammenstellung, auf die verwiesen wird.) [37].

Erst sehr viel später wurden chemisch-analytische Nachweismethoden entwickelt, die im Körper vorkommende CO-Konzentrationen aus ihrer Bindung an Hämoglobin und Myoglobin lösen und das freigesetzte Kohlenmonoxid gaschromatographisch nachweisen. Diese Nachweisverfahren erlangten größte Bedeutung bei stark zersetzten oder verbrannten Leichen.

Durch die Verbesserung der Nachweismethoden wurden ohne Zweifel die Kohlenmonoxidvergiftungen leichter und sicherer erkannt. In den 20er Jahren dieses Jahrhunderts waren es im wesentlichen Leuchtgas- und Kohlengasvergiftungen; in den 30er Jahren kamen Vergiftungen mit Gasdurchlauferhitzern (und Gaskühlschränken) hinzu, und immer wieder wurden Vergiftungsunfälle beobachtet, die durch Verglühen relativ kleiner Mengen von organischem Material entstanden sind. So genügen 400 g Erbsen, trocken gekocht und verglüht, um eine CO-Konzentration in der Raumluft einer kleinen Küche von 0,1 % hervorzurufen, die nach 1–2 Stunden der Einatmung tödlich ist. In den 50er und 60er Jahren wurde das Leuchtgas der meisten Städte (10 % CO) entgiftet; die noch vorkommenden Vergiftungsfälle beruhten auf unvollständiger Verbrennung bei ungünstiger Luftzufuhr. Auch mit Propangas kann deshalb bei unvollständiger Verbrennung (Sauerstoffmangel) eine Kohlenmonoxidvergiftung entstehen. Gleiches gilt für das heutzutage mehr verwendete methanhaltige Erdgas.

Die frühe Erkenntnis, daß Benzinmotoren CO-haltige Auspuffgase entwickeln, hat eine zunehmende Welle von Selbstmorden durch Auspuffgase hervorgerufen. Daneben kommen auch Vergiftungsunfälle vor: Ein Betrunkener fährt in die Garage und vergißt, den Motor abzustellen; ein anderer läßt den Motor in einem geschlossenen Raum absichtlich laufen, um diesen zu heizen.

Mit dem Bekanntwerden solcher Unfälle wurde auch versucht, Morde durch Kohlenmonoxid als Unfall zu tarnen. In Japan ist noch heute die CO-Vergiftung die zweithäufigste Unfalltodesursache nach dem Verkehrsunfall. Sie kommt durch unvollständige Verbrennung in Öfen zustande. Im Distrikt Tohoku (9 Millionen Einwohner) wurden 1969 bis 1980 1985 tödliche Kohlenmonoxidvergiftungen ermittelt. Dabei handelt es sich in 1322 Fällen um Selbstmord, in 662 Fällen um Unfall und in einem Fall um Mord. Akaishi et al. [2] beschrieben diesen sehr interessanten Fall eines „perfekten Mordes", der aufkam, weil sehr hohe Lebensversicherungen abgeschlossen waren (80 Millionen Yen = 300000 Dollar).

Ein 46jähriger Bauer hatte sich über die CO-Vergiftung und über die Herstellung reinen Kohlenmonoxids belesen. Aus Schwefelsäure und Oxalsäure stellte er eine Mischung aus je 50 % CO und CO_2 her. Mehrmals fiel er bewußtlos zu Boden, als er den Geruch des Gases prüfte. Er machte einen Tierversuch mit einer Ratte, die momentan verendete, als er sie in einen mit Kohlenmonoxidgas gefüllten Beutel setzte. Das weitere raffinierte Vorgehen konnte nur durch sein Geständnis eruiert werden. Er füllte einen Plastikbeutel mit Luft, einen 2. mit CO-Gas und schloß jeweils eine Atemmaske an.

Seine Frau sollte mit ihm zusammen die Heizung im Gewächshaus kontrollieren und wegen der CO-Gefahr beim Betreten des Hauses wie er die Maske aufsetzen. Sie tat es und brach 3 Sekunden später tot zusammen. So wollte er einen Unfall vortäuschen, indem er Säcke und Masken beseitigte.

Es ist bekannt, daß bei hoher Kohlenmonoxidkonzentration der Einatmungsluft der Tod apoplektisch innerhalb von Sekunden eintreten kann.

Alkaloide und Glykoside

Obwohl mehrere hochgiftige Alkaloide seit dem Altertum für Vergiftungszwecke verwendet wurden, blieben die Nachweismöglichkeiten bis in die Mitte unseres Jahrhunderts hinein bescheiden. Mit der Zunahme bekanntgewordener giftig wirkender Substanzen waren auch die Anforderungen gewachsen, die Gerichte an beweiskräftige Untersuchungen stellten. Früher gebräuchliche Tierversuche, etwa die Krampfwirkung des Strychnins an der Maus oder die Herzwirkung des „Digitalins" am Frosch nachzuweisen, wurden als ungenügend betrachtet.

Im späteren 19. Jahrhundert gab es Fehlbegutachtungen aufgrund ungenauer und unspezifischer Methoden. Noch bis 1950 mußte man sich beim Nachweis von Opiaten und anderen Alkaloiden auf Farb- und Fällungsreaktionen verlassen. In dieser Situation wurde E. Weinig mit der Prüfung von Morphinverdachtsfällen beauftragt. Ich war an der Untersuchung beteiligt, als 1952 4 Leichen exhumiert wurden, die bereits 9 Jahre im Erdgrab ruhten. 1943 war der Verdacht auf eine Fleckfieberepidemie in einem ländlichen Bezirk Bayerns aufgekommen, als 2 russische Kriegsgefangene und 2 Einheimische unter verdächtigen Erscheinungen erkrankten. Die 4 Personen starben plötzlich nach Tätigwerden des Amtsarztes. Es entstand das Gerücht, daß er den Tod mit Morphium oder anderen Opiaten herbeigeführt habe, um die Ausbreitung der Epidemie zu stoppen.

Bei der forensisch-toxikologischen Untersuchung der stark verwesten Leichenreste wurden die damals bekannten Extraktions- und Fällungsmethoden angewendet, aber es war kein eindeutiger Nachweis von Morphinspuren möglich. Allerdings bestand der erhebliche Verdacht, daß sich in den Körperresten Morphium befand; die zur Bestimmung möglichen Farbreaktionen (Marquis, Pellagri, Munier) und die Fällungsreaktion (Deckert) zeigten Befunde, die mindestens teilweise als spezifisch zu gelten hatten. Auch für die Reinigung durch Kristallisation erwies sich das Material als ungeeignet. Die Beiziehung eines Fachmanns für Röntgenkristallographie führte über die Verdachtsdiagnose „Morphin vorhanden" nicht hinaus. Damals wurden Röntgenaufnahmen mit der Feinpulvermethode nach Debye-Scherrer zur Identifizierung von kristallinem Material eingesetzt. In anderen Fällen hatte sich diese Methode bei uns bewährt, aber der Nachweis von Morphium war zur damaligen Zeit schon nach Extraktion aus frischem Leichenmaterial sehr schwierig, nach 9jähriger Verwesung aber fast unmöglich. Es mußten ganz andere Methoden erfunden werden, um derartig schwierige Aufgaben in der forensischen Toxikologie erfolgreich angehen zu können. Trotz eines pharmakologisch-toxikologischen Gutachtens eines namhaften Pharmakologen, das die Krankheitssymptome der 4 Personen als kennzeichnend für eine Morphinvergiftung bewertete, wurde das Verfahren damals aus Mangel an Beweisen eingestellt. Der Beschuldigte ist inzwischen gestorben.

Bekanntlich gibt es in der Bundesrepublik keine Befristung der Verjährung von Kapitalverbrechen mehr, die früher 30 Jahre betrug. Deshalb ist es durchaus möglich, daß ein Beschuldigter Jahrzehnte später auf so lange zurückliegende Tathandlungen überprüft wird und das entsprechend gealterte Untersuchungsmaterial vorgelegt werden muß.

Für zahlreiche Gifte sind die Vorgänge bei der postmortalen Zersetzung in der Leiche bekannt. Man weiß, daß Metallgifte die Zersetzung überdauern, aber durch Diffusionsprozesse sowohl aus den Leichenresten ausgeschwemmt als auch im Erdgrab in diese hineingebracht werden können. Für organische Substanzen gilt, daß sie nicht nur zu Lebzeiten einem Stoffwechselprozeß unterworfen sind, wobei für manche Ausgangssubstanzen 10 und mehr Umwandlungsprodukte (Metaboliten) gefunden wurden. Die Verhältnisse sind nach dem Tode noch komplizierter. Muttersubstanz und etwa vorhandene Metaboliten werden der weiteren Degradation unterworfen und dies zusätzlich zu den Diffusionsprozessen, wie sie auch die Metallgifte erfahren. Intravitale und postmortale Abbauprozesse machen dem forensischen Toxikologen seine Aufgabe besonders schwer, vor allem bei Giftsubstanzen, die dem Analytiker schon in ihrer reinen Form Schwierigkeiten bereiten, wenn für den Nachweis nur Mengen in der Größenordnung von Millionstel eines Gramms zur Verfügung stehen. Die eben geschilderten zusätzlichen Veränderungen zeigen weitere Probleme und die Grenzen des Möglichen auf.

Noch mehr problembeladen als der forensisch stichhaltige Nachweis von Opiaten und anderen Alkaloiden war bis vor wenigen Jahren die Prüfung auf Herzglykoside, insbesondere Digitalis- und Strophanthinwirkstoffe. Über die geschichtlichen und kriminalistischen Aspekte der Herzglykosidvergiftungen schrieb mein Mitarbeiter Aderjan 1981 [1]:

„Als Withering 1775 auf die Digitalisglykoside als Heilmittel stieß, ließ er sich noch 10 Jahre Zeit, bis er seine Beobachtungen 1785 bekannt gab.

F. Johannessohn (C.F. Boehriner; Mannheim 1929 und 1964) berichtet, daß Ersasmus Darwin bereits 5 Jahre vor Withering eine Arbeit über Digitalis veröffentlicht hatte, nachdem er dessen Gebrauch von Withering kennengelernt hatte. Zu dieser Zeit steckte die neue Therapie aber noch in den Anfängen und häufig wurden durch viel zu hohe Dosen die therapeutischen Grenzen überschritten. Die Berichte Witherings sind deshalb wesentlich zuverlässiger. Erst 100 Jahre später, nachdem inzwischen Jahn, Hufeland, Schönlein, Traube, Furnivall und Skoda die Digitalisglykoside angewendet hatten, begann die chemische Strukturaufklärung der wirksamen Inhaltsstoffe. Homolle dürfte 1845 als erster im wirksamen Prinzip von Digitalin ein Glykosid vermutet haben (Runne 1929). Er erkannte, daß das von ihm erhaltene Digitalin ein Gemisch von drei Substanzen war.

Auch Nativelle isolierte 1864 drei verschiedene Stoffe, eine wasserlösliche Fraktion sowie einen alkoholischen Extrakt, den er in eine chloroformunlösliche und eine chloroformlösliche Fraktion zerlegte (Digitaline cristalisée).

Im Rahmen seiner für die Zukunft wegweisenden Untersuchungen konnte Schmiedeberg 1875 das Digitoxin isolieren, welches identisch ist mit dem Digitaline cristalisée von Nativelle. An der weiteren Aufklärung und Reindarstellung haben um die Jahrhundertwende und in der ersten Hälfte des 20. Jahrhunderts vor allem Killiani, Kraft, Cloetta, Windaus und Stoll gewirkt, wobei gewisse Beziehungen zu den Gallensäuren sichergestellt wurden.

Die ersten grundlegenden Untersuchungen über die Digitaliswirkungen wurden am Froschherzen unternommen (Boehm 1871, 1872). Diesen Arbeiten folgten schon bald zahlreiche Untersuchungen am Warmblütlerherzen und vergleichende Untersuchungen zwischen Tier und Mensch (Weese 1936, Rothlin u. Bircher 1945, Schwiegk u. Jahrmärker 1960).

Die Schwankungen des Gehaltes der Digitalisblätter, je nach Standort, Sammelzeitpunkt und Aufbewahrungsart waren schon Withering bekannt, weshalb er genaue Anweisungen für das Sammeln und die verschiedenen Zubereitungen der Blätter gegeben hatte.

Erst nach 1900 wurden durch Gottlieb (1914), Focke (1913), Joachimoglou (1921) und Straub (1915, 1929) pharmakologische Standardisierungsmethoden über den Digitalisgehalt der Blätter beschrieben. Die in der Folgezeit gültige Standardisierung stammt von Hatcher und Brody (1920) (Applikation an Katzen). Die chemisch-analytische Grundlage wurde erst durch die Reindarstellung der Digitalis-Inhaltsstoffe erhalten.

Während das Digitoxin erst nach 70 Jahren über den Umweg der Bewährung in den USA bei uns Eingang in die Therapie eingefunden hat (obwohl es in Frankreich, England seit Nativelle benutzt wurde) begann 1906 die intravenöse Strophanthintherapie (Fränkel 1933). In den ersten 10 Jahren wurde k-Strophantin häufig bei den verschiedensten Formen der Herzinsuffizienz angewendet. Die anfangs und wiederholt als Einzeldosis injizierte Menge war 1 mg (1 Ampulle), was zu zahlreichen ‚Strophanthintodesfällen' führte. Bereits 1907 berichteten Fränkel und Schwartz über einen letalen Ausgang bei einem ohnehin hoffnungslos Erkrankten, dem innerhalb von 29 Stunden 3 mg k-Strophanthin gegeben wurden.

Die Vergiftungen mit Herzglykosiden beruhten meist auf akzidentellen und medizinalen Überdosierungen. Die ältere Literatur berichtet über vereinzelte Selbstmorde (Jeanton 1885, Hauber 1891, Vogel 1893, zitiert nach Kobert 1893/1906). Noch ältere Fälle finden sich in Lewins Lehrbuch (1885). Zu große therapeutische Dosen durch Blattaufgüsse von 2 x 3,55 g innerhalb einer Stunde (Martin 1883) führen zum Tode, Verwechslungen von Digitalisblättern mit Borretsch (Mazel 1864), oder die Verwendung von Digitalissaft zur Abtreibung (Caussé 1859). Es wird aber auch über einen Selbstversuch von Koppe (1875) berichtet, bei dem 2 mg Digitoxin schwere Vergiftungssymptome hervorriefen. Über tödliche Dosen bei Vergiftungen trug Reuter (1958) zusammen:

‚Die kleinsten tödlichen Dosen: 2,5 g Folia Digitalis im Infus (Ducroix 1864), 30 g Tinct. Digit. (Rames 1876) und 0,24 g Digitalisextrakt (Cazenave 1862). Von Digitoxin bewirken zwar schon 2 mg lebensgefährliche Intoxikationen, jedoch wurden wesentlich höhere toxische Dosen vertragen: 4 g Digitalisblätter (Bedault), 45 g im Infus und 100 g Tinktur (Jousset 1876).'

Über Kriminal- und Mordfälle wird relativ selten berichtet. Der wahrscheinlich erste Bericht über einen solchen Fall ist die in Frankreich berühmt gewordene Affaire ‚Couty de la Pommerais', die 1863 in Frankreich sehr viel Aufsehen erregte. Der Täter war ein Homöopath, der seine schwanger gewordene Geliebte mit einer Summe von kleinen Dosen Digitalis vergiftete. Anläßlich dieses Verfahrens führten die Gutachter Tardieu (der Rechtsmediziner) und Roussin (der Toxikologe) 1864 den biologischen Nachweis von Herzglykosiden im Tierversuch in die forensische Toxikologie ein. Dies für die damalige Zeit gewagte Vorgehen geriet in heftiges Kreuzfeuer der Kritik (Devergie 1866). Während des Verfahrens erhielten die Gutachter allerdings Unterstützung durch den Pionier der französischen Physiologie, Claude Bernard.

Köhnhorn berichtet 1876 über zwei Rekruten, die von sogenannten Freimachern Digitalispillen erhalten hatten, um sich durch eine gezielte Vergiftung dem Militärdienst zu entziehen. Einer von beiden verstarb, nachdem er in 5 Wochen 13,7 g Digitalis in 137 Pillen zu sich genommen hatte. Die Vergiftungen fielen durch die extreme Pulsverlangsamung auf.

Ein weiterer Mordfall wird von Fühner (1929) beschrieben:

Der Täter war ein Arzt, der beschuldigt wurde, seine 29jährige Geliebte durch rectal verabreichtes Strophanthin vergiftet zu haben. Im Rahmen ihres Scheidungsprozesses habe der Beschuldigte einen Meineid geschworen, als er erklärte, keine Beziehungen zu dieser Frau unterhalten zu haben. Als sie ihn deshalb zu erpressen versuchte, damit er sie heirate, vergiftete er sie während einer Untersuchung, indem er das Strophanthin mit dem Finger rectal einführte.

Fühner benutzte den biologischen Versuch am Froschherzen, um das Strophantin nachzuweisen. Ein chemischer Nachweis war nicht möglich. Extrakte aus Herz und Dickdarm führten zu einem für dieses Glykosid in hoher Dosierung typischen systolischen Herzstillstand (Herzextrakt: 1/100 mg, Dickdarmextrakt 1/10 mg wirksame Substanz). Fühner schätzte die rectal tödliche Strophanthinmenge auf 30–40 mg pro 50 kg Körpergewicht.

In einem weiteren Mordfall gelang es Fisher (1962), Digitalis in Herz und Niere mittels eines Fluoreszenzverfahrens nach einer Überdosis von 8 mg Digitoxin nachzuweisen. Der Täter hatte daraufhin seine Tat eingestanden.

Thomas berichtete 1964 über zwei Kriminalfälle in Belgien, von denen nur einer vor Gericht verhandelt wurde, eine Affaire Becker in Liège (1938). Der Nachweis wurde wiederum mit der Straubschen Technik des isolierten Froschherzens zu führen versucht. Chemische Nachweise scheiterten. In dem zweiten Fall stand ein Arzt in Verdacht, den Ehemann seiner Geliebten durch digitoxinvergiftete Austern beseitigt zu haben. Man nahm an, daß er die Giftbeibringung durch eine, im Rahmen der Notfallsituation beigegebene, cardiale Digitoxininjektion zu verschleiern versuchte: Er habe sie gegeben, um sich vom Tode des befreundeten Ehemanns zu überzeugen. Alle Versuche, den Giftnachweis zu führen, scheiterten.

Zwei weitere forensisch, aber auch klinisch bedeutsame Vorkommnisse werden von Lely und van Enter (1970) und von Thomas und Mitarbeiter (1979) berichtet:

Nach Lely und van Enter wurden durch einen Dosierungsfehler 0,25 mg Digoxintabletten mittels 0,2 mg Digitoxin und 0,05 mg Digoxin zubereitet. Aufgrund der unterschiedlichen Erhaltungsdosis für Digoxin (0,25 – 1 mg/Tag gegenüber Digitoxin, 0,05 – 0,2 mg/Tag) fiel der Arzneistoffgehalt 2,2- bis 4,2fach zu hoch aus. Während einer Einnahmezeit von meist über 10 Wochen kam es bei 179 Patienten (89 männliche und 90 weibliche, 58 % waren über 60 Jahre alt) zu Vergiftungserscheinungen. 47 Patienten mußten klinisch behandelt werden, 6 Patienten verstarben.

Thomas und Mitarbeiter berichten über eine ähnliche therapeutische Katastrophe im Jahre 1965:

Es waren Patienten, die wegen Prostatakrebs mit Östradiol-Benzoat-Tabletten behandelt worden sollten, versehentlich aber mit Digitoxin vergiftet wurden. Einer Klinikapotheke waren irrtümlich 50 g Digitoxin statt Östradiol-Benzoat geliefert worden. Die folglich hergestellten Tabletten enthielten daraufhin 9,7 mg Östradiol-Benzot und 0,3 mg Digitoxin. Im Laufe der Zeit veränderte sich jedoch die Dosierung auf schließlich 5 und 10 mg Digitoxin pro Tablette. Es wurden 16 Exhumierungen durchgeführt, wobei zwei Leichen als digitoxinfreie Kontrollfälle dienten. Mit der biologischen Methode mittels isolierter Kaninchenherzen wurden in 9 von 14 Fällen stark positive Reaktionen in den Skelettmuskelgeweben der Leichen gefunden. 2 Fälle wurden als wahrscheinlich vergiftet bezeichnet, ein weiterer blieb zweifelhaft. Negative Ergebnisse wurden in 2 Fällen erhalten, obwohl sie nachweislich hohe Digitoxindosen erhalten hatten. Die Autoren schrieben dies der weitgehenden Zersetzung der Leichenmaterialien zu. Thomas und Mitarbeiter äußerten angesichts der offensichtlich uneindeutigen Ergebnisse das dringende Bedürfnis nach einem besseren Verständnis dieser schwer erfaßbaren Gifte, vor allem die pharmakologischen, toxischen und forensischen Schlußfolgerungen betreffend.

Bis zu diesem Zeitpunkt verfügten die Analytiker noch nicht über geeignete Nachweismethoden, die über mehr als einen qualitativen Befund hinausgehen konnten, vorausgesetzt, daß das Material z. B. in Mageninhalt oder Dünndarminhalt in für dünnschichtchromatographische Untersuchungen ausreichender Menge vorhanden war. Selbst 1970 war man also noch weit davon entfernt, eine Herzglykosidvergiftung über quantitative Befunde in befriedigender Weise beweisen zu können.

1976 erregte eine weitere Serie von Vergiftungen in der Bundesrepublik Deutschland großes Aufsehen. Ein Krankenpfleger wurde verdächtigt, im Dezember 1975 auf der Intensivstation eines Krankenhauses innerhalb von 4 Tagen 7 älteren Patienten Überdosen von Digoxin und Strophanthin injiziert zu haben.

Für die Staatsanwaltschaft ergab sich eine lückenlose Indizienkette, die jedoch mit einigen Unsicherheitsfaktoren behaftet war. Die Schwierigkeit der Beweisführung lag vor allem darin, daß niemand gesehen hatte, wie der Beschuldigte einem der verstorbenen Patienten eine Spritze verabreichte, die zu dessen Tod geführt haben könnte. Es wurde ein Müllsack sichergestellt, der dem Inhalt nach aus der Intensivstation stammen mußte, und es wurden viele leere Ampullen von Herzmitteln (Lanitop und Combetin) sowie für die Herzglykosidapplikation unübliche 10-ml-Spritzen gefunden, bei denen nachgewiesen werden konnte, daß sie einmal bis zum Rand mit den beiden Präparaten gefüllt worden waren. Bei der Spurensicherung wurde jedoch versäumt, Fingerabdrücke zu nehmen. Auch Infusionsflaschen waren nicht untersucht worden.

Neben Ermittlungsfehlern erschwerten organisatorische Mängel, die damals noch bestanden, die Beweisführung: eine offensichtlich starke Überlastung des Personals auf der Intensiv-

station während der Vorweihnachtszeit, offensichtliche ärztliche Fehler sowie persönliche Differenzen innerhalb des Pflegepersonals und auch eine gewisse Unerfahrenheit bei den Ärzten.

Der Pfleger hatte am Abend des 20. Dezember 1975 eine größere Lieferung von Herzglykosiden bestellt, obwohl erst am Tag zuvor 50 Ampullen geliefert worden waren. Schon am 17. Dezember waren von ihm 40 Ampullen eines k-Strophanthin-Präparates bestellt worden. Am 20. Dezember waren 51 Ampullen eines Digoxin-Präparates und 21 Ampullen eines k-Strophanthin-Präparates aus der Apotheke der Intensivstation verschwunden, ohne daß sich ihr Verbleib in den Krankenblättern hätte nachweisen lassen. Vom 15.–20. Dezember verschwanden auf der Station auf unerklärliche Weise mehr als 200 Ampullen der beiden Präparate.

Am 19. Dezember 1975 starben 2, am Tag danach 3 Patienten mit den Zeichen einer Glykosidvergiftung. Die beiden weiteren Todesfälle traten am 16. und am 18. Dezember ein.

In einem ersten Schwurgerichtsprozeß im Jahre 1978 wurde der Beschuldigte mangels Beweises freigesprochen. Ein Revisionsverfahren wurde angestrengt, da im ersten Verfahren ein Teilgeständnis des Beschuldigten nicht verwertet worden war.

Chemisch-toxikologische Untersuchungen wurden an insgesamt 15 Leichen durchgeführt; 8 hiervon waren exhumiert worden im Rahmen der Ermittlung möglicher weiterer Vergiftungsfälle. Über die Ergebnisse der chemisch-toxikologischen Untersuchungen, die zwischenzeitlich auf eine verbesserte methodische und toxikologische Grundlage zu stellen waren, wurde berichtet. Von besonderem Interesse war dabei auch der Nachweis von k-Strophanthin, welches ärztlicherseits nicht verordnet worden war.

Ende März wurde wiederum über einen spektakulären Vergiftungsfall mit Herzglykosiden berichtet (Bild am Sonntag vom 29.3.1981). Eine Krankenschwester geriet in Verdacht, in einer Kinderklinik in Toronto/Canada vier Säuglingen Überdosen von Digoxin injiziert zu haben. Den ersten Verdacht habe ein Leichenbeschauer gehabt, der einen 3 Monte alten Jungen obduzierte und festgestellt habe, daß das Baby an einer Digoxin-Überdosierung gestorben war. Eine eingesetzte Sonderkommission der Kriminalpolizei habe 40 weitere Fälle zur Untersuchung gebracht, die während der Zeit verstorben waren, in der die Krankenschwester am Kinderkrankenhaus arbeitete. Nähere Einzelheiten zu diesem Fall sind bislang nicht bekannt."

(Literatur s. Habilitationsschrift R. Aderjan.)

Wegen der auffallend geringen therapeutischen Breite von Herzglykosiden steht und fällt der schlüssige Beweis für eine tödliche Vergiftung mit der quantitativen Analyse, im Gewebe, insbesondere im Herzmuskel, jeweils getrennt nach rechter und linker Kammer. Erst vor 15 Jahren wurde mit dem Radioiummunoassay eine Methode bekannt, die zum Nachweis von Digitalisglykosiden im Blut des Lebenden geeignet war. Die postmortal bestimmten Blutspiegel waren mit denen des Lebenden nicht vergleichbar. Bereits präfinal während der Agonie fanden sich erhöhte Serumspiegel, 30 Minuten nach dem Tode blieben sie konstant, stiegen aber ab der 4. Stunde nach dem Tode deutlich an (z. B. von 3 auf 6 ng/ml).

Als Ursache für den Anstieg wird eine postmortale Rückdiffusion aus den stets stärker mit Digoxin angereicherten Geweben angesehen. Die Überprüfung von erwiesenen Selbsttötungen mit Digoxin zeigte signifikant höhere Werte als nach therapeutischer Dosierung. Auch für eine durch fremde Hand verabreichte tödliche Dosis (die auch wie bei anderen Wirkstoffen in der Regel geringer angesetzt wird als bei Selbsttötung) konnten Kriterien zu ihrem Nachweis entwickelt werden. Mühevolle Untersuchungen waren notwendig, um die postmortalen Veränderungen in ein brauchbares Nachweisschema einzuordnen. Auch für die Herzglykoside gilt, daß sich der Beweis einer tödlichen Vergiftung nicht allein auf den quantitativen Nachweis des Wirkstoffs in ungewöhnlich hoher Konzentration stützen muß. Als 3. Komponente darf wie immer der morphologische, unter Umständen auch klinisch-chemische Ausschluß einer anderen Todesart gelten.

Wie das Beispiel des Radioimmunoassay zeigt, sind in der Ultramikroanalyse, die sich mit milliardstel Grammen befaßt, rein chemische und chemisch-physikalische Methoden kaum ausreichend. Die Kombination der chemischen Analyse mit einer immunologischen Nachweismethode hat hier große Fortschritte gebracht. Die forensische Toxikologie bedient sich in diesem Zusammenhang auch der modernen Methoden der klinischen Chemie. In einigen Fällen von Insulinmord war die Aufklärung durch radioimmunologische Untersuchungen möglich geworden.

20. Jahrhundert

Analytik

Wie bereits mehrfach angedeutet, hat schon im 19. Jahrhundert die Zahl der verfügbaren Gifte beträchtlich zugenommen. Ins Unermeßliche ist jedoch der Vorrat an Giftstoffen in unserem Jahrhundert angestiegen, als mehrere hunderttausend organische Verbindungen synthetisiert werden konnten. So befaßt sich ein Standardwerk von Clarke in der 2. Auflage 1986 (Moffat et al.) mit allein 2000 Giftstoffen, die der organischen Chemie zuzuordnen sind und im wesentlichen mit pharmakologischer Wirkung als Arzneistoffe Verwendung finden.

Die „Rote Liste" 1986, eine Zusammenstellung aller beim Bundesgesundheitsamt registrierten Arzneimittel von Mitgliedsfirmen des Bundesverbands der pharmazeutischen Industrie, weist 8926 Präparationen mit etwa 2900 Wirkstoffen auf.

In Abhängigkeit von den therapeutischen Entwicklungen gab es in unserem Jahrhundert Etappen bevorzugter Modegifte, wobei nicht nur zeitliche, sondern auch durch Ländergrenzen bedingte Unterschiede auftraten. Als Beispiele können die Schlafmittel der Barbitursäurereihe und die Beruhigungsmittel der Benzodiazepinreihe herangezogen werden. Es gibt seit über 80 Jahren Barbiturate, heute etwa 50 verschiedene Derivate. Die erst vor 25 Jahren eingeführten Benzodiazepine haben es bereits auf mehr als das Doppelte an Derivaten gebracht. 1960 wurde Librium (Chlordiazepoxid), 1963 Valium (Diazepam) in den Handel gebracht. Insgesamt waren 1985 in der Bundesrepublik etwa 25 Derivate gebräuchlich.

Während in der Bundesrepublik und im südlichen Europa zunächst Barbital und Phenobarbital allgemein bekanntgeworden sind, gefolgt von Zyklobarbital, Hexobarbital, Heptabarbital, haben sich in den nordischen und angloamerikanischen Ländern mehr Amobarbital, Secobarbital, Pentobarbital durchgesetzt. Aufgrund der durch Rezeptpflicht erschwerten Zugänglichkeit verschob sich in den letzten 30 Jahren das Bild der Schlafmittelvergiftungen immer wieder in Richtung auf rezeptfrei erhältliche Produkte. Beispielsweise war Contergan zunächst als Ersatz für Barbiturate gut erhältlich, dann Methyprylon und Methaqualon sowie die schon sehr alte Gruppe der Bromureide. Mittlerweile sind, abgesehen von dem aus dem Handel gezogenen Contergan, alle diese Nichtbarbituratschlafmittel rezeptpflichtig, z. T. sogar Betäubungsmittel, geworden, so daß das Überwiegen von Bromureidvergiftungen praktisch mit der Einführung der Rezeptpflicht beendet war. Allerdings lagern Arzneimittel oft jahrelang beim Verbraucher.

Wenn Leichenreste nach einer monatelangen Liegezeit im Freien gefunden werden, ist der Nachweis einer Vergiftung mit Bromureiden (Carbromal etc.) noch möglich. Bösche und Burger [5] fanden auf das 25fache erhöhte Bromwerte in den Knochen, aber kein unverändertes Carbromal mehr. Dagegen waren Amobarbital und Glutethimid nachweisbar. Hinweise auf eine Selbsttötung mit diesen Medikamenten hatten sich aus leeren Tablettenpackungen ergeben, die bei dem Toten gefunden worden waren. Die Leiche hatte 6 Monate während der warmen Jahreszeit im Freien gelegen.

Methyprylon (Noludar) erlangte fast traurige Berühmtheit durch die Verwendung des Noludarschlafsafts als sogenannte „K.O.-Tropfen;" in zweifelhaften Gaststätten und Bordellen wurden Menschen damit handlungsunfähig gemacht und dann beraubt. Methyprylon ist jedoch schon lange rezeptpflichtig, und die Bezeichnung „K.O.-Tropfen", erst kürzlich wieder durch die Gazetten gegangen aufgrund der Entdeckung eines Skandals in einer Münchener Gaststätte, werden heute nach Erkenntnissen von Fachleuten aus Flunitrazepam oder Nitrazepam und Heroin, manchmal auch aus Medinox, zubereitet [43].

Obwohl die Pharmakopöen der einzelnen Länder jeweils nur eine begrenzte Anzahl von Barbituraten aufweisen, ist der forensische Toxikologe mit der international gebräuchlichen Vielfalt der Präparate konfrontiert. Die Massenmobilität bringt es mit sich, daß Amerikaner etwa mit einem zu Hause besorgten Mittel in Deutschland umgebracht werden, oder daß Arzneimittel aus der DDR in der Bundesrepublik zu Vergiftungen Anlaß geben. Benzodiazepine stehen an der Spitze aller Medikamente, von der Zahl der verbrauchten Einheiten her gesehen Lexotanil (Bromazepam) und Adumbran, Praxiten (Oxazepam), auch beim Mißbrauch liegt Lexotanil an der Spitze. Fast 1/4 aller Drogenabhängigen hat persönlich Erfahrung mit diesem „Beruhigungsmittel" gemacht (Arzneitelegramm 3/86).

Nicht minder hektisch als die Entwicklung auf dem Arzneimittelmarkt hat sich die Verbreitung von Schädlingsbekämpfungsmitteln vollzogen. Gerade hier wurden hochtoxische Substanzen praktisch für jeden zugänglich, der im landwirtschaftlichen, aber auch im häuslichen Bereich Milben, Blattläuse, Pilze von seinen Pflanzen fernhalten wollte. Als Modegift kam mit dem 1. Giftmordprozeß das Parathion (E 605) in Gebrauch, das zwar überwiegend zur Selbsttötung, aber in nicht wenigen Fällen auch als Mordgift eingesetzt wurde. Auch hier war der Warnfarbstoff bei der unbemerkten Beibringung zu überwinden.

Eine Ehefrau gab es trotzdem in die Sprudelflasche ihres Mannes, da sie wußte, daß er nachts betrunken und ohne Licht zu machen, nach der Flasche zu greifen pflegte. So gelang ihr die Tötung im 2. Anlauf, während sie beim 1. Mal das gleiche Gift in Gulasch gemischt hatte, nicht wissend, daß durch Kochen die Substanz weitgehend wasserdampfflüchtig ist und dadurch aus der Speise verdampfte.

In den ersten Jahren des Einsatzes von Parathion und ähnlichen Präparaten fehlte der blaue Warnfarbstoff. Im Gegensatz zu Arsen und Thallium hat die Gruppe der Phosphorsäureester einen auffallend eigenartigen Geruch, der ebenfalls bei unbemerkter Beibringung verdeckt werden muß. In Bier oder Kaffee verabreicht, gelangen einige Giftmorde mit Parathion, von dem bereits 300 mg einen Erwachsenen töten.

Frühzeitig wurden sehr empfindliche Nachweismethoden für die Phosphorsäureester gefunden.

Eine zusätzliche Belastung mit Nachweisproblemen brachte die seit den 50er Jahren immer stärker gewordene Drogenwelle. Zunächst wurden in der Drogenszene die klassischen Rauschgifte der 20er Jahre beobachtet, nämlich Heroin und andere Opiate, Haschisch und einige synthetische oder halbsynthetische Betäubungsmittel. Hinzu kamen LSD, Amphetamine und (erst später) wieder Kokain, aber auch eine unübersehbare Zahl von Medikamenten. Die große Schwierigkeit des Nachweises der Drogenwirkung lag in der zunehmenden Vorliebe für Kombinationen, wobei auch Alkohol und andere flüchtige Stoffe (Lösungsmittel, Narkosemittel) eine Rolle spielten. Der Nachweis mehrerer Rauschmittel nebeneinander war notwendig, um das Wirkungsspektrum im Einzelfall möglichst zutreffend beschreiben zu können. Hier soll nicht auf die sattsam bekannte Kriminalität im Zusammenhang mit der Drogenbeschaffung und der veränderten Bewußtseinslage durch Drogenmißbrauch eingegangen werden. Die Epoche der Rauschgiftwelle ist entgegen den Erwartungen der 60er Jahre noch lange nicht beendet. Es kommen im Gegenteil immer neue Produkte auf den Markt, wobei sowohl völlig exotische Naturprodukte wie auch heimlich hergestellte Wirkstoffe eine Rolle spielen.

Moderne Analytik in der forensischen Toxikologie

Angesichts der Flut von Wirkstoffen, mit denen Menschen vergiftet werden können, war es eine große Erleichterung, als Anfang der 50er Jahre neue Trennverfahren in der analytischen Chemie gefunden wurden, die man als chromatographische Methoden bezeichnet, die aber nur in den Anfangsjahren etwas mit Farben zu tun hatten. Es gelang mit diesen Verfahren, zunächst auf Papier, später auf Kieselgelschichten, ein Gemisch ganz ähnlicher Substanzen zu trennen, etwa 20 Barbiturate nebeneinander in Mikrogrammengen zu unterscheiden, falls diese noch unverändert vorlagen. Dadurch wurde es möglich, Vergiftungen wesentlich besser aufzuklären und ihre Ursachen, also das jeweilige Gift, spezifisch zu ermitteln. Ende der 50er Jahre stürzten sich alle Laboratorien auf diese Methoden, denen auch eine gewisse Wirtschaftlichkeit zuzusprechen war. Die Papierchromatographie ist heute nahezu vergessen, während sich die Dünnschichtchromatographie (Kieselgel) nach wie vor großer Beliebtheit erfreut.

Bald konnte man auch flüchtige oder durch Erhitzen verdampfbare Wirkstoffe im Ultramikromaßstab trennen. Allein waren dazu bereits recht teure Apparaturen notwendig. Die Gaschromatographie mit den verschiedenen Detektoren, hauptsächlich dem Flammenionisationsdetektor, dem stickstoffspezifischen Detektor und dem Elektroneneinfangdetektor, ist heute aus keinem toxikologischen Laboratorium mehr wegzudenken.

Als derzeit wichtigste Detektionsmethode der Gaschromatographie kann die Massenspektroskopie bzw. Massenfragmentographie angesehen werden. Bestimmte Spektrometer werden heute bereits als „massenspezifische Detektoren" angeboten. Ein neuer Trend scheint sich im Übergang von mit präpariertem Trägermaterial „gepackten" gaschromatographischen Trennsäulen zu Quarzkapillaren hin zu vollziehen, die mit einem Polyimidüberzug fast bruchsicher gemacht wurden. Bei einem inneren Durchmesser von ca. 0,2 – 0,5 mm sind in ihnen die Trennphasen chemisch auf der Quarzoberfläche gebunden. Vorteilhaft ist die hohe Trennleistung, außerdem lassen sich mehr Substanzen direkt gaschromatographieren.

Zahlreiche zusätzliche Möglichkeiten, zum Beispiel der präparativen Gaschromatographie und der spezifischen Erkennung von Fraktionen eines Gaschromatogramms, wurden eingeführt, z. B. Retentionsindizes nach Kovats [21], die sich an der Auftrennung geradkettiger n-Kohlenwasserstoffe orientieren.

Die automatische Probeneingabe läßt die Untersuchung von zahlreichen Einzelproben auf bestimmte Wirkstoffe innerhalb weniger Stunden zu. So können nicht nur Blutkonzentrationen an Ethanol und Methanol, sondern auch andere alkoholische und ketonische Begleitstoffe von Getränken routinemäßig untersucht werden.

Die routinemäßige Testung großer Kollektive ist notwendig geworden, wenn eine gewisse Überwachung und Prävention auf der Drogenszene möglich sein soll. In Los Angeles werden täglich mehrere hundert Blut- und Harnproben einem Screening unterzogen, das teils gaschromatographisch, teils radioimmunologisch die wichtigsten sog. harten Drogen in einer Vorprüfung erfassen soll. Eine weitere Verfeinerung chromatographischer Methoden hat sich in der Hochdruckflüssigkeitschromatographie gezeigt, die seit etwa 10 Jahren in nahezu allen forensisch-toxikologischen Laboratorien üblich geworden ist. Mit ihr lassen sich vor allem schwierig gaschromatographierbare Substanzen polarer Natur, auch höheren Molekulargewichts, hoch aufgelöst trennen. Eine Reihe von Detektionsmethoden läßt auch hier den Nachweis einer Substanz über die charakteristische Retentionszeit zu. Die wichtigsten sind jedoch die spektrophotometrischen Detektionen im ultravioletten und sichtbaren Strahlungsbereich, mit denen sich die Substanzen oft bis zu 10^{-9} g darstellen lassen. Koppelungen der Hochdruckflüssigkeitschromatographie mit dem Massenspektrometer werden angestrebt.

Schon frühzeitig, vor den 20er Jahren, wurden spektrophotometrische Methoden entwickelt, die bei guter Empfindlichkeit eine Zuordnung von Reinsubstanzen aufgrund ihrer Lichtabsorption bei verschiedenen Wellenlängen ermöglichten. Auch hier sind hochmoderne Analysengeräte für die Spektrophotometrie im sichtbaren, ultravioletten und infraroten Licht bereits entwickelt worden. Die Automation geht unter Einschaltung von Computern und gespeicherten Tabellenwerken so weit, daß nach Aufnahme eines Spektrogramms bereits Lösungsangebote der am ehesten in Betracht kommenden gesuchten Verbindung auf dem Bildschirm angezeigt werden können. Diese Möglichkeit, die bei Infrarotspektren ebenso besteht wie bei Massenspektren, wurde durch die Entwicklung der „Diodenarraydetektoren" auch für die Spektrophotometrie im Wellenlängenbereich von 190 – 600 nm übertragbar. Durch spezielle Anordnung von lichtempfindlichen Dioden kann nach Dispersion des die

Meßzelle durchfließenden Lichts praktisch je Wellenlänge registriert und im Sekundentakt abgefragt werden. Es kann so der gesamte Trennungsvorgang bei der Hochdruckflüssigkeitschromatographie hinsichtlich des spektralen Geschehens analysiert und dokumentiert werden, ohne daß der Laufmittelfluß gestoppt werden muß.

Ähnlich verhält es sich mit dem Massenspektrographen mit ionenspezifischer Massenfragmentographie (Ion-monitoring).

Diese zu den teuersten Analysegeräten zählenden Einrichtungen sind für die Auffindung mancher unbekannter Substanzen notwendig, wenn die übrigen bisher genannten Verfahren nicht ausreichen. Da die spektrometrischen Methoden eine hochgereinigte Substanz voraussetzen, sind die erwähnten hoch auflösenden chromatographischen Trennmethoden ideal für eine kombinierte Anwendung. Allerdings wird zur systematischen Entwicklung und Erprobung neuer Analysentechnologien eine Forschungsförderung dringend benötigt.

Seit man in der 2. Hälfte unseres Jahrhunderts zahlreiche Ionenaustauschverfahren in den Griff bekommen hat, ist auch ein beträchtlicher Zugewinn an Erkenntnissen der Extraktion und Ausfällung von gesuchten Wirkstoffen aus größeren Mengen Substrat (= Ballast) möglich. Waren beim Stas-Otto-Verfahren noch mehrere Tage für die Herstellung der erzielten Enteiweißungsprodukte nötig, brauchte man mit der Methode nach Valov nur noch 2–3 Stunden und kann heute mit Amberlite-XAD-Adsorberharz oder anderen lipophilen Adsorbermaterialien bereits in wenigen Minuten einen relativ sauberen Extrakt herstellen. Auf weitere Methoden kann hier nicht eingegangen werden; es gibt noch genügend Schwierigkeiten, die Vielfalt der zur Untersuchung gelangenden Substrate aufzubereiten. Die Qualität einer Analyse zum Nachweis eines unbekannten Gifts wird jedoch fast immer durch die Leistungsfähigkeit des Extraktionsverfahrens bestimmt. Für forensische Toxikologen sind spezielle Kenntnisse auf diesem Gebiet eine Grundvoraussetzung.

Nach wie vor gilt die Erfahrung, die bereits Orfila machen mußte: *„Es ist hundertmal leichter, eine Giftsubstanz aus einer Speise, einem Trinkgefäß oder aus sonstigen Behältnissen außerhalb des menschlichen Körpers wiederzufinden, als den Nachweis im Körper, seinen Ausscheidungen oder Zersetzungsprodukten, zu führen."*

Das Arsenal der heute verfügbaren Methoden und Hilfsmittel zur Feststellung von Giften ist erfahrungsgemäß groß und gestattet es, mit dem erwähnten Überangebot von Wirkstoffen einigermaßen fertigzuwerden. Dazu gehören noch weitere Methoden, die bereits erwähnt wurden, zum Beispiel die flammenlose Atomabsorptionsspektrometrie für Metalle, die Prüfung der Eigenschaften kristallisierter Substanzen (Kristallform, Kristalloptik, Schmelzverhalten, Kristallkomplexbildung), die Antigen-Antikörper-Reaktion bis hin zu monoklonalen Antikörpern.

Bei dem großen Angebot von Analysenmethoden, die an moderne Hochleistungsgeräte von erheblichem Preis gebunden sind, ist eine Spezialisierung einzelner Untersucher unvermeidlich. Dies macht eine Verbundforschung notwendig. Sogenannte Referenzlaboratorien werden kontaktiert, wenn etwa ein Massenspektrum auszuwerten ist, oder wenn für die Anwendung bestimmter Radioimmunoassays und ähnlicher radiologischer Methoden die benötigten Antiseren nur an einzelnen Stellen auf der Welt verfügbar sind. Die anzustrebende Verbundforschung ist daher für praktich alle Industrienationen der Welt zu fordern.

Große Anstrengungen müssen auch bei der Dokumentation von Vergiftungen unternommen werden, damit computerunterstützt überregionale Datensammlungen erstellt und nutzbar gemacht werden können. Dies gilt für die Identifikation unbekannter isolierter Substanzen ebenso wie für die Kasuistik sowie für die Analysenbefunde und ihre Bewertung. Durch die Deutsche Forschungsgemeinschaft eingesetzte Kommissionen sind dabei, praktikable Lösungen hierfür zu entwickeln.

Wenn beispielsweise in einem Land mit einer erstmals beobachteten Vergiftung größere Erfahrungen gesammelt worden sind (zum Beispiel bei Massenvergiftungen durch vergiftete Lebensmittel und Genußgifte), ist es sinnvoll, diese Erfahrungen auch in anderen Ländern nutzbar zu machen. Während diese Zeilen geschrieben wurden, berichteten die Zeitungen von 20 Todesopfern durch Methylalkohol, der in verbrecherischer Weise italienischem Wein zugesetzt worden war. Nun ist Methylalkohol kein neues Gift, sondern der Holzgeist ist schon seit Jahrhunderten bekannt und hat auch immer wieder zu Einzel- und Massenvergiftungen Anlaß gegeben. Für das Schicksal eines mit Methanol Vergifteten ist entscheidend, wie lange es dauert, bis die richtige Diagnose gestellt wird. Aus dem Stoffwechsel des Methanols ergibt sich, daß Ethanol sogar das beste Gegengift sein kann. Wenn also heutzutage ein Patient mit unklaren Vergiftungserscheinungen in das Krankenhaus gelangt, möglicherweise Sehstörungen angibt, ist die rasche Prüfung auf Methanol entscheidend für die richtige Diagnose und rechtzeitige Therapie. Wie ich eingangs erwähnt habe, kommen die Erfahrungen der forensischen Toxikologen auch der Klinik zugute.

Übrigens schrieb J.F. Gmelin, ein Sohn des 1. forensischen Toxikologen in Tübingen (Botaniker, Chemiker und Arzt) 1776 über *„die verruchte Bosheit der Unmenschen, der Giftmischer, die ihre unglückliche Kunst in Italien auf einen so hohen Gipfel der Vollkommenheit gebracht haben."* [13]. Die Italiener galten von der Renaissance bis ins 18. Jahrhundert als die Giftmischernation.

Frühzeitige Nachweise der jeweils aufgenommenen Giftsubstanz können den Behandlungsverlauf entscheidend beeinflussen. Hier muß mit Bedauern festgestellt werden, daß viele Krankenhäuser den Giftnachweis sträflich vernachlässigen, manchmal unter dem Hinweis, daß die Giftanalyse für die Behandlung akuter Fälle in der Regel zu spät komme. Für manche schwierigen Nachweise trifft das zu, aber das Beispiel des Alkohols oder besser der Alkohole, deren Nachweis etwa 30 Minuten erfordert, sagt uns, daß in vielen Fällen die Alkoholbestimmung unterlassen wird, wo sie dringend erforderlich wäre. So kommt die Fehldiagnose „Trunkenheit" vor, die durch Alkoholbestimmung hätte ausgeräumt werden können, wenn in Wirklichkeit ein Schädel-Hirn-Trauma oder eine Hirnblutung trunkenheitsähnliche Symptome vorgetäuscht haben.

Ausblick

Was können und sollen wir aus der Geschichte der forensischen Toxikologie lernen?

1) Man muß sehr viel lesen, um Prioritäten von Plagiaten unterscheiden zu können.

2) Die ehernen Regeln dürfen nicht vergessen werden:
   - Das A und O ist der sichere Giftnachweis.
   - Gesichert ist ein Giftnachweis, wenn er durch 2 möglichst unabhängige und leistungsfähige Methoden erbracht wurde.
   - Für Nachuntersuchungen muß ein Teil des Materials zurückbehalten werden.
   - Eine tödliche Vergiftung kann nur im Zusammenhang mit den Krankheitserscheinungen und mit dem Obduktionsbefund durch den Giftnachweis diagnostiziert werden.
3) Bei sehr kleinen Probenmengen kann die Hochrechnung auf die aufgenommene Gesamtmenge falsch sein.
4) Vergiftungsverdacht entsteht oft erst nach mehr als einem gleichartigen Todesfall.
5) Ein Massenscreening durch hinreichend sichere Schnellmethoden ist an der Schwelle zum 3. Jahrtausend n. Chr. methodisch möglich und für viele Gifte in der Zeit vermehrter Schadstoffbelastung auch nötig.
6) Die Dunkelziffer der Vergiftungen ist nach wie vor groß.

J. Thorwald (1964) schreibt in seinem Buch [44]:

„An einer anderen Stelle dieses Kapitels sprachen wir von dem großen Bau der forensischen Toxikologie, wie er um die Mitte des 20. Jahrhunderts dastand, gestützt auf das Fundament von Erfahrungen und Erkenntnissen aus mehr als hundert Jahren und doch dem Zwang unterworfen, ständig weiterwachsen zu müssen. Die Erfahrungen hatten die forensische Toxikologie in der Tat gelehrt, daß es kein Halten auf ihrem Wege gab, fern lag die Zeit, in der nur einzelne Giftmorde ihre Mitwirkung erfordert hatten. Ihre Welt reichte jetzt vom Mord, vom Selbstmord, vom ungeklärten Todesfall bis weit hinein in den Bereich der sozialen Welt mit ihren alltäglichen Vergiftungsmöglichkeiten an Millionen von Arbeitsplätzen. Sie reichte noch weiter, bis in das Chaos des modernen Verkehrs, und umfaßte Studium und Nachweis des Alkohols als Ursache einer Unzahl von Unglücks- und Todesfällen. Ja, ihre Welt reichte bis hinein in die tägliche Arbeit Hunderttausender von Ärzten, in deren Tätigkeitsbereich zahllose Vergiftungen und Giftmorde unentdeckt blieben, weil viele Ärzte noch nicht gelernt hatten, die vielgesichtigen Symptome der Vergiftungen zu erkennen."

Literatur

1 Aderjan R (1981) Tödliche Vergiftungen mit Herzglykosiden – Nachweis und rechtsmedizinisch-toxikologische Befundbewertung. Habilitationsschrift Universität Heidelberg

2 Akaishi S, Oshida S, Hiraiwa K, Sebetan IM, Ohno Y, Kuroda F, Suzuki T, Kashimura S (1982) Homicidal and camouflaged carbon monoxide poisoning in Japan. Z Rechtsmed 88: 297–304

3 Boerhave H (1732) Elementa Chemiae, t I, Lips p 257

4 Böhm R, Naunyn B, Boeck H von (1876) Handbuch der Intoxicationen. In: Ziemssen H von (Hrsg) Handbuch der Speciellen Pathologie und Therapie, (Bd 15.) FCW Vogel, Leipzig

5 Bösche J, Burger E (1974) Schlafmittelnachweis am Skelett und im Erdreich nach einem halben Jahr Liegezeit im Wald. Arch Kriminol 153: 36–41

6 Bösche J, Magureanu I (1983) Schwermetallbelastung in Nordbaden durch Thallium und Cadmium – Ergebnisse von Nierenuntersuchungen. In: Barz J et al. (Hrsg) Fortschritte der Rechtsmedizin, Festschrift für Gg. Schmidt, Springer, Berlin Heidelberg New York S 270–275

7 Brugger CM, Kühn H (1979) Sektion der menschlichen Leiche. Zur Entwicklung des Obduktionswesens aus medizinischer und rechtlicher Sicht. Ferdinand Enke, Stuttgart
8 Buchner E (1867) Lehrbuch der gerichtlichen Medizin für Aerzte und Juristen. Jos. Ant. Finsterlin, München
9 Bundesverband der Pharmazeutischen Industrie e.V., Frankfurt (1986) Rote Liste. Editio Cantor, Aulendorf/Württ.
10 Camps FE (ed) (1968) Gradwohl's legal medicine, 2nd edn. John Wright, Bristol
11 Emich F (1926) Lehrbuch der Mikrochemie. Bergmann, München
12 Fischer-Homberger E (1983) Medizin vor Gericht. Gerichtsmedizin von der Renaissance bis zur Aufklärung. Hans Huber, Bern
13 Gmelin JF (1776) Allgemeine Geschichte der Gifte, Erster Theil. Weygand, Leipzig
14 Hahnemann S (1786) Ueber die Arsenikvergiftung, ihre Hülfe und gerichtliche Ausmittelung. Siegfried Lebrecht Crusius, Leipzig
15 Helmont van (1667) Opera Lugd. Pars II p 172 (zit. Lewin, 1920)
16 Helwig A (1864) Die Sublimation der Alkaloide und ihre mikroskopische Verwerthung für die differentielle Diagnose derselben. Z Analyt Chem III: 43–58
17 Helwig A (1865) Das Mikroskop in der Toxikologie. Zabern, Mainz
18 Kofler L, Dernbach W (1931) Über Vakuumsublimation unter dem Mikroskop. Mikrochemie 9: 345–349
19 Kofler L, Hilbck H (1931) Über einen neuen Mikroschmelzpunktapparet. Mikrochemie 9: 38–44
20 Kofler L, Kofler A (1954) Thermo-Mikromethoden zur Kennzeichnung organischer Stoffe und Stoffgemische, 3. Aufl. Verlag Chemie, Weinheim
21 Kovats E (1958) Gaschromatographische Charakterisierung organischer Verbindungen. Teil 1: Retentionsindices aliphatischer Halogenide, Alkohole, Aldehyde und Ketone. Helv Chim Acta 41: 1915–1932
22 Lewin L (1920) Die Kohlenoxyd-Vergiftung. Ein Handbuch für Mediziner, Techniker und Unfallrichter. Springer, Berlin
23 Lewin L (1929) Gifte und Vergiftungen; 4. Ausgabe des Lehrbuchs der Toxikologie. Georg Stilke, Berlin
24 Lewin L, Miethe, Stenger (1906) Compt rend de l'Acad des Sciences 9 juillet 1906 – Arch ges Physiol 118: 80 (zit Lewin 1929)
25 Marsh J (1836) Account of a Method of separating Small Quantities of Arsenic from Substances with which it may be mixed. Edinb New Philos J 21: 229–236
26 Marsh J (1837) Beschreibung eines neuen Verfahrens, um kleine Quantitäten Arsenik von den Substanzen abzuscheiden, womit er gemischt ist. Justus Liebigs Ann Pharm 23: 207–216
27 Mayrhofer A (1923, 1928) Mikrochemie der Arzneimittel und Gifte, I und II, Urban & Schwarzenberg, Berlin
28 Metzger JD (1793) Kurzgefaßtes System der gerichtlichen Arzneywissenschaft. Hartung, Königsberg/Leipzig
29 Moffat AC, Jackson JV, Moss MS, Widdop B (eds) (1986) Clarke's isolation and identification of drugs, 2nd edn. The pharmaceutical Press, London
30 Morgagni GB (1761) De sedibus et causis morborum per anatomen indagatis libri V. Venedig, Typographia Simoniana Neapel 1762
31 Orfila M (1852, 1853) Lehrbuch der Toxikologie in zwei Theilen, nach der fünften, umgearbeiteten, verbesserten und vielfach vermehrten Auflage aus dem Französischen mit selbständigen Zusätzen bearbeitet von Krupp G, Vieweg, Braunschweig
32 Otto FJ (1856) Anleitung zur Ausmittelung der Gifte und zur Erkennung der Blutflecken bei gerichtlich-chemischen Untersuchungen. Vieweg, Braunschweig
33 Rosenthaler L (1935) Toxikologische Mikroanalyse. Qualitative Mikrochemie der Gifte u. a. gerichtlich-chemisch wichtiger Stoffe. Gebrüder Borntraeger, Berlin
34 Scheele CW (1775) zit. Thorwald (1964)
35 Schmidt GG (1954) Arsenbefunde in Leichenaschen. Dtsch Z Ges Gerichtl Med 43: 245–251
36 Schmidt GG (1959) Ein Vakuumsublimationsgerät zur Trennung und Reinigung kleiner Substanzmengen. Mikrochimica Acta Heft 3:406–418
37 Schwerd W (1962) Der rote Blutfarbstoff und seine wichtigsten Derivate. Nachweis, gerichtsmedizinische und toxikologische Bedeutung. In: Weinig E, Berg St (Hrsg) Arbeitsmethoden der

medizinischen und naturwissenschaftlichen Kriminalistik, Bd 1. Max Schmidt-Römhild, Lübeck
38. Seifert P, Brossmer R (1952) Eine Testflecken-Methode zur Bestimmung kleinster Arsenmengen im biologischen Material. Arch Exper Pathol Pharmakol 214:121–123
39. Selmi F (1878) Sulle ptomaine e alcaloide cadaverici e lore importanza in tossicologia. Acad Sci Bologna 11
40. Sertürner FW (1817) Ueber das Morphium, eine neue salzfähige Grundlage, und die Mekonsäure, als Hauptbestandteile des Opiums. Analen der Physik, Neue Folge 25
41. Spann W, Maidl K (1985) Die Frequenz gerichtlicher Leichenöffnungen in der Bundesrepublik Deutschland. Med R 3: 59–62
42. Stas JS (1851) Recherches médico-légales sur la nicotine, suivies de quelques considérations sur la manière générale de déceler les alcalis organiques dans le cas d'empoisonnement. Bull Acad Roy Med Belgique 11: 202, 304
43. Stobbe S (1985) Neue KO-Tropfen – Mischungen. Toxichem Krimtech 38:12
44. Thorwald J (1964) Das Jahrhundert der Detektive – Weg und Abenteuer der Kriminalistik. Droemer, Zürich
45. Valov P (1946) Rapid qualitative and quantitative determination of barbiturates from postmortem specimens. Indust Engin Chem – Analyt Ed 18:456
46. Weihrauch A (1986) Betrachtungen zur frühen Geschichte der Rechtsmedizin. Med. Dissertation, Universität Heidelberg
47. Weinig E (1957) Gerichtliche Vergiftunglehre. In: Ponsold A (Hrsg) Lehrbuch der gerichtlichen Medizin, 2. neubearb. Aufl. Thieme, Stuttgart, S 455–515
48. Weinig E, Schmidt GG (1966) Zur Verteilung des Thalliums im Organismus bei tödlichen Thalliumvergiftungen. Arch Toxikol 21:199–215
49. Weinig E, Zink P (1967) Über die quantitativ-massenspektrometrische Bestimmung des normalen Thallium-Gehalts im menschlichen Organismus. Arch Toxikol 22:255–274
50. Widy W (1959) Veränderungen in den Haarwurzeln faulender und exhumierter Leichen. Dtsch Z Ges Gerichtl Med 48:411–416
51. Widy W (1961) Pigment changes in the hair roots in thallium poisoning. Acta Med Polona II, 3: 259–282
52. Wolff G (1938) Leichen-Besichtigung und -Untersuchung bis zur Carolina als Vorstufe gerichtlicher Sektion. Janus 42: 225–286

Kapitel 4
Strahlentoxikologie

C. Streffer

Einleitung

In den letzten Monaten des Jahres 1895 führte Wilhelm Conrad Röntgen die entscheidenden Versuche durch, durch die die Entdeckung der nach ihm benannten Strahlen gelang. Am 28. Dezember 1895 ging bei der Redaktion der „Sitzungsberichte der Würzburger Physikalisch-medizinischen Gesellschaft" Röntgens Manuskript „Über eine neue Art von Strahlen (vorläufige Mitteilung)" in den Druck [21]. Röntgen schreibt:

„Läßt man durch eine Hittorf'sche Röhre oder einen genügend evacuirten Lenard'schen, Crookes'schen oder ähnlichen Apparat die Entladungen eines größeren Ruhmkorff's gehen und bedeckt die Röhre mit einem ziemlich eng anliegenden Mantel aus dünnem, schwarzen Karton, so sieht man in dem vollständig verdunkelten Zimmer einen in der Nähe des Apparates gebrachten, mit Bariumplatincyanür angestrichenen Papierschirm bei jeder Entladung hell aufleuchten, fluoresciren".

Weiter schreibt Röntgen:

„Man findet bald, daß alle Körper für dasselbe durchlässig sind, aber in sehr verschiedenen Graden ... Eine ca. 15 mm dicke Aluminiumschicht schwächte die Wirkung recht beträchtlich, war aber nicht imstande, die Fluoreszens ganz zum Verschwinden zu bringen. — Mehrere Zentimeter dicke Hartgummischeiben lassen noch Strahlen (Fußnote: Der kürze halber möchte ich den Ausdruck ‚Strahlen' und zwar zur Unterscheidung von anderen den Namen ‚X-Strahlen' gebrauchen.) hindurch. — Glasplatten gleicher Dicke verhalten sich verschieden je nachdem sie bleihaltig sind (Flintglas) oder nicht; erstere sind viel weniger durchlässig als letztere. — Hält man die Hand zwischen dem Entladungsapparat und dem Schirm, so sieht man die dunkleren Schatten der Handknochen in dem nur wenig dunklen Schattenbild der Hand." [21].

Diese letztere Beobachtung, bei der Röntgen die Handknochen seiner Frau aufnahm (Abb. 4.1), war es vor allem, die besondere Aufregung erregte. In der Sonntagsausgabe der Wiener „Presse" am 5. Januar 1896 erschien ein Artikel mit der Überschrift „Eine sensationelle Entdeckung", in dem über die Untersuchungen von Röntgen berichtet wurde. In wenigen Wochen ging die Nachricht über die Entdeckung der X-Strahlen um die Welt. Die Sensation der Entdeckung durch Röntgen lag

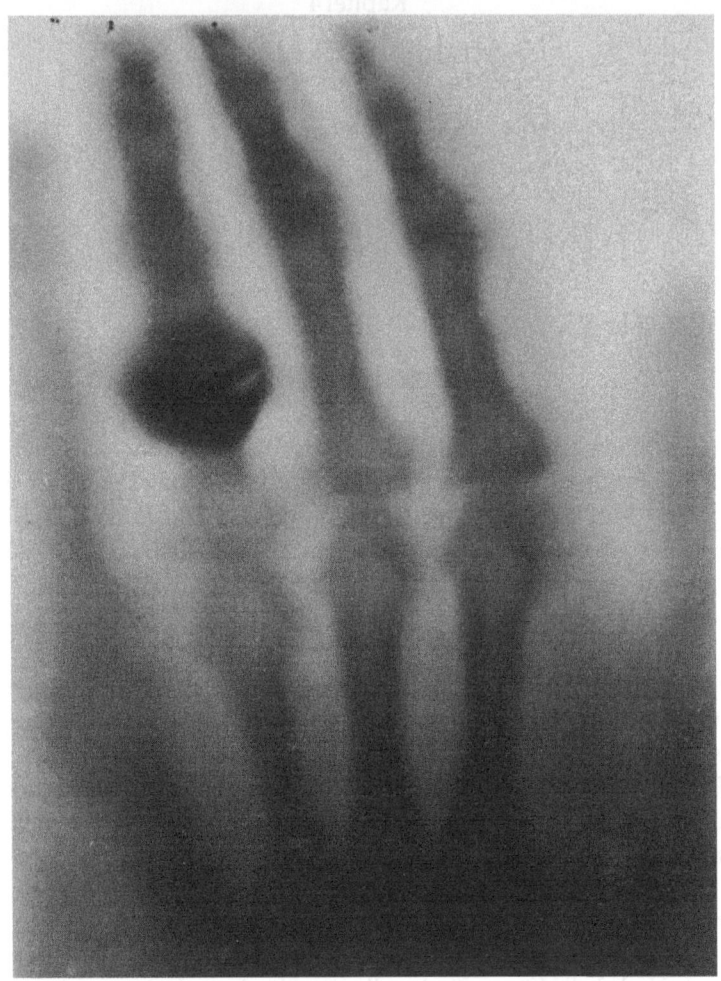

Abb. 4.1.
Hand der Frau Röntgens, aufgenommen von W.C. Röntgen im Dezember 1895

also zunächst einmal in den von ihm selbst beschriebenen und belegten Anwendungsmöglichkeiten der neuen Strahlen. Sehr schnell wurden entsprechende Apparaturen gebaut, um diese Möglichkeiten für die Diagnostik in der Medizin zu verwenden. Man bemerkte jedoch auch sehr bald, daß durch die Röntgenstrahlen eine Reihe biologischer Wirkungen hervorgerufen werden kann. So wurden Haarausfall und eine Verkleinerung von Geschwülsten beobachtet. Dieses führte dazu, daß Röntgenstrahlen auch für die Therapie von Tumoren sehr rasch eingesetzt wurden.

Hier kamen nun Untersuchungen hinzu, die zur Entdeckung der Radioaktivität führten. Im Jahre 1896 beobachtete H. Becquerel in Paris, daß das chemische Ele-

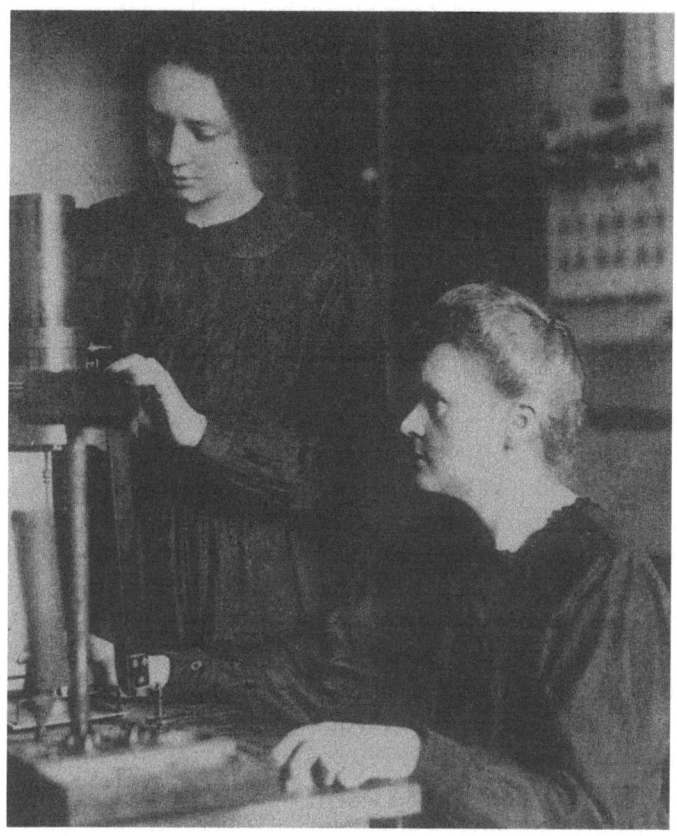

Abb. 4.2.
Marie Curie mit ihrer Tochter Irene in ihrem Laboratorium

ment Uran spontan eine Strahlung aussendet, die in ihrem Durchdringungsvermögen den Röntgenstrahlen ähnelt. Becquerel hatte sich mit der Fluoreszenz von Uransalzen, die durch Sonnenlicht erregt wurde, beschäftigt. Er prüfte unter dem Eindruck eines Vortrags, den der Mathematiker Poincaré vor der Akademie der Wissenschaften in Paris über die Entdeckung Röntgens hielt, ob vor allem die grün fluoreszierenden Salze ebenfalls eine materiedurchdringende X-Strahlung aussenden, und fand dieses mit Hilfe fotografischer Methoden. Nach weiteren Untersuchungen stellte er fest, daß diese Uransalze auch ohne Fluoreszenzerregung die Strahlung emittierten.

Auf diese Beobachtungen aufbauend, isolierten Marie (Abb. 4.2) und Pierre Curie 2 neue chemische Elemente, Polonium und später Radium, die ebenfalls durchdringende Strahlung aussenden. Das Ehepaar Curie benannte das neu entdeckte Phänomen Radioaktivität. Innerhalb weniger Jahre konnte durch Arbeiten verschiedener Wissenschaftler, vor allem von Rutherford und Soddy, gezeigt werden, daß es bei diesen Vorgängen zu einer Elementumwandlung kommt, daß verschiedene radioaktive Strahlungen (α- und β-Strahlung) bei der Elementumwandlung entstehen und eine 3. (γ-Strahlung) als eine Begleiterscheinung der Umwandlung auftritt [17]. Letztere Strahlen wurden als gleichartig mit den X-Strahlen erkannt. Sehr bald ist dann gefunden worden, daß diese Strahlen für die Tumortherapie offensichtlich ein außerordentlich nützliches Werkzeug darstellen.

Man hat aber auch sehr bald erkannt, daß diese Strahlen biologische Schäden hervorrufen. So mußte Becquerel selbst feststellen, daß ein Radiumpräparat, das von ihm in der Westentasche getragen wurde, zu einer Rötung und Schädigung der Haut führte. Wenn auch alles Leben und damit auch der Mensch auf dieser Erde vom Anbeginn der Entwicklung stets ionisierenden Strahlen ausgesetzt war, so begann die Geschichte der Strahlenforschung und ihrer toxischen Eigenschaften mit diesen Entdeckungen Ende des 19. Jahrhunderts. Der außerordentlich rasche und umfangreiche Einsatz von Röntgenstrahlen und Radioaktivität in der Medizin und Technik hat dazu geführt, daß in den ersten Jahren und Jahrzehnten trotz vielfacher Befunde die schädigende Wirkung ionisierender Strahlen in ihrem Umfang nicht erkannt und teilweise übersehen wurde. Bei vielen Strahlenpionieren aus Wissenschaft, Medizin und Technik ist es zu furchtbaren Strahlenschädigungen gekommen, die in einer größeren Zahl von Fällen zum Tode führten. Auf einem Ehrenmal an einer stillen Gedenkstätte im Garten des Krankenhauses St. Georg in Hamburg sind die Namen vieler dieser Opfer verzeichnet, z. B. Albers-Schönberg, Holzknecht, Gocht, Bergonié, Bellow und vor allem auch Marie Curie (Abb. 4.3) selbst, die an einer Leukämie gestorben ist und damit zum Opfer der Radiumstrahlen, die sie selbst entdeckt hatte, geworden ist Abb. 4.3 [12a].

Das Auftreten dieser Schädigungen führte aber auch dazu, daß relativ rasch Strahlenschutzmaßnahmen gefordert wurden. So hat Albers-Schönberg bereits im Jahre 1906 für den Röntgenarzt, den Patienten und die in der Röntgenindustrie beschäftigten Personen Schutzmaßnahmen als notwendig erkannt und angeraten (Meyer 1963). Auch auf wissenschaftlichen Kongressen und in internationalen Gremien sind die damit anstehenden Fragen bald behandelt worden, und bereits im Jahre 1929 ist es zur Bildung der internationalen Strahlenschutzkommission (International Commission of Radiological Protection, ICRP) gekommen.

Die toxikologischen Wirkungen ionisierender Strahlen sind außerordentlich vielfältig. Es soll in diesem Zusammenhang die historische Entwicklung betrachtet werden, die zu den heutigen Kenntnissen im Bereich der folgenden Themenkomplexe geführt hat:

1) Abtötung von Zellen, Schädigung von Geweben und Organen sowie der Tod des Gesamtorganismus;
2) Ausbildung von Entwicklungsanomalien nach Strahlenexposition in utero;
3) Induktion von genetischen Defekten;
4) Induktion von malignen Erkrankungen (Leukämie und Krebs).

Zwar ist die Erarbeitung der Ergebnisse zu diesen Komplexen zeitlich nebeneinander gelaufen, und häufig hat es selbstverständlich Überschneidungen gegeben, dennoch erscheint es sinnvoll, diese Themenbereiche in der angegebenen Reihenfolge zu behandeln. In einem kurzen abschließenden Abschnitt soll die Entwicklung

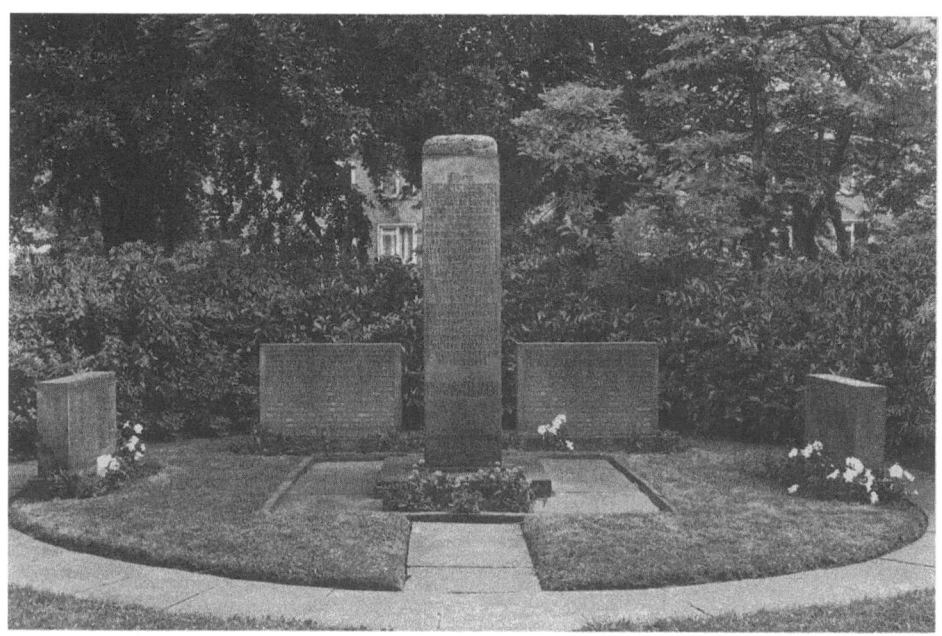

Abb. 4.3.
Gedenkstein für Strahlenopfer, aufgestellt im Krankenhaus St. Georg in Hamburg

beschrieben werden, die zu den heutigen Strahlenschutzstandards geführt hat. Zunächst jedoch wird ein kurzer Abriß über die geschichtliche Entwicklung der Dosismessung gegeben. Ohne die Kenntnis der Dosis ist eine quantitative Risikoabschätzung nicht möglich.

Dosimetrie ionisierender Strahlen

Wie bereits ausgeführt, wurden die neu entdeckten Röntgenstrahlen und die Radioaktivität sehr schnell für die medizinische Diagnostik und Therapie eingesetzt. Man erkannte sehr bald, daß die Verwendung dieser Strahlen in der Therapie nur dann sinnvoll war, wenn quantitative Meßverfahren zur Verfügung standen, um entsprechende Dosierungen für die Therapie vornehmen zu können. Dabei erhob sich zunächst die Frage, welche Größe aus medizinischer und biologischer Sicht durch die Messung ermittelt werden sollte. Einer der ersten, der für diese Problematik konkrete Vorstellungen entwickelte, war Christen. Er brachte seine Gedanken in der Arbeit „Messung und Dosierung der Röntgenstrahlen" im Jahre 1913 zum Ausdruck. Zum Begriff der Röntgendosis führte er aus: *„Die physikalische Dosis oder auch ‚rohe Dosis' ist gleich derjenigen Röntgenenergiemenge, welche in einem Körperelement absorbiert wird, dividiert durch das Volumen dieses Elementes. Die biologische Dosis oder auch wirksame Dosis ist gleich der physikalischen Dosis multipliziert mit dem Sensibilitätsko-*

effizienten." Es wurde hier bereits zwischen einer *„physikalischen Dosis"* und einer *„biologischen Dosis"* unterschieden.

Damit hatte Christen offensichtlich erkannt, daß unterschiedliche Strahlenarten und Energien bei gleicher physikalischer Dosis zu unterschiedlichen Wirkungen führen. Es erschien sinnvoll, daß man sich zunächst auf die Messung der physikalischen Dosis beschränkte, und Behnken (1925) formulierte: *„Die Dosis ist die in der Volumeneinheit des Gewebes absorbierte Röntgenenergiemenge."* Mit dieser Definition kam Behnken unserer heutigen Definition der Energiedosis bereits sehr nahe. Trotz der klaren Vorstellungen von Christen war noch eine längere Entwicklung nötig, bevor eine eindeutige, physikalisch meßbare Dosiseinheit definiert werden konnte. Man ging zunächst nicht den Weg der exakten physikalischen Messung, sondern zog es vor, die auf den Patienten wirkende Strahlenmenge mit dem Effekt derselben Strahlung auf ein strahlenempfindliches Reagens zu vergleichen. So wurde die Fluoreszens des Barium-Platin-Zyanürs, die Verfärbung einer Chlorsilbergelatineschicht sowie die Änderung der Leitfähigkeit des Selens nach Röntgenbestrahlung als Dosimeter herangezogen. Muth [19] hat diesen Weg eindrucksvoll nachgezeichnet.

Eine besonders weite Verbreitung fand die sogenannte Hauteinheitsdosis (HED). Darunter verstand man diejenige „Strahlenmenge", die nach einer Woche eine leichte Rötung, nach 3 Wochen eine bräunliche Verfärbung und nach 6 Wochen eine deutliche Braunfärbung der Haut auf einem Feld von $6 \cdot 8$ cm Größe in 23 cm Vokushautabstand mit harter Strahlung hervorrief. Auch andere Hautreaktionen wie die Entwicklung des Hauterythems wurden in frühen röntgentherapeutischen Arbeiten zum Vergleich der Strahlenintensität herangezogen.

Andererseits hatte bereits Madame Curie bei ihren Arbeiten zur Isolierung des Poloniums und des Radiums mit einem piezoelektrostatischen Elektrometer die Ionisierung der Luft als Maß für die Anreicherung der Radioaktivität in ihren Präparaten verwendet. Es lag daher nahe, die gut meßbare physikalische Strahlenwirkung der Luftionisierung für die physikalische Strahlendosimetrie heranzuziehen. Im Jahre 1924 wurde in Zusammenarbeit zwischen der Physikalisch-Technischen Reichsanstalt (PTR) (Behnken et al.) und der Deutschen Röntgengesellschaft eine Dosiseinheit eingeführt, die auf der Ionisierung der Luft beruhte. Die Definition dieser Einheit lautete: „Die absolute Einheit der Röntgenstrahlendosis wird von derjenigen Röntgenstrahlenenergiemenge geliefert, die bei der Bestrahlung von 1 cm^3 Luft von 18° C Temperatur und 760 mm Quecksilberdruck bei voller Ausnutzung der in der Luft gebildeten Elektronen und bei Ausschaltung von Randwirkungen eine so starke Leitfähigkeit erzeugt, daß die bei Sättigungsstrom gemessene Elektrizitätsmenge eine elektrostatische Einheit beträgt. Die Einheit der Dosis wird ein Röntgen genannt und mit R bezeichnet."

Die Dosiseinheit „Röntgen" hat sich als außerordentlich brauchbar erwiesen und durch eine langjährige systematische Zusammenarbeit von Ärzten und Physikern in Deutschland durchgesetzt. Auf dem 2. internationalen Kongreß für Radiologie 1928 in Stockholm wurde die Dosiseinheit „Röntgen" mit einer kleinen Änderung als international verbindliche Dosiseinheit für Röntgenstrahlen übernommen. In diesem Falle wurde von 1 cm^3 Luft bei 0° C anstelle von 18° C ausgegangen. Auf einem späteren internationalen Kongreß für Radiologie 1937 in Chicago wurde der Anwendungsbereich des Röntgen auf γ-Strahlen erweitert. Die Definition lautete schließlich in einer etwas einfacheren Form: „Ein Röntgen (1 R) ist eine solche Menge einer Röntgen- oder γ-Strahlung, daß die damit verbundene Kopuskularemission je 0,001293 g Luft Ionen in Luft erzeugt, die eine elektrostatische Einheit der Elektrizitätsmenge beiderlei Vorzeichens tragen." Aufgrund meßtechnischer Verbesserungen und Kalibrierungen mit Standarddosimetern, die im Laufe der Jahre durchgeführt wurden, ergab sich damit eine sehr gute Genauigkeit für diese Dosimetrie [19].

Auf dem 1. internationalen Kongreß für Radiologie 1925 war ein „International X-Ray Unit Committee" eingesetzt worden, um die Einführung einer international anerkannten Einheit für die Messung der Röntgenstrahlen vorzubereiten. Diese Kommission wurde später in die „International Commission on Radiation Units and Measurements" (ICRU) umbenannt. Diese Kommission besteht bis zum heutigen Tage. Eine Erweiterung der Dosiseinheiten ergab sich auf dem 7. Internationalen Kongreß für Radiologie im Jahre 1953 in Kopenhagen, auf dem die „Energiedosis" („Radiation Absorbed Dose" [rad]) international eingeführt wurde. Sie gibt die absorbierte Strahlenenergie in einem Massenelement an.

Ein rad ist gleich der Absorption einer Energiemenge von 0,01 J/kg. Diese Dosisgröße kann umfassend für alle Arten ionisierender Strahlen verwendet werden. In der Zwischenzeit ist das rad ersetzt worden durch die neue Einheit Gray (Gy), wobei 1 Gy = 100 rad anzusetzen ist. Durch die Arbeit der ICRU und in Deutschland des Normenausschusses Radiologie im DIN (Deutsches Institut für Normung e.V.) in Arbeitsgemeinschaft mit der Deutschen Röntgengesellschaft wurden die Größen und Einheiten im Bereich der Dosimetrie eindeutig definiert. Es hat sich damit ein System für die Dosiseinheiten ergeben, das reproduzierbare Messungen in der medizinischen und technischen Anwendung ionisierender Strahlen zuläßt. Diese Frage ist für die Bewertung toxikologischer Effekte und Fragen des Strahlenschutzes von eminenter Bedeutung.

Nach Aufnahme eines radioaktiven Stoffes muß ebenfalls die Verteilung, der Stoffwechsel und die weitere Biokinetik dieses radioaktiven Stoffes im Organismus verfolgt werden, um zu eindeutigen Dosisabschätzungen zu kommen. Zu diesem Zwecke sind von der „International Commission on Radiological Protection" (ICRP) Modelle entwickelt und Daten zusammengetragen worden, die derartige Messungen in sehr umfassendem Maße zulassen (ICRP-Empfehlung Nr. 30, 14a).

Es wurde vor allem beim Arbeiten mit α-Strahlen und Neutronen erkannt, daß die Höhe der Strahlenwirkung nicht nur durch die absorbierte Energiemenge, sondern auch durch die Strahlenqualität bestimmt wird. Für die Bewertung des Strahlenrisikos ist es daher notwendig, einen Korrekturfaktor anzubringen. Es hat sich gezeigt, daß diese Faktoren für verschiedene biologische Systeme, Endpunkte etc. beim Vergleich zweier Strahlenqualitäten sehr unterschiedlich sind. Daher hat die ICRP [14] approximative Bewertungsfaktoren (Qualitätsfaktoren) für verschiedene Strahlenqualitäten angegeben. Durch Mulitplikation dieser Faktoren mit der Energiedosis erhält man die Äquivalentdosis. Für Röntgen- und γ-Strahlen sowie Elektronen ist der Faktor gleich 1. Die Äquivalentdosis ist früher in Rem, heute in Sievert (Sv) angegeben worden; 1 Sv = 100 Rem.

Strahlenwirkungen auf Zellen und Gewebe

Phänomen der Zellabtötung

Bereits kurze Zeit nach der Entdeckung der Röntgenstrahlung und der Radioaktivität war vielen Medizinern klar, daß man mit diesen Entdeckungen günstige Werkzeuge für die Tumortherapie zur Hand hatte. Man beobachtete zunächst, daß das gesunde Gewebe, z. B. die Haut, durch die Strahlen vernichtet werden kann und tiefe, schwer heilende Ulzerationen entstehen. Dies führte zu dem Gedanken, diese Eigenschaft der Strahlen dort auszunutzen, wo pathologisches Gewebe zu zerstören war. Es wurde zunächst angenommen, daß diese Strahlenwirkung auf eine Verätzung, ähnlich einer Verbrennung, zurückzuführen war. Jedoch wurde sehr bald erkannt, daß offensichtlich spezifische zelluläre Effekte nach einer Strahlenexposition den Zelluntergang verursachen [6].

So erkannte Heineke in den Jahren 1903–1905 bereits die hohe Strahlenempfindlichkeit des hämatopoetischen Systems im Allgemeinen und des lymphopoetischen Systems im Besonderen. Damit wurde bereits ein wesentliches Moment der Strahlenwirkung beobachtet, nämlich die unterschiedliche Strahlenempfindlichkeit verschiedener Zelltypen und Gewebe. Dieses wurde von Bergonié und Tribondeau besonders gut herausgearbeitet und bereits 1906 so formuliert: *„Die Radiosensibilität ist um so größer, je größer die reproduktive Kraft einer Zelle ist, je länger ihr karyogenetischer Werdegang und je undifferenzierter die Zelle ist."* [4]

In den folgenden Jahren hat sich diese Erkenntnis immer wieder bestätigt und wird auch heute noch als eine wesentliche Grundlage für die Einordnung der Strahlenempfindlichkeit von Zellen verwendet. Nur wenige Ausnahmen haben sich ergeben, man spricht daher in diesem Zusammenhang auch nicht mehr von einem Gesetz, sondern von einer Regel. Caspari hat im Jahre 1923 in einer Vorlesungsreihe „Biologische Grundlagen zur Strahlentherapie" die Ergebnisse von 20 Jahren strahlenbiologischer Forschung und damit auch die Regel von Bergonié und Tribondeau eingehend erläutert:

„Der erste Satz bedarf wohl keiner weiteren Erklärung. Er wird vielleicht am besten illustriert durch die hohe Empfindlichkeit des Gehirns bei der Anlage des Organs im Vergleich zu der erheblichen Resistenz des fertigen Organs. Er begründet auch die hohe Sensibilität der Keimzellen, der Epithelzellen der Haut und des Darms, der Haarfollikelzellen und der Zellen der bösartigen Geschwülste, auch im Gegensatz zu denen der benignen Tumoren. Alle diese Zellen zeichnen sich durch hohe reproduktive Fähigkeit aus.

Auch der dritte Satz sollte kaum Schwierigkeiten bereiten. Er soll zum Ausdruck bringen, daß wenig differenzierte Zellen, wie Lymphozyten, Leukozyten, Fibroblasten, Endothelien usw. strahlenempfindlicher sind als die hoch differenzierten Zellen der parenchymatösen Organe und die Zellen oder Zellabkömmlinge des Muskel- und Nervensystems. Am häufigsten wird der zweite Satz des Gesetzes von Bergonié und Tribondeau mißverstanden. Er ist dadurch entstanden, daß die beiden Autoren die Gesetze der Radiosensibilität zunächst am Rattenhoden studiert haben. Die Spermatozoen, deren hohe Empfindlichkeit im Gegensatz zu der Sertolischen Zelle und den Zellen des Zwischengewebes von ihnen festgestellt wurde, machen in der Tat einen ‚langen karyokinetischen Werdegang' durch (Spermatogonien, Spermatozyten, Spermatiden)."

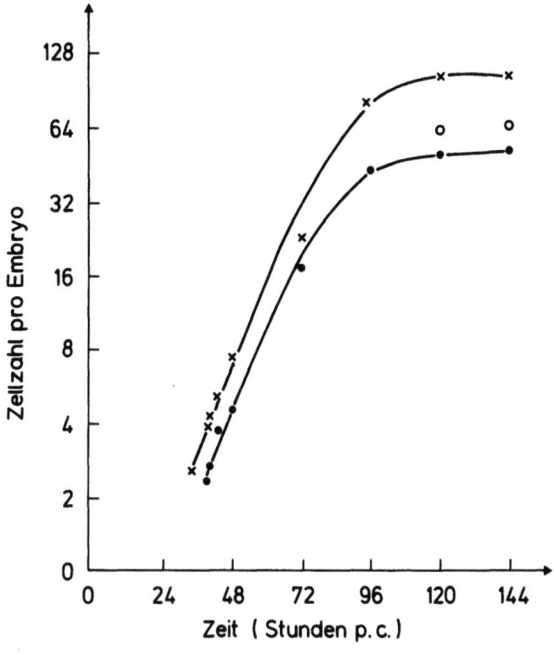

Abb. 4.4.
Zellproliferation in Präimplantationsembryonen der Maus (In-vitro-Kultur) in Abhängigkeit von der Zeit nach Konzeption (p.c.) x Kontrollen; • nach Bestrahlung mit 3,76 Gy Röntgenstrahlen
(Nach: M. Molls et al. 1983)

Caspari [6] hat aber auch bereits eine Ausnahme von dieser Regel erkannt:

„In diesem Gesetz ist aber eine Tatsache nicht enthalten, die m. E. von besonderer Wichtigkeit ist. Es ist dies der zuerst von Heineke erhobene Befund, daß die Zellen des lymphoiden Apparates, dann aber auch diejenigen myeloider Herkunft außerordentlich viel empfindlicher sind als alle anderen normalen und pathologischen Zellen des Organismus. Während bei allen anderen Zellen zwischen Insult und Zerfall eine mehr oder weniger lange Latenzzeit besteht, gehen die Lymphozyten dort ‚explosionsartig' zugrunde."

Heute wissen wir, daß proliferierende Zellen nach einer Strahlenexposition noch über 2–3 oder sogar mehr Zellgenerationen den Zellgenerationszyklus durchlaufen können, bevor Schäden im Zellkern derartig akkumulieren, daß weitere Zellteilungen nicht mehr stattfinden können und der Zelluntergang eintritt (Abb. 4.4). Bei den nichtproliferierenden Lymphozyten kommt es dagegen in derselben Interphase, in der die Strahlenexposition stattfindet, zu autolytischen Prozessen, die unmittelbar zum Zelluntergang führen. Wir sprechen daher heute von dem reproduktiven Zelltod im ersteren und dem Interphasenzelltod im letzteren Falle [26]. Aber auch diese Vorgänge werden von Caspari bereits erahnt:

„Vielleicht könnte man die Gesetzmäßigkeit der Radiosensibilität einfacher in Beziehung setzen zu der Menge und insbesondere dem momentanen Zustand des Chromatins, wie dies bereits von Perthes u. a. angedeutet wurde. Denn unter gleichartigen Zellen sind die im

Zustande der Kernruhe befindlichen erheblich resistenter als die in Kernteilung begriffenen. Jedenfalls ist soviel sicher, daß die Wirkung der Strahlen in erster Linie auf den Zellkern gerichtet ist, daß die Zellarten, die am regenerationsfähigsten sind, im allgemeinen am empfindlichsten sind, und daß bei Zellen gleicher Art die in der Regeneration begriffenen Kerne empfindlicher sind als die ruhenden."

Es ist erstaunlich, in welchem Maße hier bereits Anfang der 20er Jahre die richtigen Ansätze für die Mechanismen der strahlenbedingten Zellabtötung formuliert worden sind, obwohl die quantitativen Messungen noch nicht vorlagen und die dafür notwendigen zellbiologischen Methoden noch nicht entwickelt waren. Heute würden allerdings bei unserem „rigiden Reviewersystem" Arbeiten mit derartigen mehr intuitiven Äußerungen wohl kaum in den Druck gehen.

Es wird von Caspari [6] auch bereits auf fehlerhafte Interpretationen und Annahmen zur zelluläen Strahlenempfindlichkeit hingewiesen, die heute noch anzutreffen sind:

„Ich habe häufig in strahlentherapeutischen Arbeiten gelesen, daß Zellen umso höher radiosensibel seien, je reger ihr Stoffwechsel ist. Das ist natürlich falsch; denn dann müßte z. B. Muskel- und Lebergewebe, deren Stoffwechsel ja ein sehr hoher ist, besonders radiosensibel sein, und wie Sie wissen, ist das Gegenteil der Fall."

Die erstaunliche Tatsache, daß derartig irrige Annahmen wie die Korrelation zwischen Strahlenempfindlichkeit und Stoffwechsel auch heute noch in wissenschaftlichen Arbeiten zu lesen und auf Kongressen zu hören sind, zeigt, wie schwierig es ist, derartige Irrtümer auszurotten.

Die Verbesserung und vor allem die Entwicklung quantitativer zellbiologischer Methoden führte dazu, daß die oben genannten Thesen, die aus qualitativen Beobachtungen resultierten, belegt werden konnten. Nach den ohne Zweifel mehr qualitativen Untersuchungen an verschiedenen Säugergeweben, wie dem hämatopoetischen System (Heineke 1903), den Tests bei Hunden und Kaninchen (Regaud und Blanc 1906), der menschlichen Haut (Perthes 1903), sind zunächst quantitative Systeme bei niederen Organismen zur Messung biologischer Strahlenwirkungen entwickelt worden. So hat Holthusen (1921) die Entwicklung von Askariseiern nach einer Bestrahlung untersucht und ihre Hemmung beschrieben. Jedoch ist bereits in den 20er Jahren die Züchtung von Säugergeweben und Zellen, z. B. lymphatisches Gewebe (Lacassagne und Gricouroff 1927) sowie Fibroblasten und Osteoblasten (Strangeways 1928; Fischer, Glaser und Halberstaedter 1929), entwickelt worden.

Bei diesen Techniken, die man in den folgenden Jahren erheblich verbesserte, wurde die Zellvermehrung bzw. die Fläche, die der Zellrasen in der Kulturflache einnahm, über wenige Tage gemessen. Mit diesen Gewebekulturen war jedoch ein besonders für die Strahlentherapie wichtiges Problem nicht zu lösen: die Bestimmung der Vermehrungsfähigkeit von Säugerzellen in Abhängigkeit von der Strahlendosis. Die Entwicklung des Koloniebildungstests an Säugerzellen durch Puck et al. im Jahre 1955 ergab hier den entscheidenden Durchbruch. Üblicherweise wachsen normale Säugerzellen mit Kontakten zu Nachbarzellen zu einer einzigen Zellschicht. Suspensionen von Einzelzellen können durch Trypsinieren dieser Zell-

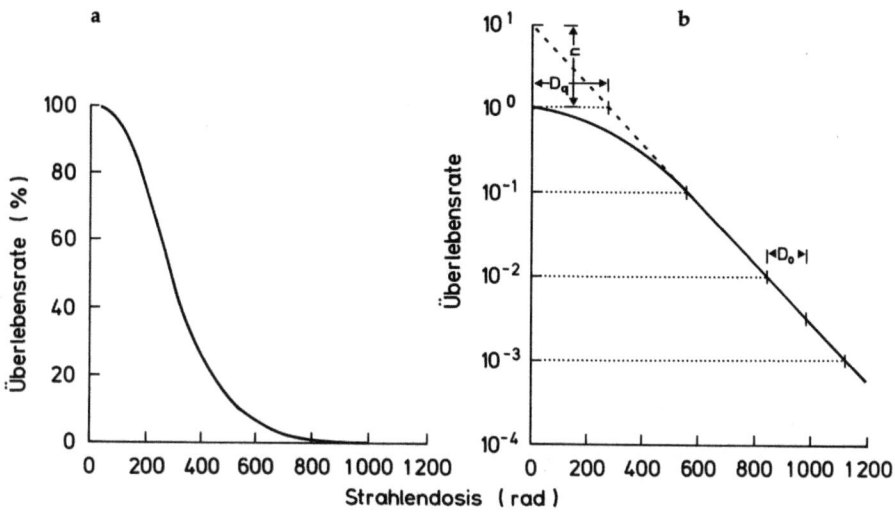

Abb. 4.5 a,b.
Schematische Darstellung von Dosiswirkungskurven für die Überlebensrate von Säugerzellen nach Bestrahlung. **a** Lineare Darstellung, **b** halblogarithmische Darstellung mit den Kenngrößen D_q, D_0 und n

schicht erhalten werden. Puck und Markus beobachteten (1955), daß die Vermehrung dieser Einzelzellen durch metabolisierende Nachbarzellen unterstützt wird, wobei diese Nachbarzellen nicht unbedingt selbst vermehrungsfähig sein müssen. Auf diesem Befund haben sie ihre „Feeder-layer-"Methode zum Aufbau eines Koloniebildungstests entwickelt, bei dem Zellkolonien durch Zellproliferation aus einer einzelnen Zelle entstehen. Damit ist es möglich, quantitativ die wichtige Funktion der Zellvermehrung in Abhängigkeit von der Strahlendosis zu messen. Für die meisten Säugerzellen erhält man typische Dosiswirkungskurven (Abb. 4.5). Bei numerischer Auftragung des Effekts gegen die Dosis erhält man eine sigmoide Kurve. Bei Auftragung der Zellüberlebensrate im logarithmischen Maßstab gegen die Strahlendosis resultiert eine sogenannte Schulterkurve. Die Breite der Schulter hängt offensichtlich von dem intrazellulären Erholungsvermögen ab. (Auf dieses Phänomen wird später eingegangen.) Hinsichtlich der weiteren Analyse wird auf andere Publikationen verwiesen [1, 26, 27].

Damit wird die Stammzellfunktion gemessen, ein Konzept, das von Robert Koch für Mikroorganismen bereits vor 100 Jahren entwickelt worden ist. Ionisierende Strahlen zeichnen sich in ihrer zytotoxischen Wirkung dadurch aus, daß die Koloniebildungsfähigkeit zerstört wird, während andere funktionelle Fähigkeiten, z. B. der Stoffwechsel, Stofftransport etc. nach den Strahlendosen von wenigen Gray unverändert erhalten bleiben [1, 24]. Infolge dieses Effekts werden akute Strahleneffekte in Geweben und Organsystemen mit ständiger Zellregeneration beobachtet, was bereits zu Anfang dieses Jahrhunderts beschrieben worden ist. Es sind Teste entwickelt worden, um das Überleben von Stammzellen nach Bestrahlung auch in vivo zu

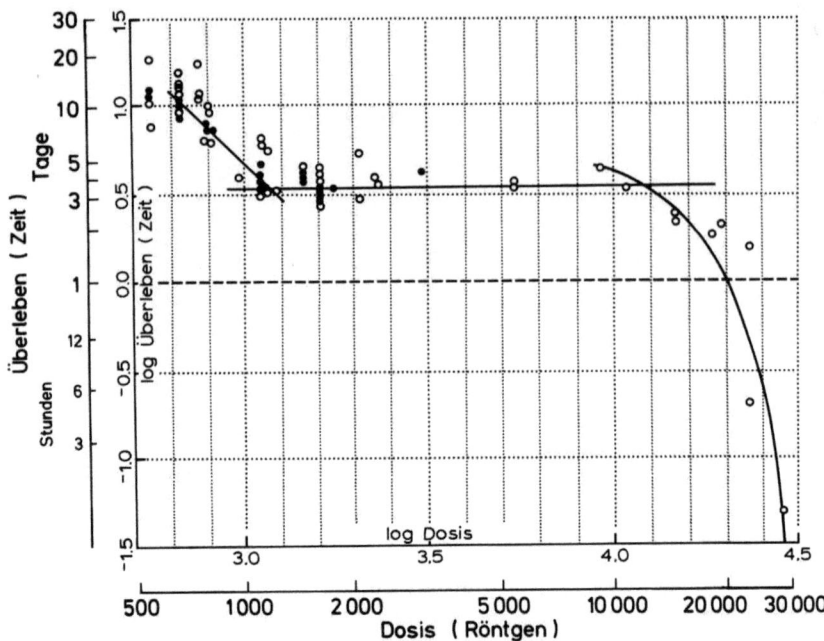

Abb. 4.6.
Überlebenszeit von Mäusen nach Ganzkörperbestrahlung. *Abszisse:* Dosis in Röntgen; *Ordinate:* Überlebenszeit in Stunden/Tagen; *Kreis:* einzelne Beobachtungspunkte (Nach: H. Quastler 1945)

messen [1]. Damit ist es möglich geworden, das Überleben eines Säugers mit der Funktionsfähigkeit kritischer Stammzellspeicher zu korrelieren.

Tod des Säugerorganismus

Die Untersuchung des Überlebens von Mäusen nach einer Röntgenganzkörperbestrahlung führt zu einer charakteristischen Kurve, wenn die Überlebenszeit gegen die Strahlendosis aufgetragen wird (Abb. 4.6). Quastler (1945) interpretierte die Ergebnisse folgendermaßen:

„*Unsere Beobachtungen haben keine spezifischen Informationen über den Mechanismus des Röntgentodes offengelegt. Sie lassen sehr vermuten, daß mehr als ein Mechanismus beteiligt ist, verschiedene Reaktionen dominieren in unterschiedlichen Dosisbereichen. Es scheint jedoch, daß ihre Zahl wahrscheinlich auf drei begrenzt ist. So kann gehofft werden, daß das Problem zwar gewiß nicht einfach, aber nicht übermäßig komplex ist.*"

Diese Annahmen Quastlers sind im wesentlichen bestätigt worden (Bond et al. 1965).

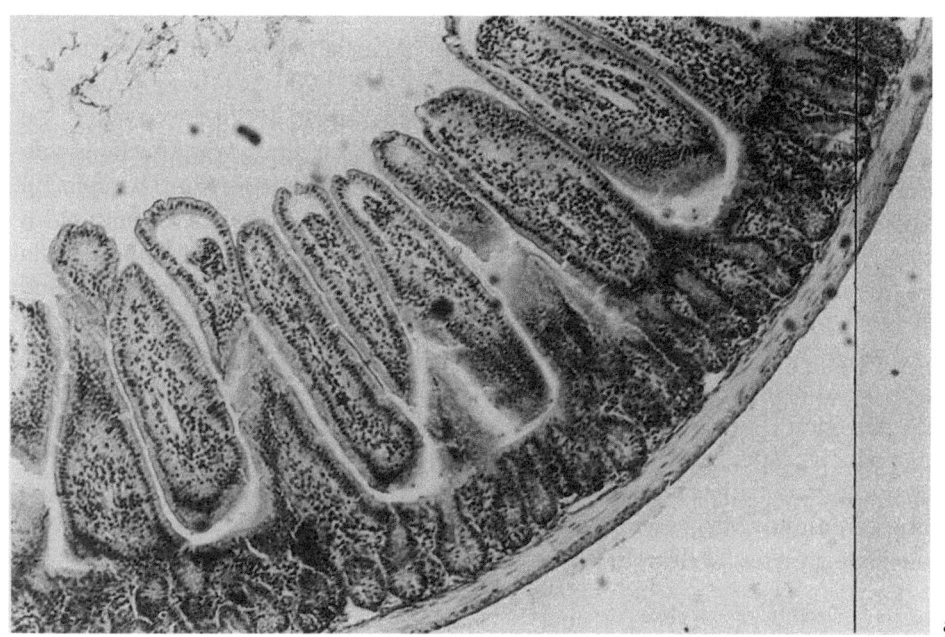

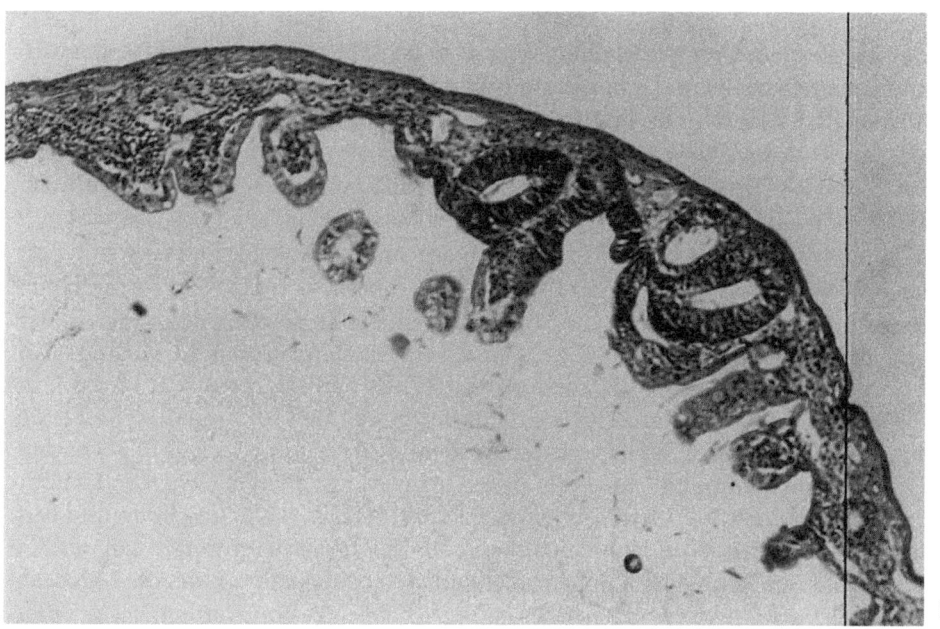

Abb. 4.7 a,b.
Histologisches Bild des Dünndarms der Maus. **a** Kontrolle; **b** 3 Tage nach Bestrahlung mit 10 Gy

So wird die 1. Phase der Kurve durch die Schädigung des hämatopoetischen Systems bestimmt. Die Erneuerung der Blutzellen ist wegen der Abtötung der Stammzellen im Knochenmark nicht mehr gewährleistet. Der Tod tritt 2–4 Wochen nach Bestrahlung ein. Strahlendosen unter 1–2 Gy (100–200 rad) führen nicht zum Tode. Die $DL_{50/30}$ (50 % der Individuen sterben in 30 Tagen) liegen für verschiedene Säugerspezies bei etwa 4–6 Gy (400–600 rad). Die Übertragung von Knochenmarkzellen geeigneter Immunkompatibilität auch beim Menschen führt zur Therapie. Im Dosisbereich 10–100 Gy (1000–10000 rad) tritt ein Plateau der Überlebenszeit im Bereich von 3–5 Tagen auf. Der Tod der Tiere ist darauf zurückzuführen, daß die Regeneration der Epithelzellen für die Zotten des Dünndarms nicht mehr möglich ist. Die Funktionsfähigkeit der Lieberkühn-Krypten mit ihrer Zellerneuerung ist geschädigt (Abb. 4.7). Therapeutische Möglichkeiten scheiden hier aus. Für dieses gastrointestinale wie für das vorher beschriebene hämatopoetische Syndrom ergibt sich eine gute Übereinstimmung zwischen dem Überleben und den entsprechenden Stammzellspeichern. Die 3. Phase ist offensichtlich auf das Versagen zentralnervöser und motorischer Funktionen nach den sehr hohen Strahlendosen (> 100 Gy) zurückzuführen. Mit diesen quantitativen Korrelationen werden die Beobachtungen zu Beginn des Jahrhunderts bestätigt und quantitativ belegt.

Ursache des reproduktiven Zelltodes

Die dargelegten Untersuchungen über die toxischen Wirkungen ionisierender Strahlen auf Gewebe und den Gesamtsäugerorganismus machen deutlich, daß die Strahleneffekte durch die Abtötung von Stammzellen, die für die Zellerneuerung nötig sind, verursacht werden. Es ist bereits früh erkannt worden, daß die Abtötung von Zellen für die Entwicklung der Strahlenschädigung entscheidend ist, obwohl das Stammzellkonzept damals noch in keiner Weise vorlag.

Daher ergab sich auch bereits zu Beginn der strahlenbiologischen Forschung die Frage, welche Mechanismen zur Zellabtötung führen. Von Schwarz ist die Hypothese aufgestellt worden, daß die Strahlen durch die Zersetzung des in den Zellen enthaltenen Lezithins wirkten [6]. Es wurde dabei offengelassen, ob wichtige Aufbauprodukte des Lezithins die Zerstörung der Zelle herbeiführten oder ob das Lezithin ein für das Leben der Zelle unerläßlicher Bestandteil sei, so daß seine Zerstörung den Untergang der Zelle verursachte. Sehr bald konnte jedoch gezeigt werden, daß die Strahlenempfindlichkeit der Zellen keineswegs mit dem Gehalt an Lezithin einhergeht. Bereits in früheren Versuchen hatten Perthes (1904) und Bohn und Perthes (1906) aufgrund von Untersuchungen an Askariseiern vermutet, daß der Angriffspunkt der Röntgenstrahlen am Zellkern zu suchen ist und daß die Mitoseabläufe durch die Einwirkung dieser Strahlung erheblich gestört werden. Diese Untersuchungen wurden von Hertwig (1911) fortgeführt und vertieft. Die bereits erwähnten Untersuchungen von Bergonié und Tribondeau [4] sprachen ebenfalls dafür, daß der Zellkern der entscheidende strahlenempfindliche Teil der Zelle sei.

Aufgrund experimenteller Daten und grundlegender theoretischer Ansätze kam Dessauer zu der Ansicht, daß die Absorption der Röntgenstrahlen im Gewebe diskontinuierlich erfolgt. Dessauer (1923) hatte bereits erkannt, daß eine außerordentlich kleine Energiemenge an Röntgenstrahlen zu schwerwiegenden biologischen Schädigungen führen kann. Er führte aus: *„Also: Eine heiße Kompresse oder ein Schluck heißes Wasser bringen ein Vielfaches desjenigen Energiebetrages dem Körper zu, der bei ungeeigneter Anordnung der Bestrahlung mit X-Strahlen schwere Zellnekrosen und den Tod des Menschen herbeiführen kann."* Es mußte also an eng umgrenzten Bereichen in der Zelle offensichtlich zu einer hohen Energieabsorbtion kommen. Aus physikalischen Untersuchungen war bekannt, daß Röntgenstrahlen Wechselwirkungen mit Elektronen eingehen und diese aus den Atomen herauslösen. Dessauer [8] fragte: *„Was tun die Elektronen ihrerseits? Im Gasraum ionisieren sie. Im menschlichen Körper auch?"* Er war jedoch nicht in der Lage, solche Ionisationen etwa in Lösungen oder Geweben zu messen und machte daher keinen entsprechenden Vorschlag. Er ging jedoch davon aus, daß die Energieabsorption in spezifischen Zellmolekülen für die biologische Strahlenwirkung entscheidend war. Dessauer war der Meinung, daß durch Stöße der Elektronen an sehr kleinen Orten erhebliche kinetische Energien auftreten und zu einer sehr starken Temperaturerhöhung an diesem Ort führen. Er entwickelte daher für die Wirkung der Röntgenstrahlen seine *„Punktwärmetheorie"*: *„Die Energie muß bei ihrem Weg von der absorbierten Welle durch diese Engpässe, wo sie deswegen vor ihrer Ausbreitung noch sehr verdichtet ist. An diese Punkte ihrer Verdichtung knüpft sich nach dieser Vorstellung das weitere Geschehen"* (Dessauer 1923).

Auch Dessauer ging von den biologischen Untersuchungen aus, daß die Mitose außerordentlich empfindlich ist und daß *„Punktwärme"*ereignisse im Kern für die Zellabtötung entscheidend seien. Er folgerte, daß die empfindlichen Moleküle Proteine seien, deren Struktur (Konformation) durch die Energieabsorption irreversibel verändert würde. Durch Absorption der Strahlenenergie werden im biologischen Medium große Moleküle durch einen wärmeähnlichen Vorgang getroffen und verändert, *„denaturiert"*. Die Überlegungen Dessauers führten zur Anwendung quantenphysikalischer Überlegungen auf biologische Probleme und damit zu einem gänzlich neuen Ansatz. Auf dieser Basis ist schließlich die formale Treffbereichstherorie für die Wirkung ionisierender Strahlen entwickelt worden. Crowther (1926) führte bei seinen Betrachtungen die *„strahlenempfindliche Zone"* ein; darunter verstand er einen kleinen Volumenbereich innerhalb der Zelle, dessen Schädigung zur Zellabtötung führte. Als *„wirksames Ereignis"* wird die Ionisierung eines Moleküls innerhalb der *„Elementareinheit"* des bestrahlten Komplexes angenommen. Aufgrund von Untersuchungen an dem Organismus Colpidium colpoda nach Röntgenstrahlen hat Crowther für den Durchmesser der strahlenempfindlichen Zone im Zusammenhang mit der Zellabtötung einen Bereich von 1/3 μm angeben. Damit kam man unseren heutigen Vorstellungen bereits sehr nahe.

Die Ideen von Dessauer sind durch Rajewsky (1931) weiterentwickelt und mathematische Formelmechanismen für theoretische Schädigungskurven angegeben worden. Die Treffertheorie fand in den 40er Jahren mit den Arbeiten von Lea (1946) „Actions of Radiations on Living Cells" und Timofeeff-Ressowsky und Zimmer (1947) „Das Trefferprinzip in der Biologie" ihren Höhepunkt. Ziel der formalen Treffertheorie war es, die zellulären Schädigungsmechanismen zu erkennen und insbesondere die Dosiswirkungskurven zu beschreiben. In diesem Zusammenhang wurden Abtötungsmechanismen mit Eintreffer- oder Mehrtreffereignissen angenommen. Bei der formalen Treffbereichstheorie war es unerheblich, welche molekulare

Spezies entscheidend zu der biologischen Wirkung beitrug. Ganz entscheidend hat diese Theorie vor allem die Überlegungen zu dem empfindlichen Bereich innerhalb einer Zelle stimuliert.

Mit den biologischen Untersuchungen, die insbesondere im Zusammenhang mit intrazellulären Erholungsvorgängen und Reparaturvorgängen an der DNS durchgeführt worden sind, hat die Treffertheorie an Bedeutung eingebüßt, da diese dynamischen Prozesse nicht in ausreichendem Maße durch die Formalismen der Treffertheorie erfaßt werden, geschweige denn ihre biologische Relevanz in die Theorie einbezogen werden konnte. Mit der zunehmenden Erkenntis über die Bedeutung der DNS für Zellvermehrungsvorgänge wurde immer deutlicher, daß die DNS das empfindliche Molekül für die Entwicklung der Strahlenschädigung darstellt oder zumindest an diesen Prozessen beteiligt ist [1].

Dieses trat besonders hervor durch Untersuchungen, bei denen 5'-Bromdesoxyuridin anstelle des Thymidins in die DNS eingebaut wurde und eine erhöhte Strahlenempfindlichkeit festgestellt wurde [7, 24]. Ferner ist bei verschiedenen Untersuchungen gezeigt worden, daß Tritium eine erhöhte Radiotoxizität besitzt, wenn es unmittelbar in die DNS eingebaut ist. Bei dem Zerfall von Tritium entstehen β-Strahlen mit einer kurzen Reichweite im Bereich von wenigen μm, so daß entscheidend ist, an welchem Ort der Zelle dieser Zerfall des Tritiums eintritt. Findet der Zerfall im Zellkern statt, so kann man davon ausgehen, daß die Gesamtenergie dieses β-Partikels im Zellkern absorbiert wird und damit zu einer wesentlich größeren biologischen Wirksamkeit führt als bei einer Lokalisation des Tritiums im Zytoplasma [26]. Eine Reihe weiterer Untersuchungen, die hier nicht im einzelnen diskutiert werden können, läßt es heute als gesichert erscheinen, daß die DNS-Schädigung durch ionisierende Strahlen ein entscheidendes Ereignis für die Zellabtötung darstellt. Die strahlenbedingten, molekularen Veränderungen in der DNS sind gut bekannt, allerdings steht der Nachweis aus, welche DNS-Schäden zum Zelltod führen. Es kann aber nicht ausgeschlossen werden, daß Membranveränderungen ebenfalls eine Rolle für den Mechanismus der Zellabtötung spielen [1].

Zellgenerationszyklus

Es ist bereits mehrfach darauf hingewiesen worden, daß die Zellproliferation für die Strahlenempfindlichkeit von außerordentlicher Bedeutung ist und daß offensichtlich die Kernteilungsprozesse eine erhöhte Empfindlichkeit haben. Untersuchungen zur Zellvermehrung und speziell des Mitoseablaufs standen daher immer wieder im Mittelpunkt strahlenbiologischer Untersuchungen (Langendorff und Langendorff 1931). Es nimmt daher nicht wunder, daß Prozesse der Zellvermehrung immer wieder im Mittelpunkt strahlenbiologischer Untersuchungen standen. Aufgrund derartiger Studien wurde der Zellgenerationszyklus mit der G_1-, S-, G_2- und Mitosephase formuliert [13]. Mit Hilfe des Lichtmikroskops ist es möglich, in einer Population proliferierender Zellen diejenigen Zellen zu unterscheiden, die sich in Mitose befinden. In dem Zeitraum nach dem Ende einer solchen mitotischen Teilung bis zum Beginn der nächsten Kernteilung muß die gesamte DNS identisch

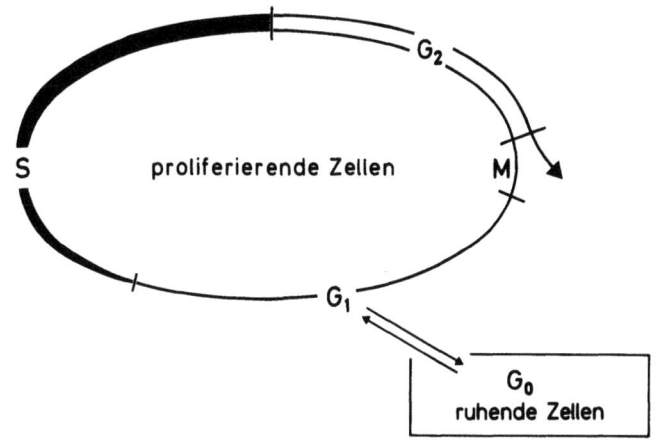

Abb. 4.8.
Schematische Darstellung des Generationszyklus von Zellen (Zellzyklus)

repliziert werden. Dieser Vorgang kann mit Hilfe autoradiographischer Methoden nach Einbau von tritiierten DNS-Vorstufen verfolgt werden.

Bei derartigen Untersuchungen stellten Howard und Pelc fest, daß die DNS-Synthese nicht kontinuierlich während der ganzen intermitotischen Phase (Interphase) erfolgt, sondern auf eine diskrete Zeitspanne beschränkt ist. Es ergab sich eine Pause zwischen dem Ende der Mitose und dem Beginn der DNS-Synthese sowie eine erneute Unterbrechung zwischen dem Ende der DNS-Synthese und dem Beginn der nächsten Mitose. Diese beiden Lücken („gaps") wurden als G_1- bzw. G_2-Phase bezeichnet, so daß Howard und Pelc [13] den in Abb. 4.8 dargestellten Zellgenerationszyklus formulierten.

Aufgrund zellbiologischer Untersuchungen konnte bereits vermutet werden, daß die Strahlenempfindlichkeit von Säugerzellen während der verschiedenen Zellzyklusphasen unterschiedlich ist. Dieses wurde endgültig mit synchronisierten Säugerzellen in vitro gezeigt (Terasima und Tolmach 1961). Untersuchungen des Zellzyklus und der Strahlenempfindlichkeit während der verschiedenen Zyklusphasen haben außerordentlich hohe Bedeutung nicht nur für die Tumortherapie, sondern auch für die Abschätzung der Strahlenrisiken in proliferierenden Zellpopulationen und Geweben.

Strahlenqualität und Sauerstoff

Die Strahlenempfindlichkeit kann durch eine Reihe weiterer Faktoren modifiziert werden. In diesem Zusammenhang sollen der Einfluß der Strahlenqualität und des Sauerstoffpartialdrucks diskutiert werden. Unter Strahlenqualität wird die Strahlenart und Energie verstanden. Bereits von Dessauer (1923) ist vermutet worden, daß nicht nur die absorbierte Energie sondern auch die Strahlenqualität einen erheblichen Einfluß auf das Ausmaß biologischer Strahleneffekte hat. Dessauer wandte sich daher entschieden dagegen, die Dosis als die im Volumen absorbierte Röntgen-

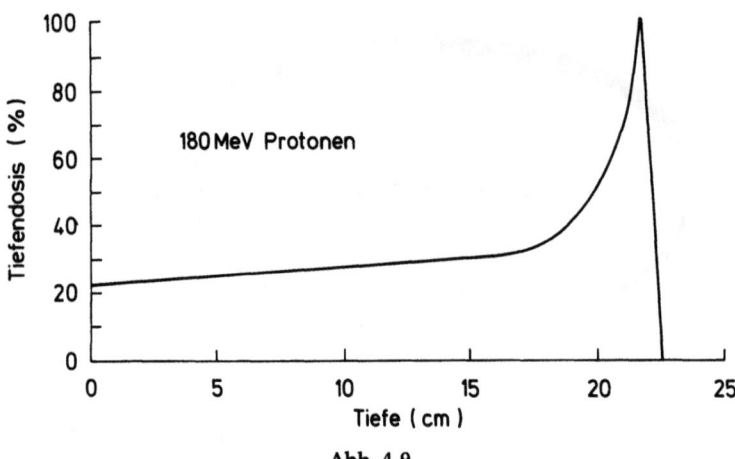

Abb. 4.9.
Relative Tiefendosiskuve (Ionisationsdichte in Abhängigkeit von der Eindringtiefe) für 180 MeV-Protonen (Bragg-Peak). (Nach: J.R. Andrews 1965)

strahlenenergie zu definieren: „Die Annahme, es komme bei Röntgenstrahlen nur auf die absorbierte Energie an, die verschieden harten Strahlen seien dasselbe Medikament, setzt voraus, daß die Energietransformationen verschieden harter Strahlen im Gewebe ganz gleich verlaufen — was höchst unwahrscheinlich ist. Es konnte dann auch bald gezeigt werden, daß zumindest in Luft und Gasen die Ionisationsdichte beim Durchgang von α-Partikeln wesentlich höher war als beim Durchgang von β-Quanten, Photonen oder schnellen Elektronen. Die Ionisationsdichte von β-Partikeln ändert sich im Verlauf ihres „Weges": Zunächst nimmt die Ionisationsdichte zu, durchschreitet einen „Bragg-peak" und sinkt dann stark ab (Abb. 4.9) [16,].

Mit dem Verfügbarwerden verschiedener Strahlenqualitäten wie zum Beispiel schnelle Neutronen, Pionen, hat sich gezeigt, daß die biologische Wirkung ionisierender Strahlen bei gleicher Dosis entscheidend von dem linearen Energietransfer (LET) (übertragene Energie pro Wegstrecke) abhängt. Die Dichte der Energieabsorption ist z. B. bei α-Strahlen und Neutronen (dicht ionisierende Strahlen) höher als bei γ-Strahlen und Röntgenstrahlen (locker ionisierende Strahlen). Daher nimmt die Strahlenwirkung, wie Zellabtötung, kanzerogene Effekte etc., bei gleicher Strahlendosis mit steigendem LET zu (Jung 1986). Es wird in Abhängigkeit vom LET ein Maximum durchschritten. Aufgrund dieser Untersuchung ist die sogenannte relative biologische Wirkung (RBW) definiert worden. Der RBW-Faktor wird errechnet, indem Strahlendosen mit gleichem biologischen Effekt miteinander verglichen werden und der Quotient der Referenzstrahlung über der zu untersuchenden Strahlenqualität gebildet wird. Für schnelle Neutronen ergeben sich für die Zellabtötung RBW-Faktoren im Bereich von 2–3. Allerdings sind diese RBW-Faktoren vom Zelltyp, vom Gewebe, von der Strahlendosis und anderen Faktoren abhängig; daher sind für den Strahlenschutz die Bewertungsfaktoren angegeben worden [14]. Besonders hohe RBW-Faktoren werden z. B. für die Abtötung der Stammzellen in den Darmkrypten gefunden. Es ergibt sich für das gastrointestinale Syndrom ein besonders hoher RBW-Faktor für schnelle Neutronen (Abb. 4.10). Infolgedessen nimmt das gastrointestinale Syndrom nach Ganzkörperbestrahlung mit Neutronen einen

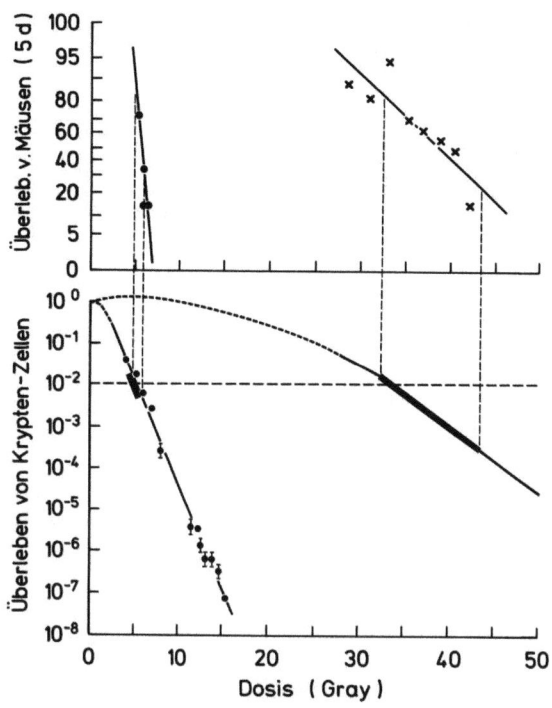

Abb. 4.10.
Überleben von Mäusen 5 Tage nach Bestrahlung (*oberer Teil*) und funktionsfähige Stammzellen in den Krypten des Mäusejejunum 3 Tage nach Bestrahlung (*unterer Teil*). x Bestrahlung mit schnellen Elektronen, • Bestrahlung mit schnellen Neutronen (Nach: S. Hornsey 1972)

wesentlich höheren Stellenwert ein als nach Röntgenganzkörperbestrahlung. Für die Toxizität ionisierender Strahlen und den Strahlenschutz haben diese Phänomene erhebliche Bedeutung [16].

Einen weiteren modifizierenden Faktor stellt der Sauerstoff dar. Bereits in den 20er Jahren konnte Holthusen zeigen, daß in Gegenwart von Sauerstoff lebende Zellen wesentlich strahlenempfindlicher sind als bei Bestrahlung unter Abwesenheit von Sauerstoff (Holthusen 1921). Dieses Phänomen hat allgemeine Bedeutung. Untersucht man die Strahlenempfindlichkeit in Abhängigkeit vom Sauerstoffpartialdruck, so stellt man fest, daß bei Sauerstoffpartialdrücken oberhalb von 20 mm Quecksilber ein Sättigungseffekt erreicht wird [1]. Ein derartiger Sauerstoffpartialdruck liegt überwiegend in normalen Geweben vor.

Erholung vom Strahlenschaden

Einer der wichtigsten Faktoren, der die Strahlenwirkung verändern kann, ist die zeitliche Verteilung der Dosis. Bereits im Jahre 1918 berichteten Krönig und Friedrich, daß bei Versuchen mit Radium und Röntgenstrahlen an der Haut verringerte

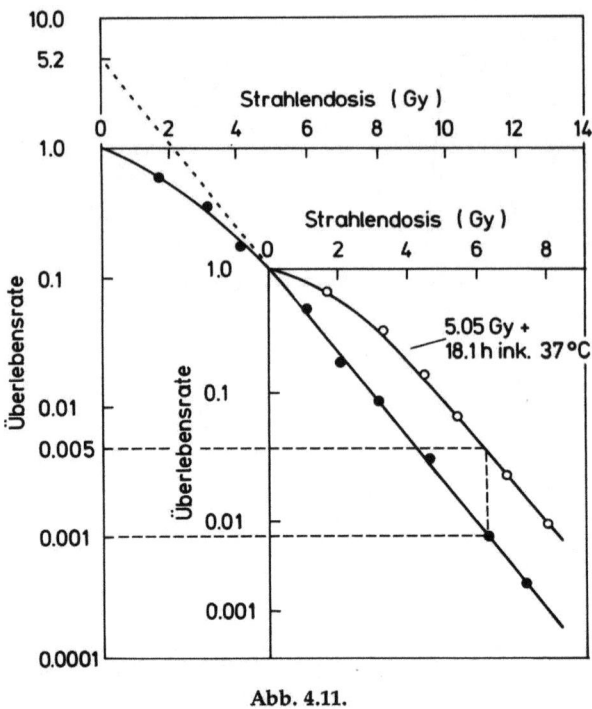

Abb. 4.11.

Abb. 4.11.
Erholung vom subletalen Strahlenschaden nach Bestrahlung von chinesischen Hamsterzellen in vitro. ● Einmalige Bestrahlung, ○ fraktionierte Bestrahlung.
(Nach: M. M. Elkind u. H. Sutton 1960)

Wirkungen bei einer fraktionierten Bestrahlung im Vergleich zu einer Einschlagbestrahlung auftraten. Im Jahre 1923 fand Hoffmann, daß das Knochenwachstum bei Kaninchen und Katzen in geringerem Maße durch Röntgenstrahlen gehemmt wurde, wenn die Bestrahlung in fraktionierter Form vorgenommen wurde. Sehr ausgedehnte Untersuchungen sind von Regaud et al. an der Haut von Kaninchen durchgeführt worden, um den Fraktionierungseffekt zu untersuchen. Diese Ergebnisse haben schließlich dazu geführt, daß bei der Tumortherapie mit Röntgenstrahlen eine fraktionierte Bestrahlung durchgeführt wurde, da sich auch bei der menschlichen Haut eine herabgesetzte Wirkung unter diesen Bedingungen zeigte (Trott und Kummermehr 1986).

H. Holthusen beobachtete im Jahre 1933, daß die zur Hautrötung notwendige Strahlendosis mit sinkender Dosisleistung im Bereich von 500 bis 10 R/min abnahm. Auch an Fibroblastenkulturen konnten derartige Ergebnisse bereits Ende der 20er und Anfang der 30er Jahre gewonnen werden. Glocker et al. (1931) sowie Jüngling und Langendorff (1932) berichteten, daß die Mitoseverzögerung bei einer fraktionierten Bestrahlung erheblich geringer war als bei einer Einschlagbestrahlung mit vergleichbaren Dosen. Auf zellulärer Ebene wurden diese Phänomene vor allem

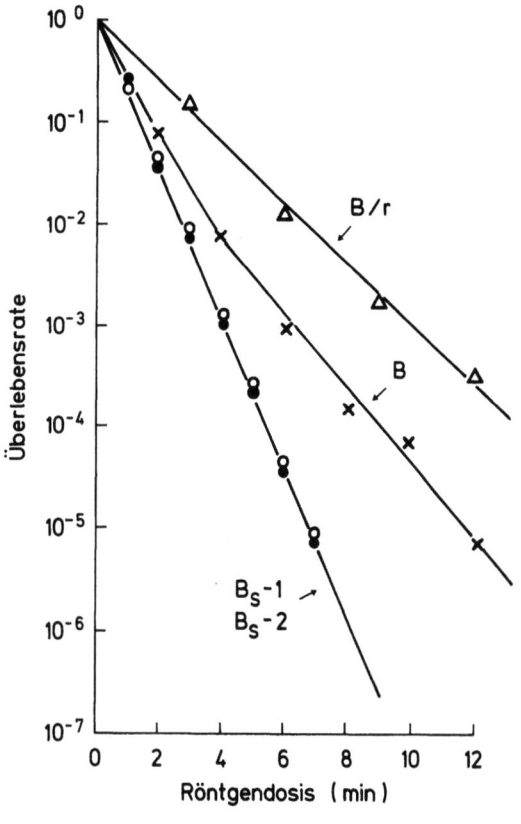

Abb. 4.12.
Überlebensraten verschiedener Escherichia-coli-Bakterienstämme nach der Einwirkung von Röntgenstrahlen. (Nach: R.F. Hill u. E. Simson 1961)

von Elkind et al. (1959, 1960) aufgeklärt. Diese Arbeitsgruppe konnte zeigen, daß infolge der intrazellulären Erholungsprozesse bei einer fraktionierten Bestrahlung mehr Zellen überlebten im Vergleich zu einer Einschlagbestrahlung. Innerhalb von wenigen Stunden erholen sich die Zellen vom subletalen Strahlenschaden und erlangen dann ihre ursprüngliche Kapazität, um bei einer erneuten Bestrahlung wiederum Erholungsvorgänge durchführen zu können. Ausmaß und Geschwindigkeit dieser Erholungsprozesse ist in unterschiedlichen Zellsystemen sehr verschieden [1, 26, 28]. Nach Einwirkung von dicht ionisierenden Strahlen ist die Erholung stark reduziert. Es ist bereits darauf hingewiesen worden, daß die Breite der Schulterkurve offensichtlich ein Maß für den Umfang intrazellulärer Erholungsvorgänge darstellt (Abb. 4.11).

Die Abhängigkeit der Straheneffekte von der zeitlichen Dosisverteilung wurde auf molekularem Niveau einer Klärung nähergeführt, da lebende Zellen (zunächst Bakterienzellen) in der Lage sind, Strahlenschäden in der DNS zu reparieren. So war es Hill 1958 gelungen, eine Mutante von Escherichia coli (E. coli Bs-1) zu isolieren, die sich als außerordentlich empfindlich gegenüber ultraviolettem Licht und Röntgenstrahlen erwies (Abb. 4.12). Ausgehend von der Hypothese, daß die DNS

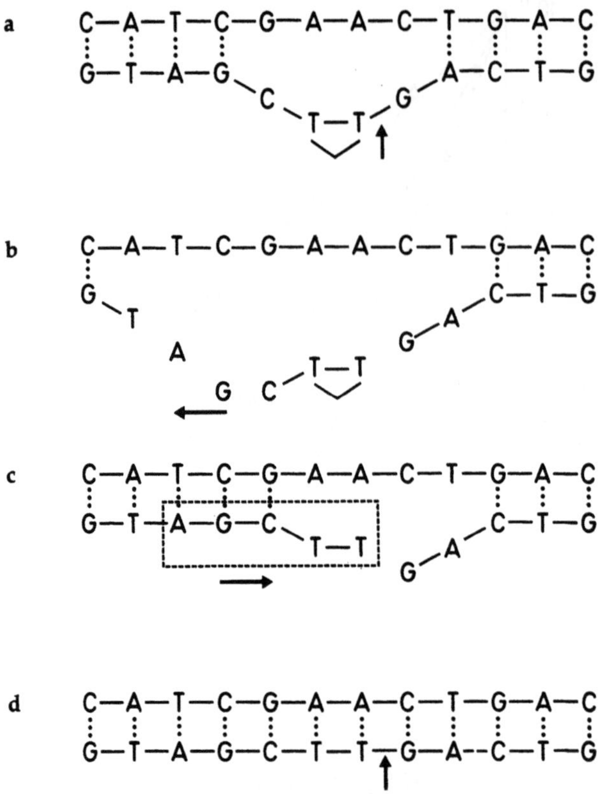

```
a    C—A—T—C—G—A—A—C—T—G—A—C
     ⋮  ⋮  ⋮  ⋮  ⋮  ⋮          ⋮  ⋮  ⋮  ⋮
     G—T—A—G    C       G   A—C—T—G
                  T—T ↑
                   ∨

b    C—A—T—C—G—A—A—C—T—G—A—C
     ⋮                              ⋮  ⋮  ⋮
     G                          C—T—G
      ⟍T                   A
        A              G
     ←    G   C T—T
                  ∨

c    C—A—T—C—G—A—A—C—T—G—A—C
     ⋮  ⋮ ⸢⋮  ⋮  ⋮⸣               ⋮  ⋮  ⋮
     G—T⸤A—G—C⸥⟍              C—T—G
        →          T—T     A
                      G

d    C—A—T—C—G—A—A—C—T—G—A—C
     ⋮  ⋮  ⋮  ⋮  ⋮  ⋮  ⋮  ⋮  ⋮  ⋮  ⋮  ⋮
     G—T—A—G—C—T—T—G—A--C—T—G
                    ↑
```

Abb. 4.13 a-d.
Schematische Darstellung des Dunkel„repairs" an der DNS. **a** Inzision, **b** Abbau,
c Repairreplikation, **d** Ligaseaktivität

den empfindlichen Treffbereich darstellt, wurde sehr bald zur Erklärung der geringen Strahlenresistenz vorgeschlagen, daß bei der Mutante ein besonderes enzymatisches System ausfällt, das resistenten Bakterien die Möglichkeit gibt, Strahlenschäden an der DNS zu reparieren. In der Tat ist ein derartiger Mechanismus in den folgenden Jahren experimentell nachgewiesen worden. Eingehende Untersuchungen der Arbeitsgruppen von Setlow et al. sowie Howard-Flanders et al. haben wesentlich molekularbiologische Prozesse dieser Reparaturvorgänge aufgeklärt (Abb. 4.13) [24].

Es hat sich gezeigt, daß diese DNS-Reparaturprozesse außerordentlich wichtige Phänomene für die Erhaltung von lebenden Organismen und die identische DNS-Replikation insgesamt darstellen [24]. In faszinierenden Untersuchungen ist gezeigt worden, daß sehr unterschiedliche Reparaturprozesse an der DNS ablaufen können. Diese Phänomene treten nicht nur nach einer Strahleneinwirkung, sondern auch nach chemischen Modifikationen der DNS ein. Sie unterliegen einer sehr komplexen genetischen Regulation [12]. Es hat sich ferner ergeben, daß genetisch bedingte Erkrankungen auftreten, bei denen diese Repairprozesse in sehr ungenügendem Maße ablaufen, zum Beispiel Ataxia telangiectasia, Xeroderma pigmentosum (Abb. 4.13). Patienten mit einer derartigen genetischen Reparaturdefizienz

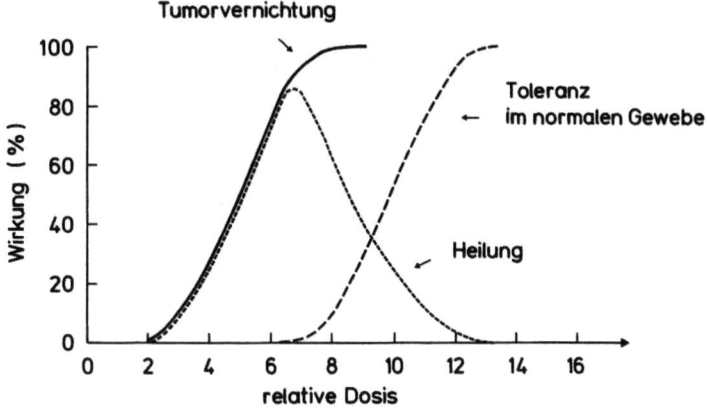

Abb. 4.14.
Tumorheilungsrate in Abhängigkeit von der Strahlendosis, dargestellt als Resultante zwischen der Dosisabhängigkeit, der Tumorvernichtung und der Toleranz des gesunden Gewebes.
(Nach: H. Holthusen 1936)

sind außerordentlich strahlenempfindlich, haben häufig Entwicklungsstörungen insbesondere des Zentralnervensystems und eine Prädisposition für die Entwicklung von malignen Erkrankungen (Paterson et al. 1984). Es handelt sich also um molekularbiologiosche Prozesse, denen für die Erhaltung der Arten und des Lebens schlechthin essentielle Bedeutung zukommt.

Somatische Späteffekte nichtstochastischer Art

Außer den bisher beschriebenen akuten Strahlenschädigungen, die vor allem auf die Hemmung der Zellregeneration zurückzuführen sind, treten in allen Organen sogenannte somatische, nichtstochastische Späteffekte auf, aus denen sich vor allem bei der Strahlentherapie eine Begrenzung für die einzustrahlende Dosis ergibt. Dieses ist bereits relativ früh erkannt und von Holthusen 1936 sehr deutlich formuliert worden (Abb. 4.14). Der Erfolg einer Tumortherapie wird daher ganz entscheidend durch die Strahlenempfindlichkeit des umliegenden normalen Gewebes begrenzt. Ist das normale Gewebe ähnlich strahlenempfindlich wie der Tumor, so kann eine Therapie nicht durchgeführt werden.

In den frühen Jahrzehnten der Strahlentherapie waren es vor allem die Strahlenschädigungen der Haut, die häufig zum Abbruch der Therapie zwangen. Hautreaktionen und Haarausfall waren die frühesten beobachteten biologischen Folgen der Anwendung von Röntgenstrahlen überhaupt. Zunächst tritt eine Rötung der Haut in Erscheinung (Erythem), das besonders von Micha (1924) im zeitlichen Ablauf analysiert worden ist. Aufgrund erhöhter Kapillarpermeabilität kommt es zu einem Ödem, das bei entsprechend hohen Strahlendosen in eine Radiodermatitis mit exsudativer Phase einmündet. Derartige Abläufe sind bereits von Heineke und Perthes 1925 beschrieben worden. Nach Abschluß der akuten Strahlenreaktionen bildet

Tabelle 4.1.
Toleranzdosen *(TD)* für verschiedene Organe nach üblicher fraktionierter Strahlentherapie
(Rubin u. Casarett 1968)

Organ	Komplikationen in 5 Jahren	1–5 % $TD_{5/5}$[a] [Gy]	25–50 % $TD_{50/5}$[b] [Gy]	Volumen/ Länge
Haut	Ulzera, Fibrose	55	70	100 cm³
Mundschleimhaut	Ulzera, Fibrose	60	75	50 cm³
Ösophagus	Ulzera, Verengung	60	75	75 cm³
Magen	Ulzera, Perforation	45	50	100 cm³
Dünndarm	Ulzera, Verengung	45	65	100 cm³
Kolon	Ulzera, Verengung	45	65	100 cm³
Rektum	Ulzera, Verengung	55	80	100 cm³
Speicheldrüse	Xerostomie	50	70	50 cm³
Leber	Leberversagen, Aszites	35	45	ganz
Niere	Nephrose	23	28	ganz
Blase	Ulzera, Kontraktur	60	80	ganz
Ureter	Verengung, Verschluß	75	100	5–10 cm
Vagina	Ulzera, Fisteln	90	<100	5 cm
Brust, Erwachsener	Atrophie, Nekrose	<50	<100	ganz
Lunge	Pneumonitis, Fibrose	40	60	1 Lungenlappen
Kapillaren	Teleangiektasen, Sklerose	50–60	70–100	
Knochen, Erwachsener	Nekrose, Fraktur	60	150	10 cm³
Knorpel, Erwachsener	Nekrose	60	100	ganz
ZNS (Hirn)	Nekrose	<50	<60	ganz
Rückenmark	Nekrose, Lähmung	<50	<60	5 cm³
Kornea	Keratitis	50	< 60	ganz
Linse	Kararakt	5	12	ganz
Knochenmark	Hypoplasie	20	40–50	lokalisiert
Lymphknoten	Atrophie	35–45	< 70	–
Lymphatische Organe	Sklerose	50	< 80	–

[a] $TD_{5/5}$ bedeutet die Dosis, die 5 % Schädigung nach 5 Jahren hervorruft. [b] $TD_{50/5}$ ist die Dosis, die nach 5 Jahren 50 % Schädigung hervorruft.

sich das typische Bild der chronisch atrophischen Haut. Es treten fibrotische Prozesse in stärkerem Maße in den Vordergrund (Trott und Kummermehr 1986). Die Zahl elastischer Fasern und Proteinablagerungen nimmt ständig zu.

Jedoch können auch ohne die akuten Hautreaktionen subkutane Fibrosen und dermale Nekrosen beobachtet werden. Dieses ist bereits Anfang dieses Jahrhunderts von Strahlentherapeuten beschrieben worden (Viselin 1912; Strauß 1925). Wie bei der Entwicklung fibrotischer Prozesse in anderen Geweben, so spielen offensichtlich auch bei der Haut vor allem die Kapillaren und die Endothelien der Arteriolen mit ihrer Schädigung eine wesentliche Rolle [30]. Typische strahlenbedingte Veränderungen der Intima von Arterien in einem Strahlenulkus sind bereits 1899 von Gassmann beobachtet worden. Endothelzellen haben einen sehr langsamen Zellumsatz, es wird daher davon ausgegangen, daß die Expression des Strahlenschadens erst sehr spät stattfindet und dann zum Untergang dieser Endothelzellen führt. Hierin wird ein wesentlicher Beitrag zur Entwicklung fibrotischer Prozesse nach Strahleneinwirkung gesehen [30].

Auf Beobachtungen aus der Klinik aufbauend sind Modelle für die fraktionierte Bestrahlung entwickelt worden, nach denen bei unterschiedlicher Fraktionierung Toleranzdosen ermittelt werden können (Strandquist 1944; Ellis 1969). Die Einführung moderner Klonierungstechniken hat hier ebenfalls zu einer quantitativen Erfassung der strahlenbedingten Veränderungen geführt, so daß über Hautreaktionen sehr ausgedehnte Informationen bestehen. Allerdings spielt die Hautreaktion für die Strahlentherapie nicht mehr eine wesentliche Rolle, da aufgrund der verwendeten Strahlenqualitäten und verbesserten Bestrahlungsplanung heute die Strahlenbelastung der Haut außerordentlich niedrig gehalten wird. Auch für andere Gewebe, insbesondere Lunge, Gehirn, Gastrointestinaltrakt, sind ähnliche Beobachtungen über die Entwicklung fibrotischer Prozesse gemacht worden, allerdings hat diese Entwicklung im wesentlichen während der letzten 20–30 Jahre stattgefunden. Es können für menschliche Gewebe Toleranzdosen angegeben werden (Tabelle 4.1). Eine Übersicht über diese Strahlenschädigungen findet man im Bericht des UNSCEAR-Komitees von 1982 [30]. Ein weiterer, bereits seit langem bekannter Spätschaden ist die Kataraktbildung in den Augen. Tribondeau und Lafaque haben derartige Beobachtungen schon 1907 an bestrahlten Tieren gemacht.

Entwicklungsanomalien nach einer pränatalen Bestrahlung

Aufgrund der Regel von Bergonié und Tribondeau, die vorher beschrieben wurde, war in der strahlenbiologischen Forschung sehr früh bekannt, daß entwicklungsbiologische Prozesse mit ihren hohen Zellvermehrungsraten besonders strahlenempfindlich sind. Bereits Anfang dieses Jahrhunderts sind in ausgedehntem Maße Untersuchungen über die Entwicklung von Amphibien und Insekten nach Einwirkung von Röntgenstrahlen durchgeführt worden. Wiederholt ist als sogenanntes biologisches Dosimeter für Strahlen der Letalitätstest mit Embryonen von Drosophila melanogaster (Taufliege) vorgeschlagen worden. Eine Übersicht über diese Entwicklung ist bei Fritz-Niggli 1972 zu finden [10]. Wahrscheinlich hat Friedrich (1910) die erste Mißbildung am Menschen beschrieben; Bar und Boulle (1901) sowie Schmidt (1909) hatten fetale Todesfälle nach einer intrauterinen Bestrahlung festgestellt.

Affenheim (1920) berichtete über eine schwere Strahlenschädigung eines Kindes, das im 3.–6. Lebensmonat in utero wegen einer therapeutischen Bestrahlung der Mutter geschädigt wurde. Krämer (1931) hat in seiner Inauguraldissertation eine Fallsammlung vorgenommen und Beobachtungen an Embryonen, Feten und Kindern beschrieben, die in utero höhere Strahlendosen infolge einer therapeutischen Bestrahlung (Röntgenstrahlen bzw. Radium) erhielten. Es werden sowohl geschädigte als auch ungeschädigte Kinder beschrieben. Bei den Strahlenschäden überwiegen Entwicklungsanomalien des Zentralnervensystems mit seinen Anhängen sowie Mikrozephalien; aber auch andere Mißbildungen des Skeletts sind beobachtet worden. Eine Wertung der Daten nimmt Krämer nicht vor, auch ist es nicht möglich, Angaben zur Strahlendosis zu erhalten.

Bei Tierexperimenten haben de Nobele und Lams bereits 1927 beschrieben, daß der Tod der Frucht um so sicherer eintritt, je frühzeitiger die Bestrahlung während der pränatalen Entwicklung stattfindet. Job et al (1935) haben wohl zum ersten Mal von kritischen Perioden während der pränatalen Entwicklung gesprochen und haben Strahlenschädigungen während der 3 wesentlichen Entwicklungsperioden (Präimplantationsperiode, Organbildungsperiode, Fetalperiode) differenziert. Nach ihren Beobachtungen sind das Schädigungsmuster nach einer pränatalen Bestrahlung sowie das Ausmaß an Anomalien stark abhängig von dem Entwicklungsstadium, in dem die Strahlenexposition stattfindet.

Diese Beobachtungen sind an ausgedehnten Tierexperimenten in den 50er, 60er und 70er Jahren bestätigt und vor allem in ihrer Dosisabhängigkeit intensiver untersucht worden [23]. Es hat sich gezeigt, daß eine Bestrahlung während der Präimplantationsperiode vor allem zum Tod des Keims führt, aber keine Entwicklungsanomalien auslöst. Die Bestrahlung in Dosisbereichen von 0,1–2,0 Gy während der Hauptorganbildungsperiode führt dagegen zur Induktion von makroskopisch-anatomischen Mißbildungen insbesondere des Skeletts. Hinsichtlich der Letalität nimmt die Strahlenempfindlichkeit ab. Dieser Effekt setzt sich in der Fetalperiode fort. Untersuchungen an Mäusen und Ratten haben ergeben, daß zu ganz bestimmten entwicklunsphysiologischen Perioden einzelne Mißbildungen bevorzugt ausgelöst werden, zum Beispiel Exenzephalie, Hydrozephalus, Wolfsrachen usw. Diese tierexperimentellen Daten scheinen mit den klinischen Beobachtungen sehr gut übereinzustimmen.

Bei den Überlebenden, die nach den Atombombenabwürfen in Hiroshima und Nagasaki in utero eine Bestrahlung erhalten hatten, wurden überwiegend Mikrozephalien und geistige Entwicklungsschäden beobachtet. Erst nach relativ hohen Dosen, die höher als 0,5 Gy lagen, traten weitere Mißbildungen auf. Man war daher bis vor wenigen Jahren geneigt, die kritischen Entwicklungsphasen während der menschlichen Entwicklung vor allem in der Hauptorganbildungsperiode, aber auch in der Präimplantationsperiode, in der letzteren wegen der hohen Letalität, zu sehen. Die Fetalperiode wurde dagegen als weniger strahlenempfindlich eingeordnet [10].

Erneute Untersuchungen haben nun gezeigt, daß die geistigen Retardierungen, die bei den Überlebenden nach den Atombombenabwürfen in Hiroshima und Nagasaki gesehen wurden, die Strahlenexposition in der überwiegenden Zahl der Fälle nicht während der Hauptorganbildungsperiode, sondern während der frühen Fetalperiode (8.–25. Woche post conceptionem) erhalten haben. Ferner hat die Risikoanalyse ergeben, daß hier auch bereits bei offensichtlich kleinen Strahlendosen (im Bereich von 0,04–0,5 Gy) vermehrt schwere geistige Retardierungen auftreten (UNSCEAR, 1986).

Es muß daher zum Ausdruck gebracht werden, daß die Strahlenempfindlichkeit des Embryos beziehungsweise Fetus während der gesamten pränatalen Entwicklungsperiode gegeben ist. Bei der Induktion von Entwicklungsanomalien stehen Schädigungen des Zentralnervensystems im Vordergrund. Für die Induktion von Entwicklungsanomalien kann davon ausgegangen werden, daß Schwellendosen bestehen, die überschritten werden müssen, um einen Effekt zu verursachen. Diese Schwellendosen sind allerdings unterschiedlich für die verschiedenen Effekte. Für Mißbildungen des Skeletts einschl. Mikrozephalie liegen die Schwellendosen offensichtlich im Bereich von 0,1 Gy. Schwere geistige Retardierungen können allerdings offenbar auch bei niedrigeren Dosen hervorgerufen werden. Die Analyse der Dosis-Wirkung-Beziehung über die Beobachtungen beim Menschen läßt offen, in welchem Bereich eine Schwellendosis existiert. Tierexperimentelle Daten und Untersuchungen zum Mechanismus, über den die geistige Retardierung ausgelöst wird, zeigen, daß multizelluläre Prozesse ablaufen und damit eine Schwellendosis angenommen werden muß, die offensichtlich > 0,01 Gy ist.

Entwicklungsanomalien sind nicht nur nach einer äußeren Bestrahlung, sondern auch nach Inkorporation von radioakiven Stoffen durch die Mutter im Tierexperiment untersucht worden. Hierbei ist natürlich von besonderer Bedeutung, ob und in welchem Ausmaß der radioaktive Stoff vom Embryo bzw. Fetus aufgenommen werden kann. Für viele Radionuklide, die bei der Kernspaltung auftreten, also insbesondere Isotope des Cäsiums, Jods und Strontiums, besteht durchaus die Möglichkeit, daß ein Übertritt von der Mutter in den Embryo bzw. Fetus stattfindet. Allerdings ist im allgemeinen beobachtet worden, daß eine Anreicherung erst während der Fetalperiode stattfindet.

Eine höhere Aufnahme ist im allgemeinen auch mit einem höheren Stoffwechselumsatz und damit mit einer geringeren biologischen Halbwertszeit der Radionuklide im Fetus gekoppelt. Es resultieren daher in den meisten Fällen keine höheren Strahlendosen beim Fetus als bei der Mutter. Eine Ausnahme bildet in diesem Zusammenhang das Jod (hier muß vor allem Jod-131 betrachtet werden), das in der späten Fetalperiode vor allem in der Schilddrüse des Fetus sehr stark angereichert wird. In welchem Ausmaß die Schädigung bei derartigen Prozessen hervorgerufen werden kann, ist bisher nicht hinreichend bekannt. Auf die karzinogene Wirkung ionisierender Strahlen wird später eingegangen. Entwicklungsbiologische Effekte scheinen jedoch nur in sehr geringem Maße unter diesen Bedingungen aufzutreten.

Induktion genetischer Defekte

Bereits im Jahre 1908 berichteten Regaud und Dubreuil über abnormale Embryonen bei Kaninchen, wenn die männlichen Tiere vor der Paarung mit Röntgenstrahlen exponiert wurden. Erst Jahre später wurde jedoch gezeigt, daß diese Effekte auf genetische Mutationen zurückzuführen waren. Die eigentliche Erkenntnis, daß ionisierende Strahlen zu genetischen Mutationen bei Lebewesen führen, folgt aus den Untersuchungen von Muller an Drosophila im Jahre 1927. Muller führte die beobachteten Veränderungen bei den Taufliegen auf „Punktmutationen" zurück. Sehr bald danach wurde durch die eingehenden Untersuchungen von Olliver (1930, 1932) gefunden, daß die Mutationsrate linear mit der Strahlendosis zunahm, wenn die männlichen Fliegen bestrahlt wurden. Dieselbe Dosiswirkungsbeziehung beobachtete Stadler (1928, 1930) nach der Bestrahlung von Gerste. Eine Reihe weiterer Untersuchungen ergab denselben Befund [18], so daß die Linearität der Dosis-Wirkung-Beziehung bis zu Strahlendosen in den unteren Bereich von 25–50 R allgemein akzeptiert wurde.

Darüber hinaus wurden Untersuchungen mit verschiedenen Strahlenqualitäten (Röntgenstrahlen, γ-Strahlen und β-Strahlen) durchgeführt, bei denen vergleichbare Ergebnisse erzielt wurden. Ebenso sind in den 30er und 40er Jahren von Muller und seiner Arbeitsgruppe sowie von Timofeeff-Ressovsky und Zimmer (1935) nach einer fraktionierten Bestrahlung oder nach Strahlenexpositionen mit unterschiedlicher Dosisleistung bei vergleichbarer Dosis dieselben Mutationsraten erhalten worden wie bei einer Einschlagbestrahlung.

Strandskow (1932) bestrahlte männliche Meerschweinchen und fand nach der Verpaarung signifikant reduzierte Wurfgrößen. Da Strandskow feststellte, daß die Motilität der Spermien durch die Bestrahlung nicht verändert war, folgerte er, daß die normale Zahl von Oozyten befruchtet wurde, aber daß einige Embryonen später abstarben und resorbiert wurden. Er folgerte aus diesen Versuchen, *„die plausibelste Interpretation scheint die Induktion von dominant letalen Mutationen zu sein".*

In ähnlicher Weise fand Snell (1932, 1933) eine reduzierte Wurfgröße bei Mäusen nach Verpaarung von bestrahlten Männchen. Snell beobachtete, daß viele Embryonen vor allem kurz nach der Implantation abstarben. Er fand bei Embryonen, die er kurz nach der Befruchtung isolierte, einen männlichen und weiblichen Pronukleus in allen Embryonen. Damit konnte er mit Sicherheit zeigen, daß alle Oozyten befruchtet worden waren. Später zeigten Hertwig und Brenneke (1935 und 1937), daß die Befruchtungsfähigkeit von Ratten und Mäusespermien bis zu Strahlendosen von 2000 R (20 Gy) unverändert war. Nach einer Befruchtung mit bestrahlten Spermien traten erste Veränderungen während der Zellteilungen auf. Es zeigte sich, daß die Wurfgröße dosisabhängig abnimmt. Dieser Effekt kann damit erklärt werden, daß manche Strahlenschäden auf chromosomaler Ebene häufig erst nach einer Reihe von Zellteilungen exprimiert werden. Dieses ist vor allem bei niedrigen Dosen der Fall. Bei hohen Strahlendosen ist die Größe des Strahlenschadens jedoch so groß, daß weitere Zellteilungen nicht mehr eintreten und daher der Tod in der frühen Präimplantationsperiode stattfindet.

Zytologische Beobachtungen unterstützten sehr bald die Ansicht, daß die dominant letalen Mutationen bei Maus und Ratte vergleichbar zu denjenigen bei Drosophila sind (Brenneke 1937; Amoroso und Parkes 1947). Die wesentlich höhere Rate an induzierten Mutationen bei den Säugern im Vergleich zu Drosophila wird mit der größeren Zahl von Chromosomen bei ersteren erklärt. Ferner wurde bereits in den 30er Jahren festgestellt, daß die Bestrahlung von Spermatogonien bei gleicher Dosis zu einer geringeren Mutationsrate führte, als die Bestrahlung von Spermatozoen. Dieses wurde damit erklärt, daß die Spermatogonien durch die Bestrahlung abgetötet wurden und damit Selektionsprozesse stattfanden. Aufgrund dieser Daten wurde erkannt, daß die strahleninduzierten genetischen Defekte sehr stark reduziert werden können, wenn Spermatozoen zur Befruchtung kommen, die im Stadium der Spermatogonie die Strahlenexposition erhalten haben. Nach einer Strahlenexposition sollte ein Intervall von mehreren Wochen liegen [22]. Es wurde ebenso erkannt, daß für die Abschätzung des genetischen Strahlenrisikos beim Menschen die in Spermatogonien induzierten Mutationsraten wesentlich wichtiger sind als die Raten in Spermatozoen. Dies gilt vor allem bei Expositionen, die sich über eine längere Zeit verteilen.

Für die Risikoabschätzung beim Menschen wurden in großem Umfang Untersuchungen an Mäusen durchgeführt, indem man die Mutationen an spezifischen Genloci, induziert in Spermatogonien, beobachtete (Russell 1951). Grundlegend für die Risikoabschätzung ist die Erkenntnis, daß die Dosis-Wirkungs-Beziehung für die

Induktion von genetischen Mutationen linear mit der Dosis zunimmt, ohne daß eine Schwellendosis existiert. Diese Annahme hat allen Risikoabschätzungen des genetischen Risikos zugrunde gelegen und führt zu der Aussage, daß selbst kleine Strahlendosen genetische Mutationen induzieren, obwohl das Auftreten strahlenbedingter Mutationen in diesem Dosisbereich nicht mehr gemessen werden kann.

Bereits in den 50er Jahren ist unter diesen Prämissen die sogenannte Verdopplungsdosis eingeführt worden (BEIR 1956). Es hat sich gezeigt, daß ionisierende Strahlen die Rate spontan auftretender Mutationen erhöht. Diejenige Dosis, die zu einer strahlenbedingten Mutationsrate in Höhe der spontanen Mutationsrate führt, wird als Verdopplungsdosis bezeichnet, da nach einer derartigen Strahlenexposition insgesamt die doppelte Zahl an Mutationen resultiert. Das BEAR-Komitee gab im Jahre 1956 an, daß diese Verdopplungsdosis im Bereich von 5–150 R und wahrscheinlich zwischen 30 und 80 R liegt. Muller nahm zunächst an, daß kein Repair bei der Induktion genetischer Mutationen stattfindet und eine volle Akkumulation eintritt, so daß eine Verringerung der Dosisleistung nicht zu einer Reduzierung der Mutationsrate führt. In späteren Versuchen konnten Russell et al. (1963) sowie Searle et al. (1968) zeigen, daß sowohl bei der Bestrahlung von männlichen als auch weiblichen Keimzellen derartige Reparatureffekte auftreten und damit bei erniedrigter Dosisleistung auch eine geringere Mutationsrate resultiert [3].

Durch 2 Komitees von Wissenschaftlern (1. UNSCEAR, 2. BEIR) sind in den letzten Jahrzehnten wiederholt Risikoabschätzungen vorgenommen worden. Die Befunde für verschiedene Arten des genetischen Schadens, der in Mäusespermatogonien durch hohe akute Röntgenstrahlendosen induziert wurde, ergaben Verdopplungsdosen zwischen 0,16–0,51 Gy (UNSCEAR-Report 1962, 1966) mit einer mittleren Verdopplungsdosis von ungefähr 0,3 Gy. Nach chronischen Expositionen oder bei akuten Röntgenbestrahlungen im niedrigen Dosisbereich ist für die Mutationsrate ein Reduktionsfaktor 3–4 und daher die Verdopplungsdosis unter diesen Bedingungen mit ungefähr 1,0 Gy für den Menschen (männlich) angenommen worden. Vom BEIR-Komitee wurde eine Abschätzung in der Weise gemacht, daß für die Verdopplungsdosis ein Bereich von 0,2–2,0 Gy angegeben wurde, um den Anstieg für rezessive und dominante genetische Defekte abzuschätzen.

Die induzierte Mutationsrate nach einer Bestrahlung von Oozyten wird geringer eingeschätzt als nach Bestrahlung von Spermatogonien. Die zuvor genannten Verdopplungsdosen sind in späteren Berichten der beiden Komitees in denselben Bereichen gehalten worden. Es gibt Hinweise, daß die Verdopplungsdosen beim Menschen möglicherweise etwas höher liegen. So ist insbesondere für die Nachkommen von exponierten Personen nach den Atombombenabwürfen in Hiroshima und Nagasaki beobachtet worden, daß sich ein Trend für eine erhöhte Mutationsrate mit steigender Strahlendosis ergibt und daraus eine Verdopplungsdosis im Bereich von etwa 1,5 Gy errechnet werden kann. Allerdings hat sich für diese Effekte keine statistische Signifikanz ergeben (Schull et al. 1981).

Mit den Untersuchungen von Mitosen nach Bestrahlungen ist sehr bald gezeigt worden, daß nicht nur in Keimzellen, sondern auch in somatischen Zellen strahlenbedingte Veränderungen an den Chromosomen induziert werden können. Alberti und Politzer (1923, 1924) untersuchten das Epithel von Salamanderlarven nach einer Röntgenbestrahlung. Nach Fixierung der Zellen beobachteten sie 1. eine Periode eines „primären Effekts", der kurz nach der Bestrahlung beginnt und dadurch charakterisiert ist, daß die Frequenz an Mitosen abnimmt und daß insbesondere nach Bestrahlung mit hohen Dosen pyknotische Zellkerne erscheinen; 2. eine darauf folgende Periode mit mitotischer Inaktivität und 3. eine Periode von „sekundären Effekten", die durch anormale Mitosen mit fragmentierten Chromosomen charakterisiert ist.

Von Muller (1928) sowie Muller und Altenburg (1930) sind erstmals chromosomale Austauschfiguren und andere Chromosomenaberrationen nach Röntgenstrahlen demonstriert worden. In späteren Untersuchungen ist gezeigt worden, daß auch offensichtlich in ruhenden Zellen derartige Chromosomenaberrationen durch ionisierende Strahlen induziert werden, die zur Expression kommen, wenn die Zelle in die Mitose eintritt. Dieses kann besonders deutlich an peripheren Lymphozyten nach Bestrahlung demonstriert werden. Werden diese Zellen nach einer Strahlenexposition isoliert und zur Proliferation und damit Mitose stimuliert, so können vor allem strukturelle Chromosomenaberrationen in der Metaphase der Mitose beobachtet werden. Numerische Chromosomenaberrationen treten nur in Ausnahmefällen auf. Da charakteristische Dosiswirkungsbeziehungen bestehen, wird versucht, die Auswertung der Aberrationen für eine „biologische Dosimetrie" zu nutzen [2].

Induktion von Leukämien und Krebs

Bereits wenige Jahre nach der Entdeckung der Röntgenstrahlen und der Radioaktivität wurde die Induktion von Krebs nach Einwirkung dieser Strahlen beobachtet. In den meisten Fällen handelte es sich dabei um Hautkrebs, da durch die verwendeten Röntgenstrahlen die Belastung der Haut außerordentlich hoch war. Bereits im Jahre 1896 beobachtete Markuse eine Dermatitis, die außerordentlich schmerzhaft war, langsam heilte und schließlich in einem Hautkrebs endete. Ende des 19. Jahrhunderts und zu Beginn des 20. Jahrhunderts wurde bereits eine Reihe von Fällen mit Hautkrebs nach Röntgenstrahleneinwirkung berichtet. Ganz allgemein verstand man unter einem „Strahlenkrebs" die Induktion von Hautkrebs durch ionisierende Strahlen. Diese Krebsformen traten vor allem nach einer chronischen Belastung über mehrere Wochen, Monate und Jahre auf, so daß häufig die Ansicht vertreten wurde, daß eine einzelne Bestrahlung (Einschlagbestrahlung) nicht zur Induktion von Krebs führte. Wir wissen heute, daß dieses nicht richtig ist [11]. Die Monographie von Hesse (1911) „Symptomatologie, Pathogenese und Therapie des Röntgenkarzinoms" führte 54 Krebsfälle auf, von denen 26 Ärzte und 24 Röntgentechniker waren.

Es folgten rasch die ersten experimentellen Untersuchungen. So erhielten Marie et al. (1910) sowie Clunet (1910) 4–12 Monate nach einer Bestrahlung von Ratten Spindelzellsarkome. Nach einer Ganzkörperbestrahlung wurden dann Leukämien und Tumoren des Ovars und der Brust sowie in verschiedenen weiteren Organen bei Ratten und Kaninchen beobachtet.

Von Jagié et al. (1911) beschrieben 5 Leukämiefälle, von denen 4 Radiologen und einer ein Radiumarbeiter waren. Die Autoren vermuteten, daß die Erkrankung durch die Bestrahlung induziert worden war. Weitere Fälle wurden in den folgenden

Jahren bei Personen gefunden, die mit ionisierenden Strahlen beruflich umgingen. Henshaw und Harkins (1944) fanden, daß während der Periode von 1933 bis 1942 die Zahl an Leukämien unter amerikanischen Ärzten um den Faktor 1,7 höher war als unter der allgemeinen männlichen Bevölkerung. Ulrich (1946) schätzte, daß die Leukämie mit einer 8mal höheren Rate unter amerikanischen Radiologen als unter anderen Ärzte auftrat. Zwischen 1935 und 1944 starben 3,9 % von 205 Radiologen an Leukämie im Vergleich zu 0,44 % von 34 626 Ärzten anderer Fachbereiche. Analoge Studien sind in Großbritannien durchgeführt worden, die zu demselben Ergebnis geführt haben [3].

Die umfassendste epidemiologische Studie wurde und wird an den Überlebenden nach den Atombombenabwürfen in Hiroshima und Nagasaki durchgeführt. Hier handelte es sich insgesamt um etwa 120 000 Personen, von denen bei etwa 80 000 Personen eine Dosisabschätzung möglich war. Diese Menschen sind in eine gemeinsame Studie der Vereinigten Staaten und Japans aufgenommen worden. Es zeigte sich bereits wenige Jahre nach den Atombombenabwürfen, daß unter diesen Überlebenden die Zahl an Leukämien erheblich zunahm. Dabei traten vor allem myeloische Leukämien und akute lymphatische Leukämien auf. Es ergab sich eine deutliche Dosisabhängigkeit für die Erhöhung der Leukämien. Da die Rate an Leukämien unter Erwachsenen niedrig ist, ergab sich eine beträchtliche relative Erhöhung der Leukämieinzidenz bei den strahlenexponierten Personen. Dieser Umstand sowie die relativ kurze Latenzzeit (Intervall zwischen Exposition und klinischer Manifestation der Erkrankung) führen dazu, daß die Induktion von Leukämien als eine gewisse „Signalerkrankung" ionisierender Strahlen gewertet werden kann.

Für die Induktion von Leukämie durch ionisierende Strahlung hat sich eine deutliche Altersabhängigkeit ergeben. Das relative Risiko bei den Überlebenden, die zum Zeitpunkt der Exposition 0–10 Jahre alt waren, ist signifikant höher als bei den älteren Personen. Widersprüchliche Daten gab es bei Studien, bei denen die Leukämieinduktion nach einer pränatalen Exposition untersucht worden ist. In Hiroshima und Nagasaki ist kein erhöhtes Leukämierisiko aufgetreten. In einer umfangreichen Studie von Stewart und Kneale (1968) wurde festgestellt, daß bereits kleine Strahlendosen im Bereich von einigen Rem zu einer Erhöhung der Leukämierate im Alter von 0–12 Jahren führen. Eine Reihe weiterer Studien hat positive, aber auch negative Ergebnisse ergeben. Aufgrund der Untersuchungen an Zwillingen ist von einer erhöhten Strahlenempfindlichkeit in der Fetalperiode auszugehen [3].

Eine besondere Rolle in der Geschichte der Strahlenkarzinogenese kommt der Induktion von Lungentumoren zu. Bereits im 16. Jahrhundert ist über die „Schneeberger Bergkrankheit" berichtet worden, aber erst 1879 erkannte man (Haerting und Hesse 1879), daß diese Erkrankung von der Lunge ausging und daß ungefähr 75 % aller Todesfälle der Bergleute auf eine Neoplasie, irrtümlicherweise als Lymphosarkom diagnostiziert, zurückzuführen ist. Arnstein (1913) korrigierte die Diagnose, indem er feststellte, daß 40 % aller Todesfälle der Bergleute während der Periode von 1875 bis 1912 auf Plattenepithelkarzinome des Bronchus zurückzuführen sind. Es wurde dann gefunden, daß sowohl in den Bergwerken von Schneeberg als auch von Joachimstal erhöhte Radonkonzentrationen auftreten. Die Inhalation dieses radioaktiven Edelgases mit seinen radioaktiven Folgeprodukten führt zu einer starken Strahlenexposition der Lunge. Rajewsky et al. (1942) fanden, daß der Radongehalt in den Gruben zwischen $2{,}5 \cdot 10^2$ und $2{,}5 \cdot 10^5$ Bq ($7 \cdot 10^{-9}$ bis $7 \cdot 10^{-6}$ Ci) pro m^3 variiert.

In späteren Arbeiten konnte gezeigt werden, daß eine lineare Dosiswirkungbeziehung zwischen der Inzidenz an Bronchialkarzinomen und der Strahlenexposition durch die Inhalation des radioaktiven Radons besteht. Diese lineare Dosis-Wirkung-Beziehung setzt sich offensichtlich bis zu niedrigen Dosisbereichen fort. Das Bronchialepithel und Alveolarepithel erhält auch bei unseren normalen Lebensgewohnheiten in den Häusern eine relativ hohe Strahlenexposition. So haben neuere Messungen ergeben, daß die mittlere Strahlendosis im Bronchialepithel durch die Inhalation von Radon 15 mSv (1500 mrem) pro Jahr beträgt. Im Alveolarepithel liegt diese Dosis bei 2 mSv (200 mrem) pro Jahr [15]. Setzt man denselben Risikokoeffizienten für diesen Dosisbereich an wie er für die Bergarbeiter gefunden worden ist, so können etwa 4–12 % der Bronchialkarzinome der Bevölkerung auf diese Expositionen zurückgeführt werden [15]. Auch bei den Überlebenden in Hiroshima und Nagasaki sind vermehrt Lungentumoren aufgetreten. Allerdings ist die Latenzzeit für die Induktion dieses Tumors wesentlich länger als für Leukämien. So werden bei den in Hiroshima und Nagasaki exponierten Personen auch heute noch vermehrt derartige Tumoren gefunden.

In einer Reihe von tierexperimentellen Untersuchungen hat sich gezeigt, daß die Induktion von Mammatumoren bei Mäusen, Ratten und Meerschweinchen in erheblichem Umfang durch ionisierende Strahlen hervorgerufen werden kann [11]. Untersuchungen beim Menschen haben ergeben, daß die weibliche Brust besonders strahlenempfindlich hinsichtlich der Induktion von malignen Tumoren ist. So sind sowohl bei den Überlebenden in Hiroshima und Nagasaki vermehrt Brusttumoren beobachtet worden als auch bei Frauen, die wegen einer medizinischen Indikation eine hohe Strahlenexposition der Brust erhalten haben (Boice et al. 1979). Es besteht eine lineare Dosiswirkungsbeziehung zwischen der Inzidenz an Krebs und der Strahlendosis.

Tierexperimentelle Daten haben ergeben, daß bei einer fraktionierten Bestrahlung zwar die Inzidenz an Leukämien niedriger ist als bei einer Einschlagbestrahlung, bei der Induktion von Brustkrebs tritt ein derartiger Effekt jedoch nicht auf. Auch die epidemiologischen Untersuchungen beim Menschen deuten darauf hin, daß derartige Erholungseffekte nicht vorhanden sind. Im Gegensatz zu anderen Strahleneffekten können solche Effekte bei der Risikoabschätzung nicht berücksichtigt werden. Zwar sind signifikante Erhöhungen von Brustkrebs bei Frauen im allgemeinen erst bei Strahlendosen zwischen 0,5 und 1,0 Sv beobachtet worden; aufgrund der tierexperimentellen Daten und auch der epidemiologischen Befunde muß man wohl davon ausgehen, daß im Falle der Induktion von Brustkrebs eine lineare Dosiswirkungsbeziehung vorliegt.

Für die Risikobetrachtungen wird allgemein bei der Induktion maligner Erkrankungen angenommen, daß keine Schwellendosis auftritt, sondern daß auch bereits bei sehr niedrigen Dosen ein gewisses Strahlenrisiko vorliegt. Die Untersuchungen des Brustkrebses haben ergeben, daß eine starke Altersabhängigkeit besteht. Junge Frauen bis zum Alter von 30 Jahren sind wesentlich strahlenempfindlicher als ältere Frauen. Dieser Befund ist offensichtlich auf hormonelle Prozesse zurückzuführen.

In tierexperimentellen Untersuchungen ist gezeigt worden, daß die Kombination von ionisierenden Strahlen mit der Gabe von Östrogenen oder mammotropen Hormonen zu einer starken Erhöhung der Brustkrebsinzidenz führt [25].

Radionuklide des Jods werden aus kerntechnischen Anlagen in die Umwelt freigesetzt, aber auch in der medizinischen Diagnostik und Therapie verwendet. Diese Radionuklide des Jods finden eine besonders starke Anreicherung in der Schilddrüse, so daß die Induktion maligner Tumoren in diesem Organ für den Strahlenschutz ein besonderes Interesse gefunden hat. Tierexperimentell ist wiederholt vor allem an Ratten gezeigt worden, daß eine Injektion von Jod-131 zur Induktion von Schilddrüsenkrebs führt (Doniach 1950; Goldberg und Chaikoff 1952; [11]. Bei der erwachsenen Ratte sind Strahlendosen größer als 10 Gy (externe Röntgenbestrahlung) oder die Anwendung von $1,5 \cdot 10^9$ Bq (40 mCi) Jod-131 (ungefähr 80–100 Gy) notwendig, um einen meßbaren Anstieg von Schilddrüsenkarzinomen festzustellen. Durch eine Kombination mit dem Hormon TSH (Thyroid stimulating hormone) kann die strahlenbedingte Inzidenz an Schilddrüsentumoren erhöht werden.

Die wesentlichen Berichte über strahleninduzierte Schilddrüsenerkrankungen beim Menschen resultieren aus den Bestrahlungen des Schädels wegen Tinea capitis, Bestrahlung des oberen Brustraums wegen eines vergrößerten Thymus, Hals und Kopfbestrahlungen wegen verschiedener Lymphknotenabnormalitäten und die Anwendung von Jod-131 zur Zerstörung der Schilddrüsenfunktion [3]. Schließlich müssen in diesem Zuammenhang die strahlenexponierten Personen nach den Atombombenabwürfen in Hiroshima und Nagasaki sowie eine kleinere Gruppe von Einwohnern der Marschallinseln im Pazifik betrachtet werden, die einem erhöhten „Fallout" nach Kernwaffentesten ausgesetzt worden sind. Auch bei den Schilddrüsenbestrahlungen ist ein weiterer Dosisbereich zu berücksichtigen. Bei den meisten Personengruppen betrugen die Strahlendosen etwa 1–15 Gy, aber auch niedrige Strahlendosen im Bereich von 0,1 Gy der Schilddrüse haben offensichtlich Schilddrüsenneoplasien induziert [3, 29].

Epidemiologische Untersuchungen nach Bestrahlungen des oberen Brustraums wegen eines vergrößerten Thymus bei Kindern haben zu einer linearen Dosiswirkungsbeziehung für die Zunahme an Schilddrüsentumoren im Bereich von etwa 0,2–2,0 Gy geführt [5]. Ebenso haben die Schilddrüsentumoren bei den Überlebenden in Hiroshima und Nagasaki mit steigender Dosis zugenommen. Bei den Inselbewohnern im Pazifik sind nach Exposition durch den radioaktiven „Fallout" und hier insbesondere der Radionuklide des Jods vermehrt Schilddrüsentumoren beobachtet worden. Dagegen hat sich eine solche erhöhte Inzidenz nicht gezeigt bei Patienten, die Radiojod-131 aus diagnostischen Gründen erhalten haben [3]. Die Schilddrüsendosen lagen in diesem Fall im allgemeinen zwischen 0,5–1,5 Sv.

Die Schilddrüsenbestrahlung führt vorwiegend zu einem Anstieg der Morbidität und weniger der Mortalität. Die strahleninduzierten malignen Erkrankungen des papillären und follikulären Typs bewirken nur eine geringe Verkürzung der Lebenserwartung. Bei den bisher untersuchten bestrahlten Bevölkerungsgruppen scheinen die ungünstigeren Formen des anaplastischen Typs zu fehlen [3, 20]. Die minimale Latenzzeit scheint etwa 10 Jahre zu betragen, ein 3fach höherer Anstieg der Inzidenz wird bei Frauen im Vergleich zu Männern beobachtet. Bestimmte ethnische Gruppen zum Beispiel jüdischen Ursprungs, haben offensichtlich eine Prädisposition zu einer höheren Inzidenz der Entwicklung von Schilddrüsenkrebs. Auch scheint eine größere Strahlenempfindlichkeit bei jungen Personen zu bestehen. Insgesamt können Risikoabschätzungen nach einer Bestrahlung der Schilddrüse für die Induktion von Tumoren nach externer Bestrahlung gemacht werden, während die Situation nach einer Exposition mit Jod-131 einer weiteren Klärung bedarf. Bei vergleichbaren Strahlendosen ist die Wirkung des Jod-131 jedoch nicht größer, sondern eher kleiner als nach einer externen Bestrahlung.

Wegen der besonderen Anreicherung von Radionukliden – vor allem des Radiums und Strontiums – im Knochengewebe ist die Induktion von Knochentumoren von besonderem Interesse. Zum ersten Mal sind strahleninduzierte Knochentumoren offensichtlich von Beck im Jahre 1922 beim Menschen beschrieben worden. Cahan et al. (1948) berichteten zusammenfassend über 17 Fälle von Osteosarkomen, die durch eine Radium- oder Röntgenstrahlentherapie induziert worden sind. Die ersten 13 Fälle traten bei Patienten auf, die in den Jahren 1922 bis 1937 eine therapeutische Bestrahlung wegen einer Knochentuberkulose erhielten. Die Latenzzeit betrug 3–10 Jahre. Weitere Fälle traten bei Patienten auf, die wegen einer chronischen Arthritis, benigner Riesenzelltumoren, Chondroblastome oder als eine prophylaktische Maßnahme eine Bestrahlung nach Entfernung eines Brusttumors erhalten hatten.

Radium ist häufig verwendet worden, um Leuchtzifferblätter herzustellen. Die Figuren und Zahlen sind dabei mit der Hand aufgemalt worden. Bei diesen Zifferblättermalern sind vermehrt Osteosarkome und andere Knochenerkrankungen beobachtet worden [11]. Eine Reihe von Osteosarkomen ist beschrieben worden nach der therapeutischen Applikation von Radium-224 bzw. Radium-226. Es hat sich gezeigt, daß Radium-224 wesentlich radiotoxischer ist als Radium-226 (Spieß und Mays 1970). Eine Erklärung hierfür ist, das Radium-224 wegen seiner kurzen Halbwertszeit wesentlich schneller zerfällt und die α-Strahlung v. a. in proliferationsaktiven Zellbereichen des Knochengewebes absorbiert wird.

Auch in anderen Organen sind Tumoren nach einer Strahlenexposition beobachtet worden. So hat bei den Überlebenden in Hiroshima und Nagasaki während der letzten Jahre die Inzidenz an gastrointestinalen Tumoren erheblich zugenommen. In einer deutschen Studie nach der Gabe von Thorotrast sind vorwiegend Lebertumoren beobachtet worden. Thorotrast ist in den Jahren 1930–1950 als röntgendiagnostisches Kontrastmittel verwendet worden. Es wird im retikuloendothelialen System (RES) gespeichert und führt wegen des Gehalts an Thorium-232 zu einer Strahlenexposition, die die erstaunlich hohe Rate an primären Lebertumoren verursacht (Abb. 4.15) (van Kaick et al. 1986; Gössner et al. 1986). Nach einer externen Ganzkörper- oder lokalen Bestrahlung der Leber treten diese Tumoren nur selten auf.

Nimmt man alle diese umfangreichen epidemiologischen Studien zusammen, so kann ein Gesamtrisiko nach einer Ganzkörperexposition abgeschätzt werden. Dieses haben verschiedene Wissenschaftlerkommissionen durchgeführt [3]. Da die epidemiologischen Messungen signifikant erhöhte Werte im allgemeinen erst nach einigen 0,1 Sv bzw. nach einigen Sievert ergeben haben, muß in niedrige Dosisbereiche extrapoliert werden. Es wird heute allgemein akzeptiert, daß eine Schwellendosis für die Induktion maligner Erkrankungen nicht existiert, so daß auch kleinen

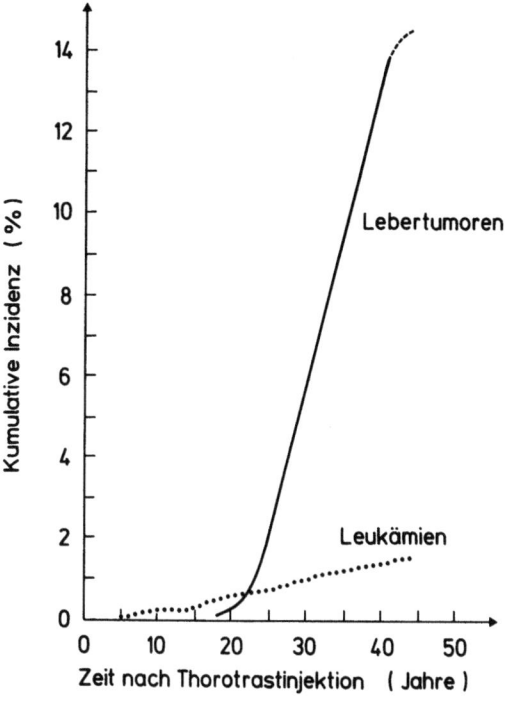

Abb. 4.15.
Kumulative Inzidenz primärer Lebertumoren und Leukämien in Thorotrastpatienten.
(Nach: G. van Kaick et al. 1986)

Strahlendosen ein Risiko zugeschrieben werden muß. Für einige Tumoren, z. B. Brust- und Schilddrüsenkrebs, scheint belegt zu sein, daß eine lineare Dosiswirkungsbeziehung auch bei niedrigen Strahlendosen angenommen werden muß. Bei anderen malignen Erkrankungen können auch andere Dosiswirkungsbeziehungen, etwa eine linearquadratische Funktion, zurunde gelegt werden [3].

Für eine Abschätzung des Gesamtrisikos erscheint es jedoch durchaus sinnvoll, von einer linearen Dosiswirkungsbeziehung auszugehen, auch wenn dadurch möglicherweise das Risiko im unteren Dosisbereich überschätzt wird. Auf dieser Basis kommt man zu einem Gesamtrisiko nach einer Ganzkörperexposition, das bei 200 zusätzlichen Todesfällen durch Leukämie und Krebs pro 1 Million Personen unter der Annahme liegt, daß diese Personen eine Ganzkörperexposition von 0,01 Sv (1 rem) erhalten haben. Bezieht man dieses Strahlenrisiko auf die Leukämie- und Krebstodesrate, die in unserer Bevölkerung beobachtet wird (20 % aller Todesfälle durch Leukämie und Krebs), so bedeutet das vorher genannte Risiko einer Erhöhung der Leukämie- und Krebstodesrate eine Erhöhung um etwa 1 ‰ (Abb. 4.16). Die zu erwartenden Leukämie- und Krebstodesfälle verteilen sich entsprechend der Strahlenempfindlichkeit der verschiedenen Organe und Gewebe (Tabelle 4.2).

Aus den genannten Risikozahlen wird deutlich, daß eine Erhöhung des Risikos nach einer Strahlenexposition im Bereich von 0,01 Sv und darunter durch epidemiologische Untersuchungen nicht meßbar ist. Um bessere Erkenntnisse über den Verlauf der Dosiswirkungsbeziehung im niedrigen Dosisbereich zu erhalten, sind

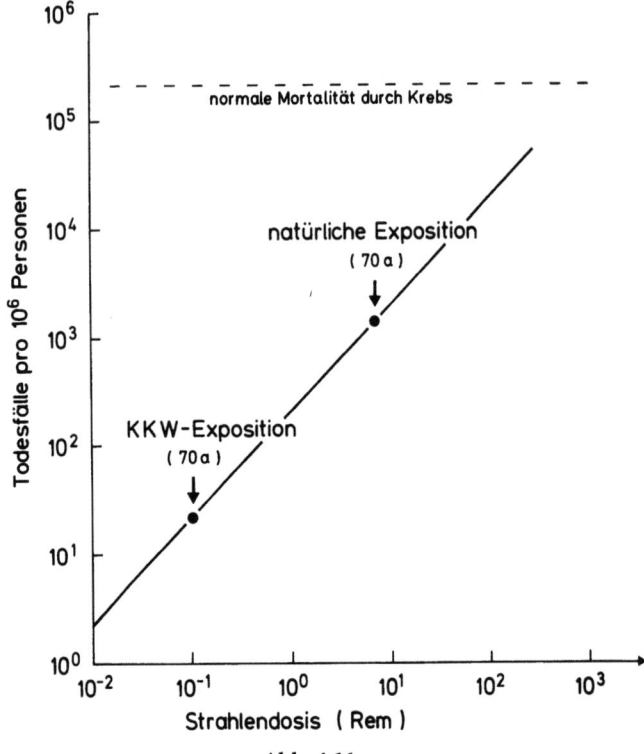

Abb. 4.16.
Erwartete und extrapolierte Mortalität durch Krebs und Leukämie nach Ganzkörperbestrahlung

daher vermehrt Untersuchungen zum Mechanismus der strahleninduzierten Karzinogenese notwendig. In den letzten Jahren ist man besonders stark bemüht, zum einen die Einzelschritte der strahlenbedingten Zelltransformation und zum andern promovierende Faktoren bei der strahlenbedingten Induktion von malignen Erkrankungen zu untersuchen. Ionisierende Strahlen können einerseits als transformierendes Agens wirken; es hat sich jedoch gezeigt, daß andererseits ionisierende Strahlen auch in der Lage sind, die Zellproliferation und damit möglicherweise auch die Promotion zu stimulieren [25].

Selbstverständlich spielen auch im Rahmen der Zelltransformation Repairprozesse eine erhebliche Rolle. So ist davon auszugehen, daß Personen mit einer DNS-Reparaturdefizienz, z. B. Ataxia telangiectasia, eine erhöhte Strahlenempfindlichkeit auch hinsichtlich der Induktion von malignen Neoplasien haben. Allerdings darf der allgemeine Einfluß derartiger Reparaturprozesse auf die Form der Dosiswirkungsbeziehungen für die Strahlenkarzinogenese nicht überschätzt werden. So haben tierexperimentelle Untersuchungen, aber auch die Erfahrungen aus epidemiologischen Studien wiederholt gezeigt, daß diese Effekte außerordentlich gering oder überhaupt nicht vorhanden sind.

Tabelle 4.2.
Beteiligung der Gewebe und Organsysteme am Krebsrisiko (Todesfälle) nach Bestrahlung [14]

Gewebe- bzw. Organsystem	Krebsrisiko (%)
Brust	20
Rotes Knochenmark	16
Lunge	16
Schilddrüse	4
Knochen	4
Rest	40
gesamt	100

Bei Strahlung mit hohem LET (dicht ionisierende Strahlen, z. B. Neutronen, α-Strahlen) ist beobachtet worden, daß die karzinogene Wirksamkeit bei gleicher Strahlendosis erheblich höher als nach Einwirkung locker ionisierender Strahlen ist. Auch die Zelltransformationsrate durch Neutronen ist beträchtlich größer als bei lokker ionisierenden Strahlen, und diese erhöhte Wirksamkeit nimmt mit abnehmender Strahlendosis zu.

Entwicklung der Strahlenschutzstandards und Ausblick

Eine externe Strahlenexposition (Bestrahlung von außen) zeichnet sich dadurch aus, daß alle Organsysteme und Gewebe im allgemeinen erreicht werden können und daß im Gegensatz zu toxischen Substanzen die Dosis in allen Geweben und Zellkompartimenten homogen sein kann. Auch bei der Aufnahme von radioaktiven Stoffen ist eine Dosisabschätzung in relativ umfassender Weise möglich. Es ist daher in der Strahlenbiologie sehr früh möglich gewesen, quantitative Beziehungen zwischen der Strahlenwirkung und der Strahlendosis zu etablieren. Für die Risikobewertung haben die Dosisangaben und Dosiswirkungsbeziehungen eminente Bedeutung. Die Untersuchungen der vielfältigen Strahlenwirkungen haben ergeben, daß 2 grundsätzlich unterschiedliche Dosiseffektkurven bestehen. Bei einem Typ (nichtstochastische Wirkungen) existiert offensichtlich eine Schwellendosis, die überschritten werden muß, bevor ein Effekt eintritt; bei dem 2. Typ (stochastische Wirkungen) ist eine solche Schwellendosis nicht vorhanden, so daß auch sehr kleine Dosen, wenn auch mit geringer Wahrscheinlichkeit, eine Wirkung auslösen (Abb. 4.17) [14]. Die letzteren Wirkungen, die für die Festlegung von Dosisgrenzwerten im Strahlenschutz entscheidend sind, sind die Induktion von malignen Erkrankungen und genetischen Defekten.

Für die genetischen Strahlenwirkung ist — ausgehend von den Befunden von Muller (1927) an Drosophila — die lineare Dosiswirkungsbezeichnung ohne Schwellendosis unumstritten. Die eingehenden Untersuchungen an Mäusen [22] haben die wesentlichen Beiträge zu den Überlegungen für Grenzwerte geliefert. Im Jahre 1956 hat wohl das „Committee on the Biological Effects of Atomic Radiation" (BEAR) der National Academy of Sciences (USA) zum ersten Mal einen Grenzwert für das genetische Risiko der Bevölkerung empfohlen. Man betrachtete die natürliche

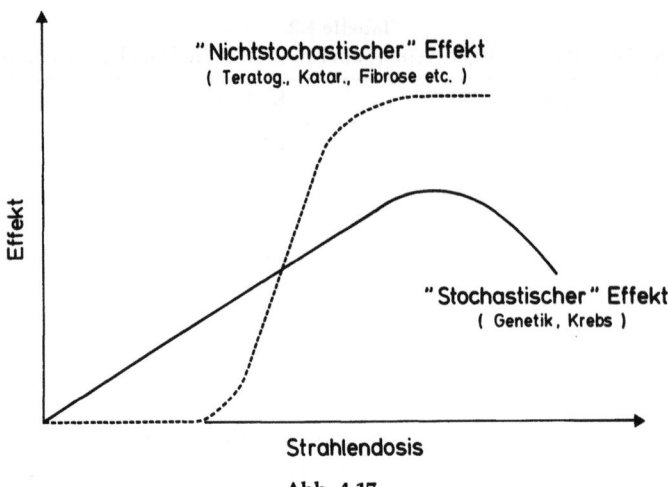

Abb. 4.17.
Form der Dosiseffektkurven für Strahlenrisiken

Strahlenexposition als Meßlatte, die mit ungefähr 5 R über 30 Jahre angenommen wurde. Es wurde empfohlen, daß für die Bevölkerung im Mittel die zusätzliche zivilisationsbedingte Strahlendosis für die Keimzellen während der ersten 30 Lebensjahre insgesamt nicht größer als 10 R sein sollte. Später wurde vorgeschlagen, die Dosis aus zivilisationsbedingten, nichtmedizinischen Quellen auf 5 rem (0,05 Sv) über 30 Jahre zu limitieren. Dieser Empfehlung schloß sich die ICRP 1958 im wesentlichen an. Es wurde ferner empfohlen, daß ein Individuum der allgemeinen Bevölkerung keine höhere Dosis als 0,5 rem (5 mSv) pro Jahr erhalten sollte. Gleichzeitig wurden Dosisgrenzwerte für beruflich strahlenexponierte Personen erarbeitet. Der wesentliche Grenzwert beträgt für die Ganzkörperdosis 5 rem (50 mSv) pro Jahr [14].

Während zunächst also das genetische Strahlenrisiko für die Festlegung der Grenzwerte im Vordergrund stand, wurde in den folgenden Jahren die Bewertung der Induktion maligner Erkrankungen in die Betrachtungen einbezogen. Diese Überlegungen fanden vorerst ihren Abschluß in der Einführung der „effektiven Dosis", bei der sowohl das genetische als auch das somatische Risiko berücksichtigt werden. Die Strahlenempfindlichkeit der verschiedenen Organe und Gewebe wird durch entsprechende Wichtungsfaktoren gewertet, wobei die Summe der Wichtungsfaktoren gleich 1 ist [14]. Die „effektive Dosis" ist für beruflich strahlenexponierte Personen auf 50 mSv (0,5 rem) pro Jahr begrenzt.

Darüber hinaus gibt es Dosisgrenzwerte für Einzelorgane, die so festgelegt werden, daß die Schwellendosis für nichtstoachastische Effekte unterschritten wird. Zu diesen Effekten, denen multizelluläre Schädigungsmechanismen zugrunde liegen, zählen akute Effekte, fibrotische Prozesse, Kataraktbildung, Entwicklungsanomalien. Ein wesentlicher Strahlenschutzgrundsatz ist ferner, daß jede Strahlenexposition so klein wie vernünftigerweise erreichbar („as low as reasonably achievable", ALARA) gehalten werden soll.

Empfehlungen der ICRP sind oder werden in nationale Regelungen umgesetzt. In der Bundesrepublik Deutschland hat man sich bei den Grenzwerten für die Bevölkerung wesentlich an der natürlichen Strahlenexposition und ihrer Schwankung orientiert. Die Strahlenexposition für Einzelpersonen der Bevölkerung darf in der unmittelbaren Umgebung kerntechnischer Anlagen nicht mehr als 0,3 mSv (30 mrem) pro Jahr (Ganzkörperdosis) durch Abgaben über den Luft- bzw. den Abwasserpfad betragen.

Die mit den festgelegten Dosisgrenzwerten verbundenen Risiken können auf der Basis der Risikowerte, die für einzelne Strahlenwirkungen in den vorangegangenen Punkten angegeben sind, ermittelt werden. Allerdings muß deutlich gemacht werden, daß diese Abschätzungen eine beträchtliche Bandbreite haben und die Genauigkeit nicht überbewertet werden darf. Die 90jährige Geschichte der Strahlentoxikologie hat Erkenntnisse gebracht, die quantitative Aussagen zum Strahlenrisiko auch im Bereich niedriger Dosen gestatten. Allerdings ist der Verlauf der Dosiswirkungsbeziehungen für maligne Erkrankungen im Bereich von einigen Rem (10 mSv) und darunter bisher nicht eindeutig geklärt. Da die Effekte nach diesen Dosen klein sind und daher mit epidemiologischen Studien wohl nicht gemessen werden können, müssen weitere Untersuchungen zum Mechanismus der Strahlenwirkung eine Klärung bringen. Dennoch ist es notwendig, durch epidemiologische Studien die Risikowerte zu überprüfen, wenn entsprechend exponierte Personengruppen vorhanden sind. Insbesondere die Untersuchungen in Japan und anberuflich exponierten Personen werden weitere Aufschlüsse geben. Darüber hinaus gilt es, besondere Risikogruppen, z. B. mit genetischen Prädispositionen, zu identifizieren. Strahlentoxikologie ist aber nicht nur wichtig für den Schutz der Bevölkerung vor ionisierenden Strahlen, sondern auch für die Strahlentherapie, um bessere Behandlungsmodalitäten zu erarbeiten. Schließlich werden bei der Therapie aber auch im Arbeits- und Umweltschutz die Wirkungen kombinierter Expositionen und ihre Risikobewertung eerheblich an Bedeutung gewinnen. Hier ergeben sich erste Ansätze aus Untersuchungen nach Bestrahlung plus Einwirkung chemischer Substanzen [25, 30].

Literatur

1 Alper T (1979) Cellular radiobiology. Cambridge University Press, Cambridge
2 Bauchinger (1972) Strahleninduzierte Chromosomenaberrationen. In: Hug O, Zuppinger A (Hrsg) Handbuch der medizinischen Radiologie, Bd II/3. Springer, Berlin Heidelberg New York, S 127–180
3 BEIR (1980) The effects on populations of exposure to low levels of ionizing radiation. National Academy Press, Washington D.C.
4 Bergonié J, Tribondeau L (1906) Une interpretation de quelques resultats de la radiotherapie et essai de fixation d'une technique rationelle. CR Seances Acad Sci (D) (Paris) 143: 983–985
5 Boice JD, Fraumeni JF (ed) (1984) Radiation carcinogenesis. Raven, New York
6 Caspari W (1922) Biologische Grundlagen zur Strahlentherapie. Steinkopff, Dresden
7 Dertinger H, Jung H (1969) Molekulare Strahlenbiologie. Springer, Berlin Heidelberg New York
8 Dessauer F (1931) Zehn Jahre Forschung auf dem physikalisch-medizinischen Grenzgebiet. Thieme, Leipzig
9 Faber B (1935) Röntgenbiologische Untersuchungen mit Gewebekulturen als Indikator. Acta Radiologica [Suppl] XXI
10 Fritz-Niggli H (1972) Strahlenbedingte Entwicklungsstörungen. In: Hug O, Zuppinger A (Hrsg) Handbuch der medizinischen Radiologie, Bd II/3. Springer, Berlin Heidelberg New York, S 235–297

11 Furth J, Lorenz E (1954) Carcinogenesis by ionizing radiations. In: Hollaender A (ed) Radiation biology vol 1. McGraw-Hill, New York, pp 1145–1201
12 Generoso WM, Shelby MD, de Serres JD (1979) DNA Repair and mutagenesis in eukaryotes. Plenum, New York
12a Holthusen H, Meyer H, Mollineus W (1959) Ehrenbuch der Röntgenologen und Radiologen aller Nationen. Urban & Schwarzenberg, München Berlin
13 Howard A, Pelc SR (1955) Synthesis of DNA in normal and irradiated cells and its relation to chromosome breakage. Heredity 6: 261–273
14 ICRP (1977) Recommendations of the International Commission on Radiological Protection. ICRP Publication 26, Pergamon, Oxford
14a ICRP (1983) Recommendations of the International Commission on Radiological Protection, ICRP Publication 30, Pergamon, Oxford
15 Jacobi W, Paretzke HG, Ehling UH (1981) Strahlenexposition und Strahlenrisiko der Bevölkerung. GSF-Bericht, München S 710
16 Jung H (1986) Biologische Wirkung dicht ionisierender Teilchenstrahlung. In: Heuck F, Scherer E (Hrsg) Handbuch der medizinischen Radiologie, Bd XX. Springer, Berlin Heidelberg New York Tokyo, S 41–68
17 Minder W (1981) Geschichte der Radioaktivität. Springer, Berlin Heidelberg New York
18 Muller HJ (1954) The nature of the genetic effects produced by radiation. In: Hollaender A (Hrsg) Radiation biology, vol 1. McGraw-Hill, New York pp 351–626
19 Muth H (1980) Zur Geschichte der Dosiseinheit „Röntgen" (R). Schriftenreihe Deutsches Röntgen-Museum 2: 1980
20 Pochin EE (1972) Frequency of induction of malignancies in man by ionizing radiation. In: Hug O, Zuppinger A (Hrsg) Handbuch der medizinischen Radiologie, Bd II/3. Springer, Berlin Heidelberg New York, S 341–355
21 Röntgen WC (1895) Ueber eine neue Art von Strahlen (Vorläufige Mitteilung). Sitzungsberichte der Physikalisch-medicinischen Gesellschaft, Dez. 1895
22 Russell WL (1954) Genetic effects of radiation in mammals. In: Hollaender A (ed) Radiation biology, vol 1. McGraw-Hill, New York, pp 825–859
23 SSK (1985) Wirkungen nach pränataler Bestrahlung. Veröffentlichung der Strahlenschutzkommission, Bd 2. Fischer, Stuttgart
24 Streffer C (1969) Strahlen-Biochemie. Springer, Berlin Heidelberg New York
25 Streffer C, Müller WU (1984) Radiation risk from combined exposures to ionizing radiations and chemicals. Adv Radiat Biol Vol 11: 173–210
26 Streffer C, van Beuningen D (1986) Zelluläre Strahlenbiologie und Strahlenpathologie. In: Heuck F, Scherer E (Hrsg) Handbuch der medizinischen Radiologie, Bd XX, Springer, Berlin Heidelberg New York Tokyo, S 1–39
27 Trott KR (1972) Strahlenwirkung auf die Vermehrung von Säugetierzellen. In: Hug O, Zuppinger A (Hrsg) Handbuch der medizinischen Radiologie, Bd II/3, Springer, Berlin Heidelberg New York, S 43–125
28 Trott KR und Kummermehr J (1986) Strahlenwirkungen auf die Haut. In: Heuck F, Scherer E (Hrsg) Handbuch der medizinischen Radiologie, Bd XX, Springer, Berlin Heidelberg New York Tokyo, S 171–204
29 UNSCEAR (1972) Sources and effects of ionizing radiation. United Nations Scientific Committee on the Effects of Atomic Radiation. United Nations, New York
30 UNSCEAR (1982) Ionizing radiation: sources and biological effects. United Nations Scientific Committee on the Effects of Atomic Radiation. United Nations, New York
31 UNSCEAR (1986). Genetic and somatic effects of ionizing radiation. United Nations Scientific Committee on the Effects of Atomic Radiation. United Nations, New York

Kapitel 5
Krebserzeugende Stoffe*

D. Schmähl**

Einleitung

Bei einer Vielzahl onkologischer Fragestellungen hat die Toxikologie eine überragende Bedeutung erlangt. In erster Linie ist sie gefordert, wenn es sich bei der Ursachenforschung um die Frage handelt, ob chemische Substanzen an der Entstehung maligner Tumoren beteiligt sein können. Die Erarbeitung von Dosiswirkung- und Dosisseitbeziehungen ist dabei ein essentieller Bewertungsmaßstab. Ferner haben toxikologische Probleme eine zentrale Stellung bei der Untersuchung von Krebsmedikamenten mit ihren häufig schweren Nebenwirkungen. Schließlich ist die Toxikologie das wichtigste Fachgebiet, wenn es um die Bewertung potentieller Karzinogene in der Umwelt des Menschen geht. Darunter sind nicht nur solche Probleme zu verstehen, wie sie heute häufig unter dem Oberbegriff „Ökotoxikologie" subsumiert werden, sondern auch jene, bei denen es sich um den persönlichen Lebensstil, z. B. bei der Zufuhr von Genußgiften, handelt oder bei denen Risiko-Nutzen-Analysen (zum Beispiel bei Medikamenten) vorzunehmen sind, denen möglicherweise ein karzinogenes Potential innewohnt. Vornehmlich findet also die Toxikologie ihre Aufgabe und ihre Bedeutung bei der Krebsprävention.

Seit der Beschäftigung mit onkologischen Fragestellungen im Rahmen der Toxikologie hat sich besonders die Bearbeitung von Langzeitwirkungen und damit die Problematik extrem chronischer Giftwirkungen als wesentlich herausgestellt. Vor dieser Zeit fanden derartige Langzeitwirkungen nur geringes Interesse, vielmehr standen akut toxische Wirkungen im Vordergrund. Da der Krebs beim Menschen, soweit er durch chemische Substanzen verursacht wird, in aller Regel eine Induktionszeit von vielen Jahren oder gar Jahrzehnten hat, muß der Toxikologe sowohl bei experimentellen Fragestellungen als auch bei Bewertungen toxischer Wirkungen in der Humanmedizin in zeitlichen Dimensionen denken, die unter Umständen so groß sein können wie sein eigenes wissenschaftliches Leben. Dies macht die Beschäftigung mit krebserzeugenden chemischen Einflüssen besonders schwierig.

---

*Weiterführende Literatur auch bei Körbler (1973) [20], Schmähl (1981) [41], Shimkin (1977) [44], Wolff (1929) [54].

**Für wertvolle Hilfe bei der Literaturdurchsicht danke ich Frau Dr. Irene Berger, Heidelberg.

Herrn Dr. J. Weisburger zum 65. Geburtstag gewidmet.

Bei der Konzeption eines Artikels über die Historie der Toxikologie im Rahmen onkologischer Probleme stellt sich zunächst die Frage, wann man mit einer solchen Betrachtung beginnen soll. Die Toxikologie hat nämlich erst Mitte des vorigen Jahrhunderts durch die Gründung pharmakologischer und toxikologischer Institute durch Buchheim an der Deutschen Universität in Dorpat und durch Schmiedeberg in Straßburg ihr akademisches Dach gefunden. Es wäre aber sicher falsch, wollte man diese Formalie als den Beginn toxikologischer Fragestellungen bei der Forschung über Krebskrankheiten sehen. Wir müssen vielmehr viel früher ansetzen.

Grundsätzlich könnte man dies bereits lange vor der Zeitenwende tun. Bereits im Papyrus Ebers finden sich in Ägypten recht genaue Beschreibungen über die Ätiologie und Klinik des Blasenkrebses der im Nildelta lebenden Bauern [1], der später unter dem Namen Bilharziose (nach Theodor Bilharz [1825–1862] benannt) weltweit bekannt geworden ist (Bilharziom = bösartige Schleimhautgeschwulst der Harnblase). Wir wissen heute, daß diese Art von Blasenkrebs durch eine Nematode (Schistosomum haematobium) ausgelöst wird. Derzeit rechnet man mit 200 000 000 infizierten Menschen, vor allem in Afrika und Südamerika. Es fragt sich, ob hier chemische Substanzen an der Krebsauslösung beteiligt sind oder ob diese Art von Krebs mehr zu den „Reizkrebsen" zu rechnen ist, wie sie von Virchow postuliert wurden [51]. Diese Frage ist ungeklärt. Ebenso ungeklärt ist, ob die rituell durchgeführte Beschneidung der Juden unmittelbar nach der Geburt im Altertum bereits als Vorbeugung gegen das Peniskarzinom zu verstehen war; wahrscheinlich war dies nicht der Fall. Die rituelle Beschneidung der Juden unmittelbar nach der Geburt wäre jedoch trotzdem das erste Beispiel einer wirksamen Krebsprophylaxe für eine bestimmte Krebsart. Im Smegma ist eine Reihe chemischer Substanzen nachgewiesen worden, die man als krebserzeugend verdächtigt hat [31]. Wir wissen aber bis heute nicht, ob diese wirklich bei der Entstehung des Peniskarzinoms eine Rolle spielen oder ob hier eine (virale?) Infektion mit chronischer Entzündung bei langdauernder Einwirkung des Smegmas bei mangelhafter Sexualhygiene den Boden für das spätere Peniskarzinom bildet.

Als letztes Beispiel im Rahmen der eben diskutierten Fragestellung soll der Spinnerinnenkrebs der Lippen Erwähnung finden, der bei Frauen auftrat, die Hanf und Flachs zum Spinnen mit dem Speichel befeuchtet haben und dabei die Fäden über Zunge und Lippen zogen (Abb. 5.1). In Dalmatien kommt diese Krebsart noch heute vor [19]. Historisch interessant ist, daß schon im Talmud festgelegt war, welche Dinge der Mann der Frau nicht befehlen kann; dazu gehörte das Spinnen von Garn mit dem Mund, und zwar mit der Begründung, daß sich dann an den Lippen Risse, Entzündungen und Verhärtungen bilden können, die nicht mehr abheilen. Gerade bei den letzteren denkt man natürlich an maligne Wucherungen. Auch hier stellt sich die Frage, ob bei diesem Krebstyp chemische Substanzen bei der Auslösung mitbeteiligt waren oder ob nur die chronische Reizwirkung die entscheidende Ursache darstellt.

Den vorliegenden Beitrag könnte man sehr verschiedenartig gliedern, zum Beispiel nach Stoffklassen, den chemischen Strukturen der zu besprechenden Verbindungen, nach ihrem postulierten biologischen Wirkungsmechanismus, nach pharmakodynamischen Gesichtspunkten, nach dem Wirkungscharakter der krebserzeugenden Verbindungen (lokale oder systemische Wirkung), nach den Anwendungs-

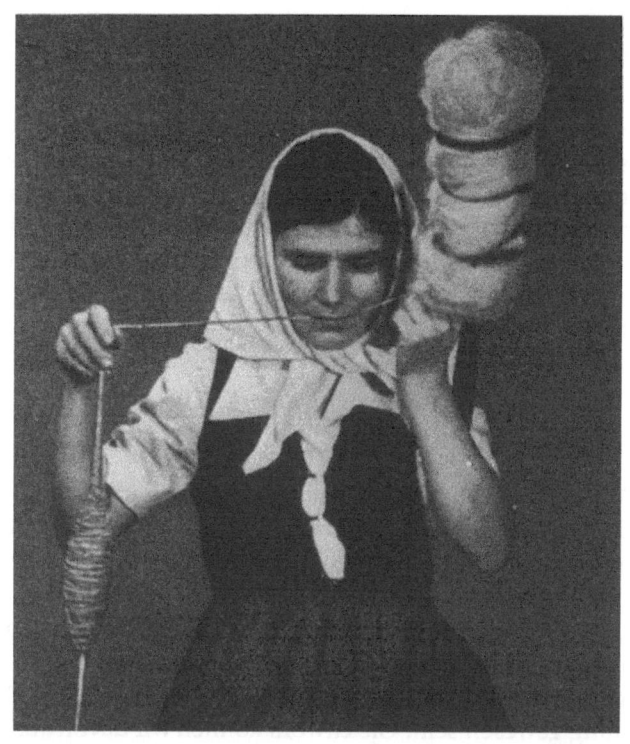
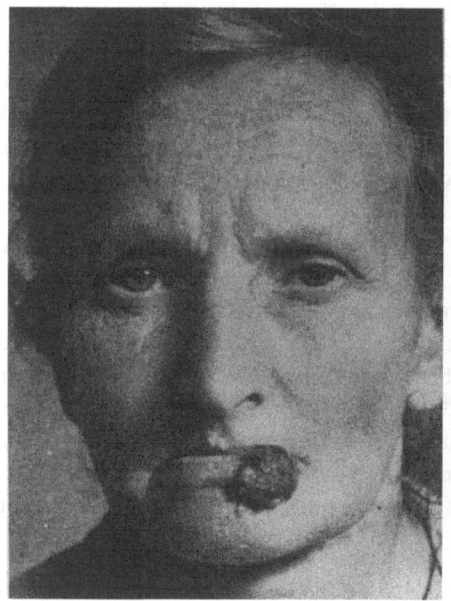
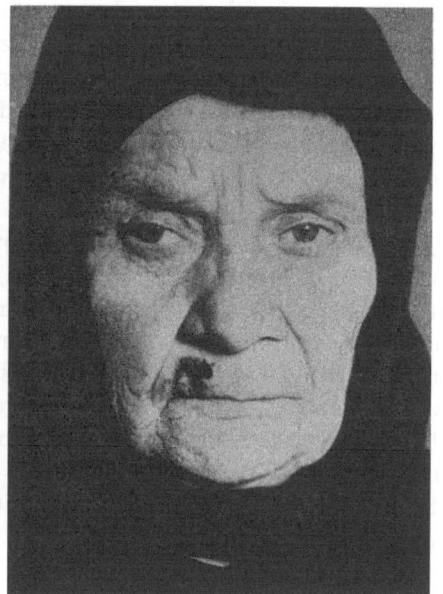

Abb. 5.1.
Flachsspinnerinnen aus Dalmatien mit den typischen Lippenkrebsen. (Nach Körbler)

gebieten der als krebserzeugend erkannten chemischen Stoffe oder auch nach der praktischen Bedeutung im Rahmen der Arbeitsmedizin, des Lebensstils usw. Ich habe mich entschlossen, anders vorzugehen: Ich möchte versuchen, in chronologischer Abfolge die wesentlichen Entdeckungen auf dem Gebiet „Toxikologie und Krebs" darzustellen. Dabei kann schon aus Platzgründen keine lückenlose Vollständigkeit angestrebt werden. Die beschriebenen Beispiele mögen als Pars pro toto dienen; sie sollen aber doch die wesentlichen Fakten darstellen und den „roten Faden" der Entwicklung aufzeigen. Enden soll meine Betrachtung in der Mitte unseres Jahrhunderts, denn noch kürzer zurückliegende Zeiträume lassen sich unter historischen Gesichtspunkten nicht würdigen.

Das Mittelalter

Mit einiger Wahrscheinlichkeit kann davon ausgegangen werden, daß als erster Paracelsus [15] eine chemische Verbindung, nämlich das Realgar (As_2S_2), als Ursache oder Mitursache für den Lungenkrebs der Bergleute in Schneeberg und Joachimsthal ansah. Man muß sich freilich darüber im klaren sein, daß bei der Kenntnis der Anatomie und der Pathologie im Mittelalter die Diagnose Krebs unter ganz anderen Voraussetzungen gestellt wurde, als es heute der Fall ist. Speziell im Falle des Lungenkrebses dürften Verwechslungen vor allem mit der Tuberkulose an der Tagesordnung gewesen sein. Gleichwohl können wir davon ausgehen, daß der Lungenkrebs als solcher bekannt war.

Der Bergbau in Schneeberg begann Anfang des 15. und der in Joachimsthal zu Beginn des 16. Jahrhunderts, also zu Lebzeiten von Paracelsus. Es wurden vor allem Kupfer, Eisen, Silber, Kobalt, Arsen, Wismut und Nickel abgebaut. Später kam in Joachimsthal der Abbau von Pechblende dazu, und zu Beginn unseres Jahrhunderts begann auch der Uranbergbau. Vor 100 Jahren haben in diesen Bergwerken immerhin noch 700–800 Menschen gearbeitet, während vor 60 Jahren die Zahl unter 100 lag [13,24].

Die „Bergkrankheit" oder „Bergsieche" war Paracelsus gut bekannt; er hat darüber ausführlich publiziert. Man schätzt, daß an dieser Erkrankung zwischen 600 und 1000 Menschen gestorben sind. Während man wohl zu Recht daran dachte und auch noch denkt, daß die radioaktive Emanation in den Erzgruben wesentlich für das Entstehen der Bergsieche gewesen ist, muß man heute wohl davon ausgehen, daß die Metalle, die dort abgebaut wurden, ebenfalls zur Erkrankung beitrugen oder sie gar entscheidend mitverursacht haben [39]. Sollte die hier geäußerte Auffassung richtig sein, dann wäre Paracelsus der erste gewesen, der bestimmte chemische Substanzen in Zusammenhang mit dem Entstehen einer krebsigen Erkrankung gebracht hat.

Das 18. Jahrhundert

Das 18. Jahrhundert ist als ein wichtiger Zeitraum anzusehen, in dem sich die „chemische" Krebsursachenforschung zögernd und zunächst auch noch unbewußt vor allem in England und Deutschland zu entwickeln begann. Häufig wird der englische Arzt Percivall Pott (s. ff.) als der erste bezeichnet, der eine chemische Ursache für einen menschlichen Krebs beschrieben hat (1775) [30]. Dies ist historisch betrachtet nicht richtig. Vielmehr ist der englische Arzt, Botaniker und Schriftsteller John Hill (Abb. 5.2) (1716–1775) der erste „Toxikologe" im Rahmen der Onkologie gewesen, der 1761 6 Fälle von Polypen und Krebsen der Nasenschleimhaut nach langjährigem Gebrauch von Schnupftabak (Snuff) beschrieben hat [14].

Der Gebrauch von Tabak ist übrigens schon seinerzeit heftig umstritten gewesen. König James I. von England ermahnte 1604 seine Untertanen, *„to avoid a custome lothsome to the eye, hatefull to the nose, harmfull to the braine, dangerous to the lungs, and in the blacke stinking fume thereof, neerest resembling the horrible Stigian smoke of the pit that is bottomlesse"* (Redmond 1970 [32]). Aufrufe dieser Art waren mit Verkaufsrestriktionen und hohen Steuern gekoppelt, konnten aber gleichwohl nicht verhindern, daß es schon 1614 etwa 7000 Verkaufsplätze für Tabak in England gab und 1669 über 9 Millionen Pounds Tabak nach England legal importiert wurden.

Bleiben wir bei der Historie der Tabakkarzinogenese im 18. Jahrhundert. T. v. Soemmering (1755–1830) (Abb. 5.3), Professor der Anatomie in Mainz und München, publizierte 1795 über Lippenkrebs bei Pfeifenrauchern und wies schon damals auf den bevorzugten Befall der Unterlippe hin (v. Soemmering 1795 [45]).

Zwischen den Beobachtungen von Hill und v. Soemmering ist nun Pott (1714–1788) (Abb. 5.4) einzuordnen. Er wird häufig als der „Vater der chemischen Karzinogenese" angesehen. Er war Chirurg am Bartholomew-Hospital in London. Seine epochale Beobachtung bestand in der Ursachenforschung des Hautkrebses an den Oberschenkeln und am Skrotum bei Schornsteinfegern [30]. Wie bereits erwähnt, war er — historisch gesehen — nicht der erste, der eine chemische Ursache für Krebsbildungen beim Menschen beschrieben hat, wohl aber hat er erstmalig eine chemische Krebsursache bei einer bestimmten Berufsgruppe beobachtet. Wenn man so will, könnte man ihn daher als den „Vater der onkologischen Arbeitsmedizin" ansehen (s. ff.).

Es war damals in England üblich, daß zum Kehren der Kamine Schornsteinfeger und Kinder diesen Beruf ausübten (Abb. 5.5), denn die Kamine waren schmal, und häufig genug paßten nur Kinder in sie hinein, die dann die Arbeit verrichteten. Die Körperhygiene nach getaner Arbeit war schlecht. So kam es, besonders an den Knickstellen der Haut, am Oberschenkel und am Skrotum, durch Reiben der verschmutzten Kleidung, die mit Ruß durchsetzt war, zu chronischen Entzündungen und Ekzemen an diesen Körperstellen. Auf diesem Boden entwickelten sich dann auch Hautkrebse. Wie man unschwer erkennt, wäre hier eine Krebsprophylaxe sehr gut möglich gewesen, nämlich durch den Gebrauch eines Waschlappens mit Wasser und Seife. So einfach kann Krebsvorbeugung sein!

Wie alle wichtigen Mitteilungen in dieser Welt — die 10 Gebote umfassen 103 Wörter — war auch die Mitteilung von Pott über den Berufskrebs von Schornsteinfegern nur sehr kurz gehalten und umfaßte weniger als 800 Wörter.

Es ist nicht bekannt, ob aus der Arbeit von Pott Konsequenzen in hygienischer Hinsicht gezogen wurden. Nach einer Mitteilung, die ich gelegentlich eines Kongresses hörte, für die ich aber keine Literaturbelege finden konnte, soll als erste die dänische Schornsteinfegerinnung wegen der Beobachtungen von Pott ihren Mitglie-

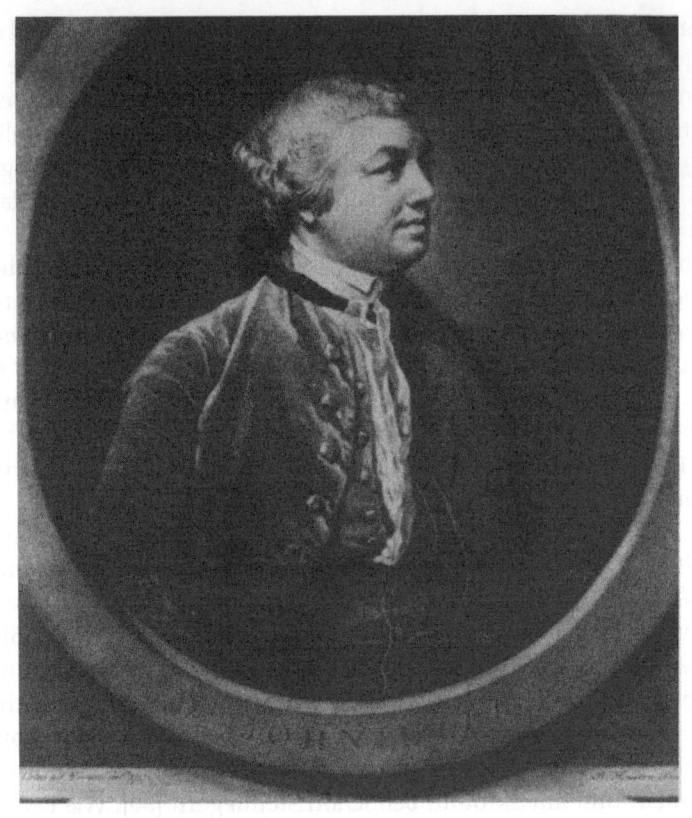

a

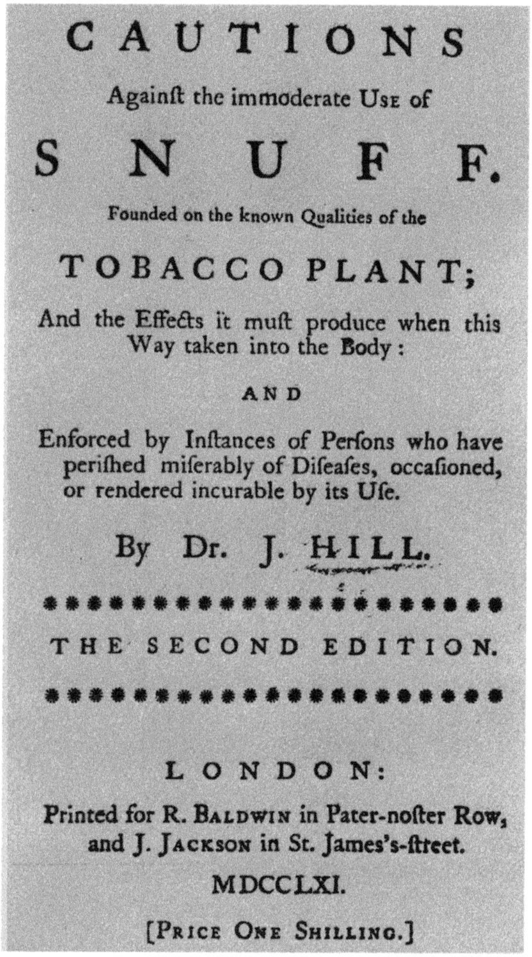

CAUTIONS

Againſt the immoderate Use of

SNUFF.

Founded on the known Qualities of the

TOBACCO PLANT;

And the Effects it muſt produce when this Way taken into the Body:

AND

Enforced by Inſtances of Perſons who have periſhed miſerably of Diſeaſes, occaſioned, or rendered incurable by its Uſe.

By Dr. J. HILL.

∗∗∗∗∗∗∗∗∗∗∗∗∗∗∗∗∗∗∗∗∗∗∗

THE SECOND EDITION.

∗∗∗∗∗∗∗∗∗∗∗∗∗∗∗∗∗∗∗∗∗∗∗

LONDON:
Printed for R. Baldwin in Pater-noſter Row, and J. Jackson in St. James's-ſtreet.
MDCCLXI.
[Price One Shilling.]

b

Abb. 5.2.
a John Hill (1716–1775), **b** Das Titelblatt seiner Arbeit von 1761

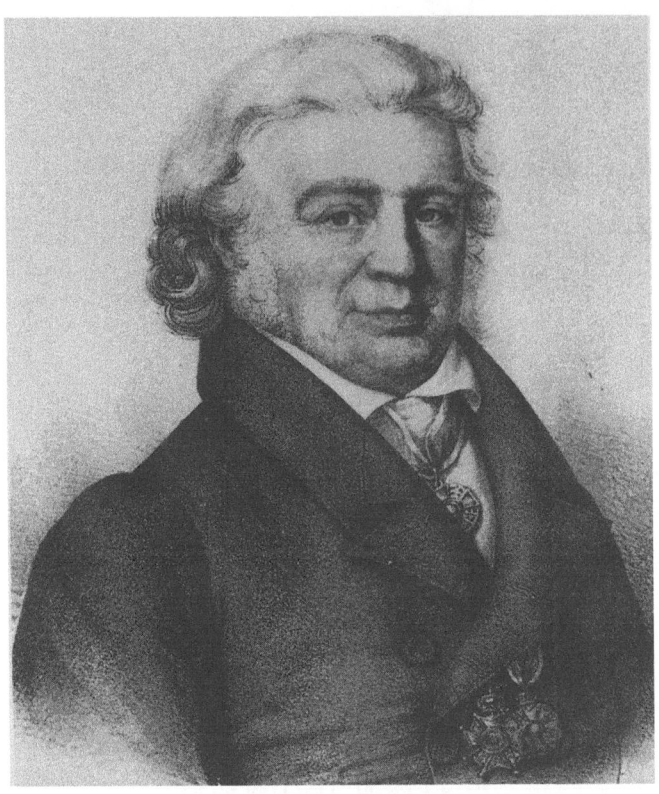

Abb. 5.3.
Thomas von Soemmering (1755–1830)

dern empfohlen haben, nach der Arbeit die exponierten Körperstellen mit Wasser und Seife zu waschen, um auf diese Weise dem Hautkrebs entgegenzuwirken.

Die Namen J. Hill, P. Pott und T. v. Soemmering stehen am Beginn der Ursachenforschung im Rahmen der chemischen Karzinogenese. Erfahrungen beim Menschen bildeten dafür die Grundlage. Es konnte gar nicht anders sein, daß zunächst Substanzgemische wie Tabakextrakte oder Ruß als krebserzeugend erkannt wurden, denn die Chemie war längst noch nicht so weit fortgeschritten, um einzelne Substanzen als Krebsursache zu erkennen. Dies war auch deswegen nicht möglich, weil das Tierexperiment noch keinen Eingang in die onkologische Forschung gehalten hatte. Zwar waren, besonders in Frankreich, bereits im 18. Jahrhundert erste

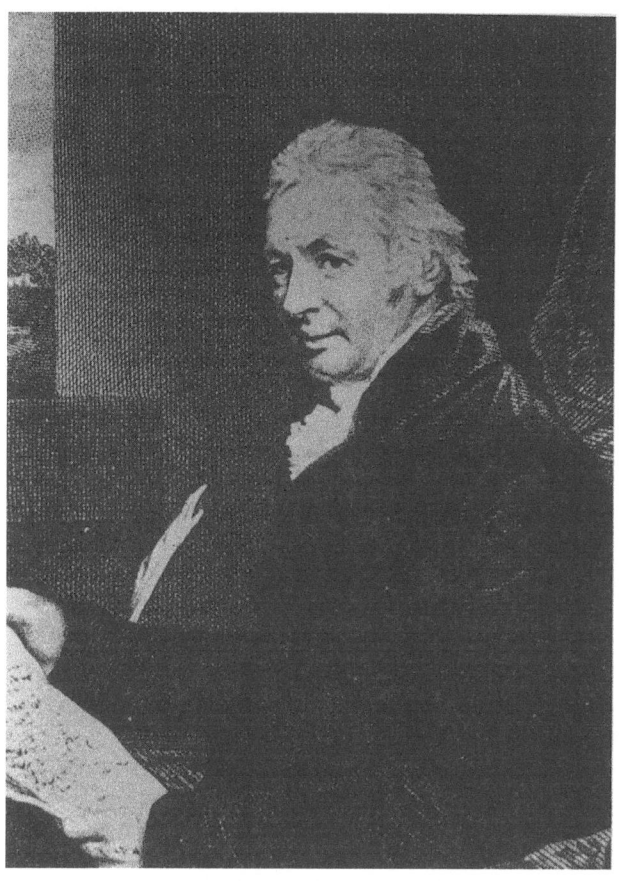

Abb. 5.4.
Percivall Pott (1714–1788)

Tierexperimente im Rahmen der Krebsforschung durchgeführt worden, jedoch nicht bei der Ursachenforschung für chemische Substanzen oder Substanzgemische. Es ist ferner bemerkenswert, aber nicht verwunderlich, daß zunächst „lokale" karzinogene Wirkungen erkannt wurden. Darunter verstehen wir solche Effekte, die durch direkten Kontakt zwischen dem betrachteten Gewebe und der karzinogenen Noxe am Ort der Einwirkung zustande kommen; in den erwähnten Beispielen also Schnupftabak → Nasenschleimhaut, Ruß → Haut und Tabaksaft → Lippe. Die erstmalige Beobachtung systemischer organotroper karzinogener Wirkungen, also eine Tumorentstehung entfernt vom Ort der Einwirkung, blieb dem folgenden Jahrhundert vorbehalten.

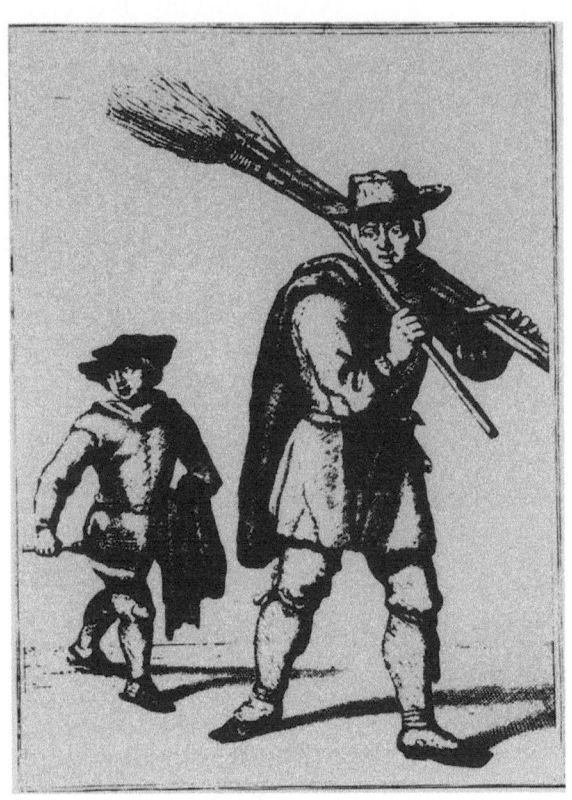

Abb. 5.5.
Der Schornsteinfeger in England mit einem Kind, das in die engen Kamine einsteigen mußte (1688)

Bei der Betrachtung des 18. Jahrhunderts muß noch ein Mann Erwähnung finden, der als der Begründer epidemiologischer Untersuchungen vor allem in der Arbeitsmedizin angesehen wird: Bernardino Ramazzini (1633–1714) (Abb. 5.6). Er ist in Carpi (Italien) geboren und beschäftigte sich vor allem mit den Lungenerkrankungen der toskanischen Bauern, aber auch anderer Berufsgruppen. 1700 publizierte er sein bekanntes Werk „De morbis arteficium diatriba". Für die Toxikologie ist die Epidemiologie als Ergänzung zur Ursachenforschung von hervorragender Bedeutung, und beide Arbeitsrichtungen sind aufeinander angewiesen. Ramazzini hat auch als erster über das gehäufte Auftreten von Brustkrebs bei Nonnen berichtet (Nullipara, kein Stillen), eine Beobachtung, die zwar die Toxikologie nicht berührt, für die allgemeine Onkologie aber von großer Bedeutung ist.

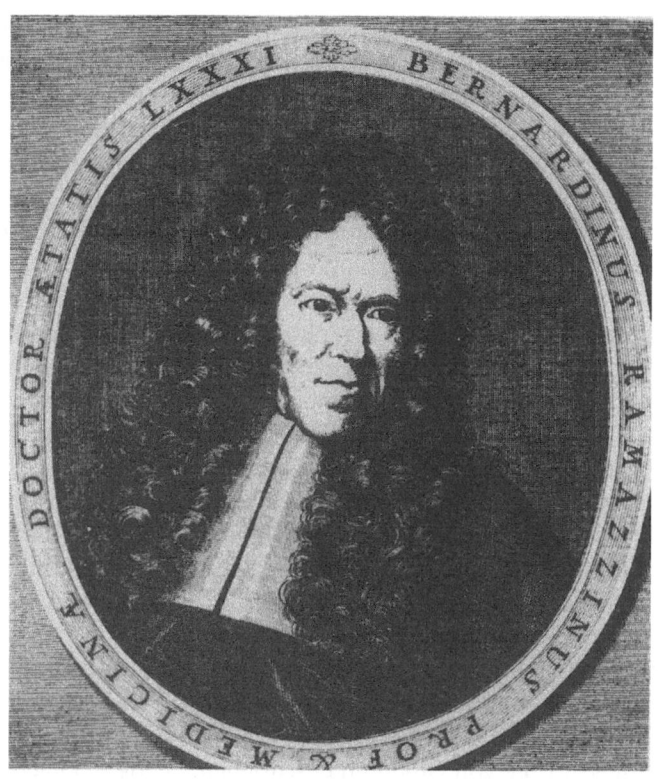

Abb. 5.6.
Bernardino Ramazzini (1633–1714)

Das 19. Jahrhundert

Das 19. Jahrhundert ist dadurch charakterisiert, daß die naturwissenschaftliche Denkweise in der Medizin die Gedankenwelt von Ärzten und Forschern zu beherrschen begann; der Übergang von der Naturphilosophie zur Naturwissenschaft zeichnete sich ab.

Auf dem uns interessierenden Gebiet ist zu vermerken, daß Anfang des 19. Jahrhunderts in England erstmalig eine wissenschaftlich und klinisch orientierte Institution ins Leben gerufen wurde, die sich mit der Krebskrankheit beschäftigen sollte (Einzelheiten bei Shimkin 1957 und Triolo 1969 [43,47]). Ebenfalls in England wurde im Jahre 1806 eine Fragebogenaktion gestartet, die durch das „Medical Committee of the Society for Investigating the Nature and Cure of Cancer" initiiert worden war. Insgesamt wurden 13 Fragen zur Diskussion gestellt, die teilweise ganz modern anmuten. Für unsere Betrachtung ist die Frage 8 von besonderer Bedeutung: *„Has climate or local situation any influence on rendering the human constitution more or less liable to cancer under any form or in any part?"* Im Rahmen dieser Frage (und Antwort) wird bereits bei bestimmten Berufen, speziell bei Metallarbeitern, Gru benarbeitern und Schornsteinfegern, auf ein erhöhtes Krebsrisiko hingewiesen. Damit ist der Bezug zur arbeitsmedizinischen Toxikologie gegeben. Interessant ist auch noch die Frage 11: *„Is there any period of life absolutely exempt from the attack of disease?"* Hier wird bereits betont, daß Krebs eine Alterserkrankung ist, daß es aber durchaus Ausnahmen gibt. Offen ist, ob man in diese Frage bereits die Kenntnis einer langen Induktionszeit nach Einwirkung chemischer Gemische hineininterpretieren darf.

Im Jahre 1822 wurde von J.A. Paris (1785–1856) (Abb. 5.7) erkannt, daß die Verarbeitung von Arsen ein Krebsrisiko speziell für die Haut in sich trägt [27]. Die Beobachtungen stammten interessanterweise aus der Veterinärmedizin, denn Paris beobachtete, daß Pferde und Kühe an Erkrankungen ihrer Hufe, Knie und gelegentlich an „cancerous affections of their rumps" leiden, wenn sie in der Nachbarschaft von Arsen- und Kupferhütten grasten. Er beschrieb aber auch Skrotumkrebse, ähnlich denen, die bei den Schornsteinfegern beobachtet wurden.

Bekanntlich ist Arsen eine der ältesten Drogen, die zur Behandlung der verschiedenartigsten Erkrankungen, vor allem aber der Psoriasis (Fowler-Lösung), seit Jahrhunderten verwendet wurde. Der englische Arzt J.T. Hutchinson (1828–1913) hat dann im Jahre 1888 6 Fälle von Patienten beschrieben, bei denen nach langdauernder Arsenbehandlung Hautkrebse aufgetreten waren. Er war damit wohl der erste, der zum Problem der iatrogenen Karzinogenese Beiträge geleistet hat [17]. Wir wissen heute, daß Arsen ein Humankarzinogen ist und zu malignen Tumoren vor allem der Haut, aber auch von Leber und Lunge führen kann. Arsen wurde nicht nur in der Medizin verwendet, sondern auch als Pestizid, vor allem im Wein- und Obstbau. Bei Winzern verschiedenster Weinanbaugebiete kam es zu charakteristischen Krebsbildungen vorwiegend der Haut auf dem Boden einer Arsenmelanokeratose („Kaiserstuhlkrankheit"). Wegen seiner krebserzeugenden Wirkung wurde es 1949 verboten; auch in der Dermatologie hat es in den letzten Jahrzehnten seine Bedeutung verloren.

Bis zum Ende des 19. Jahrhunderts war die Haut das bevorzugte Organ bei der Beobachtung krebserzeugender Wirkungen chemischer Substanzen oder Substanzgemische. Eine gute Übersicht darüber findet sich bei Ullmann [49]. Der Chirurg v. Volkmann hat 1875 bei Arbeitern im Braunkohlerevier von Halle Hautpapillome und Hautkarzinome beschrieben, die dem Rußkrebs der Schornsteinfeger in England auffallend ähnlich waren [52]. Er war der erste, der auf die sogenannte Paraffinhaut und auf Tumoren, die auf dem Boden einer entzündlichen und atrophischen Paraffinhaut entstehen, aufmerksam gemacht hat. Ein Jahr später hat dann der englische Arzt Bell ähnliche Paraffinkrebse beschrieben, und zwar bei schottischen Arbeitern, die mit Schieferölen, Petroleum und Paraffinen in Kontakt gekommen waren [3]. Bemerkenswert bei diesen Hautkrebsen ist, daß ihrem Auftreten eine meist langdauernde Entzündung der Haut vorangeht (s. auch Scott 1922 [42]).

Die Malignome am Skrotum (Abb. 5.8) der beschriebenen Berufsgruppen haben

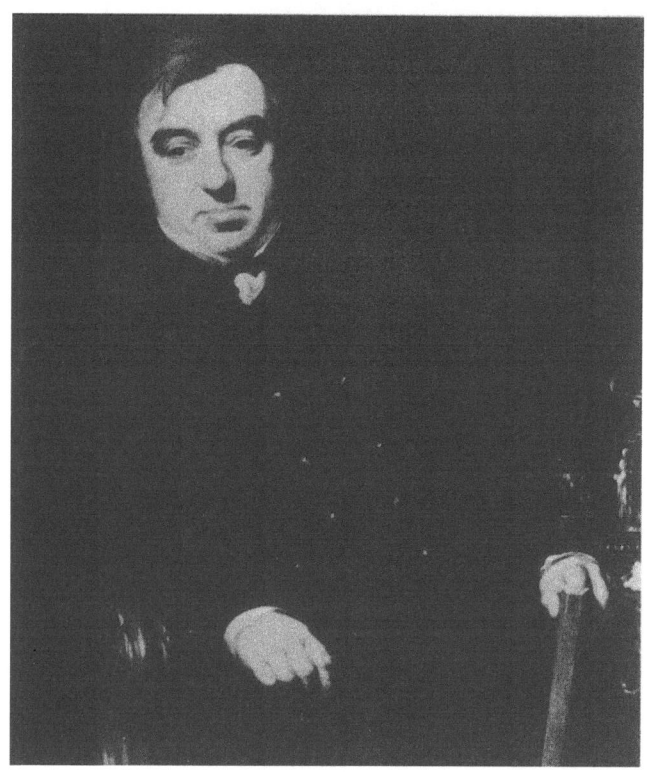

Abb. 5.7.
J.A. Paris (1785–1856)

ganz offenbar die Mediziner am Ausgang des 19. Jahrhunderts besonders beschäftigt. So hat der Engländer Butlin [5] diesem Tumortyp 3 eigene Aufsätze gewidmet, in denen er die Skrotalkrebse genau diskutiert und auch die Historie dieser Tumoren aufzeigt. Er weist auf 3 besondere Punkte hin: 1) daß die Erkrankung in der zivilisierten Welt außerhalb Großbritanniens sehr selten ist, 2) daß sie auch in England offenbar durch gewerbehygienische Maßnahmen immer seltener wird und 3) daß sie einen vergleichsweise günstigen Verlauf nimmt.

Von überragender wissenschaftlicher und erkenntnistheoretischer Bedeutung war die Mitteilung von L. Rehn (1849–1919) (Abb. 5.9) über Blasengeschwülste bei Fuchsinarbeitern (Rehn 1895 [33]). Er hatte anläßlich eines Vortrags beim 24. Kongreß der Deutschen Gesellschaft für Chirurgie in Berlin am 20. April 1895 über 3 Arbeiter einer „Anilinfabrik" berichtet, die er mit Blasengeschwülsten zur Behandlung bekam. Er beschreibt in seinem Vortrag sehr genau die Arbeitsbedingungen und kommt dann, wie wir heute wissen, fälschlicherweise zu dem Schluß, daß Anilin und Fuchsin die Tumoren ausgelöst hätten. Die Exposition der Arbeiter gegenüber diesen Stoffen muß enorm gewesen sein, denn Rehn schreibt, daß neben den klassischen Symptomen einer Blasenreizung, wie Schmerzen, Harndrang, Hämaturie usw., die Arbeiter auch generelle Anzeichen einer Vergiftung aufwiesen, wie

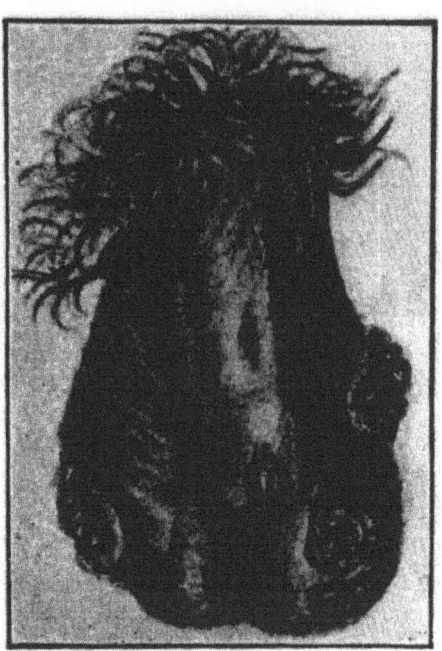

Abb. 5.8.
Multiple Hautkarzinome am Skrotum, Zeichnung aus dem Jahr 1780. (Nach Liebe)

Zyanose, Schwindel, Mattigkeit und Brustdruck. Bei den 3 beschriebenen Fällen handelte es sich um 2 Papillome der Harnblase und um ein Sarkom. Rehn konnte später seine Beobachtungen ausdehnen. Er berichtete 1906 über 38 Fälle von Blasentumoren, die er in 7 von 18 Faktoreien gesammelt hatte. Die Beobachtungen Rehns konnten 1898 von Leichtenstern in vollem Umfang bestätigt werden [22].

Die große Bedeutung der Beobachtungen von Rehn und Leichtenstern liegt darin, daß erstmalig chemische Substanzen beschrieben worden waren, die offenbar keine lokale Wirkung hatten, sondern eine spezifisch organotrope, systemische karzinogene Wirkung entfalteten. Damit war gezeigt worden, daß Krebs nach der Einwirkung chemischer Substanzen auch entfernt vom Applikationsort in inneren Organen auftreten kann. Ob den Autoren freilich die ganze Tragweite ihrer Entdeckung bekannt war, geht aus ihren Arbeiten, die mehr deskriptiven Charakter trugen, nicht hervor.

Das 19. Jahrhundert hat demnach eine Reihe weiterer wichtiger Entdeckungen auf dem Gebiet der Krebserzeugung durch chemische Substanzen hervor gebracht. Die beiden wichtigsten sind wohl der Beginn der Beobachtungen über mögliche krebserzeugende Wirkungen von Medikamenten (Arsen) sowie die zuletzt beschriebenen organotropen, systemischen krebserzeugenden Wirkungen durch chemische Verbindungen. Weiterhin sind im 19. Jahrhundert neue Substanzgemische wie Paraffine, Schieferöle, Petroleum sowie Arsen- und Kupferschmelze als potentielle

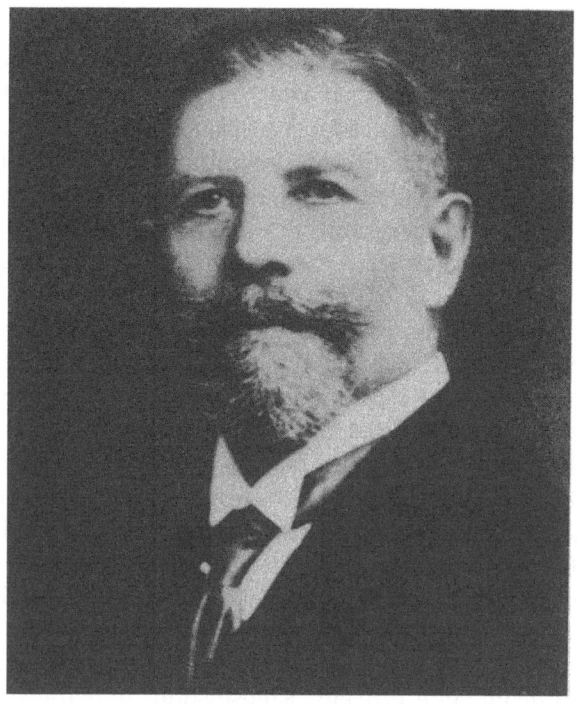

Abb. 5.9.
Ludwig Rehn (1849–1919)

krebserzeugende Verbindungen aus der Arbeitswelt beschrieben worden. Die Kenntnisse zur Toxikologie krebserzeugender Stoffe haben sich demnach in diesem Jahrhundert gewaltig erweitert, und das folgende 20. Jahrhundert konnte, auf den Beobachtungen des vorigen aufbauend, eine Fülle weiterer Befunde zusammentragen, die nun diskutiert werden sollen.

Das 20. Jahrhundert

Der Beginn dieses Jahrhunderts war dadurch gekennzeichnet, daß in vielen Ländern Krebsforschungsinstitute und auch Krebskliniken gegründet wurden. Beispielhaft dafür soll kurz diese Entwicklung in den USA [37] und in Deutschland geschildert werden. Die Errichtung dieser Institute ist für unser Thema deshalb von Bedeutung, weil in ihnen häufig Untersuchungen zur chemischen Karzinogenese durchgeführt wurden.

Der Chirurg R. Park gründete 1898 in Buffalo das erste Krebsinstitut der USA, das 1911 den Namen „New York State Insitute for the Study of Malignant Diseases" bekam. Heute ist diese Institution (Roswell Park Memorial Cancer Center) eines der größten „comprehensive cancer centers" mit vielen Forschungsinstituten und Kliniken für die verschiedensten Krebsleiden. 1902 wurde durch eine Spende von $ 100000 von der Witwe C.P. Huntingtons, dem Gründer und Präsidenten der Southern Pacific Railway, in New York ein „Fund for Cancer Research" am General Memorial Hospital gegründet, der letzlich die Basis für die spätere Entwicklung des Sloan-Kettering Cancer Center darstellte, einer heute weltberühmten Institution. Das National Cancer Institute der USA wurde erst relativ spät im Jahre 1939 institutionalisiert.

In Deutschland wurde auf Initiative des Internisten v. Leyden in Berlin 1900 ein „Comité für Krebsforschung" initiiert und auf Betreiben des Chirurgen V. Czerny, Professor der Chirurgie in Heidelberg, im Jahre 1906 ein „Institut für experimentelle Krebsforschung" der Universität Heidelberg gegründet.[1] Die Eröffnung dieses Instituts erfolgte am 25. September 1906 (Abb. 5.10); sie fiel zusammen mit einem „1. Internationalen Krebskongreß", der in Frankfurt am Main und Heidelberg gleichzeitig stattfand. Im Jahre 1933 wurde das Institut geschlossen und 1948 wiedereröffnet. 1964 wurde es dann in das Deutsche Krebsforschungszentrum überführt. Das Heidelberger Institut war vornehmlich aus der Erkenntnis heraus gegründet worden, daß die bloße Versorgung der Krebskranken mit der damals noch ungenügenden Therapie die Erkenntnis über die Pathogenese der Erkrankung nicht vorantreiben würde. Fernerhin sollte experimentell nach neuen therapeutischen Wegen gesucht werden. Gleichwohl waren für die Arbeiten des Instituts zunächst klinische Fragestellungen maßgebend, wenngleich ein Thema bei der Eröffnungsveranstaltung ein Vortrag „Zur Genese der Malignität der Tumoren" war. Hier spielten neben pathologisch-anatomischen Fragestellungen zweifellos auch Gesichtspunkte der Ursachenforschung eine Rolle.

In Hamburg wurde im Jahre 1920 ein „Krebsinstitut" in Betrieb genommen, das von einem Reeder gestiftet worden war. Das Institut wurde 1943 bei einem Fliegerangriff zerstört, und die Arbeiten wurden 1948 eingestellt.

Es muß besonders betont werden, daß sich die pathologisch-anatomischen Institute im deutschsprachigen Raum mehr oder weniger der Krebsforschung verpflichtet fühlten, natürlich mehr unter den Gesichtspunkten ihres Fachgebiets. Die Ursachenforschung bezüglich der chemischen Karzinogenese wurde dadurch zwar nicht entscheidend vorangetrieben, wohl aber sind die Kenntnisse, die wir heute über die Morphogenese und Pathogenese der malignen Tumoren haben, zum überwiegenden Teil schon viele Jahrzehnte alt und wurden durch die früheren Generationen der Pathologen erarbeitet. Allerdings hat der Pathologe Fischer-Wasels schon 1906 — wohl unter dem Eindruck der „Farbstoffkrebse" — mit dem Farbstoff „Scharlachrot" Injektionsversuche bei Kaninchen durchgeführt und dabei starke Regenerationen und auch Papillome beobachtet [9]. Die Anregung der Regenerationsfähigkeit führte dann zu einem dermatologischen Präparat („Pellidol") zur Steigerung derselben. Die wesentliche Komponente im Pellidol war der Azofarbstoff „Scharlachrot".

Der Beginn unseres Jahrhunderts wird vielfach als der Beginn der experimentellen Krebsforschung bezeichnet. Das ist insofern richtig, wenn man die systematische Bearbeitung der Probleme der chemischen Karzinogenese betrachtet. Im 19. Jahrhundert hatten aber bereits an vielen Stellen der Welt Untersuchungen speziell zum Wachstumsverhalten und der vermuteten Infektiosität von Geschwülsten

---

[1] Im gleichen Jahr wurde in Warschau ein Komitee für Krebsforschung und Krebskontrolle berufen, aus dem 1932 das Maria-Sklodowska-Curie-Institut für Krebsforschung und -behandlung (Radiuminstitut) hervorging.

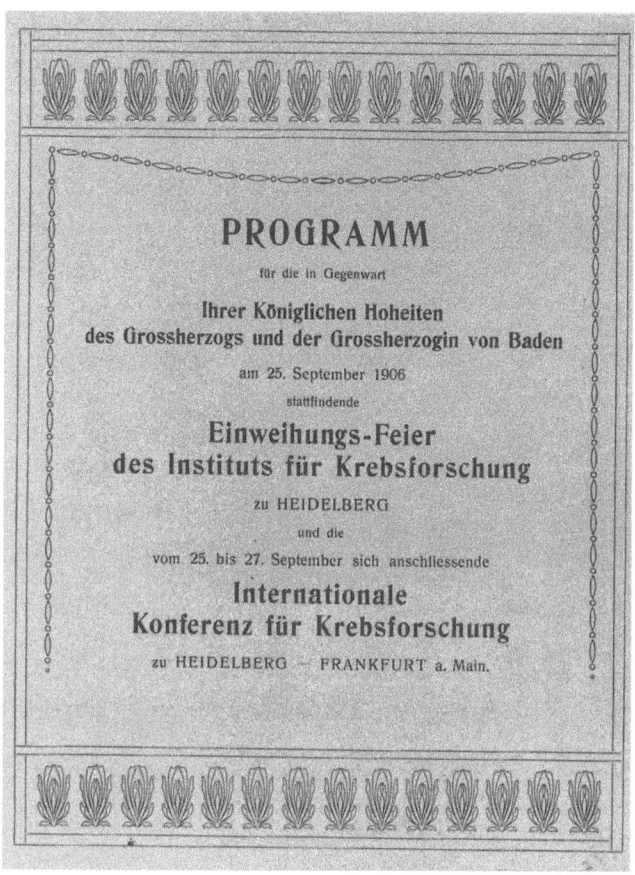

Abb. 5.10.
Eröffnungsankündigung für das erste Krebsforschungsinstitut in Deutschland in Heidelberg im Jahr 1906

begonnen, und es wurde im Tierexperiment auch der Transplantabilität nachgegangen. Die im Rahmen dieses Beitrags interessierenden Fragen sind aber in der Tat erst zu Beginn unseres Jahrhunderts bezüglich der experimentellen Bearbeitung in den Blickpunkt der wissenschaftlichen Öffentlichkeit gerückt.

Als Pionier der experimentellen Krebsforschung wird heute der japanische Professor der Pathologie, Katsusaburo Yamagiwa (1863–1930) (Abb. 5.11), angesehen. Er graduierte an der Medizinischen Fakultät der Kaiserlichen Universität in Tokio im Jahre 1888, arbeitete 1892 bis 1894 bei Virchow in Berlin und veröffentlichte 1905 eine umfangreiche Monographie zur Pathogenese des Magenkrebses. Durch eine Lungentuberkulose war er später in seinen Arbeiten erheblich behindert, erholte sich aber wieder und publizierte am 25. September 1915 im Rahmen eines Vortrags der Medizinischen Gesellschaft in Tokio einen Bericht über „Success in artificial production of coal tar carcinoma in rabbit's ear" [56,57]. Sechs ausführliche Berichte in deut-

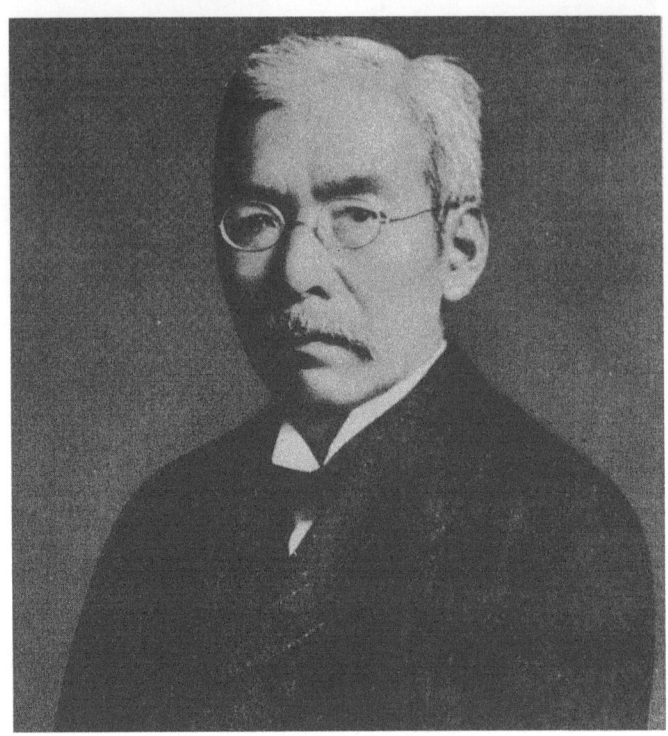

Abb. 5.11.
Katsusaburo Yamagiwa (1863–1930)

scher Sprache erschienen in den „Mitteilungen aus der Medizinischen Fakultät der Kaiserlichen Universität Tokio" zwischen 1915 und 1924 mit detaillierten Beschreibungen der Methodik und der Histologie der erzeugten Warzen, Papillome und Karzinome (Abb. 5.12) [55]. Als klar war, daß Yamagiwa das erste Mal einen Teerkrebs experimentell erzeugt hatte, beschrieb er seine Reaktion darauf wie folgt: „*Cancer was produced! Proudly I walked a few steps!*"

Die Untersuchungen Yamagiwas wurden gemeinsam mit seinem Assistenten Ichikawa durchgeführt. Sie hatten bei ihrer experimentellen Anordnung insoweit eine glückliche Hand, als sie nicht nur die Außenseite der Ohren der Kaninchen, sondern auch die Innenseite chronisch mit Teer bepinselten. Die Außenseite ist nämlich bezüglich der Papillom- und Karzinombildung bedeutend resistenter als die Innenfläche des Kaninchenohrs. Aus der deutschen Zusammenfassung der ersten Mitteilung über die künstliche Erzeugung von Krebs durch Teerpinselung möchte ich einige Punkte wörtlich zitieren:

„*1. Durch eine fortgesetzte Teerbepinselung am Kaninchenohr, und zwar in 32 unter 52 Ohren der über 70 Tage nach dem Beginn der Behandlung gelebten Kaninchen (also in*

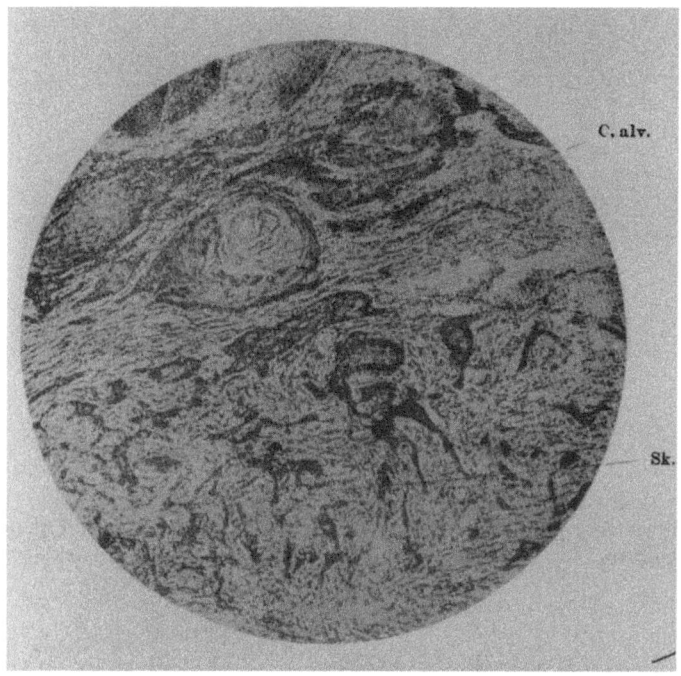

Abb. 5.12.
Erstes histologisches Bild eines verhornenden Plattenepithelkarzinoms der Kaninchenohrhaut nach Teerpinselungen

61,5 %), *konnten wir Folliculoepithelioma papillosum nach unserem Willen künstlich erzeugen.*

2. Bei drei Fällen unter ihnen konnten wir das typische carcinomatöse, infiltrative Wachstum histologisch constatieren. Bei einem Fall besonders waren das Eindringen der Geschwulstzellen in die Venen (Geschwulstthrombose), Durchwachsen und Perforation der Knorpelschicht beobachtet. Bei allen drei Fällen wurden aber keine Metastasen wahrgenommen. Auch die Transplantation fiel negativ aus.

3. Causalgenetisch können wir beim Fehlen des spontanen Carcinoms, beziehungsweise der erblichen Disposition am Kaninchenohr nur die von uns viele Monate lang fortgesetzte Teerbepinselung und dadurch bewirkte chemisch-mechanische Reize als die wahre Ursache unseres Folliculoepithelioma papillosum und auch carcinomatosum betrachten. Sie veranlaßt frühzeitige Hyperkeratose des Haarbalgs und dadurch wieder Hyperplasie des Haarbalgepithels.

6. Somit sei durch unser Experiment die Behauptung Yamagiwas bestätigt worden, daß kein neuer Hinzutritt von irgendeinem spezifischen Reiz für die Entstehung von Carcinomen aus dem präcarcinomatös veränderten Boden notwendig sei, sondern daß nur eine andauernde Fortsetzung der angewandten Reize erforderlich sei."

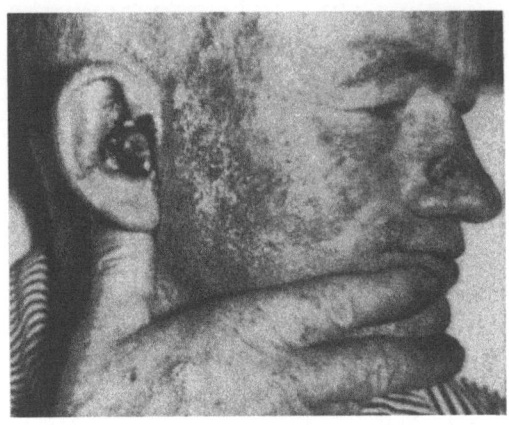

Abb. 5.13.
Teerkrebs an Ohrmuschel, Nase und Handrücken eines Teerspritzers.
(Aus: Handbuch der gesamten Arbeitsmedizin, II. Band: Berufskrankheiten, 1. Teilband,
Herausgegeben von Ernst W. Baader, Urban & Schwarzenberg, Berlin München Wien 1961)

Die Entdeckung Yamagiwas brachte ihm zahlreiche Ehrungen ein, so z. B. die Ehrenmitgliedschaft der American Cancer Research Association 1918, den Preis der Kaiserlichen Akademie in Japan im Jahre 1919 und im Jahre 1928 den Sophie-Nordhof-Preis aus Deutschland.

Die Beobachtungen Yamagiwas sind in der Tat für die toxikologische Bewertung krebserzeugender chemischer Agenzien von unschätzbarem Wert, weil sie zeigten, daß die experimentelle Bearbeitung der chemischen Karzinogenese grundsätzlich möglich ist. Der Japaner Tsutsui hat 1918 an der Mäusehaut die Befunde Yamagiwas am Kaninchenohr bestätigt [48].

Nachfolgend soll versucht werden zu beschreiben, welche Bedeutung die experimentelle Krebsforschung in unserem Jahrhundert gemeinsam mit der klinischen und epidemiologischen Ursachenforschung erlangte. Dabei will ich mich bemühen, eine Synopse über die bei diesen Arbeiten gewonnenen Ergebnisse zu geben, die dem Leser gleichzeitig auch einen Überblick über die Schwierigkeiten dieser Arbeitsrichtung, möglicherweise aber auch einen Ausblick für zukünftige Fragestellungen geben kann.

Beginnen wir mit dem Steinkohlenteer, der von Pott über v. Volkmann bis zu Yamagiwa als eines der auffälligsten krebserzeugenden Stoffgemische erkannt worden war (Abb. 5.13). Es galt nun, die karzinogenen Inhaltsstoffe im Teer zu identifizieren. Das konnte nur durch die chemische Auftrennung des Teers und durch die tierexperimentelle Prüfung der verschiedenen Komponenten geschehen. Um diese Arbeiten hat sich die englische Arbeitsgruppe um Sir Ernest Kennaway (1881–1958) (Abb. 5.14) besondere Verdienste erworben (Übersicht bei Cook et al. 1937 [6]). Vor allem mit Hilfe von Fluoreszenzuntersuchungen gelang es, im Teer höhere aromatische Kohlenwasserstoffe, die meist 4–6 Ringe enthalten, als die Träger der krebserzeugenden Wirkung nachzuweisen, da diese Verbindungen für die Mäusehaut

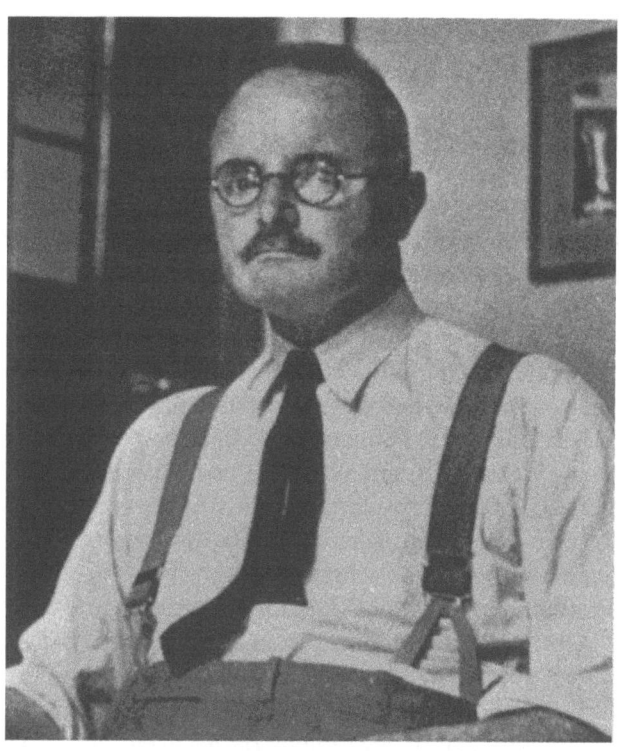

Abb. 5.14.
Ernest Kennaway (1881–1958)

(Hautpinselungen oder -tropfungen) karzinogen wirkten. Umfangreiche Untersuchungen über Struktur-Wirkung-Beziehungen vertieften später bis in die Gegenwart hinein unsere Kenntnisse über die Pharmakodynamik und -kinetik bei dieser Stoffklasse.

Die in den 20er und 30er Jahren entdeckte Stoffklasse der höheren aromatischen Kohlenwasserstoffe als potente Karzinogene hat eine große praktische Bedeutung erlangt. Diese Verbindungen finden sich nicht nur im Steinkohlenteer, sondern auch im „Tabakteer", in Automobilabgasen und in Emissionen von Heizungen oder Industrieanlagen. Sie gehören im Tierexperiment zu den stärksten, lokal wirkenden karzinogenen chemischen Substanzen, die wir kennen. So genügen z. B. bei der Mäusehaut bei entsprechender Versuchsanordnung nur 1/10 – 1/100 mg zur Krebsauslösung. Das im Steinkohlenteer entdeckte Benzo(a)pyren ist zu einer Art „Symbolsubstanz" geworden, wenn das Vorkommen von höheren polyzyklischen Aromaten in bestimmten natürlicherweise vorkommenden oder anthropogenen Medien beschrieben wird. Nicht selten wird diese Verbindung als „Leitsubstanz" betrachtet. Die ersten Erfahrungen mit der Karzinogenese durch Steinkohlenteer am Menschen durch Pott und die experimentellen Beobachtungen von Yamagiwa am Kaninchenohr haben somit weitreichende praktische Konsequenzen gehabt, wenn man an die toxikologische Bearbeitung dieser Stoffklasse bis in die Gegenwart hinein denkt [50].

Es wurde bereits gesagt, daß höhere aromatische Polyzyklen auch im Tabakrauch vorkommen. Sehr wahrscheinlich spielen sie bei der krebserzeugenden Wirkung des Tabakrauchs in den Atemwegen des Menschen eine maßgebliche Rolle. Es wurde eingangs schon erwähnt, daß T. v. Soemmering die lokale krebserzeugende Wirkung von Tabaksaft bei Pfeifenrauchern vor 200 Jahren beschrieben hatte. 1929 gelang es dem Argentinier Roffo, mit Tabakteer am Kaninchenohr Krebs zu erzeugen [36]. Damit war auch experimentell die karzinogene Wirkung von Tabakteer nachgewiesen. 1930 machte dann der deutsche Arzt Lickint in Dresden erstmalig auf Zusammenhänge zwischen exzessivem Zigarettenrauchen und der Entstehung von Lungen- und Blasenkrebs (!) aufmerksam [23]. Seine Beobachtungen sind in der Folgezeit durch eine Vielzahl epidemiologischer und experimenteller Untersuchungen in aller Welt bestätigt und erweitert worden. Die starke Zunahme des inhalativen Tabakrauchens in den letzten Jahrzehnten hat weltweit die durch Tabakrauch bedingten Malignome in die Höhe schnellen lassen. Für Deutschland wird bei seiner jährlichen Produktion von ca. 120 Milliarden Zigaretten und zusätzlichen 20–30 Milliarden, die selbst gedreht werden, davon ausgegangen, daß mehr als 20 000 Krebserkrankungen, speziell der Atemwege, durch die Inhalation von Tabakrauch bedingt sind. Es liegt auf der Hand, daß hier präventivmedizinisch eine gewaltige Herausforderung für die Zukunft liegt. Ebenso ist leicht einsehbar, daß der Toxikologie dabei eine wesentliche Rolle zukommen wird, die vor allem in der Identifizierung und Reduzierung der zahlreichen karzinogenen Komponenten im Tabakrauch liegt.

Bei den zuletzt beschriebenen karzinogenen Effekten handelte es sich wiederum um lokale Wirkungen, denn das Lungenkrebsrisiko besteht vornehmlich bei Inhalation des konzentrierten Tabakrauch, also bei direktem Kontakt zwischen der Bronchialschleimhaut und dem Rauch.

Einige weitere lokale krebserzeugende Wirkungen in der Lunge sollen noch erwähnt werden, obwohl bei der ersteren Beziehungen zur Toxikologie nur marginal gegeben sind; ich meine die Krebserzeugung durch Asbestfasern, der häufig eine Asbestose vorausgeht. Erste Beschreibungen darüber stammen aus den Jahren 1932/33 durch Gloyne [11]. Wir wissen heute, daß die physikalische Form (Länge, Durchmesser, Bruchfähigkeit usw.) dieser natürlicherweise vorkommenden Mineralfasern die entscheidende Kenngröße für die Krebserzeugung im Brustfell (Mesotheliome) darstellt.

Als letztes Beispiel in dem diskutierten Zusammenhang sollen die besonders in den letzten Dezennien bedeutungsvollen Atemwegskrebse bei Chromatarbeitern besprochen werden, die erstmalig 1935 von Pfeil in Merseburg beschrieben wurden [29]. Er beobachtete seinerzeit die ungewöhnliche Häufung von 7 Lungentumoren in einem Betrieb, der Alkalichromate herstellte. Er schrieb in seiner Arbeit offenbar ganz unter dem Eindruck der „Reiztheorie" von Virchow folgendes: *„Es ist bekannt, daß Chromatstaub stark ätzend wirkt. Mit der chronischen Reizwirkung des Chromatstaubes auf die oberen Luftwege, die ja durch Rhinitis und vor allem auch durch die Perforation des Nasenseptums gekennzeichnet ist, war zumindest eine der Bedingungen erfüllt, die wir bei*

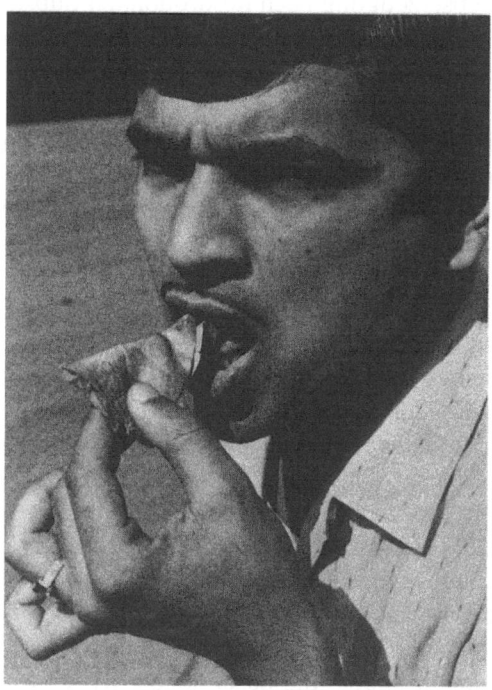

Abb. 5.15.
Betelkauer in Indien

der Krebsentstehung fordern: die chronische Reizwirkung." Die Anzahl der „Chromatkrebse" hat bis zur Mitte unseres Jahrhunderts stetig zugenommen, um danach durch Anwendung gewerbehygienischer Maßnahmen drastisch abzunehmen.

Als letztes Beispiel einer lokalen karzinogenen Wirkung mit langer Historie und Tradition und großer quantitativer Bedeutung in manchen asiatischen Ländern (Indien, Sri Lanka) soll der Mundhöhlenkrebs der Betelkauer (Abb. 5.15) erwähnt werden, der in diesen Ländern etwa 30 % aller malignen Tumoren ausmacht (bei uns < 1 %); nur die Betelkauer entwickeln diesen Tumortyp. Das Betelkauen stillt den Hunger und versetzt den Kauer in einen Zustand des Wohlbefindens. Zum Kauen wird die Betelnuß mit Rohtabak umwickelt und mit einer Kalkbrühe festgekittet. Diese Mischung wird dann immer an dieselbe Stelle der Mundhöhle geschoben und dort stundenlang behalten. Ein charakteristischer rötlicher Speichel, der häufig ausgespuckt wird, verrät den Kauer. Die Mundhöhlenschleimhaut unterliegt an den bevorzugten Kaustellen Atrophien, Leukoplakien und Metaplasien, aus denen sich dann der Krebs entwickelt. Die chemischen Substanzen, die für diese Art der Karzinogenese verantwortlich sind, entstammen wahrscheinlich dem Tabak und sind tabakspezifische N-Nitroso-Verbindungen. Der Tabak wäre demnach nicht nur in Form seines Rauchprodukts ein natürlicherweise vorkommendes Karzinogen, sondern auch sein Speichelextrakt wäre als ein solches anzusehen.

Wenden wir uns nun den krebserzeugenden Verbindungen mit systemischer organotroper Wirkung zu. Hier steht nicht die lokale, topische Wirkung im Vordergrund, sondern die Krebserzeugung nach Resorption der Substanz in bestimmten inneren Organen. Die Organotropie kann sich dabei nur auf ein Organ beschränken, aber auch mehrere umfassen, wie dies bei sogenannten multipotenten Karzinogenen der Fall ist.

Wir hatten früher die wichtigen Arbeiten von Rehn besprochen, der als erster die gehäufte Blasentumorinzidenz bei Arbeitern in der Farbenherstellung beschrieben hatte [33, 34]. Die dafür verantwortlichen Substanzen waren freilich unbekannt. Rehn selbst glaubte, daß Fuchsin, welches beim Schmelzen von Anilin, Toluidin, Nitrobenzol und Eisenchlorid entsteht, das kausale Agens sei. Es wurde aber auch das Anilin („Anilinkrebs") diskutiert. Oppenheimer [25,26] hat dann für diese Art von Blasentumoren die Bezeichnung „Nitro- oder Amidotumoren" vorgeschlagen und als erster die suspekten chemischen Agenzien in 3 Gruppen eingeteilt, nämlich in Anilin-, Benzidin- und Naphthylaminhomologe. In dieser verworrenen Situation konnte eigentlich nur das Tierexperiment weiterhelfen. Nach zahlreichen mißlungenen Ansätzen gelang es Schär 1930, je ein Blasenpapillom und -karzinom unter 16 Kaninchen zu erzeugen, die Naphthylamindämpfen exponiert worden waren [38]. Perlmann u. Stähler [28] berichteten dann über die Erzeugung von Blasenpapillomen bei der gleichen Tierart, vornehmlich nach Applikation von β-Naphthylamin. Damit war das wesentliche kausale Agens bei der Blasenkarzinogenese der Farbstoffarbeiter identifiziert, dem später noch Benzidin und 4-Aminodiphenyl folgen sollten. Das Tierexperiment bildete die Basis für die wissenschaftlichen Erkenntnisse; es ermöglichte die gezielte Einleitung präventiver Maßnahmen mit dem Ergebnis, daß diese Art der Blasenkarzinogenese beim Menschen heute praktisch keine Rolle mehr spielt (s. auch Hueper 1934 [16]).

Die experimentelle Bearbeitung aromatischer Amine wurde auch in Japan intensiv betrieben (Übersicht bei Kinosita 1937 [18]); dabei sind die Namen T. Yoshida und R. Kinosita an hervorragender Stelle zu nennen. Dem ersteren gelang es 1932, nach oraler Gabe der Azo-Verbindung o-Amino-azo-toluol bei Ratten Leberkrebs zu erzeugen. Später wurden solche Leberkrebse und deren Aszites serienmäßig transplantiert. Daraus ist das oft als Impftumor gebrauchte Yoshida-Aszites-Karzinosarkom entstanden. Kinosita entdeckte 1936 die Leberkrebs erzeugende Wirkung des „Buttergelb", 4-Dimethylamino-azo-benzol. Wie schon der Name sagt, wurde diese Substanz früher zum Färben von Butter, vor allem aber von Margarine, verwendet. Nach den Arbeiten von Kinosita in Japan und von Druckrey [7] in Deutschland wurde in den 40er Jahren diese Substanz als Lebensmittelfarbstoff verboten. Wiederum hatte das Tierexperiment den Weg zu einer wichtigen präventiven Maßnahme gewiesen.

Der gleiche Sachverhalt trifft für das 2-Acetaminofluoren zu, das als letztes Beispiel aus der Reihe der aromatischen Amine erwähnt werden soll. Diese Substanz sollte als Insektizid verwendet werden, wurde aber vor der Anwendung von Wilson et al. 1941 und 1947 tierexperimentell auf krebserzeugende Effekte untersucht [53]. Dabei stellte sich eine auffallend starke karzinogene Wirkung heraus. Wiederum hatten toxikologische Untersuchungen verhindert, daß eine bedenkliche Substanz in die Umwelt gelangte und in großem Umfang in direkten Kontakt mit der Bevölkerung kam.

1937 publizierte der amerikanische Arzt Freund 2 Fälle von Vergiftungen bei Chemikern nach inhalativem Kontakt mit Dimethylnitrosamin [10]. Einer von ihnen starb unter dem Bild einer massiven Leberschädigung mit -insuffizienz, der andere überlebte unter den gleichen Organschädigungen. Diese Beobachtung geriet offenbar in Vergessenheit, bis in den 50er und 60er Jahren, angeregt durch englische und deutsche Publikationen [41], die Gruppe der N-Nitroso-Verbindungen in den Mittelpunkt zahlreicher onkologischer Untersuchungen rückte. Diese Stoffe, die sich in einer Vielzahl von Umweltmedien finden, zählen im Experiment an vielen Tierarten zu potenten Karzinogenen, häufig mit einer ausgeprägten Organotropie, die von Tierart zu Tierart unterschiedlich sein kann. Auch eine endogene Bildung von N-Nitroso-Substanzen, z. B. im Magen, ist möglich. Inzwischen liegen deutliche Hinweise dafür vor, daß dieser Stoffklasse auch für den Menschen ein karzinogenes Potential zukommt, besonders den als Arzneimittel (Zytostatika) verwendeten Nitrosoharnstoffen sowie tabakspezifischen Nitrosaminen bei Tabakschnupfern und -kauern.

Es ist schon früher am Beispiel des Arsens darauf hingewiesen worden, daß auch manche Arzneimittel krebserzeugend wirken können. Dies verwundert nicht, gehören doch Arzneimittel zu pharmakologisch und physiologisch hochaktiven Substanzen, die vielfältig in den Stoffwechsel einzugreifen vermögen. Darauf wird auch in Kap. 2 eingegangen. An dieser Stelle soll daher nur die Historie der Karzinogenese durch zytostatisch wirkende Alkylanzien besprochen werden. Diese Verbindungen haben als aktive Gruppen meistens eine Bis-β-chlorethyl-Funktion oder Ethylenimin-Gruppierungen. Im 1. Weltkrieg wurde 1917 in der Schlacht von Ypern das Kampfgas Gelbkreuz (Bis-β-chlorethylsulfid, „Yperit", Schwefellost) eingesetzt (Lost, nach den Erfindern L̲ommel und S̲teinkopf). Man beobachtete bei den Vergifteten neben lokalen Reizerscheinungen auf der Haut und den superfizialen Schleimhäuten auch sogenannte Systemgiftwirkungen, die die physiologischen Proliferationszentren des Körpers betrafen und sich in Leukozytendepression durch Schädigung des Knochenmarks, Haarausfall durch Störung der Hautkeimzentren, Durchfällen durch Schädigung der Darmproliferationen usw. ausdrückten. Es lag der Gedanke nahe, derartige Systemgifte auch zur Bekämpfung maligner Proliferationen, also gegen Krebs, einzusetzen. Das scheiterte zunächst an der hohen Toxizität. Erst als der Schwefel durch Stickstoff ersetzt wurde und man zum Bis-β-chlorethylamin (Stickstofflost, HN_2) gelangte, wurde der Einsatz dieser Verbindungsklasse trotz immer noch vorhandener, aber beherrschbarer Toxizität in der Krebschemotherapie möglich. Heute wird eine Vielzahl solcher Verbindungen, deren gemeinsames Merkmal die Alkylierung ist, in der Krebsbehandlung eingesetzt [41]. Schon Ende der 40er Jahre berichteten englische Arbeitsgruppen um Haddow und Boyland am Chester Beatty Research Institute in London über potentiell karzinogene Wirkungen solcher Alkylanzien bei Mäusen, ohne jedoch einen Bezug zur Verwendung als Krebschemotherapeutika herzustellen. Dies geschah später im eigenen Arbeitskreis [40], und zwar zu einer Zeit, in der über krebserzeugende Wirkungen dieser Stoffe beim Menschen nur wenig bekannt war. Das Tierexperiment an Ratten hatte aber vergleichsweise starke krebserzeugende Effekte signalisiert. Heute müssen wir davon ausgehen, daß weltweit mehr als 1000 Malignome beim Menschen durch

Alkylanzien induziert wurden und eine 6stellige Zahl von Patienten „at risk" ist. Dies ist bedingt durch die Zunahme der Krebschemotherapie in den letzten Jahrzehnten und vor allem durch ihre verbesserte Wirkung gegenüber ihren Anfängen in den 40er und 50er Jahren unseres Jahrhunderts. Wir stehen damit vor einem meines Wissens in der Toxikologie bisher nicht beschriebenen Phänomen, nämlich daß das (erwünschte) Wirksamwerden einer Chemotherapie ein toxikologisches Risiko, die Entstehung von Zweittumoren nach durchschnittlich 5jähriger Induktionszeit, aufwirft, das nicht beobachtet worden wäre, wenn die Patienten wegen Unwirksamkeit der Chemotherapie schnell an ihrem Primärtumor gestorben wären. Besonders muß das quantitative Problem der eben besprochenen Thematik erwähnt werden; es ist bezüglich der schon induzierten und noch zu erwartenden Zweittumoren sicher größer als es seinerzeit die „Anilinkrebse" der Blase waren. Durch tierexperimentelle und klinische Untersuchungen zeichnet sich aber die Möglichkeit ab, künftig therapiebedingte Zweittumoren duch Alkylanzien zu vermeiden oder zumindest das Risiko erheblich zu senken.

Es ist keineswegs so, daß die wichtigsten chemischen Karzinogene Produkte unseres technischen Zeitalters sind. Tabak, Kohle, Schieferöle, Asbest, Arsen usw. sind Naturprodukte. Die krebserzeugende Wirkung dieser Stoffe wurde schon vor Jahrhunderten entdeckt. Dem 20. Jahrhundert blieb es vorbehalten, weitere zum Teil definierte Naturstoffe als karzinogen zu erkennen. Dazu gehören zum Beispiel bestimmte Schimmelpilzgifte, sogenannte Aflatoxine, die schon in sehr geringer Dosierung bei vielen Tierarten und auch nach transplazentarer Applikation krebserzeugend wirken (s. Schmähl, [41]). Ein anderes Naturprodukt, das Cycasin, ist ein Inhaltsstoff mancher Cycadennußarten in Guam [21], das in seiner chemischen Struktur ein an Zucker gebundenes Azoxyalkan enthält, dessen karzinogene Wirkung der des Dimethylnitrosamins ähnlich ist. Es verwundert im übrigen nicht, daß Naturprodukte krebserzeugend wirken können, finden wir doch auch sonst in natürlichen Medien stark wirkende Gifte und Toxine.

Die Bearbeitung der chemischen Karzinogenese hat Hypothesen und Theorien über die Wirkungsweise krebserzeugender Verbindungen initiiert, die die Virchow-'sche-„Reiztheorie" ergänzten und Einblicke in die molekularen Mechanismen ermöglichten. Studien und Überlegungen zum toxikologischen Wirkungsmechanismus krebserzeugender Substanzen wurden 1937 von Kinosita in Japan 1935 von Teutschländer [46], von Druckrey und Kupfmüller 1948/49 [8] sowie Graffi und Bielka 1959 [12] in Deutschland publiziert. Dabei standen sowohl lokal wirkende Karzinogene (höhere Polyzyklen) als auch resorptiv wirkende (Azoverbindungen) zur Diskussion. Mit den verschiedensten Versuchsanordnungen konnte wahrscheinlich gemacht werden, daß sich die Wirkung krebserzeugender Verbindungen dadurch auszeichnet, daß sie weitgehend irreversibel ist (Abb. 5.16) und an Erbstrukturen der Zelle angreift. Deswegen hat Druckrey krebserzeugende Stoffe als „Erbänderungsgifte" bezeichnet; der heutige Terminus technicus dafür lautet „genotoxische" Verbindungen. In Übereinstimmung damit steht die von Boveri [41] und Bauer [2] formulierte „Mutationstheorie der Geschwulstentstehung", die eine somatische Mutation im Genom der Zelle als ursächlich für die Kanzerisierung ansieht. Die beobachtete Irreversibilität der Giftwirkung war, pharmakodynamisch betrachtet, eine Besonderheit, denn alle anderen bis dahin bekannten Wirkungen

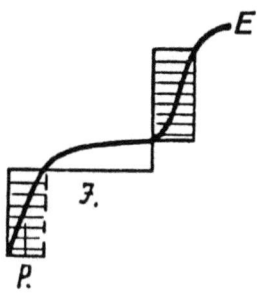

Abb. 5.16.
Kurve der Reizsummation. (Nach Teutschländer)

zeichneten sich durch ihre mehr oder weniger schnell eintretende, grundsätzlich aber stets vorhandene Reversibilität aus. Heute ist das Problem der Irreversibilität der karzinogenen Wirkung noch immer eine wichtige Arbeitshypothese und wesentlich bei Risikoabschätzungen. Andererseits haben wir gelernt, daß es auch Reparaturvorgänge in den Nukleinsäuren als den Trägern der genetischen Information gibt und daß offenbar nicht alle Karzinogene über einen „genotoxischen" Mechanismus wirken, sondern daß wir auch „epigenetische" Mechanismen in Betracht ziehen müssen. Schließlich erlebt auch die Virchow'sche-Reiztheorie eine Renaissance, und es kann kein Zweifel bestehen, daß bestimmte karzinogene Wirkungen, z. B. der Brandnarbenkrebs („Kangrikrebs"), über solche Wege ablaufen können. In vielen, wenn nicht den meisten Fällen ist aber der genaue Wirkungsmechanismus bei der Karzinogenese noch unklar, und es gilt heute noch immer der Satz, den der Pathologe H. Ribbert 1906 geschrieben hat: *„Kein Gegenstand der Pathologie wird zur Zeit lebhafter besprochen, als die Entstehung der Geschwülste."* [35].

Epilog

Unser kurzer Streifzug durch die Geschichte der Toxikologie krebserzeugender Substanzen ist beendet. Die Bearbeitung toxikologischer Problematik im Rahmen der Onkologie wird das Krebsproblem sicher nicht lösen, denn Krebsforschung ist ein multidisziplinäres Unternehmen (Abb. 5.17), in dem die Toxikologie nur einen, wenn auch wichtigen Platz unter vielen anderen einnimmt. Ganz unzweifelhaft ist die onkologische Toxikologie eine sehr praxisorientierte Arbeitsrichtung, die im Rahmen ihrer Aufgaben viel zur Prävention bestimmter Krebsarten in der Arbeitsmedizin, der Pharmakotherapie und bei Genußgiften beigetragen hat. Hier sind indessen noch große Probleme zu lösen. Die Bewertung und das Erkennen toxischer Nebenwirkungen, zum Beispiel von Krebschemotherapeutika, ist durch toxikologische Untersuchungen vorangetrieben worden und läßt für die Zukunft Fortschritte erhoffen.

Neue Aufgaben stellen sich der Toxikologie bei der schwierigen Thematik der Kombinationswirkungen verschiedener Stoffe untereinander. Derartige, teilweise

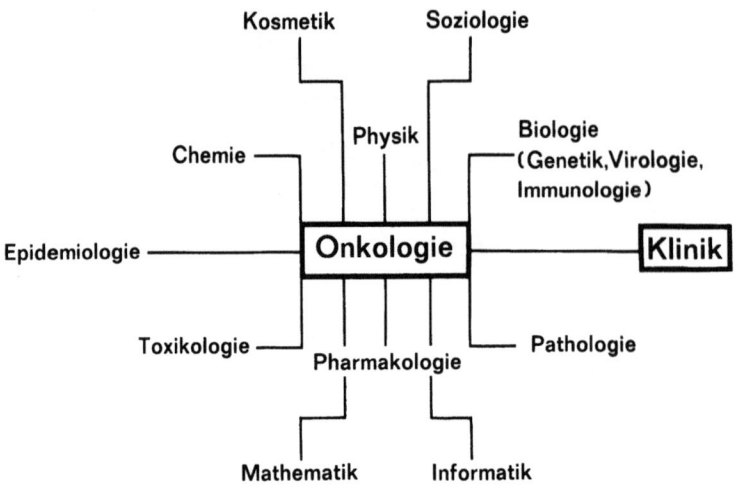

Abb. 5.17.
Krebsforschung als interdisziplinäre Wissenschaft

auch von uns bearbeitete Fragen werden sich nur mit Hilfe breit angelegter Tierversuche klären lassen. Ähnliches gilt für die Bewertung von Kleinstdosen oder -konzentrationen in Umweltmedien bezüglich ihres karzinogenen Risikopotentials. Wenn man bedenkt, daß mit Hilfe ausgeklügelter analytischer Verfahren heute Mengen bestimmter Stoffe von 1 milliardstel g/kg Medium nachgewiesen werden können, so wird klar, daß der Minimaldosentoxikologie künftig eine große Bedeutung zukommen wird. Dies trifft besonders auch deswegen zu, weil sich viele Mitbürger nicht etwa durch solche Kleinstdosen und deren Nachweis sicher fühlen, sondern im Gegenteil verunsichert sind, obwohl sich eigentlich niemand mehr unter solchen kleinsten Konzentrationen etwas Konkretes vorstellen kann. Gleichwohl muß sich die Toxikologie dieser Herausforderung stellen.

Die Toxikologie hat in der Vergangenheit und wird auch in der Zukunft ihren Platz im Rahmen der Onkologie behalten. Aus der Historie haben wir gelernt, daß manche Krebsarten bei bestimmten Personengruppen grundsätzlich verhütbar oder reduzierbar sind, wenn es gelingt, die sie auslösenden Verbindungen zu erkennen und in der Umwelt dieser Menschen (im weitesten Sinne) zu reduzieren. Damit war erstmalig überhaupt gezeigt worden, daß Krebsprävention grundsätzlich möglich und erfolgreich ist. Vielleicht können auch andere Disziplinen aus diesen Erfahrungen lernen.

Literatur

1. Badr MM (1983) The history of tumors of the urinary bladder. In: Eisebai J (eds) Bladder Cancer, vol I. CRC Press, Boca Raton, pp 1–16
2. Bauer KH (1928) Mutationstheorie der Geschwulstentstehung. Langenbecks Arch Klin Chir 152: 278–288
3. Bell J (1876–77) Paraffin epithelioma of the scrotum. Edinburgh Med Vol 22, part 1, 135–142
4. Boveri T (1914) Zur Frage der Entstehung maligner Tumoren. G. Fischer, Jena
5. Butlin HT (1892) Three lectures on cancer of the scrotum in chimney sweeps and others. Br Med J 1: 1341–46, 2: 1–6, 66–71
6. Cook JW, Haslewood GAD, Hewett CL, Hieger I, Kennaway EL, Mayneord WV (1937) Chemical compounds as carcinogenic agents. Am J Cancer 29: 219–259
7. Druckrey H, Küpfmüller K (1948) Quantitative Analyse der Krebsentstehung. Z Naturforsch 3b: 254–268
8. Druckrey H, Küpfmüller K (1949) Dosis und Wirkung. Editio Cantor, Aulendorf
9. Fischer B (1906) Die experimentelle Erzeugung atypischer Epithelwucherungen und die Entstehung bösartiger Geschwülste. Münch Med Wochenschr 53: 2041–2047
10. Freund HA (1937) Clinical manifestations and studies in parenchymatous hepatitis. Ann Intern Med 10: 1144–1155
11. Gloyne S (1932–33) The morbid anatomy and histology of asbestosis. Tubercle 14: 445–451, 493–497, 550–558
12. Graffi A, Bielka H (1959) Probleme der experimentellen Krebsforschung. Geest & Portig, Leipzig
13. Härting FH, Hesse W (1879) Der Lungenkrebs, die Bergkrankheit in den Schneeberger Gruben. Vierteljahrschr. ger med öffentl. Ges-Wes 30: 296–309; 31: 102–129, 313–337
14. Hill J (1761) Cautions against the immoderate use of snuff etc. Baldwin, London
15. Hohenheim TB von (1567) Von der Bergsucht oder Bergkranckheiten drey Bücher . . . Darinnen begryffen vom Ursprung und Herkommen derselbigen Kranckheiten, sampt ihren warhafftigen Reservativa und Curen. Dillingen, S. Mayer
16. Hueper WC (1934) Cancer of the urinary bladder in workers of chemical dye factories and dyeing establishments. A review. J Indust Hyg 16: 255–281
17. Hutchinson JT (1888) Diseases etc. of the skin. 1. On some examples of arsenic-keratosis of the skin and of arsenic cancer. Trans Pathol Soc London 39: 352–363
18. Kinosita R (1937) Special report: studies on the cancerogenic chemical substances. Trans Soc Pathol Jp 27: 665–727
19. Körbler J (1962) Der Spinnerinnenkrebs und seine Auswirkung auf die Krebsforschung. Steinkopff, Dresden
20. Körbler J (1973) Geschichte der Krebskrankheit. Ranner, Wien
21. Laqueur GL, Mickelsen O, Whiting MG, Kurland LT (1963) Carcionogenic properties of nuts from Cycas circinalis L. indigenous to Guam. J Natl Cancer Inst 31: 919–951
22. Leichtenstern O (1898) Über Harnblasenentzündung und Harnblasengeschwülste bei Arbeitern in Farbfabriken. Dtsch Med Wochenschr 24: 709–713
23. Lickint F (1930) Tabak und Tabakrauch als ätiologischer Faktor des Carcinoms. Z Krebsforsch 30: 349–365
24. Lorenz E (1944) Radioactivity and lung cancer: a critical review in the miners of Schneeberg and Joachimsthal. J Natl Cancer Inst 5: 1–15
25. Oppenheimer R (1920) Über die bei Arbeitern chemischer Betriebe beobachteten Geschwülste des Harnapparates und deren Beziehungen zur allgemeinen Geschwulstpathogenese. Münch Med Wochenschr 67: 12–19
26. Oppenheimer R (1927) Über die bei Arbeitern chemischer Betriebe beobachteten Erkrankungen des Harnapparates. Z Urol Chir 21: 336–346
27. Paris JA (1822) Pharmacologia or the history of medicinal substance. F & R Lockwood, New York
28. Perlmann S, Stähler W (1932) Über künstlich erzeugte Geschwülste der Blase. Klin Wochenschr 11: 1955–1956
29. Pfeil E (1935) Lungentumoren als Berufserkrankung in Chromatbetrieben. Dtsch Med Wochenschr 61: 1197–1200

30. Pott P (1775) Chirurgical abservations relative to the cataract, the polypus of the nose, the cancer of the scrotum, the different kinds of ruptures and the mortification of the toes and feet. Hawes, Clarke and Collins, London
31. Pratt-Thomas HR, Heins, HC, Latham E, Dennis EJ, McIver AF (1956) The carcinogenic effect of human smegma: an experimental study. Cancer 9: 671–680
32. Redmond DE (1970) Tobacco and cancer. The first clinical report, 1761. N Engl J Med 282: 18–23
33. Rehn L (1895) Blasengeschwülste bei Fuchsin-Arbeitern. Arch Klin Chir 50: 588–600
34. Rehn L (1906) Über Blasenerkrankungen bei Anilin-Arbeitern. Verh Dtsch Ges Chir 35: 313–320
35. Ribbert H (1906) Beitrag zur Entstehung der Geschwülste. Cohen, Bonn
36. Roffo F (1930) Durch Tabak beim Kaninchen entwickeltes Karzinom. Z Krebsforsch 33: 321–332
37. Rusch HP (1985) The beginnings of cancer research centers in the United States. J Natl Cancer Inst 74: 391–403
38. Schär W (1930) Experimentelle Erzeugung von Blasentumoren. Dtsch Z Chir 226: 81–91
39. Schinz HR, Uehlinger E (1945) Der Metallkrebs. Ein neues Prinzip der Krebserzeugung. Z Krebsforsch 52: 425–437
40. Schmähl D (1967) Karzinogene Wirkung von Cyclophosphamid und Triazichon. Dtsch Med Wochenschr 92: 1150–1152
41. Schmähl D (Hrsg) (1981) Maligne Tumoren – Entstehung Wachstum Chemotherapie, 3. Aufl. Editio Cantor, Aulendorf
42. Scott A (1922) On the occupation cancer of the paraffin and oil workers of the Scottish shale oil industry. Br Med J 2: 1108–1109
43. Shimkin MB (1957) Thirteen questions: some historical outlines for cancer research. J Natl Cancer Inst 19: 295–328
44. Shimkin MB (1977) Contrary to nature. DHEW Publ No 79–720, Washington
45. Soemmering T von (1795) De morbis vasorum absorbentium corporis humani. Pars pathologica S 109. Traiectini ad Moenum. Varentrappii et Wenneri
46. Teutschländer O (1935) Carcinom. Wiss. Woche. Thieme Frankfurt, S 5–17
47. Triolo VA (1969) The institution for investigating the nature and cure of cancer. A study of four excerpts. Med Hist 13: 11–28
48. Tsutsui H (1918) Über das künstlich erzeugte Cancroid bei der Maus. Gann 12: 17–21
49. Ullmann K (1926) Krebsentwicklung als Folge beruflich-gewerblicher Hautschädigung. In: Ullmann K, Oppenheim M, Rille JH (Hrsg) Die Schädigung der Haut durch Beruf und gewerbliche Arbeit. Voss, Leipzig, S 202–258
50. Umweltbundesamt (1979) Berichte 1/79. Luftqualitätskriterien für ausgewählte polyzyklische aromatische Kohlenwasserstoffe. Schmidt, Berlin
51. Virchow R (1863) Die krankhaften Geschwülste. Hirschwald, Berlin
52. Volkmann R von (1875) Beiträge zur Chirurgie, anschließend an einen Bericht über die Thätigkeit der chirurgischen Universitätsklinik zu Halle im Jahre 1873, XVI, 338 pp., Breitkopf & Hertel, Leipzig
53. Wilson RH, DeEds F, Cox AJ (1941) Toxicity and carcinogenic activity of 2-acetaminofluorene. Cancer Res 1: 595–599
54. Wolff J (1929) Die Lehre von der Krebskrankheit von den ältesten Zeiten bis zur Gegenwart. Fischer, Jena
55. Yamagiwa K (1965) Collected papers on artificial production of cancer. Maruzen, Tokio
56. Yamagiwa K, Ichikawa K (1915) Über die künstliche Erzeugung von Papillomen. Verh Jpn Pathol Ges 5: 142–148
57. Yamagiwa K, Ichikawa K (1915) Experimentelle Studie über die Pathogenese der Epithelialgeschwülste. Mittlg Med Fak Kaiserl Univ Tokio 15: 295–344

Kapitel 6
Gewerbetoxikologie und Toxikologie der Arbeitsstoffe

H. Weichardt*

Einführung

Die Geschichte der Gewerbetoxikologie und der toxikologischen Arbeitsstoffe kann in der hektischen Zeit, in der wir in den letzten Jahrzehnten leben, in einem kurzen Handbuchartikel nur in groben Zügen beschrieben werden, zumal es ein Irrtum wäre, anzunehmen, daß die Historie der Gewerbetoxikologie, die mit Umweltgiften, chemischen Unglücken (Bhopal, Seveso etc.), Krebsnoxen und dergleichen unsere Fachzeitschriften und die Tagespresse täglich füllt, erst im sogenannten Industriezeitalter begonnen hätte. Seit eh und je bewegten toxikologische Fragen die Menschheit.

War es in unserem Jahrhundert vornehmlich die Pharmakologie, die als eigenständiges Fach auch toxikologischen Problemen, vor allem bei Arzneimitteln, nachging, so fühlten sich für die Gewerbetoxikologie eher die Gerichtsmedizin, die Hygiene — vor allem die Arbeitsmedizin — mit verpflichtet, unter dem Sammelbegriff „Gewerbemedizin" und neuerdings „arbeitsmedizinische Toxikologie" gewerblichen Vergiftungen und ihren Ursachen nachzugehen.

Will man somit die Historie der Gewerbetoxikologie richtig würdigen, so muß man mit der Nachforschung schon sehr früh beginnen. Kenntnisse über Berufskrankheiten, Vergiftungen und gewerblichen Unfallschutz haben wir schon durch Aufzeichnungen oder Bildwerke in Stein oder Ton aus frühesten Zeiten gewonnen. Schon aus Platzgründen können hier aber nur solche Fakten dargestellt werden, die speziell für die Gewerbetoxikologie kennzeichnend sind. Ungiftige Arbeitsstoffe, die ebenso Gewerbekrankheiten hervorrufen können (zum Beispiel Silikosen, Asbestosen), sollen hier nur am Rande in die Betrachtung einbezogen werden. Auch die Umwelttoxikologie kann hier nur gestreift werden.

*Für die wertvolle Hilfe bei der Literaturdurchsicht danke ich vielmals Frau Annelies Ludwig, Institut für Arbeits- und Sozialmedizin, Universität Tübingen.

Gewerbetoxikologie

Altertum

Dem Altmeister der Arbeitsmedizin in Deutschland, Franz Koelsch (1876–1970), verdanken wir eine umfassende Studie zur Geschichte der Arbeitsmedizin [58]. Aus alten Aufzeichnungen legte er dar, daß es schon bei den Frühkulturen vielerlei arbeitsmedizinische und auch gewerbetoxikologische Probleme gab. Er schilderte den ägyptischen, den israelitischen, den griechischen und den römischen Kulturkreis mit entsprechenden Gesundheitsschädigungen je nach Schwerpunkt damaliger Tätigkeiten. So waren im frühen Altertum schon der Bergbau und das Baugewerbe berüchtigt, und es liegt nahe, daß damals zum Beispiel beim Pyramidenbau in Ägypten die Gesundheitsschäden der Bauarbeiter am intensivsten waren. Die Griechen beschrieben zu ihrer Zeit, daß ihre Öllämpchen in der Grube dann ausgingen, wenn die Luft schlecht war und sie fluchtartig ihren Arbeitsplatz verlassen mußten. Im Römischen Reich sind einige Folgeerscheinungen der menschlichen Arbeit bekannt: Plautus machte sich im 2. Jahrhundert v. Chr. über die Haltungsschäden bei Schneidern lustig. 200 Jahre später spotten Juvenal und Martial über die Augenentzündungen der Schwefelarbeiter und der Schmiede, ebenso über die Krampfadern der Priester. Um Christi Geburt erkannte der römische Architekt Vitruvius, daß schädliche Gase im Bergwerk die Ursache für das Erlöschen der Lampen waren, und erst fast 2000 Jahre später gelang es den Engländern Davy und Stephenson 1815, die Sicherheitslampe des Bergmannes zu konstruieren, die auf dieser gleichen Beobachtung basierte [91]. Viel später erst schrieb der Schweizer Gerichtsmediziner Zangger (1874–1957), der systematisch auch die toxischen Gase im Grubenbetrieb studierte, im Jahre 1906 seine berühmte Abhandlung über „CO-Vergiftungssymptome und ihre Spätschäden"; er verfaßte außerdem eine Aufstellung über Katastrophenmedizin — besonders für toxische und schlagende Wetter im Bergbau [91].

Man war bestrebt, die schädigende Noxe am Arbeitsplatz zu ergründen, um die Arbeitskraft der Arbeiter zu erhalten. Es ging gleichzeitig um Gesundheitsfürsorge einschließlich Gesundheitsschutz bei der Arbeit – bereits Begriffe, die in die heutige Gewerbetoxikologie und in die Arbeitsmedizin einmünden.

Hippokrates, der Altmeister der Heilkunst, wußte bereits um 300 v. Chr. um die Atemnot bei der Staublunge. Er kannte auch schon die Giftigkeit des Bleis und seine Krankheitssymptome. In seinen Schriften an die Ärzte bemerkte er: *„Es gibt viele Berufe, die mit mancherlei Gesundheitsgefahren verbunden sind. Darum ist es wichtig, von vornherein jeden Kranken nach seinem Beruf zu fragen."*

Mittelalter

Die höhere Kulturperiode der Karolinger führte bereits zu einer weitgehenden Arbeitsteilung und zur Herausbildung zahlreicher schon recht hochstehender Einzelberufe. Zum Gesinde der großen und kleinen Grundherren gehörten die Handwerker, Bäcker, Brauer, Schmiede, Zimmerleute, Schneider, Schuster, Sattler. Die

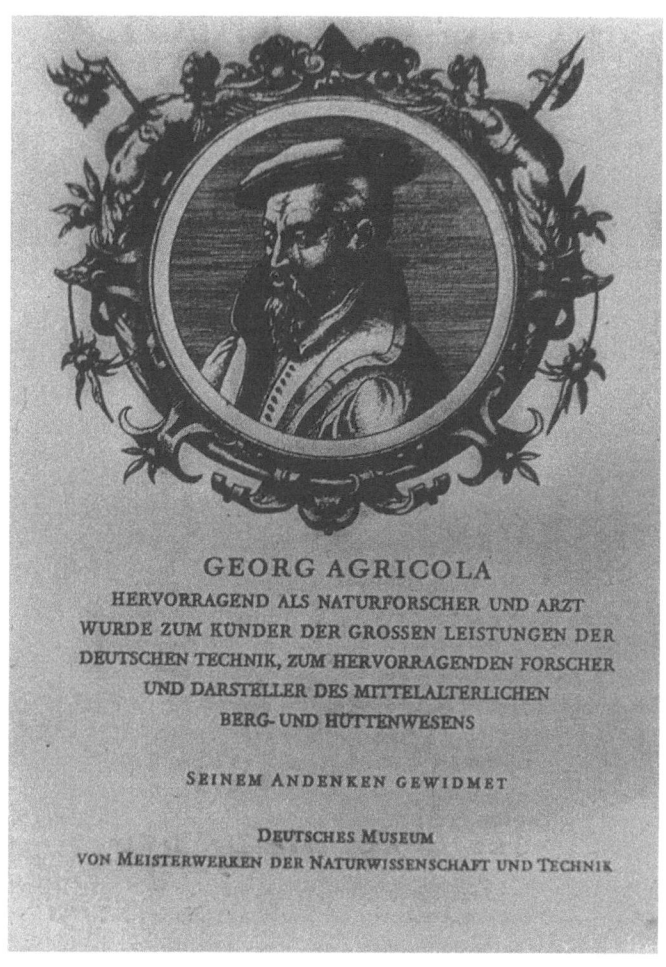

Abb. 6.1
Georg Agricola (1494–1555)

allerorts als Kulturzentren bestehenden Klöster vereinigten in ihren Mauern ebenfalls Handwerker und Künstler einschließlich Geistesarbeiter. Als dann im 12. Jahrhundert die Städte aufkamen, zogen die frei gewordenen Meister von den Höfen und Klöstern in die Städte, um dort dem freien Gewerbe nachzugehen. Die Spezialisierung und Betriebserweiterung führte bereits zu Anfängen fabrikatorischer Tätigkeit. Zur gleichen Zeit begegnen wir auch in den deutschen Ländern kleineren Unternehmungen des Bergbaus und des Hüttenwesens (zum Beispiel Abbau von Eisen im Siegerland schon seit Mitte des 8. Jahrhunderts und Abbau von Blei im Harz um 800, von Silber im Breisgau um 850). Diese berufliche Spezialisierung brachte gesundheitliche Beeinflussungen beziehungsweise gewerbetoxikologische Schäden mit sich: Über die gewerbehygienische Lage, zum Beispiel der Spinnerinnen und Weberinnen, die in feuchten Kellerräumen und sonstigen schlecht gelüfte-

cccxlvij Vom Bergkwerck

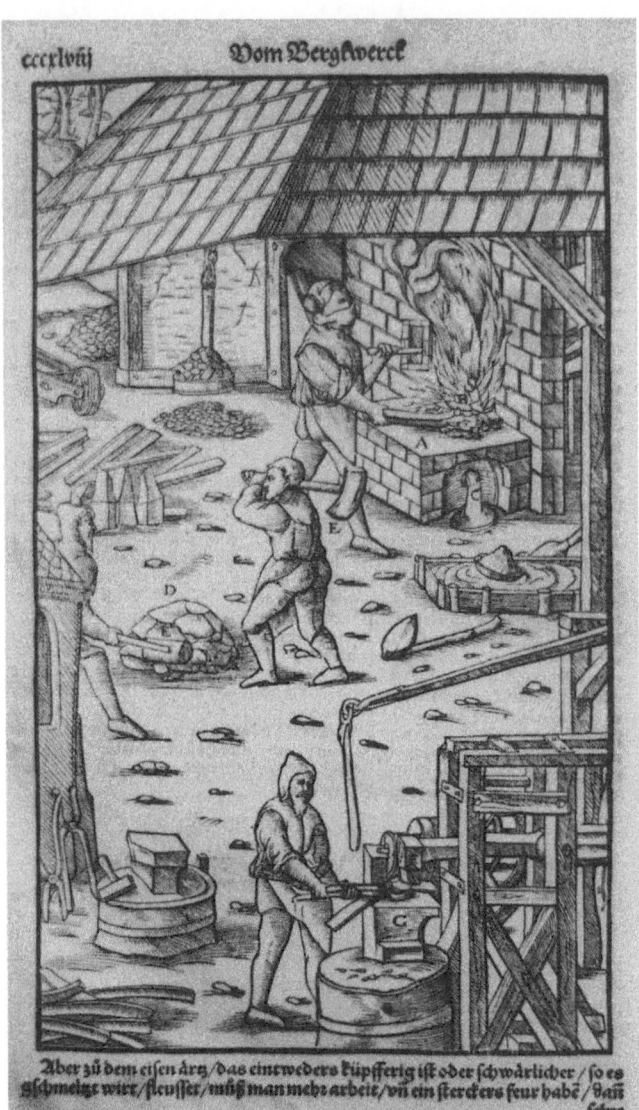

Aber zů dem eisen ärtz/das eintweders kupfferig ist oder schwärlicher/so es
geschmeitzt wirt/fleusser/můß man mehr arbeit/vñ ein sterckers feur habē/dañ
sein

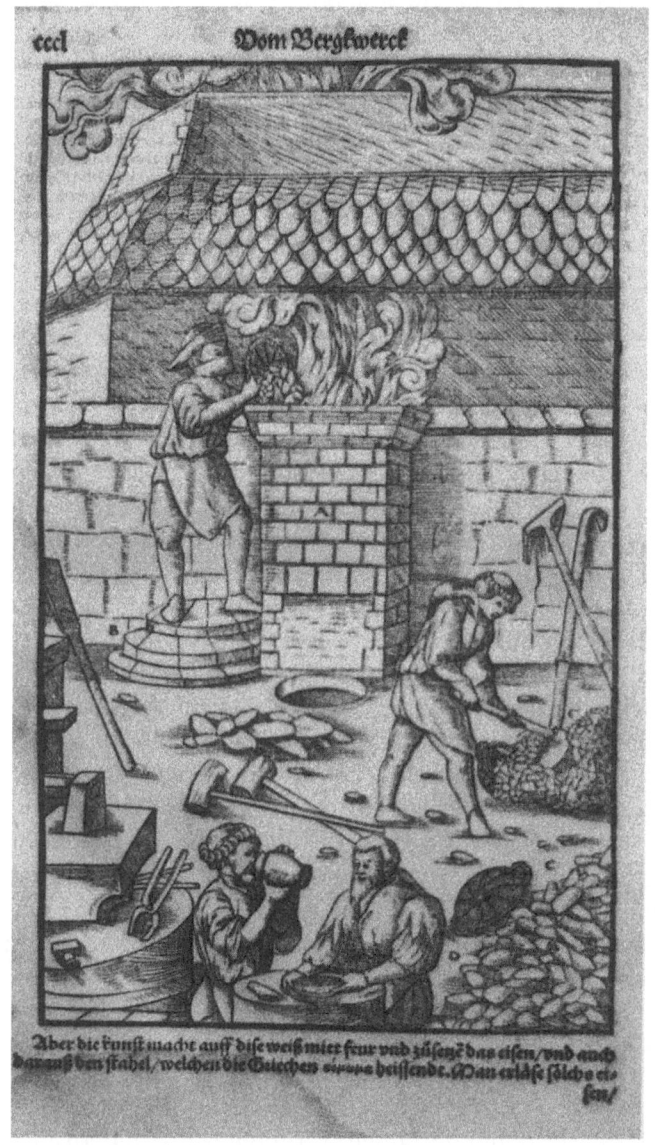

Abb. 6.2a.b.
Stich aus „De re metallica" von Georg Agricola, Basel 1671, Buch 9, welcher die Arbeit mit Metallen darstellt. Von den Arbeitern trägt einer eine Schutzmaske gegen das Feuer

ten Unterkünften arbeiten mußten, erfahren wir aus einem schon um 1204 entstandenen Gedicht des Minnesängers Hartmann von der Aue.

Das spätere Mittelalter, besonders aber die Renaissance brachten eine weitere lebhafte Entwicklung verschiedener Techniken — so der Goldschmiedekunst, der Keramik, der Töpferei, der Färberei; und es war auch hier naheliegend, daß die dabei verbundenen Gesundheitsschädigungen, nicht zuletzt Vergiftungen, zunahmen und immer wieder das Interesse zeitgenössischer Ärzte fanden. Der 1. Druck gewerbehygienischen und gewerbetoxikologischen Inhalts ist das der Goldschmiedekunst gewidmete Flugblatt des Augsburger Stadtarztes U. Ellenbog aus dem Jahre 1473 mit dem Titel „Von den giftigen besen tempffen und reuchen" (zitiert bei Koelsch 1969 [58]). Ellenbog schildert hier vor allem die Gefährlichkeit des Kohlendunstes aus den Schmelzfeuern und die Giftigkeit des Bleis, des Quecksilbers und anderer Metalle. Lange Zeit galt seine Schrift als *„the first known work on industrial hygiene and toxicology"* (Garrison and Morton), die somit als 1. Druck der Weltliteratur ausgesprochen gewerbehygienischen und gewerbetoxikologischen Inhalts angesehen wird [59].

Wir begegnen um diese Zeit aber noch weiteren bedeutsamen Schriften als Wurzel späterer Gewerbetoxikologie: Es ist dies das von Georg Agricola (1494–1555) (Abb. 6.1) in Basel 1556 veröffentlichte prachtvolle mit Holzschnitten reich illustrierte Werk „De re metallica", in welchem er auf die Leiden der Bergarbeiter aufmerksam macht: Geschwüre an Beinen und Händen, Hitzschläge sowie Kräfteverfall der Arbeiter in Salzbergwerken. Seine Abbildungen zeigen bereits beachtliche Entlüftungsvorrichtungen und einfache Schutzmasken (Abb. 6.2) [1]. 1650 erschien die Schrift von Samuel Stockhausen „Über die Hüttenkatze"; damit war die Bleivergiftung der Bergleute gemeint. Stockhausen wurde in Goslar vom Herzog von Braunschweig-Lüneburg beauftragt, sich als Bergarzt mit der gesundheitlichen Überwachung der Bergarbeiter zu befassen. Auch er fuhr, wie manche andere Ärzte seiner Zeit, in die Gruben und nahm dort Arbeitsplatzstudien vor. Er war der erste, der auch auf die Störungen hinwies, die durch Schießschwaden beim Sprengen hervorgerufen wurden, und forderte von den Sprengtrupps, den Schwadenbereich zu meiden sowie Mund- und Nasentücher zu verwenden. Da der Bergmann seinen Schnupftabak als ein Schutzmittel gegen Atemschäden ansieht, Stockhausen aber den Tabak schon als toxische Substanz erkannt hatte, versuchte er schon damals, den Bergmann vom Tabakgebrauch abzubringen. Stockhausen hatte weiter erkannt, daß Stäube nicht nur die Lunge „verunreinigen, sondern auch – besonders bei Metallen wie Blei und Quecksilber – über den Magen-Darm-Bereich schwere organische Störungen im gesamten Körper hervorrufen".

Dem Meister der deutschen mittelalterlichen Medizin, Theophrastus von Hohenheim, genannt Paracelsus, verdanken wir um 1534 das 1. Buch in deutscher Sprache über Berufskrankheiten mit dem Titel: „Von der Bergsucht oder den Bergkrankheiten". Paracelsus erörterte hier die Bergsucht, also die Silikose und ihre Entstehung, er beschrieb auch Gesundheitsschädigungen durch Schwermetalle und hat in diesem Buch wohl erstmalig die beruflichen Schädigungen der Berg- und Hüttenleute zusammenfassend dargestellt. Paracelsus hat hier schon zahlreiche richtige Einzelbeobachtungen zur Erkrankung der Luftwege gemacht und diese deutlich von den eigentlichen Vergiftungen, unter anderem bei der Verhüttung der Erze, abgegrenzt [54].

17. bis 19. Jahrhundert

Die eigentliche klassische Disziplin der Arbeitsmedizin mit ihren arbeitsmedizinisch-toxikologischen Anfängen beginnt aber erst mit dem Jahre 1700, als der Italiener Bernardino Ramazzini (1633–1714) (Abb. 6.3) in Modena sein berühmtes Werk „De morbis artificum diatriba" (Über die Krankheiten der Handwerker) herausbrachte [82]. Das Buch, das bereits 40 Berufskategorien mit ihren Krankheitssymptomen (unter anderem Schwefelarbeiter, Metallarbeiter, Maler, Vergolder, Buchdrucker, Schmiede, Glasbläser, Lederarbeiter, Kanalarbeiter, Pharmazeuten, Chirurgen, Weberinnen, Bäcker, Brauer, Schuster, Schneider, Apotheker) behandelt, erlebte in den späteren Jahren 17 Auflagen und wurde aus dem lateinischen Urtext in 5 Sprachen (Italienisch, Französisch, Deutsch, Englisch und Holländisch) übersetzt. Das Werk von Ramazzini blieb für die nächsten über hundert Jahre *das* international anerkannte Standardwerk über Berufskrankheiten, wie etwa in unserer Zeit das große Handbuch der gesamten Arbeitsmedizin von E. W. Baader et al. von 1963 [5].

Bereits im 17. Jahrhundert findet man die ersten Ansätze einer intensivierten Beschäftigung mit Quecksilber und seinen Vergiftungserscheinungen (Spiegelglasherstellung). Damals hat sich die „Royal Society of London" diesen Fragen zugewandt. Im 1. Jahrgang ihrer „Philosophical Transactions" von 1665 findet sich ein Reisebericht des Arztes und Astronomen W. Pope (gest. 1714) [81]. Er besuchte „the mines of mercury in Friuli", die weltbekannten Quecksilberminen von Idria in Friaul. Die Schilderung der allgemeinen Arbeitsbedingungen und die Beschreibung der vergifteten Bergarbeiter werden besonders anschaulich wiedergegeben.

Zu dieser Zeit ist auch der französische Chemiker und Universitätsprofessor Lavoisier (1743–1794) zu erwähnen, der unter anderem „über die Erfassung der industriellen Schwermetalle und ihre gewerblichen Erzeugnisse" berichtete. Er ordnete gleichzeitig die dazugehörigen toxikologischen Probleme und wird von vielen Kennern sogar als der Begründer der gewerblichen Toxikologie in Frankreich angesehen.

In der Mitte des 19. Jahrhunderts erwachte unter dem Druck der sozialen und technischen Mißstände in allen Industrieländern ein immer lebhafteres Interesse für gewerbetoxikologische Fragen, das sich in wissenschaftlichen Veröffentlichungen wie auch in Schutzverordnungen äußerte. Die Zeit der bekannten sogenannten älteren toxikologischen Meister war angebrochen. Ich erwähne nur das klassische Werk „Toxicologie général" (deutsch 1831) des französischen Arztes M.J.B. Orfila (1787–1853), der damit die Giftkunde als systematische Wissenschaft begründete, sowie sein berühmtes Buch „Traité des poisons tirés des regnes minéral, végétal et animal". Mit diesen Monographien entwarf er unter Zugrundelegung des damaligen Wissens und qualitativer Betrachtung ein System der Toxikologie, an dem sich der toxikologische Wissenschaftszweig noch heute orientiert. Auch lebte um diese Zeit noch der bedeutendste britische Toxikologe des 19. Jahrhunderts R. Christison (1797–1882), bekannt durch sein Werk „A Treatise on Poisons". Um die gleiche Zeit (1831) wurde in England von dem Arzt und Apotheker C. T. Thackrah (1795–1833) die Schrift über den „Einfluß von Handwerk, Gewerbe und Beruf auf Gesundheit und Lebensdauer" bekannt. Thackrah ist als der Schöpfer der Gewerbemedizin in England zu bezeichnen. Auf seine Veranlassung wurde eine Reihe von Schutzverordnungen im Land erlassen.

Der gewerbemedizinische Aufschwung und der Drang nach gewerbetoxikologischen Erkenntnissen verstärkte sich im 19. Jahrhundert immer mehr. Nachfolgend sollen daher in erster Linie die deutschen Verhältnisse und ihre Entwicklung in den folgenden Jahrzehnten kurz skizziert werden, obgleich auch in anderen Ländern ein weiterer offenkundiger Auftrieb zu erkennen war. Es war in Deutschland der Kliniker Kußmaul (1861) in den 60er Jahren des vorigen Jahrhunderts, der sich mit gewerbetoxikologischer Forschung und dem medizinischen Arbeitsschutz, zum Beispiel bei der Quecksilbervergiftung, vermehrt befaßte [61]. Um 1868 begann der Erlanger Pathologe Zenker sein Studium über die Staublungenerkrankung, für welche er die Bezeichnung „Anthrakose" (Kohlenstaublunge) prägte.

Dem damaligen Pionier der Arbeitsmedizin, L. Hirt (1844–1907), Breslau, hat der arbeitsmedizinische Nestor F. Koelsch eine kurze Darstellung gewidmet [56]. Hirt war sich ebenfalls darüber im klaren, arbeitsmedizinische und gewerbetoxikologische Aufgaben nur lösen zu können, wenn er die „Gesundheitsverhältnisse der Gewerbetreibenden" dort untersucht, wo diese arbeiten, also in den einzelnen Gewerben und Fabriken. Hirt besuchte alle wichtigen Gebiete Deutschlands und andere Industrieländer, insbesondere England und Belgien. Hand in Hand mit diesen Nachforschungen in Betrieben, wo man ihn mit den besten Vorgängern auf diesem Gebiet vergleichen kann (unter ihnen auch Thackrah in Leeds), verfaßte er zahlreiche literarische Studien. Sein Hauptopus ist in jahrelanger Tätigkeit sein 4bändiges Werk, das 1871–1878 unter dem Titel „Die Krankheiten der Arbeiter" [42] erschienen ist. Lesenswert sind auch heute noch seine Schilderungen über die besonderen Gefährdungen durch Metallstäube sowie in einem weiteren Band „Die Gasinhalations-Krankheiten und die von ihnen besonders heimgesuchten Gewerbe- und Fabrikbetriebe" sowie seine Aufzeichnungen über „Die Vergiftungen durch Phosphor, Blei, Quecksilber, Arsen, Antimon, Kupfer, Zink, Anilin, Pflanzengifte vom allgemein-toxikologischen Standpunkt". Der Autor analysierte zugleich viele Unfallgefahren in der Grube und Fabrik und erarbeitete entsprechende Verhütungsrichtlinien. Hirt war später auch maßgeblich bei der Erstellung der 1. Gesetzgebung des deutschen Arbeitsschutzes beteiligt [58].

Zugleich unter dem Einfluß der in Frankreich nach Lavoisier (1743–1794) mächtig aufblühenden Chemie und Toxikologie Mitte des 18. Jahrhunderts intensivierte sich weiterhin in Deutschland das Interesse für die Giftwirkungen. 1882 brachte der Hygieniker M. Gruber († 1927) seine Untersuchung über Kohlenoxid- und Schwefelsäuredämpfe heraus. In der Folgezeit trugen die Gerichtsmediziner zu dem Aufschwung der gewerblichen Toxikologie bei. Als weiteren Vertreter in Deutschland möchte ich H. Eulenberg, den in Bonn wirkenden Verfasser des grundlegenden Werks „Die Lehre von den schädlichen und giftigen Gasen" (1865 [55]) nennen. Mit den zunehmenden Kenntnissen über die Verbreitung, Ätiologie und Klinik der beruflichen Störungen stellte sich mehr und mehr auch das Bedürfnis ein, die Auswirkungen der Gase, Dämpfe und chemischen Flüssigkeiten auf die einzelnen Organe näher zu untersuchen. Lange Zeit waren wegen der zu wenig differenzierten Methoden gerade auf diesem Gebiet die Ergebnisse nur von begrenztem Wert. Gegen Ende des 19. Jahrhunderts waren es hier die Physiologen (u. a. Pflüger), welche die Erforschung der Gase und ihrer Wirkungen bereicherten. Hier sollte sich bald der in München und Würzburg wirkende Pharmakologe K.B. Lehmann (1858–

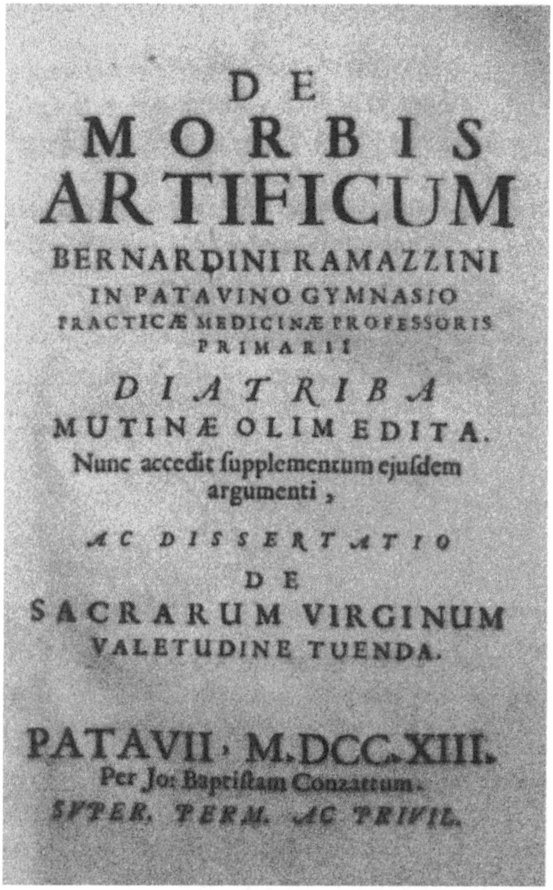

DE
MORBIS
ARTIFICUM
BERNARDINI RAMAZZINI
IN PATAVINO GYMNASIO
PRACTICÆ MEDICINÆ PROFESSORIS
PRIMARII
DIATRIBA
MUTINÆ OLIM EDITA.
Nunc accedit ſupplementum ejuſdem
argumenti,
AC DISSERTATIO
DE
SACRARUM VIRGINUM
VALETUDINE TUENDA.

PATAVII, M.DCC.XIII.
Per Jo: Baptiſtam Conzattum.
SUPER. PERM. AC PRIVIL.

Abb. 6.3
Titelseite des berühmten Werkes von Bernardino Ramazzini, „De morbis artificum diatriba“, Modena 1713

1940) anschließen, der 1884 in Würzburg seine Untersuchungen über die wichtigsten Industriegase begann. Sie sind in seinem Buch „Arbeits- und Gewerbehygiene" [64] zusammengefaßt. K. B. Lehmann war der erste, der Toleranzwerte für gesundheitsschädliche Arbeitsstoffe publizierte [63]. Gestützt auf Erfahrungen aus gründlichen Betriebsuntersuchungen, Tierversuchen und auch Experimenten am Menschen, stellte er über 4 Jahrzehnte lang für eine Reihe von Arbeitsstoffen Grenzwerte auf. Ihm gebührt vor allem das Verdienst, zum 1. Male gesundheitliche Beurteilungen auf chemisch-analytisch exakt bestimmte Konzentrationen begründet zu haben. Sein Vorgehen bei der praktischen Arbeit wie bei der wissenschaftlichen Begründung war nach heutiger Sicht zwar auch noch rein pragmatisch; sein Urteil stützte sich noch allein auf herkömmliche ärztliche Empirie, wie sie zum 1. Mal von Paracelsus schriftlich eindeutig fixiert worden war in der berühmten 3. seiner Kärtner Defensionen. *„Was ist das nit gifft ist? alle ding sind gifft / und nichts ohn gifft / Allein die dosis macht das ein ding kein gifft ist"*, oder in der lateinischen Fassung: *„Dosis sola facit venenum."*

Die endgültige Begründung der Gewerbetoxikologie

Aus der bisherigen Schilderung der ersten Schritte, welche die Ärzte gewerbetoxikologisch, das heißt in der Erkennung von Vergiftungsgefahren und Berufsschäden taten, dürfte klargeworden sein, daß es sich dabei nur um vereinzelte Bemühungen überragender Forschernaturen gehandelt hat.

Die erste wissenschaftlich stichhaltige Begründung dafür, daß es bei bestimmten potentiell schädlichen Stoffen Grenzwerte gibt, unterhalb derer der körperfremde Stoff den Organismus ohne Schaden durchläuft, stammt von F. Flury [28]. Auf die Initiative von F. Haber hin hatte er aus Versuchen mit Phosgen gefolgert, daß das Gesetz von der Konstanz der Wirkung (W) bei konstantem Produkt aus Einwirkungskonzentration (c) und Zeitdauer der Einwirkung (t) strenge Gültigkeit hat: $c \cdot t = W$. Beim Studium von Blausäuredämpfen, das er gemeinsam mit W. Heubner [27] betrieb, ergab sich jedoch ein ganz anderer Befund: Es existierte eine Grenzkonzentration, die bei noch so langer Einwirkungszeit das als Meßkriterium genommene toxische Ereignis (tödliche Vergiftung) nicht mehr herbeiführte. Er folgerte, daß hier der Entwicklung der Giftwirkung eine Elimination (e) entgegensteht, und formulierte in Abwandlung der 1. Gleichung: $(c - e) \cdot t = W$ [39].

Wir wissen heute, daß die Annahme von wirkungsfreien Grenzkonzentrationen nur dann berechtigt ist, wenn der gesetzte Schaden voll reversibel ist und die Elimination in einer Kinetik 0. Ordnung verläuft. Bei Blausäure und anderen Stoffen ist dieses Kriterium erfüllt. Es gibt also eine wissenschaftlich unanfechtbare Grundlage für die Aufstellung gesundheitlich unbedenklicher Grenzwerte bei bestimmten potentiell schädlichen Stoffen. Mit dieser wissenschaftlichen Vertiefung wurden von F. Flury und K. B. Lehmann bis zum Beginn des 2. Weltkrieges für mehr als 100 Arbeitsstoffe Grenzwerte aufgestellt, die sie in 2 bekannten Monographien niederlegten.

Beginn der Gesetzgebung

Hand in Hand mit den wissenschaftlichen Forschungen in der Gewerbemedizin und -toxikologie ging die soziale Gesetzgebung. 1881 verkündete Bismarck im Reichstag die berühmte „Kaiserliche Botschaft" als Grundlage der bevorstehenden Sozialgesetzgebung, die in der Welt bisher ohne Vorbild war. 1884 wurde das 1. Unfallversicherungsgesetz der Welt im damaligen Deutschen Reich erlassen: Die private Versicherungspflicht des Unternehmers wurde durch die gesetzliche Unfallversicherung abgelöst, deren Träger die damals gegründeten Berufsgenossenschaften wurden. Folgerichtig wurde damals schon den Berufsgenossenschaften auch die Aufgabe der Unfallverhütung und des Gesundheitsschutzes übertragen, und ihre technischen Aufsichtsbeamten wurden als fachliche Berater der Unternehmer eingesetzt. Mehr und mehr häuften sich für sie auch gewerbetoxikologische Fragen. Die Reichsversicherungsordnung (RVO) 1911 faßte die bis dahin verschiedenen Versicherungsgesetze im Dritten Buch der RVO (Altersrenten, Krankenversicherung, Unfall) zusammen.

Da die Einhaltung von Gesetzen und Verordnungen für besonders gesundheitsgefährdete Berufsgruppen, darunter auch Frauen und Jugendliche, überwacht werden mußte, bedurfte es auch von Staats wegen sachkundiger Beamter: 1853 wurden erstmals Fabrikinspektoren eingesetzt, was schließlich einen ersten Schritt zur heutigen deutschen Gewerbeaufsicht bedeutete. Gesetzliche Grundlage des Arbeitsschutzes wurde die Reichsgewerbeordnung aus dem Jahre 1889 mit späteren wichtigen Ergänzungen und Änderungen, so vor allem auch das Recht des technischen, medizinischen und hygienischen Arbeitsschutzes durch die Vorschriften des § 120 a-e der Gewerbeordnung, die auch heute noch Gültigkeit haben und wichtige Konsequenzen zugleich für die Gewerbetoxikologie mit sich brachten.

20. Jahrhundert

Mit der Zeit konnte die technische Überwachung der Betriebe allein in Deutschland nicht befriedigen. Zusätzlich war von Staats wegen die Mitwirkung besonders gewerbemedizinisch und gewerbetoxikologisch geschulter Ärzte erforderlich. Als erstes Land berief Baden 1906 F. Holtzmann als Gewerbearzt, der sozusagen als Wegbereiter des gewerbeärztlichen Dienstes angesehen werden kann. Bayern berief im Jahre 1909 seinen ersten Landesgewerbearzt in Person des Altmeisters der deutschen Arbeitsmedizin, F. Koelsch. Bis 1920 erhielten dann auch die übrigen deutschen Länder ihre gewerbeärztlichen Dienste. Im Jahre 1921 wurde erstmals auch in das Reichsarbeitsministerium Berlin als Fachreferent ein Gewerbearzt mit gewerbetoxikologischen Erfahrungen (M. Bauer) berufen [7].

Bald nach dem 1. Weltkrieg, in den 20er Jahren, erlebte auch die deutsche Arbeitsmedizin weitere starke Impulse. In Berlin-Lichtenberg hatte E. W. Baader (1892–1962) im Jahre 1924 im Kaiserin-Auguste-Viktoria-Krankenhaus eine erste klinische Abteilung für Gewerbekrankheiten eingerichtet. Baader gehörte ebenfalls zu den großen Pionieren der deutschen Arbeitsmedizin und brachte der Gewerbetoxikologie durch seine vielseitigen grundlegenden Forschungsarbeiten auf dem Gebiete der klassischen Berufskrankheiten vielfältige Anregungen. 1934 wurde Baader zum Professor und Direktor des Universitätsinstituts für Berufskrankheiten in Berlin-Neukölln ernannt, der ersten Einrichtung dieser Art in Deutschland. Bald war Baader auch im Ausland als bedeutender Repräsentant der deutschen Arbeitsmedizin bekannt und wurde vielfach als gewerbemedizinischer Gutachter ins Ausland gerufen. Bekannt sind seine Erlebnisse in Ägypten Mitte der 30er Jahre, über die er aus den Mangangruben und Manganerzmühlen auf der Sinai-Halbinsel berichtete und die seinerzeit eine internationale Sensation darstellten. Nicht weniger aufschlußreich und für die Gewerbetoxikologie grundlegend waren seine Feststellungen in der Stadt Kafr el Dawar, unweit Alexandrien, wo sich damals das Zentrum der ägyptischen Textilindustrie befand. Hier konnte er in der 3400 Arbeiter beschäftigenden Kunstseidefabrik Misr Rayon reiche Erfahrungen über die Schwefelkohlenstoffvergiftung sammeln, deren Differentialdiagnose durch den verbreiteten Haschischgenuß der Arbeiter sehr erschwert war [4]. Baader entfaltete nach dem 2. Weltkrieg noch eine intensive Gutachtertätigkeit. Im Vordergrund standen hier Vergiftungen durch Kohlenmonoxid, Cadmium, Beryllium, Insektizide, Mangan, Arsen, Benzol, Isocyanate und natürlich die typischen Berufskrankheiten der Bergarbeiter. Verwiesen sei auf sein bekanntes Lehrbuch „Gewerbekrankheiten" [3]. In Berlin hat man Baader an seiner früheren Wirkungsstätte nicht vergessen. In dem nunmehr in Ostberlin gelegenen Auguste-Viktoria-Krankenhaus hat sein früherer Schüler und Mitarbeiter Prof. E. Holstein (14.5.1901–30.8.1985) nach dem Kriege das Zentralinstitut für Arbeitsmedizin der DDR gegründet und großzügig ausbauen lassen. Die Empfangshalle wird von einem Ölgemälde geziert, welches den ursprünglichen Gründer dieser 1. „Gewerbekrankenabteilung", Baader — umgeben von einigen seiner späteren Assistenten — zeigt.

Berufskrankheiten und Gewerbetoxikologie im 20. Jahrhundert

1925 wurde in Deutschland durch die 1. Berufskrankheitenverordnung die 1884 gegründete Unfallversicherung, die 1911 in die RVO einmündete, auch auf berufliche Krankheiten ausgedehnt. Die Liste dieser 1. Verordnung umfaßte 11 Berufskrankheiten, darunter 6 Vergiftungen (durch Blei, Quecksilber, Phosphor, Arsen, Benzol und verwandte Verbindungen, Schwefelkohlenstoff), die von nun an wie Unfälle im Beruf entschädigt werden konnten. Inzwischen zählt die Berufskrankheitenliste bekanntlich mit der Änderung der 7. Berufskrankheitenverordnung seit dem Jahre 1976 insgesamt 55 Berufserkrankungen, welche als entschädigungspflichtige Erkrankungen anerkannt werden können.

Zu toxischen Arbeitsstoffen zählen heute unter dem Aspekt „durch chemische Einwirkungen verursachte Krankheiten" die unter Nr. 1 genannten Erkrankungen der Liste der 7. Berufskrankheitenverordnung (s. Übersicht).

Weitere Erkrankungen durch allergisierende Stoffe und durch chemisch-irritativ oder toxisch wirkende Stoffe sind unter Nr. 4 der Liste „Obstruktive Atemwegserkrankungen" aufgeführt.

Die sogenannten 6 klassischen Vergiftungen aus der 1. Berufskrankheitenverordnung wurden mit der Zeit durch Vervollkommnung der technischen Schutzmaß-

Übersicht:
Liste der Berufskrankheiten nach der VO zur Änderung der 7. BKVO (Nr. 1)

Nr.	Krankheiten
1	*Durch chemische Einwirkungen verursachte Krankheiten*
11	*Metalle und Metalloide*
1101	Erkrankungen durch *Blei* oder seine Verbindungen
1102	Erkrankungen durch *Quecksilber* oder seine Verbindungen
1103	Erkrankungen durch *Chrom* oder seine Verbindungen
1104	Erkrankungen durch *Cadmium* oder seine Verbindungen
1105	Erkrankungen durch *Mangan* oder seine Verbindungen
1106	Erkrankungen durch *Thallium* oder seine Verbindungen
1107	Erkrankungen durch *Vanadium* oder seine Verbindungen
1108	Erkrankungen durch *Arsen* oder seine Verbindungen
1109	Erkrankungen durch *Phosphor* oder seine anorganischen Verbindungen
1110	Erkrankungen durch *Beryllium* oder seine Verbindungen
12	*Erstickungsgase*
1201	Erkrankungen durch *Kohlenmonoxid*
1202	Erkrankungen durch *Schwefelwasserstoff*
13	*Lösemittel, Schädlingsbekämpfungsmittel (Pestizide) und sonstige chemische Stoffe*
1301	Schleimhautveränderungen, Krebs oder andere Neubildungen der Harnwege durch *aromatische Amine*
1302	Erkrankungen durch *Halogenkohlenwasserstoffe*
1303	Erkrankungen durch *Benzol* oder seine Homologe
1304	Erkrankungen durch Nitro- oder Aminoverbindungen des *Benzols* oder seiner Homologe oder ihrer Abkömmlinge
1305	Erkrankungen durch *Schwefelkohlenstoff*
1306	Erkrankungen durch *Methylalkohol* (Methanol)
1307	Erkrankungen durch *organische Phosphorverbindungen*
1308	Erkrankungen durch *Fluor* oder seine Verbindungen
1309	Erkrankungen durch *Salpetersäureester*
1310	Erkrankungen durch *halogenierte Alkyl-, Aryl- oder Alkylaryloxide*
1311	Erkrankungen durch *halogenierte Alkyl-, Aryl- oder Alkylarylsulfide*
1312	Erkrankungen der Zähne durch *Säuren*
1313	Hornhautschädigungen des Auges durch *Benzochinon*

Zu den Nummern 1101 bis 1110, 1201 und 1202, 1303 bis 1309: Ausgenommen sind Hauterkrankungen. Diese gelten als Krankheiten im Sinne dieser Anlage nur insoweit, als sie Erscheinungen einer Allgemeinerkrankung sind, die durch Aufnahme der schädigenden Stoffe in den Körper verursacht werden, oder gemäß Nummer 5101 zu entschädigen sind.

nahmen, durch frühzeitige Labordiagnostik sowie durch zunehmende gewerbetoxikologische Erfahrungen zurückgedrängt. An Arbeitsstoffen in neuerer Zeit sind im Gegensatz zu den herkömmlichen chemischen Noxen unter anderem gewisse Vorprodukte von Kunststoffen interessant geworden, die beruflich zu vermehrten Erkrankungen der Atemorgane und der Haut führen. Es handelt sich zum einen um Reizstoffe wie zum Beispiel Formaldehyd, Phenole, Akroleine, stärker reizende Alkohole und Ester, mit anderen Worten um den zunehmenden Verbrauch von Produkten, die bei laufendem Umgang mit ihnen eine Reizbronchitis, obstruktive Atemwegserkrankungen oder Hautirritationen hervorrufen können; zum andern sind es Verbindungen wie zum Beispiel Isocyanate, Paraphenylendiamin und ähnliche sog. Parastoffe, die unter Umständen ein allergisches Asthma sowie Hautallergien auslösen [119].

Die Entwicklung der Gewerbetoxikologie an den deutschen Hochschulen

An den deutschen Hochschulen verlief die Entwicklung der Gewerbetoxikologie sehr zögernd. Das Fach Toxikologie war Domäne der Pharmakologie. Im Vordergrund des Interesses stand aber damals noch die Arzneimitteltoxikologie. Sie befaßte sich vornehmlich mit akuten Vergiftungen, deren Zustandekommen man zu analysieren versuchte, um geeignete Behandlungsverfahren zu finden. Hinzu kamen später Verträglichkeitsprüfungen neuentwickelter Arzneimittel sowie Studien über langdauernde Einwirkungen geringer Arzneimengen. Erst seit der Jahrhundertwende haben zunehmend auch akute und chronische *gewerbliche* Vergiftungen die toxikologische Forschung stimuliert.

In unserer sich rasch ändernden Welt wurden die Menschen nicht nur neuen Arzneimitteln mehr und mehr ausgesetzt, sondern sie wurden auch zunehmend durch technische Produkte und Abfallstoffe aller Art verunsichert. Seit Ende des 2. Weltkriegs stieg außerdem der Einsatz von Pflanzenschutz- und Schädlingsbekämpfungsmitteln zur Sicherung der Ernährung kräftig an, wodurch nicht nur die in landwirtschaftlichen Berufen Beschäftigten, sondern die gesamte Bevölkerung weiteren Fremd- und Arbeitsstoffen exponiert wurde. Daher entstanden in den letzten 30 Jahren auch eigenständige Abteilungen oder Institute für Toxikologie, oder sie wurden als selbständige Institute von den bestehenden pharmakologischen Instituten an den Hochschulen abgetrennt. Die Aufgaben der Toxikologie hatten eine wesentliche Erweiterung erfahren. Aus der Notwendigkeit heraus entstanden außer der Arzneimitteltoxikologie weitere Untergebiete, so auch die Gewerbetoxikologie, um der Gesundheitsprophylaxe zu dienen. Der Mangel an Toxikologen vergrößerte sich mit den an Zahl und Umfang wachsenden Aufgaben. Die Personalsituation verschlechterte sich weiterhin durch den rasch wachsenden Bedarf der Industrielaboratorien. Eine akute Notsituation trat ein, als vor etwa 20 Jahren auch die Umweltforschung aktuelle Bedeutung erlangte. Aufgrund des absehbaren Bedarfs an toxikologischen Hochschulinstituten schrieb der Wissenschaftsrat bereits in seinen Empfehlungen von 1960: *„In jeder Fakultät ist die Errichtung eines Lehrstuhls für Toxikologie neben dem bereits vorhandenen für Pharmakologie erforderlich. Die spezielle toxikologische und chemotherapeutische Forschung sollte durch entsprechende Abteilungen geför-*

dert werden." 1968 stellte der Wissenschaftsrat fest, daß die Aufgliederung des Fachs in Pharmakologie und Toxikologie nur an wenigen Hochschulen geplant beziehungsweise durchgeführt worden war. Angesichts der dringend nötigen Förderung der verschiedenen Spezialgebiete — in Besonderheit auch der Gewerbetoxikologie — wurde die Aufteilung des Fachs Pharmakologie in 3 selbständige Teilgebiete empfohlen, *„deren Forschungsschwerpunkte an den einzelnen Hochschulen verschieden sein könnten".* Dennoch vermochte sich die Toxikologie, vor allem die Gewerbetoxikologie, in der Konzeption Pharmakologie/Toxikologie nicht zu profilieren.

Die European Medical Research Councils (EMRC) hatten durch eine Arbeitsgruppe den Status der Toxikologie in Westeuropa zu ermitteln versucht. Eine Liste (Addendum 20) des EMRC subcommittee report (EMRC-Dokument 74/19) nennt hierzulande ca. 40 bundesrepublikanische Institutionen der Regierung beziehungsweise der Universitäten, welche sich mit toxikologischer Forschung beschäftigen. Der prozentuale Anteil toxikologischer Forschung an der Gesamtarbeit der betreffenden Institute schwankte jedoch außerordentlich. Es heißt im EMRC-Dokument: *„Insgesamt dürften nur etwa 14 für Toxikologie vorgesehene Professuren an den Universitäten der Bundesrepublik vorhanden sein."* [6].

Arbeitsmedizinische Universitätsinstitute der Bundesrepublik Deutschland

So begannen vornehmlich die arbeitsmedizinischen Universitätsinsitute und Lehrstühle in Deutschland, sich der Gewerbetoxikologie in Praxis und Forschung anzunehmen. Die nur sehr zögernde Entwicklung an den deutschen Universitäten begann in der BRD erst nach der Einrichtung eines Lehrstuhls für Arbeitsmedizin im Jahre 1949 im damals noch französisch besetzten Saargebiet an der Universität Saarbrücken unter H. J. Symanski, einem Baader-Schüler. Die beiden ersten Lehrstühle für Arbeitsmedizin in der Bundesrepublik wurden erst im Jahre 1965 an den Universitäten in Erlangen unter H. Valentin und in Tübingen unter H. Weichardt gegründet. Valentin kam von Köln, wo er als Internist bei H. W. Knipping, dem bekannten Kölner Funktionsdiagnostiker, die ersten arbeitsmedizinischen und arbeitstoxikologischen Erfahrungen sammeln konnte. Weichardt kam vom Hygieneinstitut der Universität Mainz, wo er unter Klieve seit den 50er Jahren im Lehrauftrag arbeitsmedizinische Vorlesungen hielt. Weichardt war seit 1951 zugleich Leiter der Gewerbehygienischen Abteilung der Farbwerke Hoechst AG und damit mitverantwortlich für die Gewerbetoxikologie dieses großen chemischen Unternehmens (siehe Abschnitt: Die Gewerbetoxikologie und der fabrikärztliche Dienst in Deutschland).

In den folgenden 10 Jahren erhielten sodann fast alle Universitäten der Bundesrepublik arbeitsmedizinische Lehrstühle. Ihr Aufbau und Ausbau verliefen langsam mit unterschiedlichen Schwerpunkten je nach Forschungsrichtung der Lehrstuhlinhaber. Die Arbeitstoxikologie wurde jedoch in den neugegründeten Lehrstühlen und Instituten meist mit etabliert. In der „Denkschrift zur Lage der Arbeitsmedizin und der Ergonomie in der Bundesrepublik Deutschland" [83] erläuterte eine Kommission der Deutschen Forschungsgemeinschaft Mitte der 70er Jahre im einzelnen die Situation der arbeitsmedizinischen Forschungsvoraussetzungen an den Universitäten der Bundesrepublik, ihre Schwerpunktbildungen in den Instituten, ihre Aus-

Tabelle 6.1.
Schwerpunkte der Institute für Arbeitsmedizin
in der Bundesrepublik Deutschland im Jahre 1975

Schwerpunkt	Anzahl der Institute [n]
Arbeitsphysiologie	7
Arbeitshygiene	3
Arbeitstoxikologie	11
Klinische Arbeitsmedizin	9
Arbeitsmedizinische Epidemiologie	6
Arbeitspsychologie	2
Psychosomatische Arbeitsmedizin	1

stattung mit noch vielen Einzelfragen und Forderungsvorschlägen. Zum Zeitpunkt dieser Erhebung (1975) gab es in der Bundesrepublik Deutschland 22 Professuren mit Leitungsfunktionen in Instituten für Arbeitsmedizin beziehungsweise Arbeitsphysiologie an 19 Universitäten.

Aus der Tabelle 6.1 wird deutlich, daß die „Arbeitstoxikologie" als Schwerpunkt in den meisten arbeitsmedizinischen Hochschulinstituten der BRD seit den 70er Jahren vertreten ist.

Die Gewerbetoxikologie und der fabrikärztliche Dienst in Deutschland

Schon im vergangenen Jahrhundert waren in den Industrieländern Ärzte als sogenannte Fabrikärzte tätig. Sie wurden noch ohne gesetzliche Regelung von verantwortungsbewußten Unternehmern eingestellt. Verständlicherweise waren es zunächst die großen chemischen Betriebe, die sich besonders intensiv um die ärztliche Versorgung ihrer Betriebsangehörigen bemühten, denn gerade die gewerbetoxikologischen Schäden waren dort anfangs recht erheblich, Todesfälle durch Vergiftungen waren keine Seltenheit.

In Deutschland wurde 1866 Dr. Knaps als erster Werksarzt bei der Badischen Anilin- und Soda-Fabrik (BASF) in Ludwigshafen eingestellt, ein Jahr nach deren Gründung. Er hatte anfangs 135 Mitarbeiter zu betreuen. Schon 3 Jahre später folgte der erste Werksarzt bei den Farbwerken Meister Lucius und Brüning in Höchst, Dr. Grandhomme, und im Jahre 1899 wurde Dr. Floret bei der Fa. Bayer Leverkusen als Betriebsarzt eingestellt. Die Tätigkeit der ersten Werksärzte beschränkte sich nicht nur auf „Erste Hilfe" bei Erkrankungen und Unfällen, sondern galt auch schon der Früherkennung toxischer Gesundheitsschäden, denn die biologischen Eigenschaften vieler chemischer Produkte waren zum Teil noch unbekannt. Den Fabrikleitungen war es ein besonderes Anliegen, ihre Mitarbeiter vor den noch nicht bekannten toxischen Gefahren zu schützen und ärztlich zu betreuen.

Schon nach 4 Jahren folgte bei der BASF als Nachfolger der Werksarzt Dr. Ney (1871–1886); die Belegschaft betrug damals schon 600 Mann, im Jahre 1880 waren es bereits 1960 Mitarbeiter.

Bereits die ersten handschriftlichen Jahresberichte dieses Arztes enthalten Berichte über Betriebsbegehungen und gewerbetoxikologische Beobachtungen. Es wurden in der damals noch jungen BASF, wie der Name schon sagt, unter anderem Anilin und Soda hergestellt. Bei den an sich einfachen Arbeitsmethoden — die Herstellung von Soda erfolgte nach dem damals üblichen Leblanc-Verfahren — mußten schwere körperliche Arbeiten vor heißen Schmelzöfen ausgeführt werden, und auch beim Abtransport des Schwefelbrands waren die Arbeiter starken Belästigungen (Dämpfen) ausgesetzt. Bei der Fabrikation von Anilin kamen die Arbeiter mit aromatischen Kohlenwasserstoffen der Benzolreihe sowie mit Nitroverbindungen, Salpetersäure und den durch Reduktion gewonnenen aromatischen Basen in Kontakt. In den folgenden Jahren zwischen 1890 und 1920 wurden vornehmlich auch Farben aus Steinkohlenteer hergestellt. Die Erzeugnisse umfaßten das gesamte Gebiet der künstlichen organischen Farbstoffe einschl. sämtlicher Hilfs- und Zwischenprodukte. Unter ihnen hatten Benzidin und β-Naphthylamin besondere arbeitstoxikologische Bedeutung erlangt, deren Tragweite infolge der lästigen Stäube und Dämpfe jedoch noch unbekannt war. (Arbeiten mit Chromverbindungen bildeten einen weiteren wichtigen toxischen Fabrikationszweig.) Bei der Produktion von Fuchsin — durch Oxidation eines Anilin-Toluidin-Gemischs mit Arsensäure — waren, besonders bei der Aufarbeitung der Schmelzen, viele manuelle Verrichtungen notwendig. Besondere Beachtung galt der giftigen Arsensäure. Eingehende Schilderungen aus diesem Zeitalter der ersten Werksarztpioniere und ihrer Tätigkeit sind nach alten Unterlagen den Ausführungen des früheren arbeitsmedizinischen Direktors der BASF, Thiess, zu entnehmen [107].

Als Dr. Westhoven — in Nachfolge von Dr. Ney — Werksarzt (1887–1926) wurde, hatte die BASF bereits 3596 Mitarbeiter. Das Herstellungsprogramm hatte sich inzwischen ständig erweitert. Aus den ärztlichen Jahresberichten seien nur einige gewerbetoxikologische Fakten herausgegriffen: Die Produktion von Chlorkohlenwasserstoffen und Phosgen war hinzugekommen. Nach der Jahrhundertwende vollzog sich bei der BASF die technische Entwicklung der ersten katalytischen Hochdrucksynthese von Ammoniak aus Stickstoff und Wasserstoff nach dem Haber-Bosch-Verfahren. Sie war die Voraussetzung für die Herstellung synthetischer Stickstoffdüngemittel. Die Indigosynthese erforderte von 1909 an Arbeiten mit dem giftigen Äthylenoxid und später mit Blausäure. Aus Äthylenchlorhydrin wurde Äthylenoxid und später das heimtückische Epichlorhydrin gewonnen.

Am 1. August 1908 wurde in der Ärztlichen Abteilung der BASF eine spezielle Einrichtung, das heißt, eine Arbeitsgruppe gegründet, die sich vorwiegend mit Gewerbehygiene und gewerbetoxikologischen Fragen befaßte. Die Aufgaben dieses 1. „Gewerbehygienisch-toxikologischen Instituts" der chemischen Fabriken Deutschlands bestanden zunächst aus der Sammlung und Sichtung spezieller Literatur über Unfallgefahren, aus der physiologischen Beurteilung von Arbeitszeit, aus der Feststellung des Ermüdungseintritts und dem Studium des Schichtproblems. Als erster Gewerbehygieniker hatte Dr. Gerbis eine „Giftkartei" erstellt und mit der Erste-Hilfe-Ausbildung bei der Feuerwehr begonnen.

Einen umfassenden Einblick in die werkärztliche Tätigkeit und in die gewerbetoxikologischen Probleme der damaligen Zeit geben die Berichte von Franz Koelsch, der als Königlicher Gewerbearzt von Bayern, zu dem vor dem 2. Weltkrieg auch noch die Pfalz gehörte, die BASF viele Jahre lang mit zu betreuen hatte. Die 1. Aufzeichnung von Koelsch aus dem Jahre 1909 beinhaltet einen Bericht über die Besichtigung des Anilinbetriebs mit dem damaligen Werksarzt Dr. Westhoven. Ich folge wörtlich den handschriftlichen Aufzeichnungen Koelschs: *„Revision des Anilinbetriebes, ca. 15 Arbeiter. Der gewöhnliche Betrieb dürfte ziemlich ungefährlich sein, nachdem die einzelnen Materialien in geschlossenen Röhrensystemen zirkulieren und die Reaktionen in dichten Behältern vor sich gehen. Bei Betriebsstörungen werden sich jedoch Gesundheitsschäden nicht vermeiden lassen."* [106]. Über eine Besichtigung im Chlorbetrieb schrieb F. Koelsch in dem gleichen Bericht vom 20. Oktober 1909: *„Chlorbetrieb, ca. 30 Arbeiter. Darstellung von Chlor durch Elektrolyse aus Kochsalzlösung. Die wiederholte Beobachtung von hartnäckiger sogenannter Chlorakne gab Veranlassung, der Ursache des lästigen Leidens nachzuspüren. Wahrscheinlich dürfte die Erkrankung auf die Einwirkung sogenannter chlorierter Phenole zurückzuführen sein, welche aus dem Anstrich der Kohlenelektroden mit Steinkohlenteer entstehen. Bei Ersatz des Steinkohlenteers durch Holzteer sollen diese Schädigungen nicht vorkommen."*

Am 30. August 1910 besuchte Prof. Koelsch den Chromatbetrieb und schrieb darüber: *„Badische Anilin-Fabrik, Chromatbetrieb, 77 Arbeiter. Eine Staubbildung findet nur statt beim Mahlen des Chromeisensteins. Im übrigen Betrieb findet sich Chrom nur in flüssiger und breiiger Konsistenz. Laut Krankenbuch hatten von 77 Arbeitern 55 Nasenveränderungen, und zwar je ca. die Hälfte einfache Geschwüre an der Nasenscheidewand oder Perforationen. . . . Zwei Arbeiter wurden persönlich mit Nasenspiegel untersucht . . . Über die eigentlichen Ursachen der Chromgeschwüre sind die Anschauungen noch nicht völlig geklärt. . . . Innere Chromerkrankungen wurden nie beobachtet. . . . Im übrigen sei auf die in nächster Zeit erscheinende Monographie über Chromschädigungen (von Lehmann, Würzburg, in Verbindung mit dem Frankfurter Institut für Gewerbehygiene) hingewiesen."*

Vier Jahre später, 1914, fielen dem BASF-Werksarzt Dr. Pfeil (einem späteren Mitarbeitern von Dr. Westhoven) die ersten Chromatlungenkrebse auf. Koelsch hatte nicht an einen beruflichen Zusammenhang geglaubt. Der Verdacht von Pfeil wurde 1928 durch Hanser bestätigt. Von 16 Lungenkrebsen, die in der Zeit von 1921 bis 1928 zur Sektion kamen, stammten 5 Fälle aus dem Chromatbetrieb [106].

Gewerbetoxikologische Probleme der chemischen Großindustrie Deutschlands von 1920 bis in die Gegenwart

In den Jahren 1920 bis 1945 führte die Weiterentwicklung der Hochdrucktechnik, deren Schöpfer, Carl Bosch, mit dem Nobelpreis ausgezeichnet wurde, auch zur großtechnischen Synthese des Methanols. Die Fabrikation von synthetischem Harnstoff wurde aufgenommen, und Versuchsarbeiten zur Kohle- und Ölhydrierung waren erfolgreich. Mit der Herstellung von Alkylnaphthalin-Sulfosäure-Natrium-Salzen, bekannt als Nekal, war die BASF bahnbrechend auf dem Gebiet der synthetischen Wasch- und Textilhilfsmittel.

1928 begannen die Arbeiten über katalytische Reaktionen des Azetylens unter Druck. Als „Reppe-Chemie" weltbekannt, ermöglichten es diese Arbeiten, aus einfachen Bausteinen komplizierte organische Verbindungen herzustellen, die zur technischen Vinylierung, Karbonylierung, Zyklisierung und somit zu wichtigen Ausgangsstoffen für die Kunststoffherstellung führten.

1938 stellte die BASF Caprolaktam und AH-Salz (adipinsaures Hexamethylendiamin) als Ausgangsprodukte für Polyamide, zum Beispiel Perlon, her.

Ohne eine gleichlaufende gewerbetoxikologische Forschung in Zusammenarbeit mit Chemikern, Technikern, Toxikologen und nicht zuletzt Ärzten wäre diese imposante Entwicklung unseres Industriezeitalters seit Beginn des 20. Jahrhunderts nicht möglich gewesen.

1927 beschloß die Berufsgenossenschaft der chemischen Industrie auf Vorschlag der BASF, im Städtischen Krankenhaus Ludwigshafen ein gewerbetoxikologisches Institut zur Erforschung und Behandlung von Berufskrankheiten zu errichten. Die Hauptaufgabe dieses von Koetzing geleiteten Instituts sollte es sein, praktische Therapie bei Berufskrankheiten zu betreiben, aber auch die Prophylaxe von Berufskrankheiten und sonstigen gewerbetoxikologischen Schäden zu vervollkommnen. Veröffentlichungen über Harnblasenkarzinome, Nickelkarbonylvergiftungen, chronische Arsenintoxikationen, Kohlenoxidvergiftungen, akute Chloranilinintoxikationen berichten über die Tätigkeit in diesem gewerbetoxikologischen Institut. Neben der Abteilung für Gewerbekrankheiten in Berlin unter der Leitung von E. W. Baader war diese Station ein weiterer gewerbemedizinisch-gewerbetoxikologischer Schwerpunkt in Deutschland.

Ähnlich wie bei der BASF entwickelte sich seit dem Ende des 19. Jahrhunderts auch in den Höchster Farbwerken sowie bei der Firma Bayer Leverkusen die chemische Industrie zu ungeahnten Ausmaßen und brachte für die Arbeiter ähnliche gewerbetoxikologische Probleme. In einer Monographie des damaligen Werksarztes Dr. Grandhomme über „Die Theerfarben-Fabriken der Actien-Gesellschaft Farbwerke vorm. Meister Lucius & Brüning zu Höchst a. M. in sanitärer und socialer Beziehung" (Grandhomme 1883) beschreibt der Autor mit erstaunlicher Umsicht und präzisen Angaben die Entstehung der Betriebe, die Fabrikation der Produkte und die gesundheitlichen Einwirkungen beim Umgang mit den Rohstoffen (unter anderem Benzol, Anthracen), den Zwischenprodukten, die Gefahren bei der Herstellung vor allem der Anilin- und Resorcinfarben, der Naphtholfarben und der Alizarinfarben. Seine Beobachtungen an den Arbeitsplätzen, bei dem Auftreten der Vergiftungsbilder (Anilismus etc.) waren Wegweiser für weitere gewerbetoxikologische Maßnahmen, für Tierversuche, für Vorsorgeuntersuchungen der Arbeiter und für eingehende Betriebshygiene. Es ist lohnend, Näheres in dieser Monographie im Original nachzulesen. [30]

Der Schwerpunkt der Gewerbetoxikologie lag auch nach dem 2. Weltkrieg bei der chemischen Großindustrie.

Nach dem Wiederaufbau der großen chemischen Werke wurden die vor dem Krieg begonnenen Arbeiten, die unter anderem schon für die Gewinnung von Ausgangsmaterialien vieler Kunststoffe und synthetischer Fasern bahnbrechend waren, erfolgreich fortgeführt. Eine Voraussetzung für die Großproduktion dieser Kunststoffe war die Umstellung der Rohstoffgrundlage von Kohle auf Erdöl. Parallel zur Kunststoffproduktion wurde die Farbstoffherstellung modernisiert und weitere Farbstoffsortimente entwickelt. Neue Produkte (Düngemittel, Pflanzenschutzmittel etc.) kamen dem Endverbraucher zugute. Aber auch die Gewerbetoxikologie, in ständiger Zusammenarbeit von Ärzten, Toxikologen, Technikern, Sicherheitsingenieuren bei vermehrtem Arbeitsschutz, stand nicht still.

In den Jahren 1947 bis 1949 entwickelte Dr. Roßmann, BASF, die Ultrarotabsorptionsmethode zur quantitativen Bestimmung von Kohlenmonoxid im Blut und veröffentlichte 1952 zusammen mit Grill eine Arbeit über „Vergiftung nach Einatmung von Dimethylsulfat". Roßmann konnte zeigen, daß – obwohl der Siedepunkt von Dimethylsulfat bei 188° liegt – die Dämpfe der Substanz sich schon bei –4°C in so hoher Konzentration anreichern können, daß sie Anlaß zu Vergiftungen sein konnten.

Auf Anregung des Werkarztes Dr. Hilgenfeldt, BASF, erfolgte 1957 die wissenschaftliche Erfassung sämtlicher seit 1912 in der BASF aufgetretenen Lungenkarzinome sowie die Registrierung aller Erkrankungen des Respirationstrakts.

Reiche gewerbetoxikologische Kenntnisse konnten aus dem Unfallgeschehen vornehmlich bei Vergiftungen durch Äthylenoxid, Äthylenimin, chlorierte Naphthaline, Phosgen, Nickelkarbonyl etc. gesammelt werden.

Eine erfolgreiche, fruchtbare Zusammenarbeit ergab sich auch in den Nachkriegsjahren zwischen den Medizinisch-biologischen Forschungslaboratorien der BASF und den werksärztlichen Abteilungen der chemischen Industrie bei der Überprüfung der zahlreichen Verbindungen in der Kunststoffherstellung, vor allem den Monomeren, Katalysatoren, Stabilisatoren, Aktivatoren, den Isocyanaten, Epoxyharzen, Vinylcarbazol, chlorierten Naphthalinen, bei der Vielzahl von aliphatischen und aromatischen Nitrilen und den Lösungsmitteln, wie Tetrahydrofuran und Dimethylformamid.

Die BASF war eines der ersten Werke der chemischen Großindustrie, die ihre Produkte zum Schutze von Hersteller, Verarbeiter und Verbraucher auf etwaige gesundheitsschädigende Eigenschaften im Rahmen der eigenen gewerbetoxikologischen Untersuchungsstelle innerhalb des Werks auch tierexperimentell überprüften. Mit dieser Aufgabe waren Dr. med. H. Engel von 1914 bis 1920, dann Dr. H. Brückner als Leiter des Gewerbehygienischen Laboratoriums beauftragt. Beide traten später in das Reichsgesundheitsamt über. Nachfolger war seit 1926 in Ludwigshafen Dr. E. Groß. Er baute das Laboratorium so vorbildlich aus, daß es, 1932 nach Elberfeld verlegt, zum Gewerbehygienischen IG-Laboratorium für sämtliche angeschlossene Werke wurde. Nach Auflösung der IG Farben 1945 haben die einzelnen chemischen Großunternehmen im Bewußtsein ihrer Verantwortung gegenüber Produzent und Konsument wieder ihre eigenen gewerbetoxikologischen Abteilungen errichtet.

Auch bei der Hoechst AG ging in den Nachkriegsjahren die Entwicklung der arbeitsmedizinischen Toxikologie und der Gewerbehygiene zügig voran. Im Jahre 1951 wurde in Hoechst eine eigene gewerbehygienische Abteilung neu gegründet. Als Leiter wurde der Arbeitsmediziner H. Weichardt berufen, der sodann nach jahrelanger praktischer gewerbehygienisch-gewerbetoxikologischer Betriebserfahrung bei der Hoechst AG 1965 erster arbeitsmedizinischer Lehrstuhlinhaber an der Universität Tübingen wurde (vgl. Abschnitt „Entwicklung an den deutschen Hochschulen").

Bayer Leverkusen berief ebenso in der Nachkriegszeit einen eigenen Gewerbetoxikologen, Dr. Ehrlicher.

Internationale arbeitsmedizinisch-arbeitstoxikologische Zusammenarbeit

Unter den Chefärzten der drei großen Chemieunternehmen BASF, Hoechst und Bayer Leverkusen wurde 1958 die „Ständige Konferenz der Werksärzte der chemischen Industrie" gegründet, auf der seitdem regelmäßig ärztliche und toxikologischen Erfahrungen mit den Sicherheitsingenieuren, Chemikern und Toxikologen der Betriebe auf Sitzungen und Symposien zur Prophylaxe und Gesunderhaltung der Betriebsangehörigen ausgetauscht werden.

Mehr und mehr wurde nach Kriegsende 1945 aber auch der internationale Erfahrungsaustausch gepflegt. Dank der Schaffenskraft und Umsicht von A.M. Thiess, ehemaliger leitender Werksarzt der BASF, wurde 1972 „Medichem" ins Leben gerufen (Mediziner International Chemie). Diese internationale Verbindung von Werksärzten und Toxikologen vorwiegend aus der chemischen Industrie wurde als wissenschaftliches Komitee der 1907 gegründeten Permanent Commission and International Association on Occupational Health beigeordnet. Der Permanent Commission gehören mehrere Komitees mit überwiegend gewerbetoxikologischen Aufgaben aus der gesamten chemischen Industrie mit Fachvertretern der ganzen Welt an.

Meist zusammen mit der Permanent Commission werden von Medichem in aller Welt Kongresse durchgeführt, auf denen aktuelle Probleme meist gewerbetoxikologischen Inhalts diskutiert werden. Es würde hier den Rahmen sprengen die internationale Zusammenarbeit mit den vielen anderen Organisationen (WHO, ILO, EG, NIOSH) darzustellen, die auf gewerbetoxikologischem Gebiet wesentliche Beiträge leisten.

Die besondere Bedeutung der Deutschen Forschungsgemeinschaft (DFG) in der Geschichte der Gewerbetoxikologie

Die MAK-Werte in der Bundesrepublik Deutschland

So, wie wir K. B. Lehmann und F. Flury bis zu Beginn des 2. Weltkriegs die ersten unbedenklichen Grenzwerte für toxische Arbeitsstoffe verdanken, gab es auch in den Vereinigten Staaten unter dem Druck einer sich rasch entwickelnden chemischen Produktion und anderer Technologien gleichartige Bestrebungen. Sie fanden seit dem Beginn der 40er Jahre in einer umfänglichen, ständig erweiterten Liste von Grenzwerten, später auch „Threshold Limit Values (TLV)" genannt, ihren Niederschlag. Als Empfehlung der „American Conference of Governmental Industrial Hygienists" gewannen sie bald nationale und auch internationale Verbreitung [108].

In Deutschland unternahm der Gewerbetoxikologe H. Oettel im Jahre 1953 erstmals den Versuch, eine europäische Liste ähnlichen Formats aufzustellen. Er empfahl, sie als „Maximale Arbeitsplatz-Konzentrations-Liste" (MAK-Werte) zur Anerkennung zu bringen [73].

Die Deutsche Forschungsgemeinschaft gründete daraufhin im Jahre 1955 zur Abdeckung nationaler Bedürfnisse der MAK-Werte die Senatskomission zur Prüfung gesundheitsschädlicher Arbeitsstoffe.

Unter der Leitung von W. Neumann (1955–1965), danach von G. Hecht (1965–1968) übernahm die DFG zunächst die US-amerikanische TLV-Liste; nur in wenigen Positionen wurden abweichende, auf besonderer eigener Erfahrung begründete Werte aufgeführt [75].

Im Jahre 1969 wurde die Senatskommission zur Prüfung gesundheitsschädlicher Arbeitsstoffe unter Leitung von D. Henschler umorganisiert. Die Aufstellung und Veröffentlichung von MAK-Werten geschieht seither in eigener Regie. Definiert wurde der MAK-Wert als „die höchstzulässige Konzentration eines Arbeitsstoffs als Gas, Dampf oder Schwebstoff in der Luft am Arbeitsplatz, die nach dem gegenwärtigen Stand der Kenntnis auch bei wiederholter und langfristiger, in der Regel täglich achtstündiger Exposition . . . im allgemeinen die Gesundheit der Beschäftigten und deren Nachkommen nicht beeinträchtigt und diese nicht unangemessen belästigt". Die Liste wird seit 1969 regelmäßig in jährlichen Abständen von der Kommission überarbeitet und neu herausgegeben. Betriebsorganisationen, Behörden und die breite Öffentlichkeit werden zur Einbringung von Vorschlägen für die Stoffbearbeitung aufgefordert. Die in die Kommission eingebrachten Probleme und Vorschläge werden von einzelnen Arbeitsgruppen der Kommission (Analytische Chemie, Hautschädigungen, Aufstellung von Grenzwerten in biologischem Material, Berufskrebs etc.) bearbeitet. Alle MAK-Werte oder sonstigen Einstufungen von Arbeitsstoffen werden ausführlich wissenschaftlich begründet. Dazu dient die Monographiensammlung „Toxikologisch-arbeitsmedizinische Begründung von MAK-Werten", die in laufenden Nachlieferungsergänzungen auf dem neuesten Stand gehalten wird (jährliche Lieferungen in einer Ringbuchsammlung, Henschler seit 1972) [38].

Mit dem beim Bundesminister für Arbeit und Sozialordnung eingerichteten „Ausschuß für gefährliche Arbeitsstoffe" (AgA) besteht seit 1972 eine Absprache über zweckmäßige Arbeitsteilung. Die Arbeitsergebnisse der Senatskommission dienen, wie die anderer Kommissionen der DFG, als Empfehlung unter anderem der Beratung des Gesetzgebers bei der Lösung gesundheitspolitischer Fragen. Das Bundesarbeitsministerium veröffentlicht die MAK-Wertliste regelmäßig im Bundesarbeitsblatt.

Eingehende Informationen über die Arbeitsweise der Senatskommission zur Prüfung gesundheitsschädlicher Arbeitsstoffe (Henschler), über Kriterien der Aufstellung von MAK-Werten (Norpoth), über Grenzwerte in biologischem Material (Lehnert), analytische Kontrolle von Grenzwerten (Angerer/Drope), offene Probleme und Lösungsmöglichkeiten zur Risikoabschätzung bei gesundheitsschädlichen Arbeitsstoffen (Henschler), Umsetzung von MAK-Werten in der betrieblichen Praxis: Ausschuß für gefährliche Arbeitsstoffe beim Bundesministerium für Arbeit und Sozialordnung (Schäfer) sind in der Festschrift zum 25jährigen Bestehen der Senatskommission zur Prüfung gesundheitsschädlicher Arbeitsstoffe der DFG sowie aus der MAK-Wertliste selbst zu entnehmen (Wissenschaftliche Grundlagen [123])

Toxikologie der Arbeitsstoffe

Dem aufmerksamen Beobachter der jüngsten Entwicklung der Gewerbetoxikologie und der Arbeitsmedizin wird nicht entgangen sein, daß sich das Schwergewicht der arbeitsbedingten Krankheiten „verschoben" hat, das heißt, bei gewissen Erkrankungen ist ein Wandel im Erscheinungsbild festzustellen, ähnlich wie bei den Infektionskrankheiten.

Beherrschten noch vor 40 Jahren die Schädigungen durch die sog. klassischen Metallvergiftungen, durch Quarz und Amine die Diskussion der Gewerbeärzte, so treten seit den letzten Jahrzehnten infolge der stürmischen „Chemisierung" und Technisierung unserer Wirtschaft vermehrt die Lösungsmittel verschiedenster Herkunft und andere neuentwickelte chemische Agentien (zum Beispiel in der Kunststoffindustrie) als Noxe stark in den Vordergrund. Im wesentlichen bleiben es aber bis in die Gegenwart noch immer 6 Gruppen von Arbeitsstoffen, die hinsichtlich der Gewerbetoxikologie eine besondere Stellung einnehmen und für den Werktätigen – nicht nur in der chemischen Industrie – eine mögliche Gefährdung bedeuten (gewisse Übergänge sind bei dieser Einteilung unvermeidbar):

1) In die 1. Kategorie von Arbeitsstoffen, auf die wir gewerbetoxikologisch seit eh und je unser besonderes Augenmerk richten mußten, gehören gewisse Metalle und ihre Verbindungen. Meist über die Atemwege gelangen sie in den Organismus.

2) Die 2. Gruppe unter den Arbeitsstoffen bilden zum Teil hochwirksame Gase, Dämpfe und toxische Stäube, die meist durch Inhalation (vor allem als Lungenreizstoffe) in den Körper aufgenommen werden. Sie können zu asthmatischen Erscheinungen, zu Lungenemphysem, Lungenödem oder zu schwersten Verätzungen u. a. der Atemwege führen. Es handelt sich größtenteils um Ausgangs- und Zwischenprodukte, die z. B. bei der Herstellung von Pharmazeutika und Farbstoffen eine wichtige Rolle spielen und daher gewerbetoxikologisch besonders zu beachten sind.

3) An 3. Stelle ist in den letzten Jahrzehnten die große Gruppe der Kunststoffe – Kunstlacke – Kunstharze getreten, deren Monomere und Zusatzstoffe gewerbetoxikologisch noch manche Probleme aufwerfen.

4) Eine weitere Gruppe bilden zahlreiche Lösungsmittel, die vor allem chronisch sehr unterschiedlich auf die einzelnen Organe einwirken. Wo immer möglich, ist man deshalb bestrebt, derartige gefährliche Arbeitsstoffe durch weniger reaktive Stoffe zu ersetzen.

5) Zur 5. Gruppe gehören die hautschädigenden Arbeitsstoffe, bei deren geschichtlicher Betrachtung seit Jahrzehnten vor allem der Wandel der Schadstoffe in den einzelnen Berufszweigen auffällt. Die unterschiedlichen Noxen, die zur Entstehung des Gewerbeekzems führen, sind gewerbetoxikologisch oft nur schwer zu ermitteln.

6) Schließlich seien die karzinogenen und teratogenen Stoffe genannt, über deren Historie an anderer Stelle des Handbuchs ausführlich berichtet wird.

Im folgenden sollen aus diesen Gruppen einige typische Arbeitsstoffe und ihre Krankheitsbilder erörtert werden, die historisch und gewerbetoxikologisch von besonderem Interesse sind. Es kann sich bei der Vielzahl der Stoffe beispielhaft nur um Teilaspekte handeln.

Metalle und ihre Verbindungen

Blei

Aus der großen Zahl der Schwer- und Leichtmetalle sei als Beispiel das Blei genannt, das heute bei historischer Rückschau geradezu als Paradefall in der gewerbetoxikologischen Prävention zu betrachten ist.

Die Bleivergiftung ist die älteste Berufskrankheit. Ebenso alt sind aber auch die Bemühungen, diesen Vergiftungen wirksam zu begegnen, wie zahlreiche Dokumentationen belegen. So werden bereits — wie eingangs erwähnt — in der Monographie von G. Agricola (1556) „De re metallica" [1] die Toxikologie und Prävention einer Bleikrankheit in Wort und Bild deutlich herausgestellt. Der Autor zeigt in seiner Monographie den Ofenraum einer Bleihütte, in dem ein Hüttenarbeiter Butter zu sich nimmt, die als ein Spezialmittel gegen die giftigen Bleidämpfe des Schmelzofens galt (Abb. 6.4). Im späten Mittelalter waren die charakteristischen Symptome der chronischen Bleivergiftung bei Erzbergleuten bekannt: Darmkoliken, Schwäche, blasses Aussehen. Das Krankheitsbild wurde Colica Pictonum genannt, nach dem lateinischen Namen von Poitier, weil man in dieser Gegend 1616 eine merkwürdige Intoxikation beobachtet hatte, die auf eine Vergiftung durch Bleizucker, welchen man dem sauren Wein zur Süßung beigefügt hatte, zurückgeführt wurde. In England tauchte das gleiche Bleiproblem auf, als 1769 durch J. Wedgwood (1739–1795) die berühmte Keramikmanufaktur errichtet wurde, wobei in großem Ausmaße bleihaltige Glasierungen verwandt wurden. Der englische Arzt R. Charleton (1710–1789) wies 1774 erstmals darauf hin, daß 6 Menschen paralytisch wurden, weil sie Apfelwein aus Steingutgefäßen tranken, die innen glasiert waren. Allmählich stellte man fest, daß Blei leicht in sauren Getränken löslich werden kann und somit nicht nur eine Versetzung des Weins mit Bleizucker, sondern allein schon das Trinken aus mit Bleiglasur versehenen Keramikgefäßen zu Intoxikationen führen kann. Nicht nur Bergleute und Weintrinker, sondern auch Maler, die Bleifarben zu benutzen pflegten und ihre Pinsel in der Regel mit den Lippen anfeuchteten, wurden von diesen Koliken ergriffen. In England nannte man sie „Devonshire-Kolik" und erkannte ihre Gemeinsamkeit mit dem Krankheitsbild der „Colica Pictonum" der Franzosen und der in Deutschland schon seit langem bekannten „Hüttenkatze". Der englische Arzt am St. Thomas Hospital in London, H. Burton (1799–1849) war es, der zwischen 1834 und 1840 die entscheidende Beobachtung machte, daß Patienten, die sehr lange Bleiweiß, das heißt Bleioxyd, zur Behandlung von Hämatemesis und Hämoptoen erhalten hatten, eine dunkle Linie im Gaumen und Zahnfleisch zeigten, die als diagnostisches Zeichen, als Bleisaum, nach Burton benannt wird.

Wesentliche Bereicherungen in der Erforschung der Bleivergiftung verdanken wir aber erst dem französischen Arzt und Pionier der Gewerbemedizin L.T. Tanquerel des Planches (1810–1862), der aufgrund seiner jahrelangen Untersuchungen im „Saal St. Louis" der Pariser Charité als Begründer der Lehre von der Schwermetallvergiftung und als Klassiker der Gewerbetoxikologie angesehen wird. Denn über das eigentliche Gebiet der Bleierkrankungen hinaus — er umriß auch die noch heute gültige Arthralgia saturnina, die Encephalopathia saturnina und die verschiedenen Lähmungstypen als besondere Erscheinungsformen der Bleiintoxikation — ver-

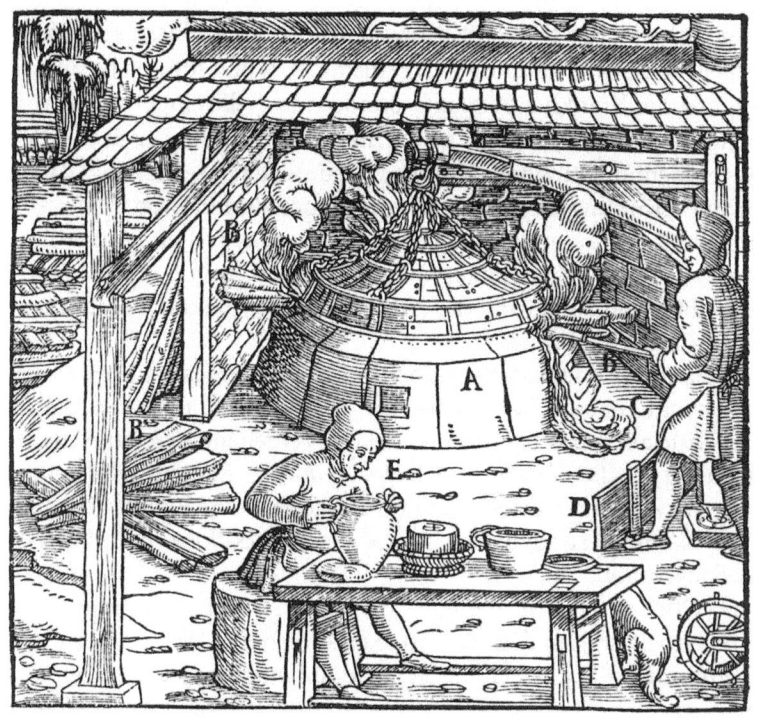

Abb. 6.4
Ofenraum einer Bleihütte. Genuß von Butter zum Schutz gegen entweichende Bleidämpfe beim Schmelzen von Silberblei **A** Ofen, **B** Holzscheite, **C** Silberglätte, **D** Blech. Ein hungriger Meister ißt Butter, damit das Gift, welches der Herd ausatmet, ihm nicht schadet; denn sie ist ein Spezialmittel dagegen (**E**.)

suchte er, aus den ungefähr 2200 Beobachtungen (unter anderem Maler, Töpfer, Schriftsetzer, Arbeiter der Bleiweißfabriken) bestimmte Schlüsse zu ziehen auf die „Einführungswege des Bleis in den Organismus", wozu ihm nicht nur die minutiöse Verfolgung des Krankheitsverlaufs, sondern auch die eingehende Prüfung des Sektionsbefunds diente. Die dabei gemachten Erfahrungen ließen ihn denn auch aus damaliger Sicht die rationelle Therapie und die entsprechenden Vorkehrungsmaßregeln zur Verhütung weiterer Bleivergiftungen finden (Abb. 6.5).

Noch um die Jahrhundertwende galten als die klassischen Bleiberufe Drucker und Anstreicher, Tätigkeiten, die heute durch Umschichtung und Eliminierung giftiger Arbeitsstoffe und Sanierung der Arbeitsprozesse praktisch nicht mehr bleigefährdet sind (s. Kap. Lösemittel).

In seinem Handbuch der Gewerbekrankheiten aus dem Jahre 1898 bringt T. Sommerfeld eine recht genaue Aufschlüsselung und Darstellung der Arbeitsprozesse vor allem im Druckereibetrieb mit den sich daraus ergebenden spezifischen Gesundheitsbelastungen für die einzelnen Arbeitskategorien. Ergänzt wird seine Darstellung durch Auswertung verschiedener Morbiditäts- und Mortalitätsstatistiken, wobei er damals die besondere Bedeutung der Tuberkulose- und Bleierkrankung der Drucker hervorhob.

J. Kaupp (1902) beschreibt ebenfalls die noch schlechte Gesundheitslage der Arbeiter und Arbeiterinnen des Buchdruckergewerbes in Wien in der 2. Hälfte des vorigen Jahrhunderts [51]. Er schlüsselt seine Abhandlung nach einzelnen Arbeitsrichtungen (Setzer, Drucker, Stereotypeure, Schriftgießer) auf. Auch er weist auf die überdurchschnittlich hohe Zahl der Bleivergiftungen und Tuberkuloseerkrankungen hin. Drastisch berichtet er vor allem über den Gesundheitszustand in den Schriftgießereien. Ähnliche Verhältnisse bei Druckern und Schriftgießern erfahren wir in dem Handbuch der Arbeiterkrankheiten von T. Weyl, erschienen in Jena 1908 aus der Feder von R. Silberstein [93] sowie aus einer Arbeit von M. Hahn [34] über die Gesundheitsverhältnisse im polygraphischen Gewerbe Deutschlands mit besondererBerücksichtigung der Bleivergiftung. Nach Auswertung der Statistiken aus Dresden, München, Berlin und Stuttgart zwischen 1901 und 1907 kommt Hahn in seinem Bericht an die „Internationale Vereinigung für gesetzlichen Arbeitsschutz" zu dem Ergebnis, daß die Erkrankungsziffern der männlichen Angehörigen des polygraphischen Gewerbes bei der Bleivergiftung (in Prozenten der Gesamterkrankungen) 4- bis 7mal höher seien als bei den übrigen Mitgliedern der Allgemeinen Ortskrankenkassen. Etwa 60–90% der Vergiftungen entfallen dabei seiner Schätzung nach auf die Schriftgießer.

In den Arbeitsbereichen, in denen der höchste Prozentsatz an Bleierkrankungen besteht, wie bei Setzern, Gießern, fanden sich auch die meisten Tuberkulosetodesfälle. Hahn kam zu der Annahme, daß die höhere Neigung der Buchdrucker zur Tuberkulose mit der Einwirkung des Bleis in Zusammenhang zu bringen ist.

Mit zunehmendem zivilisatorischen und technischen Fortschritt hatten sich indessen seit der Jahrhundertwende die Einsatzbereiche des Schwermetalls Blei erheblich gewandelt. Beispielhaft für die heute noch ungewöhnlich große Zahl bleigefährdeter Tätigkeiten sei hier nur erwähnt: das Verhütten von bleihaltigen Erzen, das Raffinieren von Blei, das Einschmelzen von bleihaltigen Altmaterialien, das Sieben und Abwiegen von Bleipulvern, die Bearbeitung bleihaltiger oder bleibeschich-

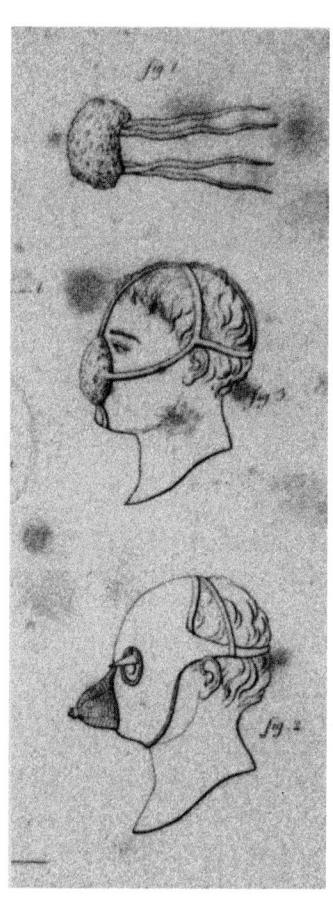

Abb. 6.5
Masken zur Bekämpfung von Bleivergiftungen, beschrieben und gezeichnet von
Tanquerel des Planches 1842

teter Materialien, wie zum Beispiel durch Schweißen, Schneiden, Feilen, Sägen, Polieren oder Abstrahlen. Durch Technisierung und gewerbetoxikologisch rechtzeitige Prävention (Vorsorgeuntersuchungen, Biological Monitoring etc.) sind dagegen die früheren klassischen Bleiberufe — Drucker und Anstreicher — heute praktisch nicht mehr gefährdet.

Entscheidend hierzu haben in den letzten Jahren die Aufklärung der Bleitoxikologie im intermediären Stoffwechsel und die verfeinerte Frühdiagnostik beigetragen. Unter Bleieinwirkung kommt es nach neuzeitlichen gewerbetoxikologischen Studien durch Enzymblockade zur gesteigerten Elimination von δ-Aminolävulinsäure im Harn. Aufbauend auf den pathophysiologischen Gegebenheiten, vor allem im Bereich der Hämatopoese, sind heute im Umgang mit anorganischen Bleiverbindungen folgende Laborbestimmungen Bestandteil arbeitsmedizinischer Vorsorgeuntersuchungen:

1) der Blutbleispiegel,
2) δ-Aminolävulinsäureausscheidung im Harn.
3) Koproporphyrin III-Ausscheidung im Harn (Hoschek [46], unspezifisch.

Quecksilber

Die technische Verwendung des reinen Quecksilbers hat in den letzten Jahrzehnen ebenfalls einen starken Wandel erlebt und neue gewerbetoxikologische Erkenntnisse gebracht.

Bereits 1777 erkannte der Genfer Pharmazeut und Chemiker Pierre-François Tingry (1743–1821) die Wirkung von Quecksilberdämpfen auf das Nervensystem bei den Vergoldern von Uhren. Er empfahl zum Schutz der Vergolder einen neuen Apparat, den sogenannten „Préservateur", der die Quecksilberdämpfe sammelte und nach außen ableitete, wobei das sich an der Wand niederschlagende Metall an 2 Stellen aufgefangen wurde (Abb. 6.6). Diese aus der Uhrenmacherstadt Genf kommende Forderung besonderer technischer Schutzmaßnahmen steht um jene Zeit vereinzelt da. Mittlerweile ist das Amalgamverfahren zur Gold- und Silbergewinnung aus toxischen Gründen ausgestorben. Ebenso ist das Feuervergolden, bei dem kleinste Stückchen von Feingold mit der etwa 10fachen Menge Quecksilber erhitzt wurden, nur noch gelegentlich in Gebrauch und fast ganz durch das galvanische Vergolden (Erfindung der Galvanoplastik 1837) verdrängt.

Vom 16. bis 19. Jahrhundert war der Quecksilberbelag das einzige zur Spiegelerzeugung verwendete Verfahren. Auf einen mit einer Zinnfolie bedeckten Belegtisch wurde Quecksilber gegossen, so daß sich eine dünne Schicht von Amalgam bildete. Auf diese wurde eine Glasplatte gelegt und mit Steinen fest angepreßt, wodurch das Amalgam am Glase haftete. Hauptsitz der Spiegelerzeugung war 300 Jahre lang Venedig. Über die dortigen Spiegelbeleger auf der Insel Murano schrieb schon Ramazzini (1700) [82] daß sie *„das Bild ihres Elends wider ihren Willen in ihrem eigenen Erzeugnis schauen mußten".* Erst zu Beginn des 18. Jahrhunderts wurde in Deutschland die Spiegelerzeugung in Nürnberg und später in Fürth eingeführt. Die klassische Monographie von Kußmaul über den chronischen Merkurialismus [61] machte

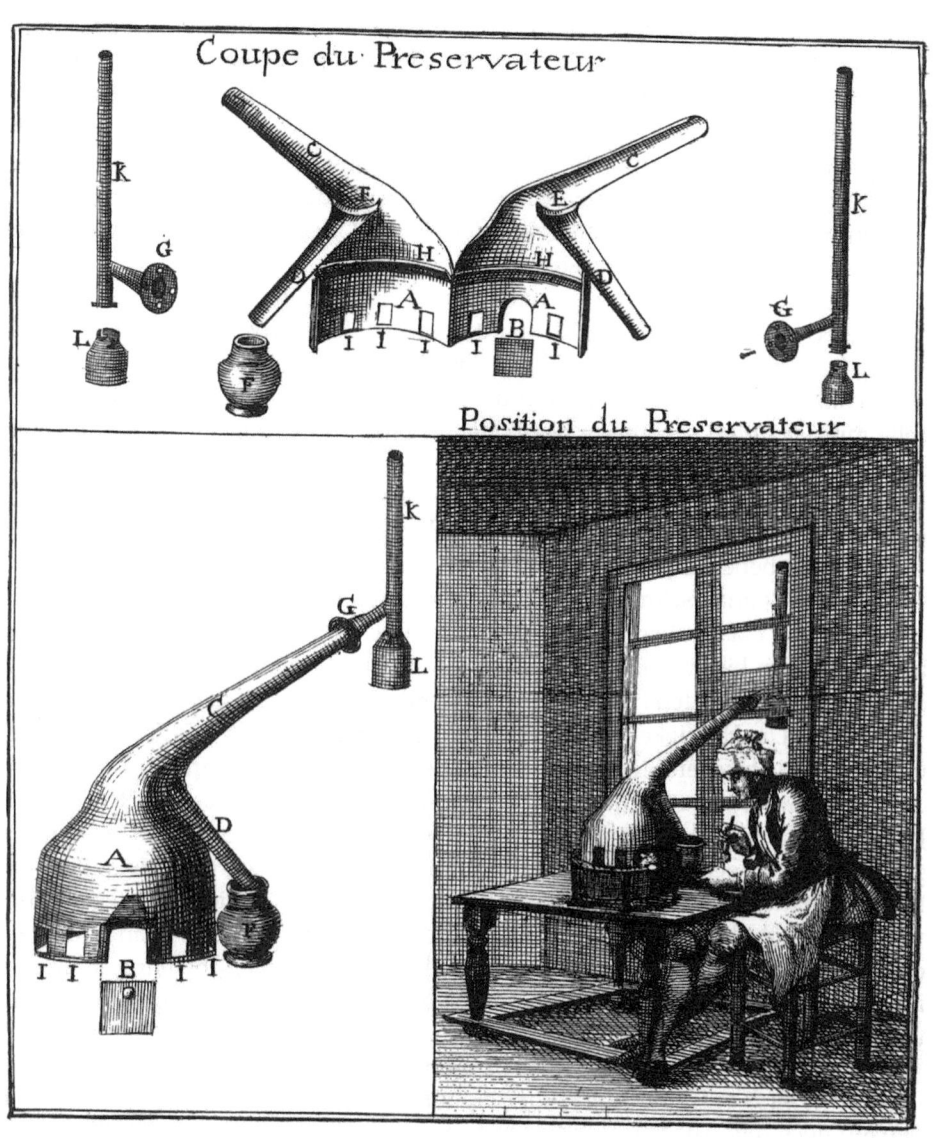

Abb. 6.6
Der vom Genfer Pharmazeuten und Chemiker P.F. Tingry (1743–1821) konstruierte Apparat zum Schutze der Vergolder gegen Quecksilberdämpfe (1777)

die Vergiftungen der Spiegelbeleger weithin bekannt. Sehr anschaulich beschreibt Schönlank in seiner Schrift „Die Fürther Quecksilberspiegel-Belegen" [89] die Gefährdung der Arbeiter. Nach den Erfahrungen des ärztlichen Bezirksvereins Fürth waren damals fast alle Belegarbeiter, die regelmäßig dieses Gewerbe ausübten, „merkurialkrank"; unter 195 Beschäftigten waren 165 (= 84,6 %) quecksilbervergiftet. Seitdem in Deutschland nach der Jahrhundertwende die Spiegel unter Verwendung von Silber hergestellt wurden, ist die Quecksilbervergiftung in dieser Industrie in Deutschland ausgestorben.

Eine große Rolle spielte in Deutschland und spielt noch in außerdeutschen Ländern das Quecksilbernitrat ($HgNO_3$) unter den Hg-Salzen bei der Herstellung von Haarbeizen in der Hasenhaarfilzhutindustrie. Die Hutmacherkunst begann in Deutschland Anfang des 14. Jahrhunderts. Die Haare werden nach Reinigung der Felle mit der Quecksilberbeize bearbeitet. Hierdurch werden sie aufgerauht und unter Einfluß von heißem Wasser und unter Druck miteinander verfilzt. Schon seit Beginn des 17. Jahrhunderts wurde dieses Geheimverfahren („secrétage") in Frankreich angewandt und verbreitete sich von dort aus über ganz Europa. Nach dem Trocknen der bebeizten Felle wurden sie gebürstet und geschnitten. Hierbei wurde von den „Hasenhaarschneidern" Quecksilberstaub eingeatmet. Die weitere Verarbeitung in der Haarhutwerkstätte durch Blasmaschinen, Filzen zwischen dampfgeheizten Walzen bis zum Entstehen der Stumpen und deren Weiterverarbeitung in der Walke stellte für den Hutmacher eine Gefährdung durch Quecksilberstaub und -dampf dar. Die Häufigkeit der chronischen Quecksilbervergiftung der Hutmacher und ihrer psychischen Störungen und Wesensveränderung führte in England zu dem Sprichwort „verrückt wie ein Hutmacher" („crazy like a hatter"). In den 20er Jahren konnte man auch in Deutschland noch zahlreiche Fälle schwerer Vergiftungen in der Hutmacherindustrie erleben; in den 30er Jahren starb hierzulande diese Berufskrankheit im Hutgewerbe aus, da seither quecksilberfreie Beizen verwendet werden. Ein ähnlicher Wandel konnte je nach Arbeitsprozeß auch in anderen Ländern beobachtet werden. Dafür machte sich eine Akzentverschiebung in andere Berufe bemerkbar, wo elementares Quecksilber und seine Verbindungen hergestellt und verarbeitet werden.

In der Frühdiagnose und Technisierung hat die Gewerbetoxikologie der letzten Jahrzehnte auch auf dem Quecksilbersektor segensreich gewirkt; Vergiftungen werden nur noch selten beobachtet; sie treten praktisch nur als Folge von Unfällen (technische Defekte in Thermometerfabriken, Elektronik etc.) durch Inhalation auf.

Das toxikologische Profil von Quecksilber und den Weg der Vergiftung konnte die Gewerbetoxikologie inzwischen weitgehend aufklären: Der diesen Schädigungen zugrundeliegende biochemische Mechanismus soll in einer Enzymhemmung im Bereich des aeroben und anaeroben Energiestoffwechsels und in einer Störung der Proteinsynthese bestehen. Die nephrotoxische Wirkung beruht in einer Schädigung der Glomeruli und der Nierenkanälchen,. was sich diagnostisch durch Ausscheidung von Albumin und niedermolekularer Eiweißkörper (Mikroglobuline) im Urin ausdrückt. Für die Frühdiagnose können zudem neurophysiologische Tests hilfreich sein. Es verbietet hier der Raum, im Rahmen historischer Betrachtungen ausführlicher auf den neuesten gewerbetoxikologischen Erkenntnisstand der Quecksilbervergiftung einzugehen. Trotz scheinbar gleicher Aufnahmebedingungen des

Gifts überrascht die Verschiedenartigkeit der Reaktionsformen. Es kommt vor, daß ein Patient nur mit einer Dermatitis und Stomatitis, ein anderer mit Durchfällen und Gliederschmerzen erkrankt. Sicher gibt es daher auch heute noch sehr verschiedene, gewerbetoxikologisch noch ungeklärte Bedingungen für die Reaktion des Quecksilbers im menschlichen Organismus.

Von den klassischen Metallen zeigten Chrom und Arsen in der Historie gleichfalls interessante gewerbetoxikologische Aspekte. Wegen der toxischen und zugleich krebserzeugenden Wirkung ist die Besprechung dieser Stoffe dem Kapitel „Geschichte der Toxikologie krebserzeugender Stoffe" (Kap. 5) vorbehalten.

Beryllium

Dagegen soll hier aus der Reihe der modernen Leichtmetalle das Beryllium beispielhaft näher betrachtet werden, das unter den modernen Metallen besondere Bedeutung unter anderem in der Metall- und Elektroindustrie erlangt hat. Über die Wirkung im Organismus konnten in den letzten Jahrzehnten manche gewerbetoxikologische Erfahrungen gesammelt werden. So haben wir zum Beispiel bei dem unterschiedlichen Krankheitsbild, das uns anfangs lediglich als Berylliumgranulom der Haut geläufig war, manches hinzugelernt. Nicht das Krankheitsbild der Berylliumvergiftung hat sich gewandelt, sondern die Gewerbetoxikologie hat unser Wissen um die Verschiebung dieser Krankheitsformen wesentlich bereichert. Unsere Kenntnisse stützen sich auf die toxikologischen Erfahrungen und die dokumentierten Beobachtungen unter anderem von Preuß und Oster (1980) [81a] an über 5000 Berylliumarbeitern, die seit 1950 im Verlauf eines intensiven betriebsärztlichen Überwachungsprogramms gesammelt und ausgewertet wurden. Zur Verfügung standen weiterhin die Beobachtungen an zahlreichen chronischen Berylliumkrankheiten, die in der Cleveland-Klinik (USA) diagnostiziert und zum Teil über lange Zeit behandelt wurden.

Toxische Eigenschaften von Beryllium wurden erstmals 1886 erwähnt (zitiert bei Preuß). Eingehendere Berichte kamen in den dreißiger Jahren aus Deutschland (Weber und Engelhard 1933) [115], Italien und Rußland. Die meisten Veröffentlichungen über Beryllium datieren jedoch aus der Zeit zwischen 1940 und 1950, bedingt durch den stark erhöhten Berylliumbedarf im 2. Weltkrieg. Insbesondere in den USA kam es zu einer endemieartigen Zunahme von interstitiellen Lungenerkrankungen, vor allem bei der früheren Leuchtröhrenfabrikation.

Infolge der zu spät erkannten Toxizität hatten bei dem früheren Umgang mit Beryllium noch keinerlei Schutzmaßnahmen zur Verfügung gestanden.

Um mit Preuß zu sprechen, ist es für den scheinbaren Wandel im Krankheitsbild wichtig, diese besonderen Umstände hervorzuheben. Denn bei den damals beschriebenen Erkrankungen handelte es sich meist um *akute* Krankheitsformen, also durch Beryllium hervorgerufene akute Dermatitis, Tracheitis, Bronchitis und chemische Pneumonie, die sich deutlich von den heute fast nur noch *chronischen*

Erscheinungsbildern unterscheiden. Verursacht ausschließlich durch wasserlösliche Berylliumverbindungen sind diese akuten Formen infolge technischer Verbesserungen und medizinischer Präventivmaßnahmen bereits seit 20 Jahren praktisch eliminiert und nur noch von historischer Bedeutung [81a].

Auch die früher beobachteten Berylliumgranulome sind praktisch verschwunden. Sie wurden vorwiegend durch Verletzungen an Scherben von Leuchtröhren verursacht (Jungk 1956 [50]), deren Innenseite mit einem Beryllium enthaltenden fluoreszierenden Pulver beschichtet war. In dieser Form wird Beryllium aber seit 1950 nicht mehr verwendet.

Das heutige Hauptproblem sind die verbliebenen *chronischen* Berylliumerkrankungen. Hier handelt es sich um einen selektiven, auf einer verzögerten Immunreaktion beruhenden granulomatösen Lungenprozeß, der nach heutiger Kenntnis eine individuelle Prädisposition bei mitunter schon geringer Exposition voraussetzt. Zweifellos bleibt auch unter heutigen Arbeitsverhältnissen trotz sorgfältiger arbeitstoxikologischer und sicherheitstechnischer Überwachung weiterhin eine gewisse Gefährdung vor allem für die in der Grundindustrie beschäftigten Arbeiter bestehen. Charakteristisch für die chronische Berylliumerkrankung ist die oft sehr lange Latenzzeit. Sie beträgt durchschnittlich zwischen 3 und 15 Jahren, doch sind mittlerweile auch mehrere Fälle mit einer Latenz bis zu 25 Jahren bekanntgeworden.

Die früher zitierten so „geheimnisvollen" chronischen Berylliumerkrankungen bei Anliegern und Familienangehörigen von Arbeitern aus der Grundindustrie hörten mit der Einführung vorbeugender Maßnahmen ebenfalls schlagartig auf. Verantwortlich für die Entstehung dieser Fälle waren vorwiegend feinkörniges Berylliumoxid und -reinmetall, von denen größere Mengen an der Arbeitskleidung haften blieben und in die Wohnungen eingeschleppt wurden. Zu ihrer Verhütung waren die Einrichtung von Duschanlagen und die Lieferung betriebseigener Arbeitskleidung einschließlich der Unterwäsche entscheidend sowie die Auflage, daß sämtliche gelieferten Kleidungsstücke nur im Werk getragen und dort gewaschen werden durften.

Für die Diagnostik unklarer interstitieller Lungenveränderungen nach Berylliumexposition sind heute unter anderem spezifische Lymphozytentransformationstests gebräuchlich, deren Entwicklung wir letztlich intensiven arbeitstoxikologischen Studien im Interesse der Prävention in der Nachkriegszeit verdanken. Sie fallen bei einem großen Teil der durch Beryllium Erkrankten positiv aus (über 75 %) und reagieren nur ganz selten und schwach (um 5 %) bei nichterkrankten Exponierten. Die Diagnose wird dadurch zuverlässiger.

Lungenreizstoffe

Über Lungenreizstoffe, die unter den Arbeitsstoffen als Gase, Dämpfe, Nebel oder toxische Stäube auftreten (Ehrlicher 1961, 1972 [24/25]) und die vielfach unter der Bezeichnung „Gasvergiftung" hauptsächlich Krankheitserscheinungen der Luftwege verursachen, erfuhren wir bereits aus den Standardwerken der im 1. Teil „Geschichte der Gewerbetoxikologie" genannten Pioniere des Mittelalters, Paracelsus, Agricola und Ramazzini. In diesen Büchern ist schon bei vielen Berufsarten von Husten und von Asthma die Rede, ja es werden Krankheitserscheinungen beschrieben, die heute unter dem Bilde des toxischen Lungenödems und des Lungenemphysems geläufig sind.

Asthma

Im Bergbau wurden diese Krankheitserscheinungen auch schon früher auf die Dämpfe zurückgeführt, die bei der Verarbeitung der Erze auftreten. M. Ettmüller (zitiert bei Buess 1956 [18]), im Mittelalter ein bekannter Leipziger Kliniker, berichtete in seinem Buch „Über den Husten", daß er bei präparativen Arbeiten nach Einatmen von Schwefel- und Antimonrauch aus einer zerbrochenen Retorte 7 Wochen lang von Husten gequält worden sei. Ähnliches passierte einem anderen Vertreter der Iatrochemie bei der Sublimation von Arsenik. Ein Zinnarbeiter mußte nach Ettmüller wegen starker Atemnot und Beklemmung nachts immer wieder aus dem Bett springen, am Fenster frische Luft schöpfen und bis zum Morgengrauen durch das ganze Haus wandern; Angaben, die mit denselben Worten auch heute noch bei Arbeitern gemacht werden. Diese auf flüchtige Stoffe zurückgeführte Atemnot rechnet Ettmüller zu den „affectus convulsivos", also den krampfhaften Leiden, die die Ausdehnung der Lunge verhindern. Ähnliches wird von Schwefeldämpfen nach der Schrift des Belgiers J.B. van Helmonts († 1644) „Über das Asthma und den Husten" berichtet. Ramazzini beobachtete selbst an chronischer Atemnot leidende Gipser, Walker (vom zersetzten Urin) und auch schon die mit Mehl umgehenden Handwerker (Müller und Bäcker), bei denen es trotz Schützen des Gesichts beim Ausleeren der Säcke usw. zur Einatmung der „particulae volitantes" komme, die dann Kehle, Magen und Lunge mit einer „Paste" verstopfen. Auch die Augen wurden in Mitleidenschaft gezogen.

Wenn hier in bezug auf den die Krankheit auslösenden Faktor auch schon vieles aufgedeckt war, so fehlte es noch an der eingehenden klinischen Beschreibung der Krankheitserscheinungen. Diese war erst möglich, als man im Besitz der zumindest physikalischen Diagnostik war, das heißt als man in das Innere der Lungen hineinhören konnte. Dem Franzosen A. Trousseau (1861) [110] aus der „Clinique médicale", einem der glänzendsten ärztlichen Beobachter des 19. Jh., verdanken wir die umfassende Schilderung des Asthmaanfalls zugleich mit der neurotischen Komponente (Asthma = „Neurose des Respirationsapparates"). Zu den Berufen, die in bezug auf „Krämpfe der Bronchialmuskulatur" besonders gefährdet sind, zählte man damals auch die „Apotheker". Als häufigsten Folgezustand kennt der Chefarzt des „Hôtel-Dieu" auch schon das Lungenemphysem. Es zeigt sich also, daß bereits vor über 100 Jahren viele wichtige Krankheitserscheinungen durch Lungenreizstoffe bekannt waren.

Über Massenerkrankungen durch Einatmung schwach dosierter schwefeldioxidhaltiger Emissionen als Lungenreizstoff wurde 1955 im Zusammenhang mit dem berüchtigten „Smog" der Weltstadt London berichtet [94], der bei der Bevölkerung ausgedehnte katarrhalisch-asthmatische Erscheinungen mit zum Teil tödlichem Ausgang zur Folge hatte. Dies führte seinerzeit in vielen Betrieben zum eingehenden Studium präventiver Maßnahmen. I. Greenwald [31] hat aus toxikologischer Sicht die Wirkung schwacher Dosen von Schwefeldioxid in umfassender, auch historisch interessanter Weise dargestellt. Neben den obengenannten Schwefelverbindungen können, wie die Praxis zeigt, auch die mit Chlor substituierten anorganischen und organischen Verbindungen, also die „Derivate" der Salzsäure als toxisch sehr aktive Agenzien, zu katarrhalischen und dann auch asthmatischen Reaktionen führen. Seit der Verwendung von Chlorgas als Kampfgift ist dessen schädigende Wirkung ebenso bekannt. Besonders heimtückisch ist auch die Gruppe der Phosphorchloride, in der dem Phosphortrichlorid, dem Phosphorpentachlorid und dem Phosphoroxychlorid erhebliche Bedeutung als Reizgase zukommen [116]. Bei diesen Arbeitsstoffen ist bis zu einem gewissen Grad eine Gewöhnung möglich, was zur Folge hat, daß eine die Toleranzgrenze wenig übersteigende tägliche Dosis nicht oder erst dann beachtet wird, wenn ärztlicherseits bereits manifeste und häufig irreversible Schädigungen der tieferen Atemwege festzustellen sind.

Toxisches Lungenödem

Das toxische Lungenödem [37] ist als klinische und pathogenetische Einheit durch die Kampfgasmassenvergiftungen im 1. Weltkrieg näher bekannt geworden, nachdem schon lange vorher spärliche Beobachtungen vorwiegend bei industriellen Vergiftungen mitgeteilt worden waren. Seither ist es neben zahlreichen Einzelfällen von Vergiftungen auch immer wieder zu größeren Katastrophen infolge technischen Versagens durch Freiwerden großer Reizgasmengen gekommen, die sich als Wolken über größeren Wohn- und Industriebezirken ausgebreitet haben; es sei hier nur erinnert an die Phosgenkatastrophe von Hamburg [36], die Cleveland-Katastrophe (1929), wo nitrose Gase aus abbrennenden Röntgenfilmen 126 Tote forderten [100], an die Chlorwolken von Walsum [2] und an La Barre/Louisiana, USA 1961 [49] sowie neuerdings an die schreckliche Katastrophe von Bhopal in Indien [23]. Auch die bei Großfeuern entstehenden Brandgase können Vergiftungen (meist infolge Pyrolyse von Kunststoffen) auslösen, wobei ein toxisches Lungenödem maßgeblich beteiligt sein kann.

Die Liste der Reizstoffe mit lungenödemerzeugender Wirkung ist groß und umfaßt chemische Agenzien der verschiedensten Struktur. Einige sind als Industriegifte schon relativ lange bekannt, wie nitrose Gase (Gemische aus Stickstoffmonoxid und Stickstoffdioxid), Ozon, Dimethylsulfat, auch einige Vertreter aus der Reihe der chlorierten Kohlenwasserstoffe, wenn sie kurzfristig in sehr hohen Konzentrationen einwirken (zum Beispiel Tetrachlorkohlenstoff, Äthylendichlorid, Chlormethyl). Im 1. Weltkrieg sind mit den Kampfstoffen Chlor, Chlorpikrin und besonders Phosgen sowie einigen wirkungsverwandten Giften umfangreiche pharmakologisch-toxikologische Untersuchungen in deutschen, englischen [70] und amerikanischen Laboratorien [111] ausgeführt und im 2. Weltkrieg wieder aufgenommen worden. Sie haben seither unsere Kenntnisse über Mechanismus und Therapiemöglichkeiten toxischer Lungenödeme im wesentlichen begründet und sind der Gewerbetoxikologie und vor allem auch den Werksärzten bei der Beherrschung industrieller Vergiftungen zugute gekommen.

Ende der 30er Jahre ist mit Kadmiumoxidrauch ein Aerosol hinzugekommen, das ebenfalls ein typisches toxisches Lungenödem erzeugt [98].

Einteilung der Lungenreizstoffe

Eine Einteilung der Lungenreizstoffe ist unter ganz verschiedenen Gesichtspunkten möglich. Kein Einteilungsprinzip vermag ganz zu befriedigen. Gegen die Untertei-

Tabelle 6.2. Lungenreizstoffe und ihre Wirkungen.

Noxen	Reizlokalisation Augen Rachen	Bronchen	Alveolen	Symptomfreies Intervall	Zusätzliche resorptivsystemische Wirkungen
Formaldehyd	X	(X)			
Acrolein	X	(X)			
Ammoniak	X	(X)			
Salzsäuredämpfe	X	(X)			
Sulfochloride	X	X			
Askarele (chlorierte Biphenyle)	X	X			(Leberschäden)
Cyanurfluorid	X	X			(Kalziumfällung)
Phthalsäureanhydrid	X	X			
Chlorcyan	X	X	(X)		(Atemfermenthemmung)
Selenwasserstoff	X	(X)	(X)	(X)	(Übelkeit, Leberschäden)
Schwefelwasserstoff	X	(X)	(X)		Atemfermenthemmung
Äthylenimin	X	(X)	(X)	X	Erbrechen
Schwefeldioxid	X	X	(X)		
Phosphorchlorid	X	X	(X)	(X)	
Arsentrichlorid	X	X	(X)		
verschiedene Isocyanate	X	X	(X)		
Chlor, Brom, Fluor	(X)	X	(X)		
Fluorwasserstoff	(X)	(X)	(X)		Kalziumfällung
Dimethylsulfat	X	X	X	X	(neurotoxisch)
Perchlormethylmerkaptan	X	X	X	X	Leber- und Nierenschäden
Chlorpikrin	X	X	X		Meth-Hb-Bildung
Ozon	X	X	X		(ZNS-Störungen)
Vanadiumpentoxid	X	X	X	X	
Phosgen	(X)	(X)	X	X	
Chlorameisensäureester	(X)	X	X	X	
Nitrose Gase (NO$_2$!)	(X)	(X)	X	X	(NO: Meth-Hb-Bildung)
Diazomethan	(X)	X	X		
Zinkoxidrauch, Zinkchloridnebel	(X)	X	X	X	
Kadmiumoxid	(X)	(X)	X	X	(Leberschäden)
Borwasserstoffe (Borane)	(X)	(X)	X		neurotoxisch
Phosphorwasserstoff		(X)	(X)	(X)	Magen-Darm-Symptome
Methylfluorosulfat		X	X	X	
Teflon-Verbrennungsprodukte		X	X	X	
Nickel- bzw. Eisencarbonyle		X	X	X	ZNS-Schäden

lung nach der Wasserlöslichkeit der Noxen oder ausschließlich nach dem Hauptangriffsort der Arbeitsstoffe läßt sich vieles einwenden [22].

Es sei hier eine tabellarische Zusammenstellung von Diller [22] (ohne Anspruch auf Vollständigkeit) versucht, wobei für jede Noxe angegeben wird, welche Etage des Atemtrakts sie angreift, ob ein symptomfreies Intervall beobachtet wird und gegebenenfalls welche resorptivsystemischen Wirkungen auftreten können (Einklammerung bedeutet geringere Intensität) (s. Tabelle 6.2).

Inhalationsstoffe mit „hoher Wasserlöslichkeit" schlagen sich primär auf den feuchten Schleimhäuten der Augen und oberen Luftwege nieder (hier reagieren aber auch manche weniger wasserlösliche, dafür um so reaktionsfreudigere Substanzen): Tränenfluß, Rhinitis, Pharyngitis, Glottisödem, Tracheitis; auch Verätzungen der oberen Epithelschichten der Schleimhäute werden beobachtet.

„Mäßig wasserlösliche Noxen" greifen hauptsächlich die mittleren Atemwege an; Bronchitis, Bronchospasmus, Hustenreiz, Dyspnoe sind die typischen Symptome.

„Wenig wasserlösliche Substanzen" verursachen — je nach Konzentration — an Augen und oberen Luftwegen mitunter keine oder nur vorübergehende Reizerscheinungen. Solche Noxen können unzersetzt in die unteren Luftwege gelangen. Durch Schädigung der Alveolen kommt es zum Flüssigkeitsaustritt aus den Kapillaren. Nach einiger Zeit ist die alveoläre Flüssigkeitsmenge so groß geworden, daß sie zum klinischen Bild des Lungenödems führt.

Einige Substanzen wie Teflonverbrennungsrauch, Zinkoxid- bzw. Zinkchloridnebel führen nicht nur zum Lungenödem, sondern darüber hinaus zu einer Alveolitits mit Fieber.

Kunststoffe, Kunstlacke, Kunstharze

Der 1. synthetische Kunststoff wurde 1872 aus Formalin und Phenol von A. von Baeyer hergestellt. Der große Aufschwung der Kunststoffindustrie begann aber erst nach dem 2. Weltkrieg. Damit begann auch sehr bald die Gewerbetoxikologie, sich dieses immer umfassenderen Sektors anzunehmen. Denn es mehrten sich auch in den folgenden Jahren in den weitgestreuten Anwendungsbereichen der Kunststoffe die verschiedenen Erkrankungsbilder, deren Verursachung zunächst unklar war; Hauterkrankungen, Atembeschwerden, Allergien standen im Vordergrund.

Während beim Umgang mit den „fertigen", voll auspolymerisierten Kunststoffen keine Beschwerden auftraten, kamen die ersten Zwischenfälle von den Grundstoffen und Zusätzen in der herstellenden und verarbeitenden Kunststoffindustrie.

Die Herstellung beruht im wesentlichen auf 3 Syntheseverfahren. Das Gemeinsame dieser Vorgänge — ohne chemisch näher auf die Synthese einzugehen – ist die Bildung hochmolekularer Verbindungen aus kleinmolekularen Ausgangsprodukten:

1) Polymerisate (z. B. Polyethylen-, Polystyrol-, Polyvinylprodukte),
2) Polykondensate (z. B. Phenolharze, Polyamide),
3) Polyaddukte (z. B. Epoxidharze, Polyesterharze, Polyurethane).

Zur Feststellung, ob Gesundheitsgefahren bei der Fabrikation zu erwarten sind, stehen dem Gewerbetoxikologen seit Aufnahme der Kunststoffproduktion 2 Möglichkeiten zur Verfügung:

1) Der Tierversuch zur Bestimmung der akuten und chronischen Toxizität eines Stoffs. Eine praxisnahe Untersuchungsmethode ist damit aber nicht gegeben. Die Frage nach einer etwaigen Sensibilisierung läßt sich zum Beispiel nur mit einiger Wahrscheinlichkeit beantworten, wenn der Stoff anhand des Meerschweinchentests eine gewisse Hautreizung aufweist.

2) Die 2., zuverlässigere Möglichkeit besteht in der Testung (unter anderem Reibe- und Epikutantests) und in der laufenden Überwachung der mit der Herstellung und Verarbeitung Beschäftigten und des Arbeitsplatzes. Eine solche ärztliche und gewerbetoxikologische Überwachung ist vor allem deshalb von besonderer Bedeutung, da bei den vielen Produkten die Frage einer etwaigen Gesundheitsschädigung nur am Menschen selbst beurteilt werden kann. Rückschlüsse vom Tierversuch auf den Menschen sind nur mit Zurückhaltung möglich.

So konnte die Gewerbetoxikologie im Laufe der letzten Jahrzehnte wertvolle Erfahrungen auf dem Kunststoffsektor sammeln, die hier nur summarisch oder beispielhaft an bestimmten Arbeitsstoffen aufgeführt werden können: Erste Erkenntnisse der Gesundheitsgefährdung durch Kunststoffe und ihrer Komponenten bzw. ihrer Zusatzstoffe hat der Gewerbetoxikologe der BASF H. Oettel bereits 1957 umfassend dargestellt. Gewisse Wiederholungen sind hier aus seinen damaligen Feststellungen unumgänglich. Oettel stellte damals schon fest: *„Gesundheitsschädigungen sind nur bei der Herstellung und Verarbeitung der Kunststoffe möglich, wobei sowohl manche reaktionsfreudige Monomere als auch die verschiedenen Kunststoffzusätze, wie zum Beispiel Stabilisatoren, Akzeleratoren und Weichmacher ursächlich eine wichtige Rolle spielen können."*

Eine umfassende Darstellung der industrietoxikologischen und dermatologischen Probleme von hohem Informationswert verdanken wir später Malten u. Zielhuis [71].

Monomere

Bei den verwendeten Monomeren in der Kunststoffindustrie sind die Gesundheitsrisiken außerordentlich unterschiedlich. So wurden zum Beispiel bei dem ε-Caprolactam, das als Monomeres bei der Herstellung von Polyamiden (zum Beispiel Perlon) benutzt wird, nach dem Umgang Sensibilisierungen der Haut sowie Allgemeinsymptome des Körpers (Kopfschmerzen, Appetitlosigkeit, Beschleunigung der Atmung) beobachtet. Zur Klärung der Ursache ist immer wieder auf die Zusatzstoffe (zum Beispiel Farbstoffe) zu achten, die zur Ausrüstung dieser Produkte dienen.

„Monomeres Acrylnitril", das unter anderem zur Herstellung von Kunstglas, Kunstfasern verwendet wird, ist relativ toxisch; vor allem können bei unsachgemäßer Verarbeitung Zyanide entstehen. Besondere Vergiftungsgefahr besteht auch bei dem leichtbrennbaren Polyacrylnitrilgewebe.

„Monomere Acrylsäureester" bewirken Haut- und starke Schleimhautreizungen. Im Tierversuch wurden Lungenödem sowie resorptive Vergiftungen mit Leber- und Nierenschädigungen beobachtet. Beim Menschen stehen die starken Geruchsbelästigungen durch die Acrylsäureester so im Vordergrund, daß schleimhautreizende und resorptionstoxische Konzentrationen dieser Produkte nicht ertragen werden.

„Monomeres Acrylamid", das zur Herstellung wasserdichten Materials verwendet wird, ist ausgesprochen neurotoxisch. Die Aufnahme dieses Monomers dürfte neben den Atemwegen auch durch die Haut erfolgen. Neben Allgemeinerscheinungen wie Müdigkeit, Schwitzen, Schlaflosigkeit kommt es bei vielen mit dieser Substanz Arbeitenden zu peripheren Nervenschädigungen. Nach Tierversuchen sind die Hauptangriffspunkte dieses Monomers die distalen Nervenstämme; die unteren Extremitäten werden, weil normalerweise stärker belastet, auch intensiver affiziert.

Der zur Herstellung von Polykondensaten benutzte „Formaldehyd" ist der in seiner biologischen Wirkung bekannteste Monomerkunststoffbaustein.

Neben seiner starken Schleimhautreizwirkung besitzt Formaldehyd eine gewisse sensibilisierende Wirkung, verursacht aber keine resorptive chronische Vergiftung, wie man aus jahrzehntelanger Erfahrung am Menschen weiß.

Eine relativ weitverbreitete Kunststoffklasse ist die der Polyurethane (unter anderem Lacke, Kleber). Diese entstehen durch Polyaddition von Diisocyanaten und mehrwertigen Alkoholen oder hydroxylgruppenhaltigen Polyestern. Verschiedene Diisocyanate, wie zum Beispiel Hexamethylendiisocyanat und Toluylendiisocyanat, bewirken bereits in niedrigen Konzentrationen Schleimhautreizungen und Schädigungen der Atmungsorgane mit asthmoiden Zuständen. Dabei dürfte es sich nach neueren Untersuchungen um allergische Mechanismen handeln. Heute verwendet man zur Herstellung von Polyurethanen weniger toxische Produkte mit einem nur geringen Anteil an freiem Diisocyanat [19].

Weitere Vertreter dieser Polyaddukte sind die sog. Epoxidharze beziehungsweise -lacke, die aus Glycidyläthern und Polyaminen (als „Härter") entstehen. Wie die Polyurethane sind auch diese Kunststoffe in ausgehärtetem Zustand völlig harmlos. Dagegen sind bei Herstellung und Anwendung der Epoxidharze ebenfalls vielfach irritative Hautschädigungen und Sensibilisierungen beobachtet worden, die meist auf die Polyamine (Härter) zurückgeführt werden. Unter den Glycidyläthern (Harzbeziehungsweise Stammlösung) befinden sich einige ausgesprochene Sensibilisatoren als Ekzemerzeuger [118, 119, 121, 128].

Bei der thermoplastischen Verarbeitung des biologisch völlig indifferenten Polystyrols und der monostyrolhaltigen Polyesterharze können Styroldämpfe entweichen. „Styrol als Monomeres" wurde — besonders wegen seiner chemischen Verwandtschaft zum Benzol — toxikologisch eingehend untersucht. Es wirkt narkotisch und besitzt eine Reizwirkung auf Haut und Schleimhäute, aber eine geringere resorptive Giftigkeit als Benzol. Wesentlich für die gewerbetoxikologische Beurteilung des Monostyrols ist aber seine Wirkung bei wiederholter Zufuhr. Bereits Spencer et al. [96] konnten an Tierversuchen zeigen, daß bei wiederholter Zufuhr von Styrol im Gegensatz zu Benzol keine Blutschädigungen auftreten, was unter anderem in Versuchen von Hofmann und Oettel [44] bestätigt werden konnte. Beim Menschen sind Blutschädigungen durch Styrol ebenfalls nicht bekanntgeworden. In höheren Konzentrationen (400 ppm) steht die zentrale Wirkung im Vordergrund.

Die Klärung des intermediären Stoffwechsels von Styrol verdanken wir vor allem M. Korn et al. (1985) [60a], die durch ihre gewerbetoxikologischen Studien bei Styrolarbeitern einen wichtigen Beitrag für die arbeitsmedizinischen Vorsorgeuntersuchungen leisteten (s. Kap. Lösungsmittel).

Ein Monomer, das in den letzten Jahrzehnten besondere Bedeutung erlangte, das „Vinylchlorid", sei hier besonders hervorgehoben. Es ist der Ausgangsstoff für Polyvinylchlorid (PVC), der erste vollsynthetische Kunststoff, der seit über 40 Jahren im großtechnischen Maßstab hergestellt wird.

Vinylchlorid

Vinylchlorid (VC) ist ein farbloses Gas und kann erst in höheren Konzentrationen gerochen werden. Es galt jahrzehntelang weltweit als harmloser Halogenkohlenwasserstoff. Im „Handlexikon der Arbeitsmedizin" konnte man 1966 noch lesen, daß durch Vinylchlorid keine Schäden an Leber, Nieren, Zentralnervensystem und Knochenmark hervorgerufen werden. In dem 1966 von Lefaux herausgegebenen Standardwerk „Chemie und Toxikologie der Kunststoffe" heißt es: *„Vinylchlorid ist ein verhältnismäßig wenig giftiges Gas. Es wirkt in höherer Konzentration leicht anästhetisch und hat Reizwirkungen auf die Augen."* [62].

Gewerbetoxikologische Probleme, erste Hinweise auf Gesundheitsschäden durch Vinylchlorid. Bereits 1949 berichteten sowjetische Wissenschaftler (Tribukh et al., zitiert bei Lehnert 1979 [66]) über hepatolienale Schäden, die sie unter chronischer Vinylchloridexposition beobachtet hatten. Diese Veröffentlichung blieb offenbar aus sprachlichen Gründen unbeachtet, aber auch aus den slawisch sprechenden Ländern erfolgte zunächst kein Echo. Erst 1957 griffen Filatowa u. Gronsberg, 1959 Smirnova sowie 1963 der Rumäne Suciu et al. die Problematik wieder auf. Auch in weiteren Mitteilungen aus Belgien, England und den USA wurde 1966 und 1967 dann schon diejenige Symptomatik angegeben, die sich bei dem heutigen Wissensstand ganz charakteristisch als sog. Vinylchloridkrankheit herauskristallisiert hat: Es sind folgende Symptome [33, 66]: sklerodermieartige Hautveränderungen, Akroosteolysen, hepatolienale Affektionen. Raynaud-Syndrom [66].

Vinylchloridkrankheit: Während man als Ursache der zuerst festgestellten Schädigungen den direkten Kontakt der Haut mit stark VC-haltigem PVC (das früher manuell von der Autoklavenwand abgekratzt wurde) vermutete, zeigten spätere Beobachtungen, vor allem Leberschädigungen, daß auch das Einatmen VC-haltiger Luft gefährlich sein mußte. Heute wissen wir dank umfassender gewerbetoxikologischer und epidemiologischer Studien mehr und können frühere Beobachtungen völlig verschiedener Symptome, die zu unterschiedlichen Zeitpunkten an verschiedenen Stellen gemacht wurden, besser deuten und zu einem Gesamtbild zusammenfügen; so auch die unter anderem 1977 von Veltmann et al. (Universitätsklinik Bonn) veröffentlichten Beobachtungen, die sie an Arbeitern eines benachbarten PVC-Betriebs seit 1972 gemacht hatten. Sie stellten fest, daß VC neben den bereits bekannten Schädigungen der Haut und der Knochen auch das Blutbild, die Leber und die Milz beeinträchtigt. Ihre Schlußfolgerung war, daß es sich bei der sogenannten VC-Krankheit um eine Systemerkrankung handelt [113].

Hämangiosarkome: Wenig später wurde offenkundig, daß Vinylchlorid sowohl im Tierversuch [72] wie beim Menschen [21] auch krebsauslösend wirkt. Charakteristischerweise werden durch VC Hämangiosarkome der Leber hervorgerufen. Da Hämangiosarkome spontan nur äußerst selten auftreten, konnte der epidemiologische Beweis schnell geführt werden, daß Vinylchlorid solche Tumoren hervorruft. Nach der Entdeckung der karzinogenen Wirkung von VC wurden der Metabolismus und biochemische Untersuchungen von verschiedenen Arbeitsgruppen sehr intensiv studiert (unter anderem Henschler, Lehnert, Reinl [66]). Das Bekanntwerden der VC-Gefährdung, insbesondere der Krebsauslösung, dank intensiver gewerbetoxikologischer Forschung der letzten Jahrzehnte löste in aller Welt umfassende Maßnahmen präventivmedizinischer und sicherheitstechnischer Art aus.

Kunststoffzusätze

Kunststoffzusätze, zum Beispiel gewisse Lösungsmittel, Weichmacher, Farb- und Füllstoffe, Katalysatoren, Stabilisatoren, Antioxydanzien, wie auch pyrolytische Zersetzungs- und Verbrennungsprodukte sind beim Arbeitsprozeß gleichfalls gewisse Schädigungsmöglichkeiten von Kunststoffen. Hierauf näher einzugehen, würde den Rahmen dieser gewerbetoxikologischen Rückschau sprengen. Lösungsmittel ausschließlich für Kunststoffe lassen sich nur schwer abgrenzen. Auf dem Kunstlack- und Klebestoffsektor und in der Kunstfaserspinnereitechnik sind es vor allem 1,4-Dioxan, Tetrahydrofuran, Dimethylformamid und Glykolderivate, die als spezifische Kunststofflösemittel zu gewerblichen Vergiftungen führten und in der historischen Entwicklung der letzten Jahrzehnte zum Teil durch Ersatzstoffe ausgetauscht werden konnten.

Lösungsmittel

Unter den Arbeitsstoffen haben die Lösungsmittel einen besonders großen Anteil. Ihre unterschiedliche chemische Beschaffenheit (unter anderem Alkohole, Ester, aliphatische Kohlenwasserstoffe, aromatische Kohlenwasserstoffe) erbrachte in der Praxis immer wieder gewerbetoxikologische Probleme, aber auch durch Klärung im Stoffwechselabbau neue Erkenntnisse für die Gesunderhaltung am Arbeitsplatz.

Aus der Fülle der industriellen Anwendungsbereiche der organischen Lösungsmittel (zum Beispiel in der Metallindustrie, Lackindustrie, Gummiindustrie, Druckindustrie, Textilindustrie, chemische Industrie) seien beispielhaft wiederum nur einige Stoffe genannt, die im Laufe der letzten Jahrzehnte aufgrund neuer gewerbetoxikologischer Erkenntnisse manchen Wechsel im industriellen Einsatzbereich notwendig machten und Arbeitsstoffverordnungen, Richtlinien etc. aus gesundheitlichen und sicherheitstechnischen Gründen erforderten.

Als Beispiel sei das Benzol genannt.

Benzol

Unter den aromatischen Kohlenwasserstoffen spielte die Vergiftung durch Benzol und seine Homologen schon immer eine erhebliche Rolle.

Die subakute oder chronische Vergiftung kommt durch fortgesetzte inhalative Aufnahme kleiner und kleinster Giftmengen zustande. Hauptkennzeichen der subakuten Vergiftung und der chronischen Benzoleinwirkung ist die Schädigung der blutbildenden Organe. Die früheren Ansichten über die chronischen Benzolblutschäden [84, 92] forderten einst ein einheitliches Krankheitsbild: destruktive Wirkung auf das Knochenmark mit der zeitlichen Reihenfolge auf Thrombozyten, Granulozyten, Erythrozyten, aplastische Anämie, Granulozytopenie, Agranulozytose. Leukopenie wurde für gravierender gehalten als verminderte Zahl der roten Blutkörperchen. Diese allzu starke Vereinfachung war durch die damals noch ungenügenden Erfahrungen bei menschlichen Benzolvergiftungsfällen begründet. Zwar zeigten fortgeschrittene Vergiftungsfälle tatsächlich viele dieser Symptome, aber bereits 1934, als bis dahin weltweit nur 30 Fälle von gewerblicher Benzolvergiftung autoptisch untersucht waren, prophezeite A. Hamilton in den USA, die Benzolgiftwirkung würde, wenn sie ebenso intensiv erforscht wäre wie die Schäden durch Radium und Röntgenstrahlen, die gleiche annähernd unbegrenzt große Variationsbreite ihrer Erscheinungsbilder ergeben. Seit 1939 mehrten sich sodann fortlaufend neue Erkenntnisse und Erfahrungen auf dem Gebiet der Benzoltoxikologie, die nicht nur Hamiltons Prophezeiung bestätigten, sondern auch viele langgehegte Auffassungen über die chronische Benzolvergiftung über den Haufen warfen. Überblickt man nach heutiger Kenntnis die Giftwirkung des Benzols auf das Knochenmark, so ergeben sich die verschiedensten Erscheinungsformen der myeloischen Insuffizienz:

1) Alle 3 Funktionen des Knochenmarks, nämlich Bildung und Reifung der roten Blutzellen, der weißen Blutkörperchen und der Blutplättchen, können geschädigt werden.
2) Die 3 Knochenmarkfunktionen können gemeinsam, nacheinander oder isoliert geschädigt werden.
3) Es kann ein Partialschaden nur eines einzelnen oder zugleich zweier Systeme oder eine alle 3 Knochenmarkfunktionen erfassende Gesamtschädigung bestehen.
4) Die Funktionsschäden können von schwerster Aplasie über alle Zwischenstadien bis zur extremsten Hyperplasie variieren.

Es ist das Verdienst Ferdinand Hoffs, nachgewiesen zu haben, daß zwischen den Blutschäden degenerativer Art und denjenigen des hyperplastischen Formenkreises ein grundsätzlicher pathogenetischer Unterschied nicht besteht und daß die Art der Knochenmarkreaktion außer von individueller Disposition maßgeblich von der Dauer der Giftexposition und von der jeweiligen Menge des aufgenommenen Benzols abhängt [126].

Durch verschieden lange Dauer der Knochenmarkschädigung lassen sich die unterschiedlichsten Erscheinungsbilder im Blut zwanglos als einheitliches Krankheitsgeschehen auffassen.

Die Klärung des Metabolismus von Benzol, seiner Homologen und Derivate (Toluol, Xylol, Styrol usw.) hat indessen in der Nachkriegszeit den schon länger vermuteten unterschiedlichen Charakter der Giftwirkung bewiesen [60a]. Obwohl auch heute noch Benzol und seine Homologen in einem Atemzug genannt werden, sind allein die durch die Oxidation am Benzolkern entstehenden Phenole und Chinone für die Schädigung der blutbildenden Organe verantwortlich zu machen. Dagegen führt die Oxidation an den Seitenketten beim Abbau der Homologen des Benzols zu den relativ harmlosen Verbindungen wie Benzoesäure, Mandelsäure usw.

Bemühungen in der Arbeitstoxikologie haben dazu geführt, Methoden einer biologischen Überwachung Benzolexponierter zu erarbeiten.

Historische Aspekte

Verfolgt man die Geschichte der Lösemittel und ihren technischen Einsatz, so führt beispielhaft der Weg schon zeitig in die Druckindustrie.

Druckindustrie

Als im Jahre 1878 die 1. Kupferdruckschnellpresse und 1901 die erste auf die Rolle druckende Rackel-Tiefdruckrotationsmachine gebaut wurde, ahnte noch kaum jemand die Vor- und Nachteile dieser Technisierung. So erfreulich diese Verfahren in drucktechnischer Hinsicht waren, brachte die Entwicklung auch Gesundheitsgefahren durch die Verwendung leicht flüchtiger Lösemittel.

Bald hatte man neben Benzin die aromatischen Kohlenwasserstoffe als die damals geeignetsten Lösemittel erkannt und insbesondere Benzol und seine Homologen Xylol und Toluol verwendet. Die Konstruktion immer schneller laufender Maschinen, die eine möglichst rasche Farbtrocknung beziehungsweise Lösungsmittelverdunstung verlangten, drängte das toxikologisch ungefährlichere Benzin aus der Reihe der Lösemittel immer mehr zurück, so daß fast nur noch die aromatischen Kohlenwasserstoffe wegen ihrer günstigeren Verdunstungseigenschaften verwendet wurden.

Doch die gewerbetoxikologischen Erfahrungen und Erkenntnisse, die das große Gesundheitsrisiko beim Umgang mit Benzol bald aufdeckten, veranlaßten die Druckfarbenfabriken, zur Herstellung ihrer Toluoltiefdruckfarben nur noch sogenannte toluolgereinigte Lösemittel zu verwenden, ein Erzeugnis, das unter 5 % Benzol enthalten darf. Die Verwendung von Benzol, das zwar die besseren Verdunstungseigenschaften mit einem Siedepunkt bei 80° aufweist, wurde zum Tiefdruck wegen seiner chronisch-toxischen Wirkung auf das hämatopoetische System im Gegensatz zu seinen Homologen von der Berufsgenossenschaft verboten.

Die schweren Benzolintoxikationen mit Läsion des Knochenmarks sind seither im Tiefdruck verschwunden. Auch der subjektive Beschwerdekomplex durch die anderen Lösemittel hat sich seither wesentlich gewandelt, das heißt, durch Vorsorgeuntersuchungen und technische Verbesserungen weitgehend normalisiert [117].

Autolackierung

Ein weiteres typisches Beispiel für die Verwendung von Lösemitteln und den Wandel im industriellen Einsatz bietet die Autolackiererei.

Einst war der Pinsel unentbehrlich. Bimsstein, Filz und Roßhaare waren das Handwerkzeug, und mit farblosem Kutschenlack versuchte man, in mühsamen Arbeitsstunden, dem fahrbaren Untersatz von anno dazumal einen eher tristen Glanz zu verleihen; damals ein hartes und noch dazu gesundheitsschädigendes Brot für all jene, die sich mit der Autolackiererei beschäftigen mußten (Abb. 6.7).

Die Geschichte des Automobils und somit die vergangenen 100 Jahre sind daher eng verbunden mit den Lacken und ihren Lösemitteln, der äußeren Haut der Fahrzeuge. Als die ersten Konstruktionen von Gottlieb Daimler und Carl Benz gemächlich über holprige Straßen fuhren, war von einer Lackindustrie im heutigen Sinne noch längst nicht die Rede. In kleinen Firnis- und Lackküchen wirkten zumeist nur einige Maler.

Die Autobauer der Gründerzeit hatten nicht das Problem, möglichst schnell die Fahrzeuge zu montieren, vielmehr bereitete ihnen zunächst aus technischer Sicht (ähnlich wie in der Druckindustrie) die lange Trocknungsphase der Anstriche erhebliches Kopfzerbrechen. Die sagenumwobene Tin Lizzy von Ford wurde rasch zusammengebaut, indes zog sich die Lackprozedur — was den Arbeitsaufwand betraf — oft tagelang hin. H. Fords Antwort auf dieses Problem war zwar genial, aber leider unzureichend und brachte auch gewerbetoxikologisch keinen Fortschritt. Er baute in den Lackierwerkstätten „Lichttunnel" ein, die dicht mit Kohlenfadenlampen bestückt waren. Mit diesen Hitzescheinwerfern konnte zwar die Trocknungszeit der Lacke einschließlich Lösemittel halbiert werden, dennoch stauten sich in den Fabrikhöfen die halbfertigen Karossen und bei den Zuliefererfirmen die Kleinteile.

Längst war die Zeit reif für ein schnell trocknendes Lacksystem, und die Lösung nahm rasch Gestalt an. Aber nicht in Detroit, sondern in Deutschland, in unserer chemischen Großindustrie gelang der entscheidende Schritt. In den dortigen Laboratorien wurden die ersten künstlichen Lackharze entwickelt. Anfängliche Mängel bekam man nach dem 1. Weltkrieg schnell in den Griff, und der entscheidende Schritt auf dem Weg in das neue Gebiet der Kunstharze gelang 1925 mit der niedrigviskosen Nitrozellulose. Man entwickelte damit einen völlig neuen Lackrohstoff, der das Trocknungsproblem besser löste. Die Autofabriken stellten auf „Nitrolacke" um (Nitrozellulose mit verschiedenen Lösungsmitteln als Verdünner). Die Gewerbetoxikologie zeigte aber immer noch Lücken, neue gesundheitliche Probleme tauchten auf.

Die nächste Stufe waren die sogenannten Alkydharze. Mitte der 30er Jahre kamen entsprechende farbige und gilbungsfeste Lacke in Pastelltönen und im Metallic-Look auf den Markt, und wenig später erweiterten sogar wasserverdünnbare Kunstharze die Möglichkeiten. Im Jahre 1963 — nach 30 Jahren — hielt sodann die anodische Tauchlakierung Einzug in die Fließbandstraßen; sie wurde 1977 von der kathodischen Tauchlackierung abgelöst.

Vom Pinselstrich und langen Trocknungsphasen bis hin zu modernen Technologien: Der Lack war und ist noch heute das Aushängeschild und der optische Blickfang unter anderem für jedes Auto — und Hand in Hand konnten mit der modernen

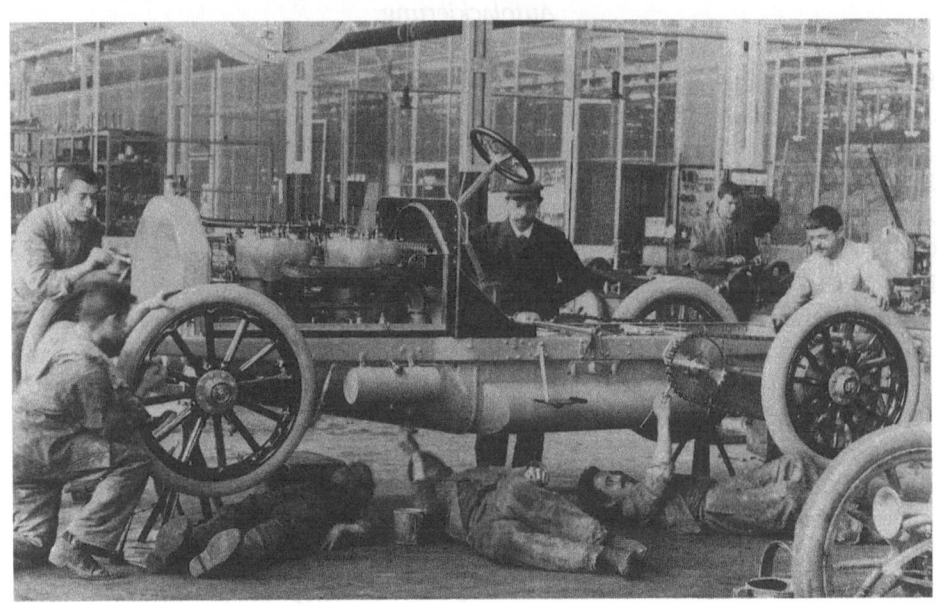

Abb. 6.7
Autolackierung. Aufseher und 6 Anstreicher; die Bodengruppe eines Mercedes wird lackiert.
(Aufnahme aus dem Jahre 1905, Fa. Daimler-Benz AG)

Technisierung und mit bedeutenden chemischen Fortschritten in der Tauchlackierung auch die meisten gewerbetoxikologischen Probleme der Lackierung gelöst werden.

Hautschädigende Arbeitsstoffe

Schon in der frühen Geschichte werden auch durch Arbeit verursachte Hautschäden erwähnt.

Im Vorderen Orient, dem ägyptischen, israelitischen, griechischen und römischen Kulturkreis, finden sich wiederholt Bemerkungen über derartige Erkrankungen, vorwiegend mit Angaben im Bergbau bei der Metallgewinnung.

Eine 1904 in Ägypten in alten Bergbauruinen gefundene Inschrift aus der Regierungszeit Amenemhats III., ca. 1800 v. Chr., beschreibt wohl zum 1. Mal arbeitsbedingte Hautschäden bei Berg- und Hüttenleuten [32].

Bei Ramazzini (1663–1714) stößt man auf ergiebigere geschichtliche Hinweise zur Arbeitsdermatologie. 1823 erschien eine deutsche Ausgabe der Ramazzini-Monographie „Die Krankheiten der Künstler und Handwerker und die Mittel, sich vor denselben zu schützen, – ein belehrendes und unterhaltendes Handbuch für Sanitäts- und Polizeybeamte, praktische Ärzte, Fabrikbesitzer aus allen Ständen" (Modena 1700). H.G. Schlegel (1823 [87]) hatte dieses von dem Pariser Arzt Patissier bearbeitete Ramazzini-Werk aus dem Französischen übersetzt. Schon das damalige Wissen um berufliche Hautschäden ist beachtlich. Zum Schneiderberuf heißt es: *„... keinen krätzigen Gehilfen in der Werkstatt aufnehmen, viel weniger einen solchen mit gesunden Gesellen in demselben Bett schlafen lassen".* Bei Seidenarbeit wird ebenfalls die „Krätze" hervorgehoben. Bei Schiffern wird von Läusen und Prurigo gesprochen, desgleichen bei Müllern. Die Bäcker hätten *„dicke Finger"* vom Teigkneten.

Auch englische Ärzte in dieser mittelalterlichen Zeitspanne sprachen schon von beruflichen Hautveränderungen bei Bäckern und Gewürzkrämern.

Mit arbeitsbedingten Hautschäden durch toxische Arbeitsstoffe befaßten sich seit Ende des 18. Jahrhunderts intensiv auch die französischen Ärzte (zitiert bei Gropper 1986 [32]). Sie profitierten von der Vielfalt der Hautkrankheiten im alten Pariser Hospital St. Louis. So berichten Alibert (1766–1837) und später seine Schüler (u. a. Schedel) über hautschädigende Arbeitsstoffe. Parent du Châtelet beobachtete 1824 an Kanalarbeitern eigenartige Hauterkrankungen. Miquel (1830) u. Maurin (1845) beschrieben Hauterscheinungen vorwiegend der unteren Körperhälfte (Mykosen?) bei Schilfrohrarbeitern im Rhonedelta. Brou berichtete 1860 über Gesichtsrötungen beim Entladen von enthülstem Reis. Aus der 2. Hälfte des 19. Jahrhunderts ist vor allem das Buch über Berufshauterkrankungen des Franzosen Bazin zu nennen, der seinen Assistenten Guerard in Fabriken und Werkstätten die Hautbelastung beobachten ließ. 1875 differenzierte Lajit berufliche Hauterkrankungen präziser nach Ursache, Erscheinungsbild und Verhütung. Beim Bau der Pariser Metro wurde erstmals auf einer Großbaustelle ausgedehnt Beton verwendet. Martial (1908) schrieb über die dabei aufgetretene „Zementkrätze" (zit. bei Gropper 1986 [32].

Auch der allen Dermatologen bekannte Hebra in Wien (1816–1880) und seine Schüler (Kaposi, Neumann u. a.) befaßten sich immer wieder mit Hauterkrankungen am Arbeitsplatz. Dabei wurden nicht nur berufliche, sondern auch allgemeine Lebensbedingungen und Gewohnheiten der Arbeitsgruppen diskutiert. Hebras Leistungen auf diesem Gebiet würdigte Braun (1956) [14].

Aus dem deutschen Schrifttum ist ferner das schon zitierte Buch von Hirt „Krankheiten der Arbeiter" [42] anzuführen mit dem Kapitel „Beruflich verursachte Hauterkrankungen ohne konstitutionelle Rückwirkung und Hauterkrankungen mit Störungen des Allgemeinbefindens". Der Berliner Dermatologe Blaschko beschrieb etwas später (1890/91) Berufsdermatosen, die er bei Arbeitern in Metallwarenfabriken beobachtete [10].

Ekzemnoxen am Arbeitsplatz

„Die Ätiologie des Ekzems ist für die richtige Auffassung und Behandlung des einzelnen Falls von der größten Bedeutung, da ohne Beseitigung der Ursache die Heilung nicht eintreten kann". So schrieb bereits E. Lesser in seinem Lehrbuch der Haut- und Geschlechtskrankheiten für Studierende und Ärzte (1890) [69]. Er fährt fort:

„Eine außerordentlich große Anzahl von Ekzemen werden durch äußere Reize hervorgerufen. In erster Linie kommen chemische Irritamente in Betracht, und zwar die verschiedensten, in starker Konzentration die organischen Gebilde zerstörenden Stoffe, so die Säuren und Alkalien, ferner Quecksilber und dessen Verbindungen ... In dieselbe Kategorie von Stoffen gehö-

ren die Seifen, die besonders dann irritierend wirken, wenn sie viel überschüssiges Alkali enthalten. Aber auch länger dauernde Einwirkung des Wassers kann unter Umständen Ekzeme hervorrufen; um so mehr die kombinierte Wirkung der beiden genannten Agentien bei den Wäscherinnen, die so häufig an Ekzemen der Hände und Vorderarme erkranken . . . Es sind besonders die Handwerker, die bei ihren gewerblichen Manipulationen mit diesen Stoffen in Berührung kommen, die ein großes Contingent zu den arteficiellen Ekzemerkrankungen stellen . . . Petroleum und die aus diesen oder ähnlichen Ölen hergestellten Schmieröle führen häufig Erkrankungen der damit hantierenden Arbeiter herbei . . . Am häufigsten kommt wohl das durch Terpentin hervorgerufene Ekzem zur Beobachtung bei den vielen mit diesem Stoff hantierenden Arbeitern, Buchdruckern, Setzern, Lithographen, Lackierern usw."

Über 90 Jahre sind seit der Niederschrift dieser erstaunlich aktuell klingenden Sätze vergangen. Schon damals war die ekzemauslösende Wirkung bestimmter beruflicher Arbeitsstoffe bekannt. In der Zwischenzeit hat die Industrialisierung unserer Länder einen weiteren ungeheuren Aufschwung erfahren. Immer neue Fertigungsmöglichkeiten wurden entdeckt, neue Arbeitsmethoden entwickelt, neue Arbeitsstoffe eingeführt. Mit dieser Zunahme von Arbeitsstoffen wuchs auch die berufliche Hautgefährdung vor allem unter dem Bilde von Berufsekzemen am Arbeitsplatz.

In einer ausführlichen, historisch interessanten Darstellung berichten Berg u. Weichardt [8] anhand eines umfangreichen Beobachtungsmaterials über „Berufsdermatosen in der chemischen Industrie und ihre Verhütung". Aufgrund des Krankenarchivs einer großen fabrikärztlichen Abteilung geben sie einen Rückblick auf 2027 Berufsdermatosen (im wesentlichen Kontaktekzeme) bei Arbeitern aus den Jahren 1924–1930, 1935–1942 und 1950/51. Dieser Rückblick ist deshalb so interessant, weil die erfaßten Fälle zum überwiegenden Teil weder in die Klinik kamen noch in die berufsgenossenschaftliche Statistik eingingen. Bei rechtzeitigen Maßnahmen brauchte in den Jahren 1950/51 nur noch ein geringer Prozentsatz an die BG gemeldet zu werden. Diese Rückschau spiegelt die enge Zusammenarbeit von Betriebsarzt, Gewerbehygieniker und Chemiker eines großen chemischen Unternehmens wieder. Die Untersuchungen stützen sich schon im Zeichen der präventiven Medizin auf gemeinsame Betriebsbesichtigungen und Beobachtungen, auf subtile Anamnesen, gründliche Einstellungsuntersuchungen, schließlich auf Arbeitsversuche und Hautteste zugleich im Sinne einer klassischen praktisch-betrieblichen Gewerbetoxikologie zur Vorbeugung weiterer Schadensfälle.

In rund 1400 Fällen war die Ursache auf diese Weise festgelegt worden. Häufig wurden mehrere Faktoren gleichzeitig angeschuldigt, was der wahren Pathogenese sicherlich am nächsten kommt. Eine listenmäßige Aufstellung der Arbeitsstoffe getrennt nach anorganischen, aliphatischen und aromatischen Verbindungen nennt in dieser Arbeit die für die Gewerbedermatosen ermittelten Arbeitsnoxen, ohne zunächst zum Charakter der Stoffe näher Stellung zu nehmen.

Die Autoren stellen unter anderem fest: Entgegen einer weitverbreiteten Ansicht kommen Gewerbedermatosen nicht bevorzugt in chemischen Betrieben vor. Auch geht eine Gefährdung der Berufstätigen nicht nur von neu eingeführten Arbeitsstoffen aus. Vielmehr handelt es sich immer wieder um ein ganz bestimmtes Kontingent der gleichen, zum Teil altbekannten Noxen, die mangels Ersatzprodukten oder wirkungsvoller Schutzmaßnahmen immer wieder zur Wirkung gelangen.

Grundsätzlich wird auch heute bei den hautschädigenden Arbeitsstoffen eine Unterteilung in Kontaktallergene und primäre Hautreizstoffe vorgenommen. Kontaktallergene lösen nur im vorher sensibilisierten Organismus ein allergisches Kontaktekzem aus, Hautreizstoffe führen proportional zu Konzentrationen und Einwirkungsdauer obligat zum toxischen bzw. zum toxisch-degenerativen Kontaktekzem. Manche Schadstoffe, wie zum Beispiel Terpentin, können sowohl eine kontaktallergische als auch eine primär hautreizende Wirkung entfalten.

Wandel in einigen Berufszweigen

Berufsnoxen der Haut unterliegen historisch gesehen in Abhängigkeit von der industriellen Entwicklung und der Verbesserung des Arbeitsschutzes in Art und Häufigkeitsverteilung einem ständigen Wandel sowie einer Akzentverschiebung in den einzelnen Berufszweigen.

Unter anderem verdanken wir Borelli [12] eine Übersicht über derartige Verschiebungen seit dem 2. Weltkrieg, von der hier einige Teilaspekte erwähnt seien:

In der Landwirtschaft dominierten in den 30er Jahren die Kontaktnoxen Kunstdünger, zum Beispiel Kalkammonsalpeter, Ammonsulfat, ferner Pflanzenschutzmittel durch Quecksilberzusatz. Heute sind es modernere Kunstdünger, neue moderne Kontaktinsektizide, jedoch mit ähnlichen Hauterscheinungen. Zum Teil irritierende Melkfette und Eutersalben, heute zwar mit milderen quaternären Ammoniumbasen, kamen im Laufe der Jahre hinzu. Zunehmend und für die Zukunft vielleicht bedeutungsvoll sind in den letzten Jahrzehnten Viehfutternoxen, zum Beispiel durch Kobalt im Mineralfutter, durch Antibiotika im Mastfutter, Chromverbindungen durch Beimischung als Konservierungsmittel für Milchproben. Händekontakt beim Umgang ist kaum vermeidbar. Zunehmend reizen in der Landwirtschaft auch reaktive Gummi-Bestandteile sowie maschinenbedingte Noxen (technische Öle und Fette) durch die wachsende Motorisierung.

Maler, Anstreicher und Lackierer kannten schon früher Sensibilisierung durch Lacke, Lösungsmittel, vor allem Terpentinfarben und nur vereinzelt durch Kunstharzbausteine. Terpentin spielt heute zwar auch noch eine Rolle, ist im Akzent jedoch um 50 % zurückgegangen. Dagegen scheinen Terpentinfolgestoffe, formalinhaltige Kunststoffe, gewisse Leime und Leimfasern, Spritzlacke unter den irritierenden und sensibilisierenden Arbeitsstoffen zunehmende Bedeutung zu gewinnen.

In den *Bauberufen* beschuldigte man früher vor allem Kalk und Zementbestandteile (Kalziumoxid, Chromatzusätze). Heute stellen außerdem Kobalt- und Nickelverbindungen, vielerlei Lösemittel neue Irritantien dar. Der Akzent verlagert sich weiter auf Spezialgipse, Spezialzemente und Kunstharzprodukte wie zum Beispiel Phenolformaldehyd-Harzkitte und -Verputze. Speziell zum Wandel in der Zementindustrie mit den weitverbreiteten alkalitoxischen und chromatallergischen Zementekzemen gibt es zwischen 1930 und 1970 in der dermatologischen und gewerbetoxikologischen Fachliteratur viele grundlegende Beiträge mit neuen Erkenntnissen.

Im Sektor *Metallindustrie*, Mechaniker, Dreher und dergleichen, wurden früher besonders Chromverbindungen sowie technische Öle und Fette als Kontaktnoxen, zum Teil auch deren Additive wie Phenol, Kresol, Naphtol angeschuldet. Chromallergien sind in diesem Bereich heute noch ebenso geläufig wie neuerdings Irritationen und Allergien durch Nickel-, Kobalt-, mitunter Kadmium-, Berylliumverbindungen. Weiterhin erweisen sich unter den Reinigungsmitteln irritierend Trichlorethylen und verwandte aliphatische Kohlenwasserstoffe. Bedeutend in den Vordergrund getreten sind im Laufe der Jahrzehnte Bestandteile der Kunststoffe, Kunstharze, insbesondere aus Halbfertigpräparaten dieser Art, so zum Beispiel die Kunstharzklebstoffe, zum Beispiel Formaldehydharze. Auch in Zukunft sind auf diesem Sektor sicher noch viele Irritationen und Kontaktallergene durch neue Produkte zu erwarten, deren Hautgefährdung vorher nur schwer zu ermitteln ist. Das klassische Ekzem des Galvaniseurs, das Nickelekzem, hat seine frühere zentrale Bedeutung (wohl durch Automation) in diesem Beruf weitgehend eingebüßt.

In der *Gummiindustrie* haben die vor vierzig Jahren altbekannten Gummilösungsmittel Benzin, Tetra, Benzol, die Akzeleratoren, aromatische Nitroverbindungen, Benzolabkömmlinge, Farbstoffe, Schwefelmonochlorid noch heute eine gewisse Bedeutung. In den Vordergrund getreten sind jedoch die Vulkanisationsbeschleuniger, ferner Alterungsschutzmittel und Stabilisatoren. Mitunter spielen auch zugesetzte Konservierungs- und Desinfektionsmittel eine Rolle. Auch hier ist eine breite Verschiebung in Richtung Kunstharzbestandteil-Allergien festzustellen.

Dieser Wandel ließe sich in noch vielen Berufszweigen, zum Beispiel in der Elektroindustrie, bei der Holzverarbeitung, bei der Fotografie, im graphischen Gewerbe, im Bäckergewerbe, in der Textil- und Lederindustrie, beim Friseurberuf, aufzeigen. Es gibt kaum ein Gewerbe, an dem Technisierung und Chemisierung in unserem Jahrhundert spurlos vorübergingen und wo die Geschichte der Arbeitsstoffe ohne toxische Schatten in der Gewerbedermatologie geblieben wäre.

Karzinogene und teratogene Stoffe

Dieses Thema wird in dem Kapitel „Krebserzeugende Stoffe" (s. Kap. 5) ausführlich behandelt.

Historische Entwicklung der gewerbetoxikologischen Analyse

Die Geschichte der Gifte ist so alt wie die Geschichte der Menschheit. Ihre wissenschaftliche Erforschung beginnt schon recht früh, wenn wir Nikanders Lehrgedichte von den Giften und Gegengiften [29] aus dem 2. Jahrhundert v. Chr. als deren Anfang ansehen wollen. Bessere analytische Mittel führten stets auch zu weiteren Erfolgen in der Gewerbetoxikologie. In diesen Lehrgedichten werden bereits die Krankheitserscheinungen beschrieben, die zum Beispiel nach dem Genuß von Bleiweiß und Bleiglätte und dergleichen auftreten. Aber vergeblich wird man in diesen Gedichten und auch noch in den kommenden Jahrhunderten nach Erkennungsmethoden für Gifte suchen.

Die Vergiftungssymptome waren das einzige Mittel, eine Vergiftung zu erkennen. Wohl beobachtete im 7. Jahrhundert der griechische Gelehrte Stephanos von Alexandria, daß zum Beispiel Arsenik die Eigenschaft hat, Kupfer beim Erhitzen weiß zu färben (Kopp 1843–1847 [60]), aber im Zeitalter der Alchemie, das noch von dem Gedanken der Metallverwandlung beherrscht war, sah man in dieser Erscheinung nur eine scheinbare Veredlung des Kupfers zu Silber, aber keine Nachweisreaktion des Arseniks. Nur gelegentlich werden in dieser vorwissenschaftlichen Periode der Chemie Zufallsbeobachtungen zur Erkennung giftiger Stoffe verwertet. Eine toxikologische Analyse im modernen Sinne konnte erst entstehen, als die analytische Chemie als Wissenschaft begründet wurde. R. Boyle (1637–1691, zit. bei H. Kopp [60]), dem dieses Verdienst zukommt, der auch die Begriffe Analyse, Reaktion und Reagens einführte, kennt neben vielen anderen Nachweisreaktionen auch solche für giftige Metalle wie Arsen, Antimon und Blei, doch werden sie noch nicht als toxikologische Reaktionen im eigentlichen Sinne gebraucht, das heißt zum Nachweis von gefährlichen Stoffen oder pathologischen Stoffwechselprodukten im Organismus. Doch die Zeit war reif, um aus gegebenem Anlaß zahlreiche Beobachtungen für toxikologisch-analytische Zwecke auszuwerten.

Den Anstoß gaben die umfangreichen Weinfälschungen, die Ende des 17. Jahrhunderts in Frankreich und in Süddeutschland aufgedeckt wurden und bei denen die forensische Toxikologie tätig wurde.

Die Jahre 1694 bis 1696 waren ungewöhnlich schlechte Weinjahre gewesen. Um die schwerverkäuflichen sauren Weine zu verbessern, bediente man sich eines alten, schon von den Römern stammenden Verfahrens: Man entsäuerte den Wein mit Bleiglätte. Schon die Römer pflegten dadurch saure Weine schmackhafter zu machen, daß sie Most auf 1/3 in bleiernen Gefäßen einkochten und dann zu dem Wein gaben (Cato/Plinius, zitiert bei H. Sperlich 1962 [97]); diese „plumbea vina" enthielten mehr oder weniger Blei in Form süßschmeckender Salze gelöst. (Das Rezept scheint sich weitervererbt zu haben!)

Eine noch größere forensische Bedeutung als das Blei hatte damals das Arsen, das Hauptgift jener Zeit. Trotzdem sollte es noch lange dauern, bis das Problem des Arsennachweises befriedigend gelöst war. Es blieb dem englischen Chemiker J. Marsh (1790–1846) vorbehalten, der am Königlichen Arsenal in Woolwich tätig war und sich dort mit oft langwierigen Methoden zur Ausmittelung des Arsens abmühen mußte. Es standen aber noch keine gewerbetoxikologischen Nachweisverfahren, sondern mehr forensische Fragen im Vordergrund. Er hatte den genialen Gedanken, das Arsen aus dem Untersuchungsmaterial in Form des leicht flüchtigen Arsenwasserstoffs abzutrennen [73]. Mit der Marsh'schen Probe besaß die toxikologische Analyse ein Verfahren von bis dahin unerreichbarer Sicherheit und Empfindlichkeit.

In der 2. Hälfte des 19. Jahrhunderts werden die Grundlagen gelegt zu den Methoden, die es heute auch der Gewerbetoxikologie ermöglichen, ihre Aufgaben zu bewältigen: chromatographische und spektralphotometrische Verfahren. Schönbeins und Goppelröders Kapillaranalyse und Runges Filterpapierreaktionen können als Vorläufer der Papierchromatographie gelten [35]. Kirchhoff und Bunsen begründeten 1859 die Spektralanalyse, heute als Nachweismethode für Metallgifte gebräuchlich. Im Jahre 1864 beschreibt Hoppe-Seyler in der „Zeitschrift für Analytische Chemie" den Nachweis von Kohlenoxid im Blut mittels des Absorptionsspektrums. Die meisten Methoden reiften jedoch erst in unserem Jahrhundert durch die

Fortschritte der Instrumententechnik zu einer Form aus, die sich auch für gewerbetoxikologische routinemäßige Anwendung eignet, zum Beispiel zur Analyse von Lösungsmitteln.

Betrachten wir heute das analytische Rüstzeug, das dem Toxikologen zur Verfügung steht, so finden wir eine Kombination alter klassischer Ausschlußverfahren mit modernen Methoden meist physikalisch-chemischer Art, mit deren Hilfe die eigentliche Identifizierung erfolgt. So gesehen hat von den neuen analytischen Methoden auch zweifellos die Dünnschichtchromatographie eine große Bedeutung für die toxikologische Analyse und in den letzten Jahren unter anderem die Gaschromatographie. Ihr großer Vorteil ist, daß sie in einem Arbeitsgang den Nachweis und die Bestimmung eines oder mehrerer Stoffe in kleinsten Mengen ermöglicht. Dabei darf nicht außer acht gelassen werden, daß sie wegen der Unspezifität der Detektoren mitunter noch der Ergänzung durch ein weiteres Verfahren bedarf, zum Beispiel durch die IR-Spektrographie. Ein Gaschromatogramm ist ja zunächst nur eine Folge von mehr oder weniger ausgeprägten „Peaks", die noch identifiziert werden müssen. Diese Methode ist vor allem für die Lösung von Spezialproblemen, so zur Identifikation von Lösungsmitteln und gewerblichen Gasen, nützlich, wie sie häufig in der Gewerbetoxikologie vorherrschen. Daß Vergiftungen außer durch den Nachweis des Gifts im Körper auch am Auftreten bestimmter pathologischer Stoffwechselprodukte erkannt werden können, wie etwa des Koproporphyrins bei der Bleivergiftung, macht sich die Gewerbetoxikologie heute bevorzugt für präventive Aufgaben zunutze (Biomonitoring). So läßt sich verfolgen, wie sich die toxikologische Analyse aus primitiven Anfängen bis zum heutigen Stand der modernen Gewerbetoxikologie entwickelt hat, die erst seit Ende des 2. Weltkriegs eine aufstrebende Disziplin wurde.

Es ist nunmehr Aufgabe dieser modernen Fachdisziplin, zusammen mit den Werksärzten sowohl durch laufende Überwachung der Luft in gefährdeten Arbeitsbereichen wie auch durch Überprüfung der Stoffwechselprodukte Leben und Gesundheit der Werktätigen zu schützen.

Hierbei greift man heute in erster Linie auf die anerkannten Verfahren zurück, die von der DFG [40] und den Berufsgenossenschaften [9] geprüft und veröffentlicht werden. Hilfreich ist auch die Methodensammlung der NIOSH [77].

Schlußbetrachtung

Bei näherer Betrachtung meiner Ausführungen wird deutlich, daß gewerbetoxikologische Fragen die Menschheit seit eh und je beschäftigten. War es aber seit frühester Zeit bis weit ins Mittelalter zunächst nur ein Sammeln von Erkenntnissen über gesundheitsgefährdende Arbeitsstoffe und später ein immer intensiveres klinisches Beobachten der Giftwirkung auf den Organismus, vor allem seit Ramazzini Anfang des 18. Jahrhunderts, so werden die eigentlichen Anfänge der wissenschaftlichen Gewerbetoxikologie erst in der Mitte des 19. Jahrhunderts mit Beginn des Industriezeitalters erkennbar, in einer Zeit, in der zugleich soziale und technische Mißstände immer offenkundiger wurden.

Im Jahre 1813 begründete als erster der französische Arzt Orfila die Giftkunde als systematische Wissenschaft und entwarf unter Zugrundelegung quantitativer Betrachtungen ein biologisches System der Toxikologie. Erste gezielte gewerbetoxikologische Untersuchungen auf der Grundlage von definierten Versuchsansätzen führte um die Jahrhundertwende sodann in Deutschland K.B. Lehmann in Würzburg durch und später sein Nachfolger F. Flury. Beiden verdanken wir fundamentale erste systematische Erkenntnisse experimenteller Gewerbetoxikologie, auf der die spätere Toxikologie weiter aufbaute.

Bis in die Gegenwart, das heißt bis zum Ausblick meiner historischen Betrachtungen in den 70er Jahren besitzen wir Kenntnisse über rund 2 Mio. chemische Stoffe. Laufend werden neue Substanzen synthetisiert beziehungsweise entdeckt, mit einem großen Teil kommen die Menschen in mehr oder minder starkem Umfang täglich in Kontakt, zum Teil als Arzneimittel; die meisten Stoffe haben jedoch gewerbliche oder technologische Bedeutung.

Eine Aufklärung der Wirksamkeit solcher auch umweltrelevanter Arbeitsstoffe auf biologische Systeme, in Sonderheit auf den arbeitenden Menschen, und eine frühzeitige Erkennung der toxikologischen Grenzwerte obliegt der „Gewerbetoxikologie" als immer bedeutungsvollerem Wissenschaftszweig. Die Weiterentwicklung dieser Fachdisziplin ist ein Gebot der Zeit, ihre Problemstellung wird sichtbar beeinflußt und gelenkt von der wissenschaftlichen Umwelt und von dem gesamten industriellen Zeitgeschehen.

Bei einem Blick in die Zukunft erwachsen der Gewerbetoxikologie im Zeichen weiterer Technisierung, verfeinerter Analytik und des biologischen Monitorings immer neue umfassendere Forschungsaufgaben in enger Zusammenarbeit mit der Arbeitsmedizin. Wir sind heute analytisch in Mikrobereiche vorgestoßen und stehen vor der Frage, wie schädliche Arbeitsstoffe in sehr geringen Konzentrationen über relativ lange Zeit wirken.

Die Toxikokinetik, das heißt die Aufklärung des Schicksals der Arbeitsstoffe im Organismus, der Metabolismus, die Toxikologie von Mischstoffen, die Kombinationswirkung zugleich mehrerer Arbeitsstoffe auf den Menschen, die weitere Festlegung von Grenzwerten (unter anderem MAK-Werte) sind in der Gewerbetoxikologie zum Teil noch ungelöste Probleme; ihre Lösung bleibt der Schilderung späterer Geschichtsschreibung vorbehalten.

Einen großen Schritt sind wir aber in der Gewerbetoxikologie und in der Erforschung der Arbeitsstoffe im Laufe der letzten Jahrzehnte weitergekommen. Wir haben gelernt, diesen immer wichtigeren Wissenschaftszweig zur frühzeitigen Erkennung von Arbeitsschäden mehr und mehr zu nutzen und die Gewerbetoxikologie als wesentliches Teilgebiet der Arbeitsmedizin bei Vorsorgeuntersuchungen und Messungen am Arbeitsplatz und in der Umwelt präventiv einzusetzen. Die Geschichte der Gewerbetoxikologie und der Toxikologie der Arbeitsstoffe kennt mit zunehmender Industrialisierung keinen Stillstand.

Ich hoffe, daß es mir gelungen ist, die Historie der Gewerbetoxikologie mit ihren Pionieren und Nestoren sowie der Toxikologie der Arbeitsstoffe im steten Wandel der Industrialisierung anschaulich geschildert zu haben, wenngleich auch dieses umfassende Wissensgebiet aus Raumgründen z. T. nur beispielhaft beschrieben werden konnte und manche Namen und Fakten dabei unerwähnt bleiben mußten.

Literatur

1. Agricola G (1556) De re metallica libri XII. Zwölf Bücher vom Berg- und Hüttenwesen. Froben, Basel / Deutscher Taschenbuch-Verlag, München (1977) (Übersetzung aus dem Lateinischen)
2. Baader EW (1952) Chlorwolken von Walsum. Ber. Tag. Staatl. Gew. Ärzte Deutschlands, Mai 1952
3. Baader EW (1954) Gewerbekrankheiten, Klinische Grundlagen der meldepflichtigen Berufskrankheiten. Urban & Schwarzenberg, München
4. Baader EW (1962) Arbeitsmedizinische Erlebnisse in Ägypten. Med Klin 57: 1341–1345
5. Baader EW et al. (Hrsg) (1961–1963) Handbuch der gesamten Arbeitsmedizin in 5 Bänden. Urban & Schwarzenberg, Berlin
6. Bär F et al. (1975) Denkschrift Toxikologie der DFG. Boldt, Boppard
7. Bauer M (1954) Der gewerbeärztliche Dienst, ein Blick über 50 Jahre. Bundesarbeitsblatt, Sonderheft „100 Jahre Gewerbeaufsicht", S 29–30
8. Berg V, Weichardt H (1953) Berufsdermatosen in der chemischen Industrie und ihre Verhütung. Berufsdermatosen 2: 92–97
9. Berufsgenossenschaft (1983) Anerkannte Analysenverfahren zur Feststellung der Konzentration krebserzeugender Arbeitsstoffe in der Luft in Arbeitsbereichen. ZH 1/120. Heymanns, Köln
10. Blaschko A (1892) Berufsdermatosen in Metallwarenfabriken. Dtsch Med Wochenschr 925: 144
11. Bolt HM, Myslak Z (1985) IV. Arbeitsstoffe, Toxikologie. In: Reichel G et al. (Hrsg) Grundlagen der Arbeitsmedizin. Kohlhammer, Stuttgart, S 279–361
12. Borelli S (1971) Akzentverschiebungen dermatologischer Noxen zwischen 1930 und 1970. Homburg Informationen für den Werksarzt 18 (Folge 6): 131–141
13. Braun W (1955) Chlorakne. Monographien zur Zeitschrift „Berufsdermatosen", Bd. 1. Editio Cantor, Aulendorf
14. Braun W (1956) Hebra und seine Schule. Berufsdermatosen 4: 97
15. Buckup H et al. (1966) Handlexikon der Arbeitsmedizin. Thieme, Stuttgart
16. Buess H (1954) Zur Geschichte des gewerblichen Merkurialismus. Dtsch Med Wochenschr 79: 858–862
17. Buess H (1961) Die Erforschung der Berufskrankheiten bis zum Beginn des industriellen Zeitalters. In: Baader EW (Hrsg) Handbuch der gesamten Arbeitsmedizin, Bd II/1. Urban & Schwarzenberg, Berlin, S 15–36
18. Buess H, Lerner R (1956) Über Asthma bronchiale und asthmoide Bronchitis in der chemischen Industrie. Z Präv Med Heft 2: 59–74
19. Bunge W et al. (1976) Arbeitsmedizinische Aspekte der Verarbeitung von Lacksystemen im Spritzverfahren. Schriftenreihe Zentralbl Arb. Med. Bd. 4, E. Fischer, Heidelberg
20. Citovič IS (1935) Der Einfluß von Aceton auf das Zentralnervensystem. Sobranie rabot no toksikologii 2: 48
21. Creech JS, Johnson MN (1974) Angiosarcoma of liver in the manufacture of polyvinyl chloride. J Occup Med 16: 150–151
22. Diller WF (1978) Zur Therapie von Lungenreizstoff-Vergiftungen. ASP 13: 233–236
23. Diller WF (1985) Anmerkungen zum Unglück in Bhopal. Dtsch Med Wochenschr 110: 1749–1751
24. Ehrlicher H (1961) Reizgasvergiftungen. In: Baader EW (Hrsg) Handbuch der gesamten Arbeitsmedizin, Bd. II/1. Urban & Schwarzenberg, Berlin, S 339–390
25. Ehrlicher H (1972) Reizgasvergiftungen bei gewerblichen Unfällen durch chemische Arbeitsstoffe. Ärztl Praxis 24: 2136–2140
26. Eulenberg H (1865) Die Lehre von den schädlichen und giftigen Gasen. Viehweg, Braunschweig
27. Flury F, Heubner W (1919) Über die Wirkung und Entgiftung eingeatmeter Blausäure. Biochem Z 95: 249
28. Flury F, Zernik F (1931) Schädliche Gase. Springer, Berlin
29. Gow ASF, Scholfield AF (1953) Nicander, the poems and poetical fragments, Cambridge. Deutsche Übersetzung Allg. Med. Centralzeitung 1904: S 112, 132, 327, 346, 368, 387

30 Grandhomme (1883) Die Theerfarben-Fabriken der Actien-Gesellschaft Farbwerke vorm. Meister Lucius & Brüning zu Höchst a. M. in sanitärer und socialer Beziehung. Verlag Gustav Köster, Heidelberg
31 Greenwald I (1954) Über die Wirkung schwacher Dosen von Schwefeldioxyd. AMA Arch Industr Hyg 10: 455
32 Gropper H (1986) Zur Entwicklungsgeschichte der Ergodermatologie. ASP 21: 14–17
33 Gutacker HW, Lelbach WK (1977) Leberschäden durch Vinylchlorid, Vinylchlorid-Krankheit. Witzstrock, Baden-Baden
34 Hahn M (1909) Die Gesundheitsverhältnisse im polygraphischen Gewerbe Deutschlands mit besonderer Berücksichtigung der Bleivergiftung. In: Bericht an die Internationale Vereinigung für gesetzlichen Arbeitsschutz. (Beiträge zur Geschichte der Arbeitsmedizin in Deutschland. Bundesanstalt für Arbeitsschutz, Dortmund 1984)
35 Hais IM, Macek K (1958) Kapillaranalyse – Filterpapierreaktion. In: Handbuch der Papierchromatographie, Bd 1, Jena, S 3
36 Hegler C (1928) Phosgenkatastrophe in Hamburg. Dtsch Med Wochenschr 54: 1551
37 Henschler D (1966) Ätiologie, Pathogenese und Grundlagen der Therapie toxischer Lungenödeme. Z Wehrmed (Beilage Katastrophenmedizin 10: 9–14
38 Henschler D (Hrsg) ab 1972 Gesundheitsschädliche Arbeitsstoffe. Toxikologisch-arbeitsmedizinische Begründungen von MAK-Werten. Deutsche Forschungsgemeinschaft. Verlag Chemie, Weinheim
39 Henschler D (1981) Maximale Arbeitsplatzkonzentrationen – Grundlagen, Entwicklung, Beratungsmodell. In: Wissenschaftliche Grundlagen zum Schutz vor Gesundheitsschäden durch Chemikalien am Arbeitsplatz. Deutsche Forschungsgemeinschaft. Harald Boldt Verlag, Boppard, S 29–40
40 Henschler D (Hrsg) (1982) Analytische Methoden zur Prüfung gesundheitsschädlicher Arbeitsstoffe, „Luftanalysen". Deutsche Forschungsgemeinschaft. Verlag Chemie, Weinheim
41 Henschler D (1982): Analytische Methoden zur Prüfung gesundheitsschädlicher Arbeitsstoffe „Analysen im biol. Material". Deutsche Forschungsgemeinschaft. Verlag Chemie, Weinheim
42 Hirt L (1871–1878) Die Krankheiten der Arbeiter. Bd 1: Breslau (1871); Bd 2: Breslau und Leipzig (1873), Bd 3: Leipzig (1875), Bd 4: Leipzig (1878)
43 Hofmann H Th (1961) Zur Frage der Gesundheitsgefährdung durch moderne Kunststoffe und ihre Lösungsmittel. Zbl Arbeitsmed 11: 240–247
44 Hofmann H Th, Oettel H (1954) Zur Frage der Toxizität von Tetrahydrofuran. Arch exp Path Pharmakol 222: 233
45 Hoppe-Seyler (1864) Nachweis von Kohlenoxyd im Blut. Z Analyt Chem 3: 439
46 Hoschek R, Fritz W (1964) Taschenbuch für den medizinischen Arbeitsschutz und die werksärztliche Praxis. Enke, Stuttgart
47 Jetter D (1966a) Vorläufer und Ansätze zur späteren Arbeitsmedizin (16. Jahrhundert). Geschichte der Arbeitsmedizin Teil I. ASP 1: 162–165
48 Jetter D (1966b) Bernardino Ramazzini und die Arbeitsmedizin des 18. Jahrhunderts. Geschichte der Arbeitsmedizin Teil III. ASP 1: 243–248
49 Joyner RE, Durel EG (1962) Chlorwolken von La Barre/Louisiana, USA. J Occup Med 4: 152
50 Jungk G (1956) Gefährdung durch Beryllium in Leuchtröhren. Münch Med Wschr 98: 3
51 Kaupp I (1902) Blei- und Phosphorvergiftungen in den gewerblichen Betrieben Österreichs. Wien
52 Kimmig J, Schulz KH (1957) Berufliche Akne (sog. Chlorakne) durch chlorierte aromatische zyklische Äther. Dermatologica 115: 540
53 Koelsch F (1912) Bernardino Ramazzini, der Vater der Gewerbehygiene. Enke, Stuttgart
54 Koelsch F (1925) Theophrastus Paracelsus, Von der Bergsucht und anderen Berufskrankheiten. In: Schriften aus dem gesamten Gebiet der Gewerbehygiene NF Heft 12, Berlin
55 Koelsch F (1954) Lehrbuch der Arbeitshygiene, Bd 1. Enke, Stuttgart, S 7
56 Koelsch F (1961) Die Erforschung der Berufskrankheiten von der Wende des 18./19. Jahrhunderts bis zur Gegenwart. In: Baader EW (Hrsg) Handbuch der gesamten Arbeitsmedizin, Bd II/1. Urban & Schwarzenberg, Berlin, S 37–68
57 Koelsch F (1965) Ludwig Hirt – ein Vorkämpfer der deutschen Arbeitsmedizin. Gesundheitspolitik. Z ges Gesundheitswesen 7: 321–329

58 Koelsch F (1969) Beiträge zur Geschichte der Arbeitsmedizin. Schriftenreihe der Bayerischen Landesärztekammer, Bd 8. Verlag Bayerische Landesärztekammer München
59 Koelsch F, Zoepfel F (1927) Facsimile Neudruck nach dem einzigen bekannten Exemplar in der Universitätsbibliothek München: Ellenbog: Von den giftigen Gasen, Dämpfen und Rauchen
60 Kopp H (1843–1847) Geschichte der Chemie, Bd I–IV. Bd IV S 97. Braunschweig
60a Korn M et al. (1985) Stereometabolism of styrene in man. Arch Toxicol 58: 110–114
61 Kußmaul A (1861) Untersuchungen über den constitutionellen Mercurialismus und sein Verhältnis zur constitutionellen Syphilis. Würzburg
62 Lefaux R (1966) Chemie und Toxikologie der Kunststoffe. Krauskopf, Mainz, S 104
63 Lehmann KB (1886) Experimentelle Studien über den Einfluß technisch und hygienisch wichtiger Gase und Dämpfe auf den Organismus. Arch Hyg 5: 1
64 Lehmann KB (1919) Arbeits- und Gewerbehygiene. Hirzel, Leipzig
65 Lehmann KB, Flury F (1938) Toxikologie und Hygiene der technischen Lösemittel. Springer, Berlin
66 Lehnert G (1979) Arbeitsmedizinisches Seminar. Deutscher Ärzte-Verlag, Köln-Lövenich, Taschenbuch Nr. 35
67 Lesky E (1956) Arbeitsmedizin im 18. Jahrhundert (Quecksilberbergwerk Idria). Verlag des Notringes der wissenschaftlichen Verbände Österreichs, Wien
68 Lesky E (1959) Die Arbeiter und das Quecksilber. Ciba-Z 8: 3191–3200
69 Lesser E (1890) Lehrbuch der Haut- und Geschlechtskrankheiten. 1. Teil: Hautkrankheiten, 6. Aufl. W. Vogel, Leipzig
70 MacPherson WG (1923) Pharmakologisch-toxikologische Untersuchungen mit Phosgen-Kampfstoffen. History of the Great War, Vol II. His Maj. Stat. Off., London
71 Malten KE, Zielhuis RL (1964) Industrial toxicology and dermatology in the production and processing of plastics. Elsevier, Amsterdam
72 Maltoni C, Lefemine G (1974) Carcinogenicity bioassays of vinyl chloride. Environ Res 7: 387–405
73 Marsh J (1837) Toxikologische Analyse des Arsens. Liebigs Ann 23: 207
74 Martial MR (1908) La gale du ciment. La presse med (Paris) 16: 507. Zitiert bei Hjort N (1980) Hautarzt 31: 621
75 Mitteilungen der Kommission zur Prüfung gesundheitsschädlicher Arbeitsstoffe der Deutschen Forschungsgemeinschaft, Bonn. Mitteilungen I–V ff 1958–1969 (Nicht im Buchhandel)
76 Müller H: Die Lehre P. Pawlows und ihre Anwendung in der Medizin der Sowjetunion. Ber Osteurop Inst, F.U. Berlin, Med. Folge 4
77 NIOSH (1981) Manual of analytical methods, Vol 1–7. Cincinnati, Ohio 1977–1981
78 Oettel H (1954) Die maximale Arbeitsplatzkonzentration (MAK-Werte) schädlicher Gase, Dämpfe und Stäube. Die Berufsgenossenschaft 2: 47
79 Oettel H (1957) Frage der Gesundheitsgefährdung durch Kunststoffe. Arch exp Path Pharmakol 232: 77
80 Paracelsus Th (1538) Paracelsus, Theophrastus Bombastus von Hohenheim, gen. Paracelsus: Epistola dedicatora St. Veit (Kärnten): Sieben Defensionen – Dritte Defension
81 Pope W (1665/66) Reisebericht: The mines of mercury in Friuli. Philos Trans (R Soc Lon) 1: 21–26
81a Preuß O, Oster H (1980) Zur Gesundheitsgefährdung durch Beryllium aus heutiger Sicht. ASP 11: 270–275
82 Ramazzini B (1953) De morbis artificum diatriba (1700). Editio novissima. Ed Pazzini A, Rom (1953)
83 Rutenfranz J et al. (1980) Denkschrift zur Lage der Arbeitsmedizin und der Ergonomie in der Bundesrepublik Deutschland. Deutsche Forschungsgemeinschaft. Harald Boldt Verlag, Boppard
84 Santesson (1897) Chronische Vergiftung mit Steinkohlenteerbenzin. Zitiert bei Zeyer HG (1961) Vergiftung durch Benzol und seine Homologen. In: Baader EW (Hrsg) Handbuch der gesamten Arbeitsmedizin, Bd II/1. Urban & Schwarzenberg, Berlin, S 426. Vgl. auch Arch Hyg Bd 31
85 Schadewaldt, H. (1974): Arbeitsmedizin – Geschichte u. Ausblick. In: Med. Welt 25, 386–393
86 Schlegel JHG (1823) Die Krankheiten der Handwerker und Künstler, nach dem Lateinischen des Bernardino Ramazzini. Neubearbeitet von Ph. Patissier. Deutsche Übersetzung aus dem Französischen. Ilmenau

87 Schmidt P, Sprecher D (1985) Begründung von MAK-Werten und ihre Funktion im Gesundheitsschutz der DDR (Verhandlungen der Dtsch Ges f Arbeitsmedizin, 25. Jahrestagung, Dortmund). Gentner, Stuttgart
88 Schönfeld W (1961) Geschichte der Gewerbedermatosen. In: Gottron HA, Schönfeld W (Hrsg) Dermatologie und Venerologie, Bd I/1. Thieme, Stuttgart
89 Schönlank B (1887) Die Fürther Quecksilber-Spiegelbelegen und ihre Arbeiter. Wirthschaftliche Untersuchungen Teil I–III. Die Neue Zeit, Revue des geistigen und öffentlichen Lebens. Stuttgart
90 Schultz C (1964) Epichlorhydrin. Dtsch Med Wochenschr 89: 1342
91 Schwarz HG (1982) Historischer Überblick über die Arbeitsmedizin im Bergbau und in der Hütte (Festvortrag). X. Gemeinschaftstagung deutschsprachiger Betriebs- und Werksärzte in Europa, Essen. Sohnius R (Hrsg) Verband Deutscher Betriebs- und Werksärzte, Karlsruhe
92 Selling (1910): Zitiert bei Zeyer HG (1961) Vergiftung durch Benzol und seine Homologen. In: Baader EW (Hrsg) Handbuch der gesamten Arbeitsmedizin, Bd II/1. Urban & Schwarzenberg, Berlin, S 426
93 Silberstein R (1908) Die Krankheiten der Buchdrucker. In: Weyl Th (Hrsg) Handbuch der Arbeiterkrankheiten, Jena
94 Smog-Emission (Schwefeldioxid) (1955), Zusammenfassung. AMA, Arch Ind Health 12: 564
95 Sommerfeld Th (1898) Handbuch der Gewerbekrankheiten, Bd 1, Berlin
96 Spencer HC, Irish DD (1942) The response of laboratory animals to monomeric styrene. J Industr Hyg Toxicol 24: 295
97 Sperlich H (1962) Toxikologische Analyse – einst und jetzt. Entwicklung und Aufgaben der toxikologischen Analyse. Deutsche Apothekerzeitung 102: 1641–1650
98 Spolyar LW et al. (1944) Lungenoedem durch Cadmiumrauch. J Indust Hyg Toxicol 26: 232
99 Spynu EI (1952) Materialien zur Toxikologie des Insektizids Ninph 100 und die Bestimmung seiner Toleranzwerte. Dissertation, Kiew
100 Straub W (1929) Cleveland-Katastrophe. MMW 25: 1049
101 Suciu J et al. (1963) Contributii la studiul imbolnaviridor produse de chlorura de vinil. Med Intern 15: 967
102 Tanquerel des Planches LT (1839) Traité des maladies du plomb. Paris
103 Tanquerel des Planches LT (1842) Die gesamten Bleikrankheiten, Bd 1 und 2. Deutsche Übersetzung von Frankenberg S. Quedlinburg und Leipzig
104 Thackrah Ch T (1957) The effects of arts, trades and professions on health and longevity. Meiklejohn AM (Hrsg) Edinburgh
105 Thiess AM (1972) Werksärztliche Aufgaben in der BASF 1866–1972. ASP (ASA) 7: 105–110
106 Thiess AM (1985) Bericht über Prof. Koelschs Tätigkeit als Staatlicher Gewerbearzt in der Badischen Anilin- und Soda-Fabrik von 1909–1944. Zentralbl Arbeitsmed 35: 204–211
107 Thiess AM, Flach HD (1970) Über die Pioniertätigkeit der ersten Werksärzte Deutschlands. Zentralbl Arbeitsmed 20: 81–87
108 TLVs – Threshold Limit Values (1966 ff) American Conference of Governmental Industrial Hygienists, PO Box 1937, Cincinnati OH 45 201
109 Tingry PF (1777) Mémoire sur les moyens de préserver les Doreurs en pieces de Montres, des pernicieux effets du Mercure reduit en vapeurs (Genève)
110 Trousseau A (1861) Über das Asthma (Clinique médicale), 4. Ausgabe der Opera omnia, Bd 2. London, S 1–138
111 Underhill FP (1920) The lethal war gases. Yale University Press, New Haven
112 Valentin H (1969) Der gesundheitsgefährdende Arbeitsplatz. Deutsches Ärzteblatt – Ärztliche Mitteilungen 66, Heft 24: 1791–1796
113 Veltmann G, Lange CE (1977) Arbeitsmedizinische Aspekte der Vinylchloridschäden. Berufsdermatosen 25: 67–77
114 Vitruvius MP (1865) Zehn Bücher über Architektur; Übersetzung von Reber Fr, Langenscheidts Bibliothek Bd 110, 8. Buch, 6. Kap, 10. Abschn, Stuttgart, S 253
115 Weber HH, Engelhard WE (1933) Über eine Apparatur zur Erzeugung niedriger Staubkonzentrationen von großer Konstanz und eine Methode zur mikrogravimetrischen Staubbestimmung. Anwendung bei der Untersuchung von Stauben aus der Berylliumgewinnung. Zentralbl Gewerbehyg 10, Heft 2/3: 41–47

116 Weichardt H (1957) Gewerbliche Vergiftungen durch Phosphorchloride. Chemiker-Zeitung 81: 421–423
117 Weichardt H (1962) Zur Toxikologie der beim Tiefdruck verwendeten Lösemittel. In: Gesundheit im Tiefdruck, Bericht über eine Arbeitstagung. Berufsgenossenschaft Druck und Papierverarbeitung, Wiesbaden, Verlag Graphische Werkstätte Offenbach, Offenbach/M. 41–45
118 Weichardt H (1963a) Der Arbeitsschutz im Wandel der Berufskrankheiten. Zentralbl Arbeitsmed 13: 205–209
119 Weichardt H (1963b) Arbeitshygiene in der chemischen Industrie. In: Baader EW (Hrsg) Handbuch der gesamten Arbeitsmedizin, Bd IV/2. Urban & Schwarzenberg, Berlin, S 529–596
120 Weichardt H (1967) Die Gesundheitsgefahren bei der Herstellung und Verarbeitung von Kunststoffen. Materia Medica Nordmark XIX/11: 613–619
121 Weichardt H (1970) Die Hautgefährdung in der Kunststoffindustrie. Berufsdermatosen 18: 25–34
122 Weyl Th (1908) Handbuch der Arbeiterkrankheiten, Jena (Die Krankheiten der Buchdrucker. Von Silberstein R)
123 Wissenschaftliche Grundlagen zum Schutz vor Gesundheitsschäden durch Chemikalien am Arbeitsplatz, Vorträge der Jubiläumsveranstaltung, Senatskommission der Deutschen Forschungsgemeinschaft zur Prüfung gesundheitsschädlicher Arbeitsstoffe. Harald Boldt Verlag, Boppard 1981
124 Wissenschaftsrat (1960) Empfehlungen des Wissenschaftsrats zum Ausbau der wissenschaftlichen Einrichtungen, Teil 1 – Wissenschaftliche Hochschulen. Mohr (Siebeck), Tübingen
125 Wissenschaftsrat (1968) Empfehlungen des Wissenschaftsrats zur Struktur und zum Ausbau der medizinischen Forschungs- und Ausbildungsstätten. Bundesdruckerei Bo 772 729 12.67
126 Zeyer HG (1961) Vergiftung durch Benzol und seine Homologen. In: Baader EW (Hrsg) Handbuch der gesamten Arbeitsmedizin, Bd II/1. Urban & Schwarzenberg, Berlin, S 422–440
127 Zschunke E (1967) Über Berufsdermatosen durch kalthärtende Plaste. ASP (ASA) 2: 321–324
128 Zülch K (1937) Tanquerel des Planches L.T. Med. Dissertation, Düsseldorf

Kapitel 7
Geschichte der Genußgifte

R. K. Müller und O. Prokop

Einleitung

1855 schrieb Dr. E. Frhr. von Bibra in seinem Buch „Die narkotischen Genußmittel und der Mensch" [3]:

„... Kaffee wird von 100 Millionen getrunken, ... 50 Millionen genießen den Cacao, entweder als Chocolate, oder in anderer Form ... 500 Millionen trinken chinesischen Thee ... Vielleicht mit Ausnahme des Cacao hat keine dieser Substanzen eine direkte Ernährungsfähigkeit. Dennoch aber zeigen die enormen Zahlen, welche eben angeführt sind, die hohe Wichtigkeit dieser Stoffe für das Menschengeschlecht, denn da kein Volk der Erde existiert, welches nicht eines oder mehrere jener Genußmittel consumirt, ... so muß ein tieferer Grund vorliegen ..."

Diese Zahlen werden heute zweifellos weit in den Schatten gestellt; sie liegen wohl um Größenordnungen höher. Nicht nur, daß sich der Konsum der genannten Genußmittel inzwischen auf praktisch alle Länder ausgedehnt hat, sondern in vielen Ländern dürfte er auch den größten Teil der Bevölkerung einbezogen haben. Auch die Erscheinungsformen des Genußmittelkonsums haben zugenommen: Kaffee und Tee werden als Aufgüsse und Extrakte, in Spirituosen und Kaugummis, in Süßigkeiten, Eiscremes und Gebäck verzehrt. Extrakte aus der Colanuß sind hinzugekommen und in Form der weltweit verbreiteten Colagetränke zu einem Symbol der industriellen Zivilisation geworden; für manches Entwicklungsland werden sie zu den ersten Sendboten der Industrieländer gehört haben.

Was alles ist aber zu den „Genußgiften" zu rechnen? (Verschiedene Auffassungen dazu s. Tabelle 7.1.) Die Relativität des Giftbegriffs (*„alle Dinge sind Gift und nichts ist ohn' Gift ..."*) erlaubt keine scharfe Unterscheidung zwischen Genußmitteln und Genußgiften. Genaugenommen gibt es auch auf diesem Feld kaum einen Genuß ohne „Reue", ohne (hier: toxikologisches) Risiko.

Was ist andererseits nicht alles „Genuß"? Auch Rauschgifte, Suchtmittel werden ja eines erstrebten Genusses wegen einverleibt, um das psychische Wohlbefinden zu beeinflussen, zu erhöhen.

Am einfachsten versteht man wohl unter Genußgiften Substanzen, die vorwiegend wegen ihres Wohlgeschmacks/Wohlgeruchs verzehrt werden und bei denen sowohl der Nährwert als auch pharmakologische Wirkungen im Hintergrund stehen, aber bei exzessivem Gebrauch toxikologisch bedenklich werden können.

Tabelle 7.1. Auffassungen zur Kategorie „Genußgifte" bzw. „Genußmittel"

Quelle	Kategorie	Definition	Beispiele für hinzugerechnete Substanzen bzw. Produkte
Meyers Konversations-Lexikon [31]	Genußmittel	Nahrungsmittel (speziell Produkte des Pflanzen- und Tierreichs), die nicht zum Ersatz der Körpersubstanz, sondern des Wohlgeschmacks halber oder zur Erzielung einer bestimmten Wirkung auf das Nervensystem genossen oder benutzt werden. Sie sind größtenteils appetitanregend und leistungssteigernd, auch hungerunterdrückend und wirken gewohnheitsbildend bzw. toleranzerhöhend (gekürzt)	Würzen: auch Zucker, Kochsalz, Säuren (Gewürze sind ausschließlich Genußmittel) Im engeren Sinne narkotische Substanzen enthaltende Genußmittel: Koffein, Theobromin sowie Kaffee, Tee, Kakao, Mate, Guarana, Colanuß, Kath, Coca, Betel, Cannabis, Opium, Fliegenpilz, Tabak, Alkoholika, Hopfen
Kürschners Universal-Lexikon [199]	Genußmittel	Speisen und Getränke, die nicht direkt zur Ernährung, sondern wegen ihrer die Nerven anregenden Wirkung genossen werden	Bouillon, Kaffee, Tee, Spirituosen
Brockhaus Konversations-Lexikon [4a]	Genußmittel	Zu den Nahrungsmitteln gehört noch eine Reihe von Substanzen, welche nicht direkt zum Ersatz der verbrauchten Körpersubstanzen, sondern zur Erzielung einer bestimmten angenehmen Wirkung am Gefäß- und Nervensystem dienen	Gewürze, Kaffee, Tee, Kakako, Alkohol bzw. geistige Getränke
Volks-Brockhaus [50]	Genußmittel	Nahrungsbestandteile und Stoffe, die auf den Geschmack oder die Nerven angenehm einwirken, aber oft schädlich sind	z.B. Gewürze, Tabak, Alkohol
Meyers Neues Lexikon [21]	Genußmittel	Lebensmittel bzw. ähnliche Stoffe meist ohne nennenswerten Nährwert, die durch chemische Bestandteile (Alkaloide) anregend auf das menschliche Nervensystem, geschmacksverbessernd, appetitanregend und z.T. verdauungsfördernd wirken	Kaffee (Koffein) u. Tee, alkoholische Getränke, Tabakwaren (Nikotin), Gewürze, Kakaoerzeugnisse (Theobromin) sind mit Fett und Kohlenhydraten Nahrungsmittel mit Genußmitteleigenschaften
	Genußgifte		Opium, Kokain, Haschisch u.a.

Tabelle 7.1. (Fortsetzung)

Quelle	Kategorie	Definition	Beispiele für hinzugerechnete Substanzen bzw. Produkte
Wirth Gloxhuber [48]	Genußgifte	Stoffe, die eine Zwitterstellung zwischen heil- und unheilbringend einnehmen	
	Genußmittel		Alkohol, Halluzinogene, Cannabis, LSD u.a., Tabak
Martinetz [29]	Genußgifte	Pflanzliche Produkte	Kaffee, Tee, Cola, Tabak, Alkohol, Betel, Kath, Kampfer, Ephedrin, Weckamine
Bader [1]	Genußmittel		Alkohol und Nikotin sind die häufigsten Genußmittel
Möller [32]	Genußmittel	Stoffe die über ihre Wirkung auf das Großhirn ein ... Gefühl von Wohlbefinden bringen, ohne einen eigentlichen Rausch auszulösen ... Genußmittel erfüllen wahrscheinlich eine „geisteshygienische Mission", indem sie ein Bedürfnis auf unschädliche Weise anstatt mit tyrannischen Rauschgiften erfüllen	Alkohol, Kaffee, Kakao bzw. Theobromin, Tee, Tabak (alles Stimulanzien außer Alkohol, der eine Mittelstellung zwischen Rauschgift und Genußmittel einnimmt)

Kaffee, Tee, Cola und Kakao sind danach wohl die wichtigsten Genußgifte. Einige Rausch- und Suchtgifte mit schwächerer pharmakologischer Wirkung könnten je nach Ziel und Art der Inkorporation ebenfalls als Genußgifte angesehen werden: Betel, Kath und Kawa-Kawa, Kampher, ja gegebenenfalls auch Tabak (obwohl dem letzteren von seiten der Nichtraucher ein widerwärtiger Geruch und Geschmack nachgesagt wird). Sogar der Alkohol — zweifellos ein Rauschmittel — wird von vielen, die weder Alkoholiker sind noch es jemals werden, lebenslang wegen des Wohlgeschmacks der Alkoholika und nicht zur eigentlichen Berauschung (im engeren Sinne) getrunken.

Schließlich könnte man alle Gewürze — und auch Zucker und Salz — zu den Genußmitteln und sogar zu den Genußgiften rechnen. Nährwert oder biochemisches Erfordernis sind oft nicht der Grund ihres Verzehres, und bekanntlich werden sowohl Zucker als auch Salz gern als Beispiel für die Abhängigkeit der Giftwirkung von der Dosis und vom Zustand des Organismus angeführt. Eine vom Gesunden ohne weiteres vertragene Menge Zucker kann einen Diabetiker akut gefährden (oder ihn im hypoglykämischen Schock retten). Für die Gewürze selbst gilt ähnliches: Akute Nebenwirkungen von Pfeffer, Gewürzpaprika, Chili oder Tabasco kennt mancher aus eigener Erfahrung. Muskat, Bittermandelöl oder sogar Petersilie werden in manchen Ländern wie giftige Drogen gehandelt. Wie groß der Genußwert der Gewürze ist, schätzen wir angesichts ihrer leichten Erhältlichkeit nicht mehr recht: Ihre Rolle im Orienthandel des Mittelalters, das damalige Aufwiegen von Gewürzen mit Gold, alte Salzstraßen als Vorgänger moderner Verkehrswege zeigen das deutlicher.

Im weiteren Sinne könnten auch geschmacksverbessernde Zusätze zu Nahrungs- und Genußmitteln zum Thema gerechnet und mit einer gewissen Berechtigung Aromen, Saccharin und andere Süßstoffe hinzugezählt werden. Damit ist dann sogar die Grenze von den Naturprodukten zu den Synthetika überschritten. Letzteren wird bekanntlich viel bereitwilliger toxikologische Relevanz und damit der Charakter potentieller Gifte zugemessen.

So zeigt die — wie auch immer begrenzte — Gruppe der Genußgifte die Dialektik und das Dilemma der Toxikologie im kleinen: Wie alle Stoffe unter Umständen als Gifte wirken können, sind auch Genußgifte und Genußmittel nicht scharf zu unterscheiden. Ohne „Gifte" ist kein Leben denkbar (und auch nie möglich gewesen).

Die Menschheit muß mit den Giften leben lernen, sofern sie auf dieselben nicht verzichten kann. Auf Genußgifte „will" sie wohl gar nicht verzichten.

Kakao und Schokolade

Obwohl wegen des hohen Nährstoffgehalts im Kakao und erst recht in der Schokolade beide eigentlich ebensogut als Nahrungs- wie als Genußmittel bezeichnet werden könnten, fehlen sie in keiner der Aufzählungen von Genußmitteln; sie sind gewissermaßen die Genußmittel par excellence. Genußgifte sind sie dagegen nach unserer modernen Auffassung von den hier zu betrachtenden am wenigsten; bedenklich scheint uns heute vorwiegend ihr hoher Nährstoffgehalt. Das war aber nicht immer so; ihre Einführung in Europa rief erbitterte Gegner auf den Plan, die teilweise Kakao unter die tödlichen Gifte rechneten.

Da Kakao und Schokolade zu den Genußmitteln mit besonders hohen Verbrauchszuwachsraten während der letzten Jahrzehnte (seit 1900) gehören, sollten sie auch in einem geschichtlichen Abriß der Genußgifte nicht fehlen.

Guibourt drückt das schon 1837 [14] so aus:

„Die Chocolate theilt mit dem Thee, Kaffee und Tabak den Ruhm, zwei Welttheile sich tributpflichtig gemacht zu haben und ein Gegenstand des Bedürfnisses für ganze Völker geworden zu seyn; denn ein Spanier, dem man seine Chocolate genommen, ein Deutscher, den man des Kaffee's beraubt, sie können ebenso gut mit einem Armen verglichen werden, dem das tägliche Brot fehlt. Auch haben es Männer von dem höchsten Range, Männer von der höchsten Gelehrsamkeit, weltliche und geistige Fürsten nicht verschmäht, über die Bereitung einer guten Chocolate mündliche und schriftliche Notizen zu geben und die herrlichen Eigenschaften derselben laut zu preisen."

Der Baum Theobroma cacao L. aus der Familie Sterculiacae („Stinkbaumgewächse") wird wild 12, kultiviert bis 8 m hoch. Die auch als Schoten bezeichneten Früchte sind botanisch eigentlich Beeren mit Fruchtfleisch und Samen (nicht Bohnen). Sie sind nährstoffreich, im Durchschnitt enthalten sie bis 60 % Fett, je etwa 15 %

Rohprotein, 6–10 % Stärke, 1–3 % Theobromin (= 3.7-Dihydro-3.7-dimethyl-1H-purin-2.6-dion, $C_7H_8N_4O_2$) und eine geringe Menge Koffein. Wegen der hohen Herstellungskosten sind oder waren Kakao und Schokolade in den Erzeugungsländern niemals Nahrungsmittel im eigentlichen Sinne.

Die Samen werden, nachdem die Früchte abgeschnitten und aufgeschnitten oder aufgeschlagen wurden, vor der Weiterverarbeitung (Auspressen beziehungsweise Entölen, Mahlen, Verarbeitung zu Schokoladenerzeugnissen) mehrere Tage zusammen mit dem Fruchtmus fermentiert („gerottet"); dieser Prozeß soll großen Einfluß auf den Geschmack haben.

Ausschließlich in den Tropen (vor allem aber zwischen 10° nördlicher und 10° südlicher Breite) angebaut, kommt inzwischen der größte Anteil der Weltkakaoernte von jährlich etwa 1,4 Millionen Tonnen aus Afrika; allein Ghana liefert davon etwa 30 %.

Die erste Kenntnis von der Vermehrung des Kakaos brachte bereits Columbus von seiner 4. Reise 1502 nach Spanien; ihm zufolge dienten die „Mandeln" gleichenden Samen in Yucatan und Honduras als Münzen. Eingehender schilderte Hernando Cortez die Pflanze und den Gebrauch der Früchte nach seinen Reisen nach Mexiko (1519 bis 1521) in Berichten an Kaiser Karl V.

Nach der Überlieferung in Sagen sollen Kakao und Schokolade schon bei den Tolteken, den Vorläufern der Azteken vor 1300 verwendet und sehr geschätzt worden sein. Seit Urzeiten mit Göttern und Priesterkönigen assoziiert, wurden sie noch zur Zeit der Eroberung Mexikos durch Cortez Priestern als Opfer oder Weihegeschenk überbracht. In bestimmter Zahl in Säcke gefüllt, dienten sie als Währung.

Die Steuern der Ortschaften sollen in Form von Kakaosamen-„cargas", das heißt „Lasten", zu je etwa 300 kg entrichtet worden sein. Da den Orten je nach Größe 20 –200 „cargas" auferlegt wurden, nimmt die seitens der Eroberer im „Reichsschatz" Mexikos vorgefundene beachtliche Menge von 1200 t nicht wunder. Verständlich ist daher auch, daß Kakao trotz seines hohen Nährstoffgehalts kein biederes Nahrungsmittel sein konnte, sondern laut Oviedo um 1520 als „rica y estimada mercaderia", als kostbare und geschützte Ware, galt. Für 100 Kakaosamen soll man bereits einen Sklaven erhalten haben.

Immerhin wurden nach Hernandez, der sich von 1560 bis 1571 in Mexiko aufhielt, die Früchte aller 4 damals dort kultivierten Kakaosorten rege von allen Schichten der Bevölkerung konsumiert.

Die geschälten, vorsichtig gerösteten Samen wurden zwischen Reibstein und Steinwalzen zerrieben und nun offenbar auf ganz verschiedene Weise — wahrscheinlich sowohl nach Geschmack als auch nach der Erschwinglichkeit der Zutaten – zubereitet. Das Verrühren mit kaltem Wasser und etwas Mais- oder auch Maniokmehl und das anschließende Quirlen zu einer schaumigen Masse scheint das älteste Verfahrensprinzip zu sein; der Sage nach von einem Priesterkönig in Urzeiten erfunden, diente es dem einfachen Volk als Zubereitung des begehrten Tranks.

Daneben wurde die Mixtur auch warm oder gekocht genossen, und insbesondere die verschiedensten weiteren Zutaten müssen zu einer beachtlichen Vielfalt von „Schokoladen" geführt haben, die von den unterschiedlich Begüterten bis hin zum Hofe Montezumas begehrt und fleißig genossen wurden. Neben Honig und Agavensaft als süßenden Zusätzen (Zucker wird erst viel später genannt) wurden

Gewürze (Pfeffer, Piment, häufig Vanille, daneben auch Anis, Ingwer, Nelken, Zimt) und schließlich das rote Pigment „Orlean" aus Bixa orellana als Ingredienzien genannt. Wahrscheinlich sind diese verschiedenen Zusammensetzungen der teils flüssigen, teils honigartigen oder festen Kakaozubereitungen auch ein wesentlicher Grund für lange Zeit diametral entgegengesetzte Urteile europäischer Amerikareisender über den Geschmack der Schokolade.

Die Spanier fanden zwar schon um 1520, als sie Mexiko eroberten, den Gebrauch des Kakaos bei den Einheimischen eingeführt, aber die Zubereitungen mit Zusätzen von Piment, westindischem Pfeffer, Maismehl und Farnkraut erschienen ihnen so wenig attraktiv, daß sie Kakaogetränke erst einmal als „Getränk der Schweine" deklarierten.

Auch der Italiener Benzoni, der sich von 1541 bis 1556 in Nicaragua aufgehalten hatte, schrieb in seiner „Storia del mundo nuevo" (Venedig 1565), Schokolade sei *„ein abscheuliches Gesöffe, eher für Schweine passend als für Menschen und nur bei Wassermangel zur Not genießbar"*. Er befand sich damit im Einklang mit der Meinung des Botanikers Lécluse: *„Porcorum ea verius colluvies quam hominum potio."*

Dagegen sagte der Pariser Arzt Buchet 1684: *„Gut bereitete Schokolade ist eine der edelsten Erfindungen, weit würdiger als Nektar und Ambrosia die Speise der Götter zu sein"*, und Anfossi schrieb um 1700: *„Ambrosia est Superum potus, cocolata virorum: haec hominum vitam protrahit, illa deum."* (Ambrosia ist der Götter Trank, Schokolade der der Menschen: diese verlängert das Leben der Menschen und jene das der Götter.)

Das Titelbild eines italienischen Buchs über Schokolade von 1728 trägt die Überschrift „Ambrosia e Nektar non invidio a Giove" (Nicht um Abrosia und Nektar beneide ich den Jupiter).

Zur Zeit Carl von Linnés (1707–1778) scheint schließlich der Wohlgeschmack kaum noch bestritten worden zu sein, denn er beschrieb in seiner Dissertation „De potu chocolatae" 1765 nicht nur die Zubereitung von Schokolade und lobte sie als Heilmittel, sondern er gab der Pflanze den Gattungsnamen Theobroma (Götterspeise).

Da sich die Bezeichnungen für Kakao und Schokolade bei der später zu schildernden Ausbreitung des Genusses nach Europa noch zusätzlich differenzierten, ist hier die Erwähnung des offenbar schon zur Zeit des spanischen Conquistadores bestehenden (oder erstandenen) Begriffswirrwarrs angebracht.

Schrieb Columbus *Cacao*, so finden sich bei Cortez, Oviedo und Hernandez wenig später nebeneinander *Cacau, Cacaua, Cacauatl, Cacaho, Cacaotl* und weitere Bezeichnungen. Die Endung -tl kann dabei sowohl eine bedeutungslose, häufige Wortendung sein als auch vom aztekischen „atl" (Wasser) herrühren und daher wahrscheinlich nur Getränke bezeichnet haben. Dagegen soll der Wortstamm Choco (Schoko) ursprünglich keine Kakaozubereitungen bezeichnet haben; Chocoatl oder Chocolatl wurde in Mexiko ein aus gegorenem Mais hergestelltes Getränk genannt. Die spanischen Eroberer haben das wahrscheinlich durch ein Mißverständnis auf den Kakaotrunk und schließlich auf die festen Kakaomassen übertragen, die daher in Europa die Namen Chocolate, Chocolade, Schokolade (und phonetisch daraus abgeleitete ähnliche Namen) erhielten.

Ab 1520 gelangten Kakaobohnen und feste Schokolade nach Europa — zuerst nach Spanien — und stießen hier zunächst auf Ablehnung bei Ärzten und manchen Schriftstellern (s. o.). Allein die Erwähnung im 1588 erschienenen Kräuterbuch des

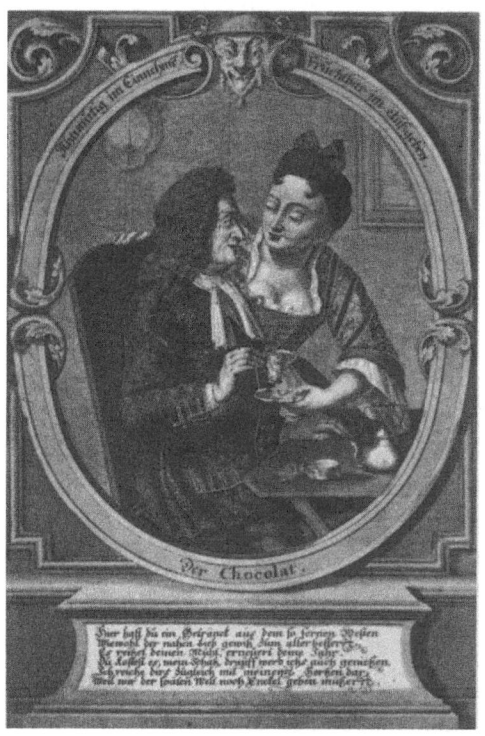

Abb. 7.1.
Im Rokokozeitalter galt die Schokolade als Aphrodisiakum und Verjüngungselixier, wie das galante, mit Versen unterschriftete Werk des Augsburger Kupferstechers Martin Engelbrecht verrät

Tabernaemontanus als *„unfreundlicher Trank"* mag die Behandlung des Kakaos unter der Überschrift „Genußgifte" rechtfertigen.

Die rasche Ausbreitung des Kakaogenusses verhinderten diese Warnungen nicht; bereits 1580 war er in Spanien allgemein bekannt und begehrt, und ab 1600 erschienen in stattlicher Reihe Schriften darüber.

Calderon (1600–1687) erwähnt Schokolade mehrfach in seinen Werken, zum Beispiel als „törichte neueste Mode" in „Hüte dich vor stillen Wassern". In „Labyrinth der Welt" ruft er beim Anblick der sturmbewegten See aus „daß solcher Schaum die Schokolade krönte".

Damen der spanischen Gesellschaft sollen sich gern mit Schokolade beschenkt und ein großes Vergnügen daran gefunden haben, das sich *„höchstens noch erhöhen ließe, falls eine Sünde damit verbunden sei"* (Abb. 7.1).

Um 1720 war jedenfalls der Plan Phillips V. schon ganz undurchführbar, ein Weltmonopol für den Kakaohandel zu errichten.

Von Spanien aus gelangte der Kakao auch in andere europäische Länder, zuerst um 1600 nach Italien und Frankreich, später jenseits der Alpen, nach England und bis in den Norden.

In Italien bereitete sich der neue Genuß entgegen der ablehnenden Meinung der Ärzte rasch aus. Die Entscheidung des Kardinals Brancacci (*„De chocolatis potu diatribe"*, Rom 1664), Schokolade *„breche das Fasten nicht"*, wird das sehr gefördert haben.

In Frankreich war die Schokolade um 1680 schon so verbreitet und begehrt, daß man in der Kolonie Martinique Kakaopflanzungen anlegte. 1651 wurde hier in Paris die erste Schokoladenfabrik gegründet. Aber die Mahner verstummten ebenfalls nicht: 1696 schrieb Madame de Sévigné, daß der Genuß der Schokolade zwar anfangs angenehm sei, er errege aber weithin Fieber und führe schließlich zum Tode.

In England war noch 1579 eine dorthin gelangte Kakaoladung als unverkäuflich vernichtet worden, und Robert Boyle (1626–1691) beschrieb ihn in seinen „Philosophical works" als eine den meisten unbekannte Seltenheit.

Der englische Jesuitenpater T. Gage lernte in Spanien das Beten und Schokoladetrinken. Letzteres veranlaßte ihn zur „Fahnenflucht" in seine britische Heimat, wo er die köstlichen Rezepte niederschrieb und sein Buch an die Würdenträger der protestantisch englischen Kirche verkaufte. Seitdem war das Geheimnis der Zubereitung der „Schlemmerspeise der Götter" schwarz auf weiß nachzulesen.

In Deutschland begann die Verbreitung der Schokolade wohl auch um 1600 (wahrscheinlich von Italien und von den Niederlanden aus), sie wurde allerdings lange Zeit als Arznei betrachtet und dementsprechend nur in Apotheken gehandelt und in Arzneitaxen und Pharmakopoen genannt.

Der Leibarzt Bontekoe des preußischen Großen Kurfürsten versuchte ab 1679 in Berlin (angeblich in der Hoffnung auf eine Provision der niederländischen Kakaohändler), einen allgemeinen Schokoladenverbrauch in Preußen zu inaugurieren, was jedoch ohne Erfolg blieb. Die erste deutsche Fabrik wurde erst 1756 in Steinhude von Fürst Wilhelm von der Lippe errichtet.

Gescheitert ist später auch der Versuch Friedrichs II., den Verzehr von Schokolade in Preußen als „unnütz" zu unterbinden; sein Einfuhrverbot und das Angebot eines Surrogats nach einem Rezept des französischen Arztes Massi (aus Lindenblüten und -früchten) schlugen fehl. Die Vergiftungsfälle haben möglicherweise ihre Erklärung darin, daß die *„Chocolate"*, wie Gibourt schreibt, verfälscht wurde, damit das Endprodukt den *„Abkäufern wohlfeiler gegeben werden"* konnte. Unter anderem setzte man damals Weizenmehl, fein zubereitetes Kartoffel-, Linsen- oder Erbsenmehl zu, was natürlich die nicht seltenen allergischen Reaktionen auf diese Nährstoffe erklären könnte. Guibourt gab dann auch Hinweise für die Güteprüfung einer guten Schokolade. Wenn sie in Wasser gekocht wird, müssen *„Augen oder Tröpfchen von geschmolzener Cacaobutter auf der Oberfläche schwimmen. Und in der Tasse darf es keinen ‚sandigen oder erdigen' Bodensatz geben. Und da es Verfälschungen mit Sago oder Salep gibt, erkennt man das nach Erstarren der Abkochung: Gallertbildung."*

Andere edle Zusätze wurden bereits erwähnt. Es hat deren aber noch weit mehr gegeben, insbesondere Verfälschungsmittel für Kakaofett; z. B. Schweinefett und Wachs sowie Hammel- und Rindertalg [14].

Auch andere Ersatzprodukte wie *„Schokoladen"* aus Walnüssen (1756) oder eine (1739 von Hönn in seinem „Betrugslexikon" genannte) Schokolade aus gebrannten Mandeln und Kastanien konnten den Sieg des Kakaos nicht verhindern. Lediglich in Notzeiten konnte sich das ändern: Während der Kontinentalsperre wurde laut Gmelin in seinem Buch „Über den Einfluß der Naturwissenschaften auf das gesammte Staatswohl" (Karlsruhe 1809) eine Ersatzschokolade aus Mandeln, Erdnüssen, Hasel- und Walnüssen *„mit ganz wenig Kakao"* amtlich empfohlen. (An ähnliche Surrogate aus der Zeit nach 1945 wird sich mancher noch erinnern.)

Ab 1700 wurden Kakao und Schokolade auch in nordeuropäischen Ländern und in Rußland bekannt; die lobende Beschreibung und Benennung als *„Götterspeise"* durch Linné wurde bereits erwähnt.

Erstaunlich ist, daß — abgesehen von den kontroversen Meinungen über den Genußwert — von den etwaigen pharmakologisch/toxikologischen Wirkungen des Kakaos früher gerade bei diesem harmlosesten aller Genußmittel ausschließlich vermeintlich toxische Effekte behauptet wurden; die schon erwähnte unhaltbare Warnung der Madame de Sévigné 1696 vor der *„schließlich tödlichen"* Schokolade mag dafür als Beispiel genügen.

Immerhin hält noch L. Lewin in seinen Büchern „Gifte und Vergiftungen" [20] und „Phantastica" [21] nicht nur zentrale Anregungswirkungen für sicher, sondern auch toxische Erscheinungen (Zittern, Blässe, Kopfschmerzen, Schweißausbrüche, Pulsbeschleunigung) bereits bei Kakaogenuß ab 30 g täglich (vereinzelt auch nach Schokolade) für direkt feststellbar. Einzelne „Vergiftungsfälle" der Literatur erscheinen aus heutiger Sicht am ehesten als individuelle Überempfindlichkeit, womöglich als allergische Reaktionen deutbar.

Durch Preßrückstände („Kakaokuchen") oder Kakaoschalen sollen bei kilogrammweiser Verfütterung verschiedentlich Pferde vergiftet worden sein.

Heute wird der Hauptwirkstoff des Kakaos Theobromin als pharmakologisch und toxikologisch praktisch irrelevant betrachtet; die zentral anregende Wirkung überwiegt beim Koffein (dessen Gehalt im Kakao jedenfalls für nennenswerte Effekte zu gering ist), die diuretische beim Theophyllin. Andere Begleitstoffe sind sicher in großer Zahl vorhanden, aber weder der Art noch der Wirkung nach ausreichend bekannt; konkrete Hinweise auf wesentliche erwünschte oder unerwünschte Effekte haben wir nicht.

So haben weder Theobromin selbst noch Kakao oder dessen Zubereitungen jemals objektivierbare Bedeutung als Arzneimittel gehabt oder Vergiftungen bewirkt; sie sind sicher viel mehr Genußmittel als Genußgift.

Wenn auch hier Paracelsus' Satz *„Dosis sola facit venenum"* nicht ungültig ist, betrifft das wohl mehr die mit den „energetischen Konzentraten" der Schokoladen aller Art leicht mögliche Überfütterung mit Zucker und Fett, vielleicht auch noch nicht ausreichend bekannte Begleitstoffe und wohl am wenigsten den „Wirkstoff" Theobromin.

Kaffee

Die den Kaffee liefernden Arten der Gattung Coffea (C. arabica liefert die wichtigsten Sorten, „Arabica"kaffee; C. canephora den „Robusta"kaffee, C. liberica „Liberica"kaffee, C. dewevrei „Excelsa"kaffee) gehören zur Familie Rubiaceae (Labkrautgewächse). Mit einer Weltproduktion von etwa 4 Millionen Tonnen jährlich ist Kaffee einer der wichtigsten Getränkeausgangsstoffe überhaupt.

Die immergrünen Sträucher mit ledrigen Blättern tragen Blütenstände mit 8–16 weißlichen, jasminartig duftenden Blüten an einjährigen Trieben. Die Früchte entwickeln sich im Verlaufe von Monaten, fast eines ganzen Jahres, sitzen also auf zweijährigem Holz.

Die im reifen Zustand roten Früchte mit 2 Samen (eigentlich nicht „Bohnen") werden als „Kirschen" bezeichnet; ihr Fruchtfleisch ist süßsäuerlich. In den von dem Fruchtfleisch umschlossenen hornartigen Samenfächern liegen die von einer „Silberhaut" umgebenen Samen der bekannten Form (8–13 mm lang), normalerweise 2 — bei lediglich einer Samenanlage entsteht die runde „Perlkaffee"bohne.

Die pfahlbewurzelten Sträucher benötigen gute Böden, wild gehören sie (wie auch der Kakaobaum Theobroma cacao) zum Unterholz in Hochlandregenwäldern. Dort bis 5 m hoch, werden sie in der Kultur wesentlich niedriger gehalten.

Ursprünglich im heutigen Äthiopien beheimatet und später im Süden der arabischen Halbinsel angebaut, wurde C. arabica im Laufe der Zeit in tropischen Gebieten rund um die Erde (Afrika, Amerika, Asien) kultiviert. Coffea canephora, der den für Mischungen (Handelsmarken) verwendeten Robustakaffee liefert, stammt aus Zentralafrika.

Neben dem für die anregende Wirkung verantwortlichen Alkaloid Koffein (1,3,7-Trimethyl-Xanthin, 3,7-Dihydro-1,3,7,-trimethyl-1 H-purin-2,6-dion, $C_8H_{10}N_4O_2$) enthalten die Kaffee„bohnen" Kohlenhydrate, Fette, Eiweiße, Chlorogensäure und andere organische Säuren sowie Mineralstoffe und Trigonellin. Der Koffeingehalt beträgt 0,2–2 %. Die typischen Aromastoffe entstehen offenbar größtenteils erst beim Rösten; daher hat der Röstprozeß neben der Herkunft der Kaffeesorte erheblichen Einfluß auf den Geschmack und Geruch. Das Kaffeearoma ist außerordentlich komplex: Mehrere hundert Komponenten sind ihrer chemischen Konstitution nach bekannt, weitere noch unbekannte werden vermutet. Eine Substitution durch synthetische Mischungen gelang bisher nicht und wird von Fachleuten auch nicht für aussichtsreich gehalten.

Zwar erwähnen manche Autoren den Kaffee (zum Beispiel die großen arabischen Ärzte Al-Razi (850–923) und Avicenna (980–1037) bereits im 9./10. Jahrhundert — diese Angaben sind jedoch nicht zweifelsfrei, sie könnten sich auch auf Wein oder andere Getränke beziehen. Auch Davids angebliche Verführung Abigails mit Kaffee wäre wohl mit Wein wahrscheinlicher.

Die Berichte über die Entstehung der belebenden Wirkung müssen wohl ohnehin als Legenden angesehen werden. Danach soll ein Ziegenhirt in Abessinien Mönchen eines benachbarten Klosters vom Ungestüm seiner Tiere berichtet haben, nachdem diese in einer bestimmten Gegend geweidet hatten. Die Früchte der dort wachsenden Sträucher waren bald als Ursache erkannt und sollen nunmehr den Mönchen dazu gedient haben, die Müdigkeit während der nächtlichen Andachtsübungen zu verscheuchen. Die Legende behauptet, der Prior habe einen Absud aus den kirschähnlichen Kaffeefrüchten bereitet. (Noch 1929 führt E.O. von Lippmann an, in manchen Gegenden Ostafrikas werde aus den ganzen Früchten und Fett eine Suppe gekocht, und diese Zubereitungsart oder das Kauen der rohen von Fruchtfleisch befreiten Samen sei wohl die ursprünglichste.) [23]

Danach müßte der Röstprozeß (der ganzen Früchte oder der abgetrennten Samen vom Fruchtfleisch) gesondert „entdeckt" worden sein.

Nach der ältesten überlieferten Quelle, dem Manuskript eines arabischen Autors aus dem 16. Jahrhundert, das 1699 von dem französischen Orientalisten Galland übersetzt wurde, soll der Kaffee zwischen dem 13. und 15. Jahrhundert nach Aden gekommen sein. Von dort gelangte er zu den Handelszentren des Islam, Mekka und Kairo, und wurde weiter nach Syrien und schließlich nach Konstantinopel transportiert. Über den Nachahmungstrieb hinaus mag dazu beigetragen haben, daß er den Mohammedanern als Ersatz für den verbotenen Wein willkommen war. Um 1500 soll in Persien sogar bereits eine erste Abhandlung des Arztes Hamavi über Kaffee und Tee erschienen sein, die dem Kaffee eine „kühlende Natur" zumaß.

Seine Einführung verlief aber generell offenbar nicht glatt, weder in den arabischen noch in den christlichen europäischen Ländern. Da ihm unter allen möglichen heilenden und unheilvollen auch berauschende Wirkungen zugeschrieben wurden, blieben auch Verteufelungen des Kaffees und entsprechende Verdikte nicht aus.

1511 soll es aufgrund der Behauptung von Ärzten, Kaffee habe schädliche Wirkung, zu ersten Verfolgungen des Kaffeetrinkens gekommen sein. Der Statthalter von Mekka, Emir Khair Bey Mismar, habe daraufhin eine gelehrte Versammlung zur Klärung der kontroversen Standpunkte einberufen. Da die Meinung überwog, Kaffee berausche wie Wein oder sei als Gift zu betrachten, verbot der Statthalter den Kaffeegenuß und gab Befehl, die Vorräte zu vernichten. Doch der Sultan in Ägypten — selbst ein begeisterter Anhänger des Kaffees — soll unter Berufung auf seine viel klügeren Ärzte das Verbot wieder aufgehoben haben.

Zwar kam es auch in Kairo selbst 1525 und 1534 und ebenso mehrfach in Konstantinopel zur Schließung der Kaffeehäuser und sogar zu Kaffeetumulten, wobei die Kaffeeschenken zerstört wurden; offenbar kamen die medizinischen Bedenken den Befürchtungen der Politiker vor ausführlichen Gesprächen in den Schenken entgegen (vielleicht auch dem Argwohn der Frauen gegenüber den „Kaffeestunden" der Männer). Den Siegeszug des schwarzen belebenden Getränks konnten aber diese und weitere Feldzüge nicht aufhalten; erneute Gelehrtenversammlungen fällten positive Urteile und sollen teilweise sogar — wie parteiisch — mit einträchtigen Kaffeegelagen „begossen" worden sein.

Nachdem auch ein letzter Versuch, der die türkischen Kaffeetrinker sogar mit der Todesstrafe bedroht, 1633 erfolglos geblieben war, entschloß man sich, aus dem Laster wenigstens einen Vorteil zu ziehen und belegte die Kaffeehäuser mit einer Steuer.

1630 soll es in Kairo bereits über 1000 Kaffeehäuser gegeben haben! Für eine weitreichende Bedeutung spricht auch, daß bereits um 1500 eine erste Schrift von Sujur über die Heilwirkung des Kaffees erschien und daß der Kaffee in dem bedeutenden arabischen Pharmakologielehrbuch *Tedkirat* des Dawud el Antaki (Kairo vor 1600, noch 1911 wurde es dort erneut aufgelegt) behandelt wurde.

Durch den gelehrten Augsburger Arzt und Reisenden L. Rauwolf (1540–1596), der von 1573 bis 1576 den Orient bereiste, und den von 1580 bis 1584 in Ägypten weilenden Italiener P. Alpinus wurde die Kenntnis des Kaffees als eines Trankes „zur Stärkung des Magens, der Milz und der Leber" um 1580 nach Europa gebracht.

Rauwolf schreibt in seiner „Aigentlichen Beschreibung der Raiß in die Morgenländer" (1582) bei Erwähnung der Stadt Aleppo: *„Unter anderen habens allda ein gut*

Getränk, welliches sie hochhalten, Chaube von jenen benannt, das ist gar nahe wie Dinten so schwarz, und in Gebresten, sonderlich des Magens, sehr dienstlich".

Prosper Alpinus schildert in seinen Schriften „De medicina Aegyptiorum" (Venedig 1591) und „De plantis Aegypti" (Venedig 1592) den *„decoctum caovae"* als medizinisch sehr nützlichen Absud aus der Frucht *„Büna"* des Baums *„Bön"*, von dem er erstmals einen Zweig abbildete.

Nach einer Erwähnung in einer Novelle des italienischen Dichters Bandello (1486–1562) soll es zwar schon vor 1600 in Venedig Kaffeehäuser gegeben haben; 1615 schrieb aber Pietro della Valle aus Konstantinopel an einen Freund in Venedig, er werde ihm ein wenig Kaffee mitbringen, „eine dort noch unbekannte Sache". 1626 ist die Kenntnis vom Kaffee auch in Rom bezeugt, und um diese Zeit soll er von den Venezianern gehandelt und mehr und mehr in Italien und darüber hinaus verbreitet worden sein.

Wenn Kaffee offenbar auch noch vorwiegend als Heilmittel angesehen wurde, schwingt in den zahlreichen Schilderungen von Reisenden in den ersten Jahrzehnten des 17. Jahrhunderts zunehmend auch die Würdigung des genießerischen Werts des „potus Cahwae" (so 1637 Mandelslohe und Olearius) mit. Der sächsische Ritter von Neitzschitz schrieb im gleichen Jahre: „Im Kloster zu Kairo ward mir das schwarze türkische Getränk, Caffa benennt, vorgesetzt, das ist ganz schwarz, dick, siedend heiß, wird auch also getrunken, ist nach dem Geschmack, als wenn harte Rinden Brot darin gesotten oder gekocht wären, soll aber gar bekömmlich und der Gesundheit sonderbar fürträglich zu trinken sein."

Dadurch wird außerdem unterstrichen, daß der Kaffee im Orient grundsätzlich – und offenbar anfangs auch in Europa – nur schwarz und ganz ohne Zusätze (insbesondere auch ohne Zucker) getrunken wurde; Milch oder Sahne und Zucker (sowie natürlich erst recht die verschiedenen Surrogate) kamen erst später auf (s. unten).

1667 erschien von dem Professor für chaldäische und syrische Sprache F. Naironi die erste (später wiederholt aufgelegte) Abhandlung über das neue Getränk *„De potione Cahwe seu Café"*, in der auch die oben angeführte Legende über die Entstehung der belebenden Wirkung der Kaffeefrüchte berichtet wird. Noch 1671 sah es jedoch Magri in seiner „Epistola de Coffea" für fraglich an, ob nicht Kaffee nur eine Abart des Kakaos sei (der ja in Europa eher bekannt wurde, s. S. 258).

Rasch sehr beliebt wurde das Handeln mit Kaffee in Holland: Nach der ersten Erwähnung durch Vanderbrok in „Iter Africanum" (Amsterdam 1606) galt er zunächst als Luxusgetränk, das bereits 30 Jahre später nach einem Brief des Amsterdamer Großhändlers Van Smiten zum „hier so schnell berühmt gewordenen Koffeyi" geworden war. Wieder 3 Jahrhunderte später erhielt hier das erste Kaffeehaus eine Konzession. Noch immer sowohl Genuß- als auch Heilmittel, empfahlen ihn holländische Ärzte – darunter der spätere Leibarzt des Preußenkönigs Friedrich II., Bontekoe (1647–1685), der 1675 den Kaffee am Hofe des Großen Kurfürsten in Preußen einführte. Bontekoe rühmte die Vortrefflichkeit des Kaffees derartig, daß er sich später den Vorwurf gefallen lassen mußte, seine medizinischen Absichten seien nicht frei von den merkantilen Interessen holländischer Kaufleute gewesen.

Die ersten lebenden Kaffeebäume in Europa kamen nach Boerhaeve 1710 in den Botanischen Garten Amsterdam (und 1714 ein Ableger davon an Ludwig XIV.) sowie 1713 an den berühmten Botaniker A. de Jussien. Dieser hatte ein Jahr zuvor eine ausführliche botanische Analyse des von ihm Jasminum arabicum (wegen seines jasminähnlichen Duftes) benannten Strauchs veröffentlicht, die er nun anhand des lebenden Exemplars korrigieren mußte. Den noch heute gültigen botanischen Artnamen Coffea arabica führte allerdings erst 1737 Carl von Linné (1707-1778) in die botanische Nomenklatur ein.

In Deutschland fand der Kaffee vergleichsweise zeitig Anhänger. Schon vor 1636 muß er nach dem oben erwähnten Amsterdamer Kaufmann Van Smiten in Leipzig konsumiert worden sein. In einem Begleitbrief zu einer Kaffeesendung an seinen Geschäftsfreund Hervano in Merseburg schreibt er, er habe schon 5 Ballen Kaffee nach Leipzig verkauft, wo besseres Verständnis herrschte und „jeder ihn lobe".

Die Begeisterung darüber teilte van Smiten offenbar mehr hinsichtlich des zu erzielenden Gewinns und beklagte im übrigen den widerlichen Geschmack und die schlechte Bekömmlichkeit des von seiner Frau mit Fleischbrühe und allerlei Zutaten bereiteten Getränks.

In der Folgezeit wurde der Kaffee in viele Arzneibücher und -taxen aufgenommen. Vielerorts blieb man sich aber noch lange über die Natur der neuen Handelsware im unklaren und hielt vor allem die ungerösteten Kaffee„bohnen" für eine Hülsenfrucht. Das erste deutsche Kaffeehaus wurde bereits 1677 (oder 1679) in Hamburg eingerichtet, noch vor dem von Franz Georg Kolschitzky legendär berühmt gewordenen in Wien. Dieser hatte sich — als Türke verkleidet — unter Lebensgefahr als Bote durch den türkischen Belagerungsring zu dem Entsatzheer des Herzogs Karl von Lothringen und des Polenkönigs Johann Sobiesky zum Kahlenberg gewagt und die Nachricht von dessen bevorstehendem Eingreifen in die der Verzweiflung nahe belagerte Stadt zurückgebracht. Nachdem die 230 000 Mann der türkischen Belagerungsarmee unter Kara Mustapha am 12. September 1683 in die Flucht geschlagen waren, erbat sich Kolschitzky die vermeintlich wertlosen (als Kamelfutter angegebenen) 100 Sack Kaffee und verwendete diesen als Grundstock für sein 1683 gegründetes Kaffeehaus.

1686 folgten Nürnberg und Regensburg, 1687 Köln, 1694 Leipzig, 1700 Danzig und Wittenberg, 1712 Stuttgart, 1713 Augsburg, 1721 Berlin und 1771 Reutlingen.

1725 hatten in Leipzig (obwohl noch 1697 gegen den „ungebührlichen Kaffeegenuß" seitens des Rates polemisiert worden war) nicht nur 8 Kaffeehäuser besteuerte Konzessionen. J. S. Bach komponierte hier die das neue Laster (vor allem des weiblichen Geschlechts) ironisierende Kaffeekantate und musizierte mit seinem Collegium musicum selbst zur Erbauung im Kaffeehaus.

Der unumgängliche Import bedingte, daß der zunehmende Kaffeeverbrauch immer beträchtlichere Summen „Bargeld in die Fremde trieb".

Das schuf ihm Widersacher wie den Preußenkönig Friedrich II., der „selbst mit nahrhafter Biersuppe war aufgezogen worden". Den Versuchen mit Einfuhrsperre und hohen Zöllen (50 %) folgten scharfe Restriktionen, so 1768 mit der „Bekanntmachung über den Mißbrauch des Kaffee- und Teetrinkens" und 1781 das Staatsmonopol, das durch beamtete „Kaffeeriecher" streng kontrolliert wurde. Auch in Braunschweig (1764), Hessen (1766) und Bonn (1768) sowie noch 1781 in den Fürstentümern Paderborn, Schwarzburg und Waldeck wurden der Kaffeegenuß und -handel verboten und unter Geld- oder sogar Gefängnisstrafe gestellt; schließlich blieben aber alle diese Maßnahmen erfolglos.

Ähnlich wechselhaft verlief die Einführung des Kaffees in anderen europäischen Ländern. In England, wo schon 1651 500 dz verbraucht, 1652 das erste Kaffeehaus eröffnet und 1600 eine Kaffeesteuer erhoben wurde, überreichten Frauen 1674 dem Parlament eine Petition gegen das gesundheitsschädliche, zeitraubende und politisch bedenkliche Kaffeetrinken ihrer Männer. Als Karl II. die Kaffeehäuser 1675 als „Brutstätten der Rebellion" schließen lassen wollte, kam es zu Straßenunruhen, und um 1700 wurde der Kaffeegenuß schon als *„allgemein und massenhaft"* bezeichnet mit *„riesigen und unnötigen Ausgaben für den Coffe-Import".*

Die Feststellung des berühmten R. Boyle 1685, das *„türkische Getränk"* sei nur ein brauchbarer Heilstoff und ein wirksames Brechmittel, war schon damals ein Anachronismus.

Das erste französische Kaffeehaus wurde 1644 in Marseille gegründet (obwohl anderen Autoren zufolge erst 1657 der Weltreisende Jean de Thévenot die ersten Nachrichten über Kaffee nach Frankreich brachte). Anfeindungen seitens der Ärzte und wiederholte „Kaffeedisputationen" verhinderten nicht die rasch folgende Etablierung weiterer Kaffeehäuser bald auch in Paris.

Hier hatte zwar noch 1668 Poullet diese Sitte als *„türkische Albernheit"* bezeichnet, aber nachdem 1670 Luwig XIV. sie beim Besuch Sultan Muhammeds IV. (nach anderen Quellen bei dessen Gesandten Soliman Agha) genoß und anschließend an seinem Hof einführte, griff das Kaffeetrinken als Luxus um sich. Nach einem erfolglosen Versuch eines armenischen Dieners begründete der Italiener Procopio 1672 mit einem luxuriösen Kaffeehaus die stattliche Reihe der Pariser Cafés; 1780 soll es hier schon 1500 gegeben haben!

Montesquieu schrieb 1713 in seinen „Lettres persanes": *„In Paris wird viel Kaffee verbraucht, und es gibt viele öffentliche Kaffeehäuser; in einigen erzählt man sich Neuigkeiten; im anderen spielt man Schach, in dem Procopes aber wird der Kaffee so bereitet, daß er den Trinkern Geist verleiht, mindestens glauben sie, dessen beim Weggehen wenigstens viermal mehr zu besitzen als beim Eintreten."*

Das Kaffeehaus Prokopé existiert noch heute in Paris und galt – wenn die modernen Werbeschriften recht haben – im vergangenen Jahrhundert als Treffpunkt der Dichter und Maler von Paris, soweit sie Rang und Namen hatten.

Aber noch immer wurde auch Zurückhaltung geäußert. Madame de Sévigné riet 1680 ihrer Tochter, Kaffee *„zur Mäßigung der Gefahr"* mit Milch und Honig zu genießen. Spätestens ab diesem Zeitpunkt ist also die Abkehr von dem „puren" Genuß des schwarzen Kaffees bezeugt.

Elisabeth Charlotte von Orleans wundert sich, *„wie so was Bitteres und Stinkendes erfreuen kann"*, und schreibt 1699 in einem Brief aus Versailles: *„Viele Leute hier trinken Tee und Kaffee und Schokolade, aber ich nehme gar nichts von dem Zeug, bilde mir ein, es sei nicht gesund. Kann nicht begreifen, wie man es gerne trinkt. Tee kommt mir vor wie Heu und Mist, Kaffee wie Ruß und Feigbohnen, und Schokolade ist mir zu süß, tut mir weh im Magen. Was ich aber wohl essen möchte, wäre eine gute Kaltschale oder eine Biersuppe, . . . braunen Kohl oder Sauerkraut . . ., die äße ich herzlich gern mit euch, wollte Gott, ich könnte so glücklich werden!"*

Vielleicht lagen die konträren Ansichten auch an den Unterschieden der Zubereitung und des Genusses. Nach Pomet *„setzt man Zucker zu, zuweilen auch Gewürz und Zimt, und manche Leute essen auch die gekochten Bohnen"*, und nach Le Grand d'Aussy

1709 mußte „als eine Manie alle Welt Kaffee trinken und essen, es wurden Tabletten, Konfekte, Sirupe und Liköre daraus bereitet, der berühmte Doktor Ravoisier empfahl sogar Kaffee zu schnupfen, ..."

Der wachsende Konsum in Europa überforderte den arabischen Markt und führte ab 1696 zu vielen erfolgreichen Anbauversuchen in Asien und Südamerika. 1720 wird von de Clieux berichtet, er habe das wegen Wassermangel an Bord des Schiffes vertrocknende Kaffeebäumchen mit seinem Trinkwasser gerettet und so die Pflanzungen auf Martinique begründet.

Schon die Geschichte der Ausbreitung des Kaffees zeigte die gegensätzlichen Meinungen über seine Nützlichkeit oder Schädlichkeit. Die vielen Warnungen vor dem „Teufelsgetränk" rechtfertigen jedenfalls seine Behandlung unter den Genuß „giften".

Eine Londoner Zeitung lobte am 17. Juni 1657 den Kaffee wegen seiner Heilkräfte: Er belebe den Magen, stärke das Herz, fördere die Verdauung, banne die Hitze, mache nicht nur den Geist lebhafter und das Herz leichter, sondern helfe auch gegen Augenkrankheiten, Erkältungen, Gicht, Verstopfungen, Kopfschmerzen und weitere Leiden.

Der Marseiller Arzt Dr. Colomb warnte dagegen um die gleiche Zeit vor dem Kaffee als einem heimtückischen Gift: Seine gerösteten Partikelchen rissen die Lymphe mit sich, trockneten die Nieren aus und schädigten das Gehirn, säuerten das Blut und beraubten die Körperteile der Säfte, so daß eine entsetzliche Abmagerung folge.

Der für seinen enormen Kaffeeverbrauch (bis zu 60 Tassen täglich) bekannte Honoré de Balzac schrieb mit glühender Begeisterung: *„Der Kaffee gleitet hinab in den Magen, und dann gerät alles in Bewegung: die Ideen rücken an wie Bataillone der großen Armee auf dem Schlachtfeld; der Kampf beginnt. Erinnerungen treffen im Sturmschritt ein als Fähnriche des Aufmarsches. Die leichte Kavallerie entwickelt sich in einem prachtvollen Galopp. Die Artillerie der Logik braust heran mit ihrem Train und ihren Kartuschen. Die geistreichen Einfälle greifen als Tirailleurs ins Gefecht ein. Die Gestalten kostümieren sich, das Papier bedeckt sich mit Tinte, die Schlacht hebt an und endet unter Strömen schwarzer Flut, so wie die wirkliche Feldschlacht in schwarzem Pulverrauch ertrinkt."*

Nach Angaben verschiedener Autoren des 19. Jahrhunderts hatte Koffein sogar *„antifebrilische Eigenschaften"*: Roher Kaffee habe wie Chinarinde gewirkt und wurde bei Wechselfieber, Keuchhusten, Katarrhen, Lungenaffektionen, chronischen Verdauungsbeschwerden, Gicht, ja sogar bei Typhus verordnet. Alle diese Indikationen muten heute recht eigenartig an.

Andererseits wird gerade von einem Fall ungewöhnlicher Koffeinanwendung — nämlich als Salbe mit 30 g reinem Koffein – bei Psoriasis – eine sonst kaum bekannte schwere Intoxikation durch perkutane Resorption berichtet.

Die vielen Vorwürfe der Schädlichkeit müssen nicht wiederholt werden; immerhin wurden neben offenbar haltlosen Behauptungen einige „Symptome" der toxischen Kaffeewirkung noch bis in das 19. Jahrhundert angeführt, wie Edward Smiths ins Deutsche übersetzte Traktat belegt (Abb 7.2). Über Impotenz, schlaffe Brüste und Beeinträchtigung der Gebärfähigkeit als Folge des Kaffeegenusses dürfen wir noch ohne weiteres schmunzeln.

Sicher nicht von einem Kaffeeliebhaber stammt auch der Artikel in der „Wiener Zeitschrift" aus dem Jahre 1896: *„Diese auch die Gesundheit des kräftigsten Menschen* *unfehlbar untergrabende Wirkung des ständigen und regelmäßigen Genusses von Bohnenkaffee, welche zur eigentlichen Kaffeevergiftung führt, äußert sich zunächst in einer allgemeinen Nervenirritation, in Beschwerden im Kopf, Schwindel, Ohrensausen und erregterem Herzklopfen. Das verschwindet dann zeitweise wieder, und es beginnen die Symptome der Kaffeedyspepsie, der Verdauungsstörungen, sich zu äußern. Im weiteren Verlauf der Vergiftung wird auch die Blutzirkulation in Mitleidenschaft gezogen. Schlaflosigkeit oder doch sehr unruhiger Schlaf mit schrecklichem Alpdrücken, plötzlichem Erschrecken und einem unbezwingbaren Angstgefühl, das den Schweiß aus den Poren treibt, dabei ausgesprochenes Gliederzucken sowie Zucken der Lippen und der Zunge, welches sich zuweilen über alle Gesichtsmuskeln verbreitet, sind Symptome, welche jetzt beobachtet werden, sodann geht es rapide abwärts, Körper und Geist nähern sich immer mehr dem vollständigen Verfall, der dann mit Stumpfheit und Irrsinn oder auch in einigen Fällen mit vollständiger Lähmung der Herztätigkeit (Schlagfluß) endet."*

Noch in der 1929 erschienenen 4. Auflage seines Lehrbuchs der Toxikologie „Gifte und Vergiftungen "[20] räumt jedoch sogar der letzte „toxikologische Enzyklopädist" L. Lewin (1850–1929) Vergiftungen mit Kaffee durch Verwechslung, Überdosierung, zu Aborten und Selbstmord ein. Schon nach 0,2 g (oder 4 Tassen starken Aufgusses) seien Vergiftungserscheinungen möglich, andererseits seien aber auch 250 g Kaffee als Aufguß bzw. 4 g Koffein überlebt und 2,5 g Koffein pro Tag über längere Zeit ohne Schaden gereicht worden. Bei Menschen sind Lewin zufolge nach Kaffee oder Koffein zahlreiche toxische Wirkungen möglich: Hitzegefühl und Schweißausbrüche, Brennen im Hals, Magenschmerzen, Druck im Epigastrium, Bauchschmerzen (speziell unter der Milz), Übelkeit, Erbrechen, Diarrhoe, Harndrang und Brennen in der Urethra, auch Ischurie, Herzangst, Herzklopfen, Tachykardie, Kopfdruck, Ohrensausen, Schwindel, Unruhe, Zittern, Kollaps, Kälte der Glieder, Atmungsverlangsamung bis Atemnot, Pruritus ani et vulvae, Sprachlosigkeit (!), Delirium, temporäre Rotblindheit, Verminderung der Libido.

Sogar eine chronische Kaffeevergiftung nimmt Lewin an; bei Epileptikern werden Anfälle ausgelöst, bei Gesunden Appetitlosigkeit, Dyspepsien, Übelkeit, Erbrechen, Obstipation, Schmerzen verschiedener Lokalisation, Kreislaufstörungen und Herzbeklemmung, Geschmacks-, Geruchs- und Sehstörungen (asthenopische Beschwerden, verminderte Sehschärfe, Gesichtsfeldeinengung, Lichtscheu), Angst vor Geräuschen, akustische Halluzinationen, Ohrensausen, Hyper- oder partielle Anästhesien, Unlust, allgemeine Schwäche, abnehmende Muskelkraft, Tremor und Schlafstörungen angegeben.

Ein Selbstversuch mit täglich 12 Tassen starken Kaffees habe nach 2 Wochen wegen Schlaflosigkeit und Verdauungsstörungen aufgegeben werden müssen. Immerhin geben auch noch 1964 Deichmann und Gerarde [5] an: „*Coffea and tea may cause gastric distress."*

Demgegenüber sprechen andere moderne Autoren dem Kaffee und Tee bzw. dem Koffein toxische Wirkungen ganz und gar ab. F. Hauschild führt in seinem Lehrbuch der Pharmakologie und Toxikologie [16] die Auffassung von Straub (1938) an, Koffein sei „*das harmloseste und ungiftigste aller zentral wirkenden Pharmaka*". Vor der mit viel Reklameaufwand betriebenen Entkoffeinisierung von Kaffee habe es überhaupt kein „*Koffeinproblem*" gegeben, und dieses habe überhaupt vor allem in Deutschland Bedeutung erlangt.

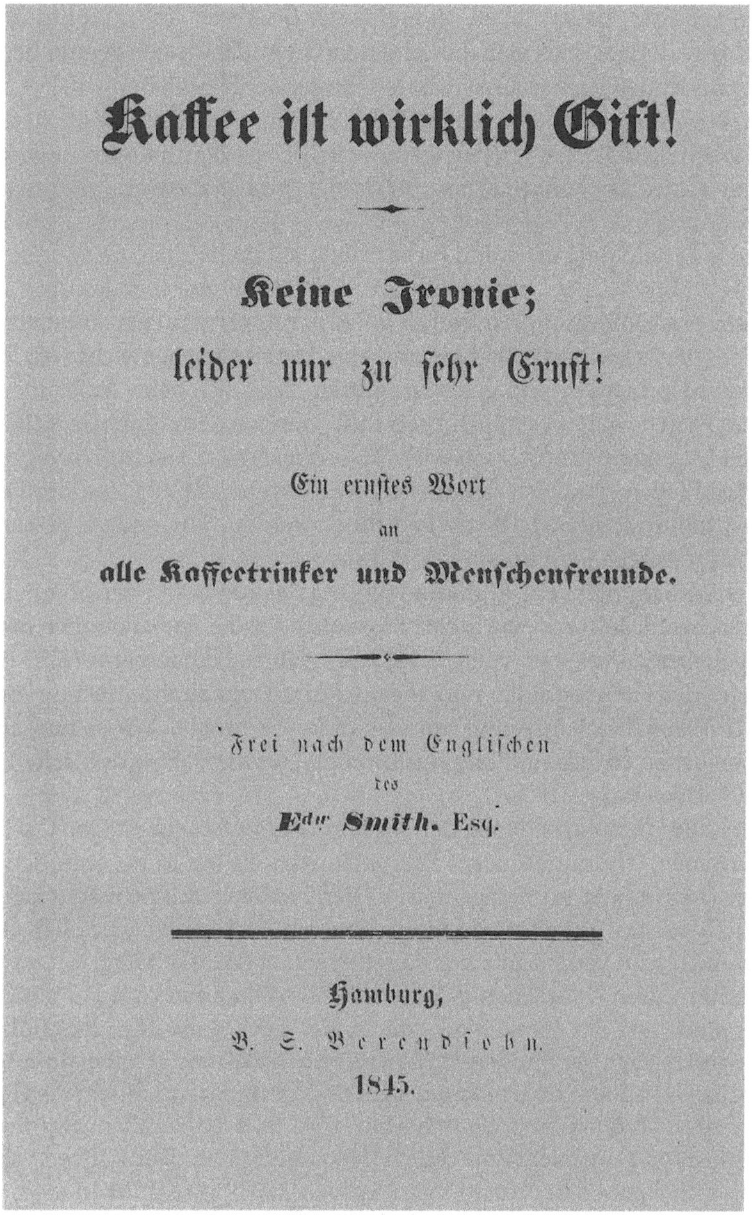

Kaffee ist wirklich Gift!

Keine Ironie;
leider nur zu sehr Ernst!

Ein ernstes Wort
an
alle Kaffeetrinker und Menschenfreunde.

Frei nach dem Englischen
des
E^{dw} Smith. Esq.

Hamburg,
B. S. Berendsohn.
1845.

Abb. 7.2.
Die Hauptzeit der Bekämpfung des Kaffees lag im 17. und 18. Jahrhundert, verstummte danach aber nicht ganz, wie Edward Smiths ins Deutsche übersetztes Traktat belegt

Demgegenüber haben oben aufgeführte Beispiele das zumindest für die Geschichte widerlegt, falls man die ablehnenden Auffassungen gegenüber dem Kaffee nicht ausschließlich auf dessen andere Bestandteile beziehen will.

Hinzu kommen mehr oder weniger fragliche Behauptungen in der Literatur, nach denen Koffein in wäßriger Lösung weniger toxisch sei als im Kaffeeaufguß oder daß gefilterter Kaffee bedenklicher als „türkischer" (mit Kaffeesatz getrunkener) sein soll.

Die erste Feststellung erscheint nicht prinzipiell unmöglich, da weitere Kaffeebestandteile additiv wirken, Interaktionen mit Kaffee verursachen können. Daß türkischer Kaffee bekömmlicher sein soll als Folge der Adsorption magenreizender Stoffe am Kaffeesatz, ist dagegen nicht frei von Mystik; das Gleichgewicht zwischen in der Festphase adsorbiertem und gelöstem Koffein stellt sich beim Aufbrühen ein und wird vom Filtern nicht wesentlich beeinflußt; die Konzentration des Koffeins in der wäßrigen Lösung dürfte also in beiden Fällen gleich sein. Gelangt dagegen der Satz mit in den Magen, muß mit der Gleichgewichtsverschiebung und der Desorption und Resorption *weiteren* Koffeins gerechnet werden. Für andere Bestandteile — auch Röstprodukte — gilt Entsprechendes.

Bei der Widersprüchlichkeit in der Wertung des Kaffees in der pharmakologisch noch unsicheren Zeit war eine ideale Basis auch für die Spekulationen der Homöopathie gegeben, und es ist völlig einsichtig, daß S. Hahnemann (1755–1843), der Begründer der Homöopathie, rein alles, was ihm arzneimittelträchtig erschien, in der AMP (Arzneimittelprüfung am Gesunden) erprobte. Mit seinen abergläubischen Versuchen (er bekam Plazebosymptome) wurden abergläubische Vorstellungen nur noch weiter gefördert.

So gilt Kaffee in verschiedenen Ländern (in den deutschsprachigen Gebieten: Bayern, Schwaben, Thüringen usw.) kalt getrunken als ein Mittel, um Schönheit zu erlangen (auch heute noch sagt man in Berlin: Kalter Kaffee macht schön!), und wenn ein Mädchen zum Kaffee Milch früher als Zucker zusetzte, blieb es eine alte Jungfer. Auch zum Wahrsagen war Kaffee geeignet (Wuttke 1900).

Immerhin waren Hahnemanns fehlerhafte Deduktionen zum Teil in sich logisch, fußte er doch auf der Simileregel, die später nach dem „Arndt-Schulz-Prinzip" erklärt wurde. Nach der Simileregel bewirkt ein Mittel eine ganz bestimmte Symptomatik beim Gesunden. Diese kann bei einem Kranken dann durch das gleiche oder ein ähnliches Mittel aufgehoben werden. (Die in der Literatur erwähnte Hahnemann-Schrift war uns nicht zugänglich [Hahnemann, S.: Der Kaffee in seinen Wirkungen; nach eigenen Beobachtungen, Leipzig 1803]). Die Indikationen, die durch die AMP „zutagebefördert" wurden, sind abenteuerlich. *„Gehirn gerissen wie zertrümmert, Reißen als ob der Kopf zerspringen wolle, schwindliche Gesichtsverdunkelung, schnupfige Wärmeempfindung, Pressen in der Herzgrube, wobei alle Kleider zu eng schienen, Heißer Athem bei Hitze."* Hingegen ist „Schlaftrunkenheit" ein AMP-Symptom wie auch eine Indikation ebenso wie das Gegenteil. Hunderte von Symptomen! Ein Blick in ein beliebiges Homöopathiebuch auch unserer Zeit verrät eine Menge von Nonsenssymptomen bei „*dynamisierter*" Coffea! Und das bei den unterschiedlichsten Potenzen.

Es verwundert nicht, daß der Kaffe auch bei den abergläubischen Parapsychologen eine Rolle spielt. Er verbessert die ASW (außersinnliche Wahrnehmung; Rhine S. 182).

Völlige „Harmlosigkeit" zu postulieren, ist wohl ebenso unangebracht wie die „Verteufelung"; auch Koffein und die koffeinhaltigen Genußmittel sind aus der Dialektik des Giftbegriffs und des „Sola dosis facit venenum..." nicht entlassen.

Die Objektivierung der Wirkungen mit den Methoden der modernen Pharmakologie setzte die Isolation der Wirkstoffe voraus, die freilich beim Koffein schon 1820 erfolgte. F.F. Runge (1795–1867) extrahierte aus einer 1819 von Goethe erhaltenen Kaffeeprobe eine kristalline Base, die 1822 von den Pariser Professoren Pelletier, Caventou und Robiquet ebenfalls isoliert und Cafein genannt wurde.

1827 fand Oudry im Tee das Thein, dessen Identität mit Koffein 1838 Mulder auf eine Anregung durch Berzelius hin nachwies. 1861 erhielt Strecker Koffein durch Methylierung von Theobromin und bewies damit deren enge Strukturverwandtschaft, in die E. Fischer nach 1880 die Harnsäure und später die Purinderivate einbezog — Grundbaustein sowohl des Hämoglobins als auch der DNS und RNS und damit der Gene.

1888 wurde aus dem Tee das ebenfalls nahe mit Koffein verwandte Theophyllin isoliert, und in den letzten Jahrzehnten schließlich wurden mehrere synthetische Analoge des Koffeins, wie zum Beispiel das Oxyethyltheophyllin, Arzneimittel.

Auch neuere Bücher der klinischen Toxikologie nennen für die Koffeinvergiftung — allerdings bei gegenüber Lewin höheren Dosen — Symptome wie Photophobie (Lichtscheu), Halluzinationen und auch paradoxe Reaktionen wie Müdigkeit neben Extrasystolie bzw. Herzklopfen, Tremor und Konvulsionen sowie gesteigerter Diurese. Daneben werden rauschartige Zustände mit schreckhafter Ängstlichkeit (wegen der gesteigerten Assoziationen) angegeben.

Chronische exzessive Koffeinzufuhr soll unter anderem zu paranoidpsychotischem Verhalten mit Wahnideen — bezogen auf Objekte der sozialen Umwelt (Nachbarn, Kinder, Haustiere) — führen können.

Dabei müssen wohl erhebliche Einflüsse der Individualität und der Gewöhnung zu einer sehr unterschiedlichen Toleranz führen; Moeschlin führt einen bekannten Radrennfahrer mit zugegebenen Dosen bis zu 6 g Koffein täglich an!

Da Koffein das Hauptalkaloid nicht nur des Kaffees, sondern auch der anderen hier behandelten anregenden „Genußgifte" mit Ausnahme des Kakaos ist, gelten die Erwägungen über die Toxizität und damit auch über die toxikologiehistorischen Aspekte des Koffeins beziehungsweise des Kaffees auch für diese.

Das Theophyllin, toxischer als Koffein (ab 1,5 g sollen tödliche Vergiftungen beobachtet worden sein), kommt in viel geringerer Menge in den Pflanzen und den Genußgiften vor und hat daher nur als isolierte oder synthetische Reinsubstanz beziehungsweise in Form pharmazeutischer Präparate toxikologische Bedeutung.

Theobromin ist von den 3 natürlichen Methylxanthinen am schwächsten wirksam; seine zentral anregenden Wirkungen werden vom Koffein, die Wirkungen auf das Herz-Kreislauf-System und auf die Diurese vom Theophyllin übertroffen. Pharmazeutisch findet es keine Verwendung, so daß es höchstens in Form von Kakaoprodukten toxikologische Bedeutung erlangen könnte. Sofern diese Genußgifte oder Genußmittel aber nachteilige Wirkungen entfalten, kann das Theobromin (bei toxischen Dosen über 1 g) kaum die Hauptursache sein.

Koffein ist nach heutigen Auffassungen vorwiegend durch seine Wirkung auf kortikale Strukturen des Zentralnervensystems charakterisiert, durch eine Hebung des

Wachzustands, der Aufmerksamkeit, der Konzentrations- und Assoziationsfähigkeit. Bedingte Reaktionen werden leichter gebahnt und ausgelöst, Müdigkeit und Schlafneigung vermindert. Milde Antriebssteigerung und gesteigerter Rededrang fördern die Hinwendung zur sozialen Umwelt. Insgesamt wird ein gehobenes Lebensgefühl bis zur milden Euphorie vermittelt, so daß sich eine schwer zu entbehrende Gewohnheit — allerdings ohne ausgeprägte Suchtgefahr — einstellen kann. Die Wirkung nimmt bei längerer Einnahme ab, jedoch anscheinend mehr hinsichtlich der Kreislauf- und diuretischen Wirkung als gegenüber dem ZNS.

Regelmäßiger Konsum von mehr als 350 mg Koffein pro Tag soll zur körperlichen Abhängigkeit führen können. Eine Unterbrechung solch regelmäßigen Konsums hat ein charakteristisches Entzugssyndrom zur Folge. Das auffälligste Merkmal seien schwere Kopfschmerzen, die durch Einnahme von Koffein behoben werden können. Langzeitwirkungen toxischer Art werden nicht augenscheinlich, wenn der regelmäßige Koffeinverbrauch unter 600 mg pro Tag liegt; das entspricht ungefähr 10 Tassen Kaffee pro Tag. Für die Vermutung, daß der regelmäßige Verbrauch von mehr als 600 mg Koffein pro Tag zu Herzkrankheiten führt, gibt es zur Zeit noch keine eindeutigen Beweise. Im übrigen scheint der Dauerverbrauch von großen Kaffeemengen nicht zu Bluthochdruck zu führen.

Die überwiegend indirekte Herzwirkung ist nur bei insuffizienten oder dekompensierten Herzen bedenklich, — vor allem weil wegen der psychischen Stimulation sonst vermiedene Belastungen gewagt werden. Mit zunehmendem Alter scheint die Emfpindlichkeit gegenüber Koffein außerdem zuzunehmen (nicht zuletzt wegen der im Alter ohnehin abnehmenden Schlaftiefe und -bedürftigkeit).

Koffein ist ein Antagonist des Adenosins, das es von den die Adenylatzyklase hemmenden A_1-Rezeptoren verdrängt. Dadurch kommt es zum Anstieg der intrazellulären Ca^{++}-Konzentration, durch Hemmung der Phosphodiesterase zum Anstieg des zyklischen AMP.

Die Biotransformation des Koffeins soll neben oxidativen Reaktionen auch Demethylierungen zu Di- und Monomethylxanthinen sowie bis zur Harnsäure beinhalten. Angaben hierzu sind allerdings uneinheitlich.

Der Abbau zur Harnsäure würde nach Ansicht einiger Autoren bei Arthritis urica (Gicht) Koffein kontraindiziert sein lassen, während das beim Fehlen der Harnsäure in der Reaktionskette unbegründet wäre. Das erscheint allerdings doppelt fraglich, weil die physiologische Harnsäureproduktion von etwa 1 g pro Tag selbst bei exzessiver Koffeinzufuhr kaum auch nur annähernd erreicht werden dürfte. Nach den Beobachtungen zahlreicher Autoren geht der Abbau außerdem offenbar ganz überwiegend oder sogar ausschließlich bis zu den verschiedenen isomeren Methylderivaten und nicht oder nur zum unwesentlichen Teil bis zur Harnsäure.

Cola

In Form der weltweit verbreiteten Colaerfrischungsgetränke haben die Colasamen in den letzten Jahrzehnten zweifellos einen „Siegeszug" vollführt, der selbst die seinerzeit rasche Ausbreitung des Kaffees oder des Kakaos in den Schatten stellt: Colagetränke gelten weithin als ein Markenzeichen der modernen Industriegesellschaft, das als ihr „Banner" in die entlegensten Regionen der Erde getragen wird.

Heimisch sind die Arten Cola acuminata bzw. Cola vera in Westafrika; sie gedeihen aber auch in anderen tropischen Küstenländern Afrikas, Asiens und Amerikas (z. B. Brasilien, Jamaika). Hauptproduzent ist gegenwärtig Nigeria mit allein über 100 000 t Jahresproduktion. Wie der Kakaobaum Theobroma cacao gehören sie in die Familie Sterculiacae („Stinkbaumgewächse"). Von den 30 Arten der Gattung Cola werden nur die beiden Arten C. vera und C. acuminata kultiviert.

Die Weltjahresproduktion wurde in den letzten Jahrzehnten vervielfacht. Sie liegt gegenwärtig nicht nur bei wahrscheinlich weit über 10^5 t gegenüber nur 20 000 im Jahre 1920; damals wurden laut H. Römpp über 90 % in den Erzeugerländern verbraucht, und nur etwa 1000 t/Jahr gelangten nach Amerika und Europa. Heute wird sicherlich dort der größte Teil verbraucht.

Der Hauptwirkstoff der Colasamen ist wie bei Kaffee und Tee das Koffein (3–4 %) neben bis 1 % Theobromin. Ob auch dem scharf würzig schmeckenden Gemisch ätherischer Öle eine wesentliche Wirkungskomponente zukommt, scheint noch nicht sicher.

Ursprünglich wurden die Cola „nüsse" meist gekaut, daneben auch zerrieben und als kaffeeähnlicher Aufguß genossen. Ein anfangs bitterer Geschmack wird infolge der Stärkespaltung zu Zucker bei langem Kauen süß.

Die anregende Wirkung und der als angenehm erstrebte Geschmack ließen das Colakauen in Afrika noch zu Beginn unseres Jahrzehnts sehr beliebt sein. Colasamen wurden nicht nur gekauft, sondern auch erbettelt oder von reichen Wohltätern verschenkt. Mit symbolischer Bedeutung ausgestaltet, wurden Heiratsanträge von weißen Nüssen begleitet, — der Verschmähte erhielt rote zurück. Freundschaft und Feindschaft wurden damit ausgedrückt, und Eide wurden über Colasamen geleistet. Nicht nur die Mitgift mußte sie enthalten, auch Toten wurden sie mit ins Grab gegeben. Wie in Europa der Alkohol, durften sie bei Feiern oder kultischen Handlungen nicht fehlen. Ein Jahresverbrauch von mehreren Hundert Cola „nüssen" pro Person erscheint so nicht unglaubhaft.

Bei dieser Wertschätzung überrascht es nicht, daß die Menschheit die Bekanntschaft mit der Cola der Legende nach einem Gott verdanken soll. Als der Schöpfer eines Tages auf der Erde weilte, biß er ein Stück Cola ab und legte den Rest beiseite. Ein Mann, der das beobachtet hatte, nahm es und kaute noch, als der Schöpfer zurückkam. Dieser hinderte ihn erbost durch einen raschen Griff zur Kehle am Hinunterschlucken, — der Mann mußte das Colastück wieder herausrücken. Seitdem sieht man am Hals der Männer den vorspringenden Kehlkopf oder „Adamsapfel", das Mal des festen Drucks der göttlichen Finger.

Erstmals beschrieben wurde das Colakauen 1591 von dem Portugiesen D. Lopez. Zunächst gelangte dieser Brauch nach Europa und später (wahrscheinlich mit den Sklaven) nach Amerika.

Die zentral anregende, aufmunternde, leistungssteigernde und Hunger dämpfende Wirkung von Colasamen und deren Extrakten ist unbestritten und erklärt die weltweite Verbreitung der Colagetränke. Inwiefern ihnen auch die behauptete Wirkung als Aphrodisiacum zukommt, ist schon fraglicher. Die Reklamebilder für die bekannten Colagetränkemarken legen zumindest die Vermutung nahe, daß etwas daran sein könnte. Wie auch bei der mehr oder weniger deutlichen Anregung und Antriebssteigerung oder beim Geschmack, über den ohnehin nicht zu streiten ist, wird dabei wohl die Individualität wesentlich mitspielen.

Aber Genuß „gift"? Akute Vergiftungsfälle finden sich in der Literatur ebensowenig wie Behauptungen chronischer Schäden, aber schon der beachtliche Koffeingehalt läßt auch Colaprodukte nicht als unter allen Umständen harmlos erscheinen.

Auf dem Höhepunkt der Diskussion über die Kanzerogenität von Saccharin, die sich aus den Ergebnissen hochdosierter Tierversuche entzündet hatte, gab es in den USA einen „toxicological cartoon" mit der sinngemäßen Aussage: *„Ratten können bei täglichen Dosen ab 100 mg Saccharin Malignome bilden. Mit täglich 10 g Schweizerkäse gefüttert, neigen sie zur Obstipation. Nach einer halben Dose Cola können sie explodieren."*

Tee

Der früher mit Thea sinensis bezeichnete Teestrauch Camellia sinensis L. (oder auch C. theifera Dyer) aus der Familie Theaceae wird in Form der Varietäten chinesischer und Assamtee kultiviert; es existieren zahlreiche Hybridformen.

Die elliptischen kurzgestielten Blätter sind 7–10 cm lang; Blüten (jasminartig weiß bis rosa) sollen an den zum Pflücken der jungen Blätter bzw. frischen Triebe laufend zurückgeschnittenen Zweigen nicht entstehen. In der Natur wird der Assamtee bis 15 m, der chinesische Tee bis 3 m hoch; in Plantagen wird er auf maximal 1,5 m zurückgeschnitten.

Ursprünglich wahrscheinlich in Südwestchina, Burma und Nordostindien beheimatet, wird der Tee gegenwärtig in ganz China, Indien, Japan, Indonesien, Sri Lanka und Gebieten der Sowjetunion (Georgien), außerdem auch in Südamerika und in Ostafrika angebaut. Die besten Qualitäten wachsen in tropischen Höhenlagen bis zu 2000 m Höhe; manche Züchtungen vertragen sogar starken Frost. Benötigt werden saure, gut drainierte Böden und reichliche Luftfeuchtigkeit (45° nördlicher bis 30° südlicher Breite). Vermehrt wird der Teestrauch vegetativ. Geerntet werden jährlich mehrmals die noch zusammengerollten Spitzenblätter (Peko) mit je nach Qualität unterschiedlich vielen (1–4) Blättern, meist in Handarbeit, teilweise auch mit Vollerntemaschinen.

Die Blätter werden am Ernteort angewelkt und maschinell gerollt, bei 21–25° C und 90 % Luftfeuchtigkeit fermentiert und schließlich getrocknet (etwa eine halbe Stunde bei max. 100° C). Außer den so entstehenden vielen Sorten des schwarzen Tees wird grüner Tee hergestellt, indem man die Blätter ohne Fermentation trocknet.

Der Tee gilt neben Bier und Wein als ältestes Getränk in der Menschheitsgeschichte. Vermutlich aus Indien stammend (Abb. 7.3), war er schon vor 3000 Jahren in China bekannt. Um 780 verfaßte der chinesische Dichter Lu Yün das erste umfassende Werk *„Chia Ching"* über den Tee und berichtete über Beschaffenheit und Wirkung sowie über die Verbreitung und die zahlreichen „Teezeremonien".

Anfänglich wurde der Tee in erster Linie als Medizin gebraucht zum Schutz gegen Schleimhautbeschwerden und zur Linderung von Fieber, Kopfschwere und Augenleiden. Durch Handelskontakte mit China erlangte der Tee auch in der übrigen Welt

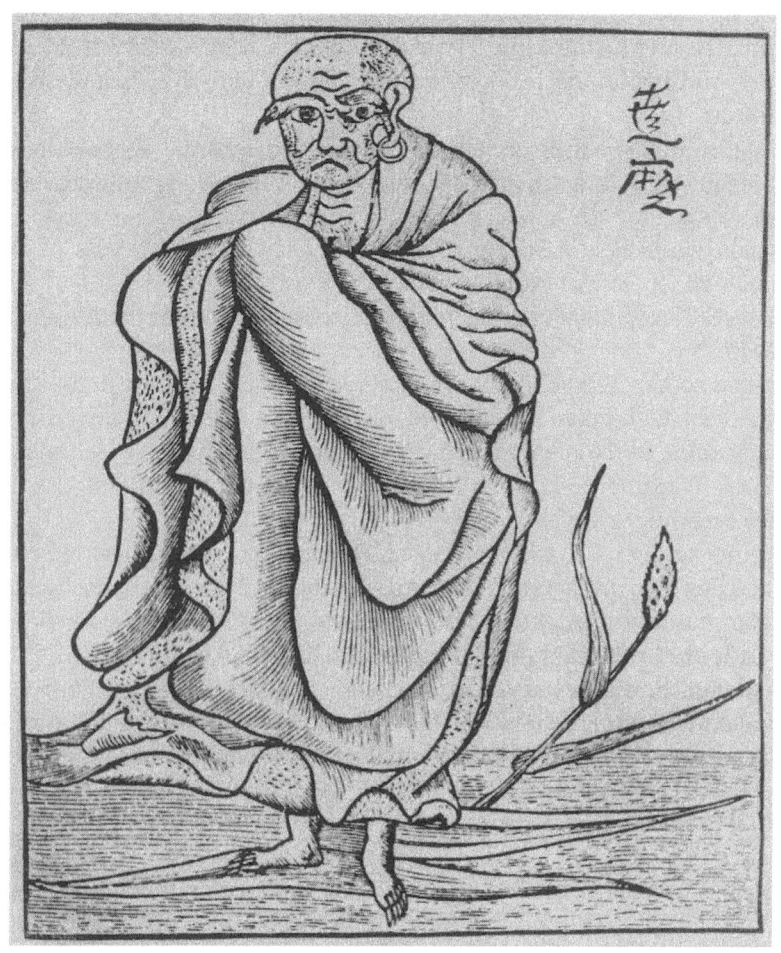

Abb. 7.3.
Darma, indischer Königssohn, soll sich als Missionar der indischen Sjaka-Religion in China wegen seiner Müdigkeit beim Beten die Augenlider abgeschnitten haben; aus diesen ist nach einer Legende der Teestrauch entsprossen. (Aus [38])

zunächst v. a. als Arznei Anerkennung, nach und nach jedoch als erfrischendes wohlschmeckendes Getränk. 1610 erreichte die erste Schiffsladung mit Tee Europa (Holland), und bald danach übernahm die Niederländische Ostindienkompanie seine Einfuhr.

Im 17. Jahrhundert wurde er auch in Deutschland bekannt, aber relativ langsam wirklich heimisch. 1634 erschien in Hamburg eine Abhandlung (offenbar eine Übersetzung).

„Die naturgemäße Beschreibung der Kaffee, Thee und Chocolate, Tabacks . . .", in der gepriesen wird, er *„machet lebhaft, vertreibt den Schlaf".* 1648 schrieb P. Dufour: *„Einer der wichtigsten Vorzüge des Tees ist es, Betrunkene wieder nüchtern zu machen. Auch reinigt er das Gehirn."*

So alt und so hartnäckig können Irrtümer sein: Noch heute wird manchmal den koffeinhaltigen Getränken nachgesagt, sie könnten die Alkoholwirkung (wenn nicht sogar seine Blutkonzentration) vermindern. Keinem dieser Getränke kommt jedoch diese Wirkung wirklich zu (wie man auch an der „Reinigung des Gehirns" durch Tee berechtigt zweifeln darf).

Nach einer anderen Behauptung, die die Bevorzugung des Kaffees temperamentvollen, die des Tees ruhigeren Völkern zuschreibt, müßten die Deutschen temperamentvoller, die Briten jedenfalls viel ruhiger sein: 1975/76 betrug der Prokopfverbrauch an Tee in Großbritannien 4,3 kg, in der DDR 0,12 kg!

Der wesentlichste Inhaltsstoff ist zweifellos wieder das Koffein (1–5 % in den getrockneten Blättern), das teils frei, teils gebunden neben weiteren Purinderivaten (Methylxanthin, Xanthin, wenig Theophyllin und Adenin) vorliegt. Gerbstoffe und ätherische Öle (z. B. Hexan-3-ol (1) sind für Geschmack und Geruch hauptverantwortlich; ihre Zusammensetzung hängt stark von der Herkunft und der Fermentation ab.

Abgesehen von der Bezeichnung auch vieler anderer Kräuteraufgüsse als „Tee" wurden v. a. in Zeiten des erschwerten Imports oder aus Preisgründen die Blätter mehrerer anderer Pflanzenarten als Teesurrogate verwendet, so zum Beispiel Rubusarten (Brombeere, Himbeere), Fragaria vesca (Erdbeere), Vaccinium myrtillus (Heidelbeere), Prunus spinosa (Schlehdorn), Sorbus aucuparia (Eberesche) und Salixarten (S. alba, S. pentandra). Koffein enthalten diese nicht.

Mate (Paraguaytee)

Der in Südamerika beheimatete und praktisch auch ausschließlich dort konsumierte Matetee wird portugiesisch Herva Matte, spanisch Yerba Maté genannt. Er wird aus den Blättern des Baumes Ilex paraguayensis St. Hil. gewonnen. Dieser gehört zu der artenreichen Gattung Ilex aus der Familie Aquifoliaceae, zur gleichen Gattung zählt auch die in unserer Region heimische Stechpalme Ilex aquifolium.

Der Mategewinnung dienen in Südamerika nicht nur mehrere Varietäten der Art Ilex paraguayensis, sondern auch andere Arten der gleichen Gattung: Nach v. Bibra [3] sollen im Schwarzwald sogar Stechpalmenblätter als Tee verwendet worden sein.

Mate wird v. a. in Argentinien, Brasilien und Paraguay verwendet, wogegen alle Versuche fehlgeschlagen sind, ihn außerhalb Südamerikas in größerem Maße einzuführen.

Obwohl auf wenige Länder beschränkt, betrug der Verbrauch bereits in den 30er Jahren unseres Jahrhunderts über 100 000 t jährlich, wovon allein über die Hälfte auf Argentinien entfiel.

Getrunken wird Mate als Aufguß mit kochendheißem Wasser direkt aus den Aufgußgefäßen. Als solche dienten vor allem ausgehöhlte, häufig reich verzierte Kürbisse, aus denen der Tee — auch mit Zucker versetzt — rasch und sehr heiß mit „Bombillas" getrunken wurde. Das sind Trinkröhrchen mit einer siebartig durchlöcherten kugelförmigen Auftreibung, die in das Mategefäß getaucht wird und beim Ansaugen des Aufgusses die Blätter zurückhält. Meist wird noch 2- bis 3mal neues Wasser aufgegossen.

Matetee regt stark an und dämpft stark das Hungergefühl; außerdem soll er „die Muskelkraft erhöhen" (oder erhöht wahrscheinlicher die Fähigkeit, Kraftreserven zu mobilisieren). Indianer können mit 4–10 Mateblättern ganztags ihren Hunger verdrängen. Daneben wirkt der Tee natürlich durststillend. Er soll keinerlei unangenehme Nebenwirkungen haben.[1]

Meyen schreibt in seiner Schilderung einer Südamerikareise im 19. Jahrhundert:

„Dieses kochend heiße Getränke, mit dem man sich als Fremder sehr in Acht nehmen muß, geht in der Gesellschaft rund herum, und Jeder macht einige Züge durch die im Gefäße steckende Röhre. Die Chilener können dieß Getränke so heiß trinken, daß sich der Fremde dabei sicherlich den Mund verbrennt, wenn er es eben so schnell in denselben nimmt, wie es die Chilenen thun. Abgesehen von dem widerlichen Gebrauche, daß Mehrere aus ein und derselben Röhre saugen, so hat dieses Getränke etwas außerordentlich Angenehmes und Aufregendes, das zugleich, wenigstens wie es uns schien, auf einige Zeit den Hunger stillt; nur einige Züge braucht man davon zu nehmen und man ist, selbst nach der schlaflosesten Nacht, wie neu geboren."

(Zitiert nach von Bibra 1855.) [3]
Von Bibra selbst fügt hinzu:

„Allenthalben hatte ich Gelegenheit, die Beobachtung zu machen, daß eben die Leute aus dem Volke, welche viel Maté trinken, außerordentlich wenig Nahrung zu sich nehmen. Wochenweise leben diese Menschen von geringen Mengen Erbsen, welche mit etwas Fett geschmort werden, und von welchen man dann hie und da ein wenig genießt, entweder kalt, oder, ist eben Feuer zur Hand, auch gewärmt.

Die Bewohner der Küste essen Muscheln, Krabben und dergleichen, wenn die See eben dererlei auswirft, aber stets sind sie mit Wenigem zufrieden, und scheinen keine größere

---

[1] Dagegen führte v. Bibra 1855 nicht selten plötzliche Todesfälle unter den Blättersammlern bei der Ernte bzw. beim Trocknen an, die er auf das Einatmen eines beim Rösten entweichenden „narkotischen Stoffes" zurückführt. Vielleicht ist dabei aber auch Kohlenmonoxid im Spiel gewesen. [3]

Menge nährender Substanzen zu bedürfen, obgleich sie, findet sich eben eine günstige Gelegenheit, zu manchen Zeiten auch eine reichlichere Mahlzeit nicht ausschlagen.

Wie viel von dieser, durchschnittlich vorherrschenden Mäßigkeit auf Rechnung des Paraguay-Thees und auf der anderen Seite, auf die des wärmenden Klimas zu stellen ist, dürfte ohne genauere Versuche, an Ort und Stelle ausgeführt, schwierig zu bestimmen sein."

Um so verwunderlicher ist es bei diesen begeisterten Schilderungen, daß der Matetee keinen Eingang in Europa finden konnte; sein herber Geschmack allein erscheint als Erklärung hierfür nicht einleuchtend (schließlich können ja auch schwarzer und grüner „chinesischer" Tee und Kaffee ausgesprochen herb und bitter schmecken).

Die anregende Wirkung wird jedenfalls auch beim Mate auf den Hauptwirkstoff Koffein zurückgeführt, dessen Identität Anfang des 19. Jahrhunderts von Stenhouse erkannt wurde. Daneben ist reichlich Gerbstoff (4–10 %) enthalten, der mindestens teilweise mit dem Kaffeedepsid übereinstimmen soll. Die anderen Bestandteile — außer Gerüststoffen wie Harze, Vanillin, sogar etwas Zucker, Zitronensäure, Cholin, Wachse und Mineralien – spielen für die Wirkung sehr wahrscheinlich eine untergeordnete Rolle.

Obwohl nicht in der gleichen dramatischen Form wie bei den bereits behandelten Genußgiften in der Historie und der Literatur evident, muß Matetee wegen des Koffeingehalts toxikologisch wie Kaffee eingeschätzt werden.

Die widerstreitenden toxikologischen Ansichten über das Koffein gelten daher auch für ihn. Kampagnen gegen den Matekonsum in den Verbreitungsgebieten sind dagegen nicht bekannt.

Pasta Guarana

Dieses weniger bekannte Genußgift gehört — obwohl es sicher nie eine vergleichbare Bedeutung erlangt hat — in die Gruppe der Anregungsmittel Kaffee, Tee und Mate wegen seines hohen Koffeingehalts, hinsichtlich dessen es die bedeutenderen Analoga sogar übertrifft.

Die Guaranapaste stammt aus dem Samen von Paullinia sorbilis Mart. (Familie Sapindaceae), einem in Südamerika beheimateten Schlingstrauch. (Nach von Bibra 1855 [3] soll „Guarana" ganz einfach „Schlingstrauch" bedeuten, während andere einen Zusammenhang mit dem Namen „Guarani" eines Indianerstamms postulieren. Im letzten Falle könnte aber wohl ebensogut der Name des Strauchs auf den Indianerstamm übertragen worden sein, für den der „Guarana"genuß typisch war.

Der Strauch Paullinia sorbilis hat gefiederte Blätter, paarige Blüten und entwickelt in den im Oktober reifenden, birnenförmigen zugespitzten Kapselfrüchten schwarze Samen mit ca. 4 % Koffein. Die Samen werden getrocknet beziehungsweise geröstet und gestoßen. Aus dem Pulver knetet man mit Wasser und gegebenenfalls weiteren Zusätzen wie Maniokmehl und Kakao einen Teig, der zu Guarana„broten" (12–30 cm langen, bis 5 cm dicken Stangen) geformt und beim Trocknen steinhart wird. Diese Guaranabrote sind jahrelang haltbar.

Aus ihnen bereitet man ein kaltes Getränk „Aqua branca", indem mit einer Raspel oder mit dem knochenharten Gaumen des Pirarucufischs (Sudis gigas) abgeriebenes Pulver mit kaltem Wasser und etwas Zucker angerührt wird. Der Geschmack soll an bittere Mandeln und Kakao erinnern; der Koffeingehalt soll recht hoch sein.

Das Getränk wurde nach Angaben v. Bibras und L. Lewins von manchen Indianerstämmen täglich genossen. Manche sollen bereits bei Tagesanbruch „Aqua branca" getrunken haben und ohne dasselbe nicht fähig zur Arbeit gewesen sein (nicht unähnlich dem kaffee„süchtigen" Europäer).

Der Koffeingehalt erklärt die anregende Wirkung und damit die Motivation der Einnahme; nichtsdestoweniger sind die Angaben zur Toxikologie trotz aller Spärlichkeit widersprüchlich.

Nach Lewin enthalten Guaranasamen außer Koffein auch ein Saponin, einen Gerbstoff, ein „fettes Öl" sowie Harze und wirken narkotisch. An Fischen und Tauben sollen sie aufgrund ihres Saponingehalts Lähmungen und Trismen hervorrufen können und daher zum Fischfang und sogar als Pfeilgift verwendet werden.

Fahantee

Der Fahantee soll in Afrika schon lange als Heilmittel und als Aufgußgetränk ähnlich wie Tee und Kaffee verwendet worden sein. Von Bibra führte ihn 1855 sogar unter den „narkotischen Genußmitteln" auf. [3]

Die am Ende 2lappigen, fein gestreiften und etwa 1 · 15 cm messenden Blätter stammen von dem Schmarotzergewächs Angraecum fragrans, das ähnlich unserer Mistel auf Bäumen wächst und der Vanille ähnelt.

Fahantee wird offenbar auch wegen einer anregenden, „belebenden" Wirkung getrunken. Sein Geruch erinnert an Vanille und sein Geschmack an bittere Mandeln. Wahrscheinlich enthält er wie die meisten pflanzlichen Genußgifte ein komplexes Wirkstoffgemisch: Bekannt ist vor allem das Kumarin (2H.1-Benzopyran-2-on, $C_9H_6O_2$), das auch in unserem Waldmeister (Asperula odorata) und in weiteren Pflanzen vorkommt. Kumarin ist ein polyvalenter Wirkstoff, kein Alkaloid. Obwohl Fahantee „offenbar zur Anregung" eingenommen wird, wirkt Kumarin eher sedativ-hypnotisch (laut Markwardt 1985 ähnlich dem Hopfen). Derivate des Kumarins werden wegen ihrer blutgerinnungshemmenden Wirkung als Antithrombotika und als Rattengift verwendet.

In letzter Zeit ist Kumarin außerdem als karzinogen suspekt geworden, so daß die früher sehr verbreiteten kumarinhaltigen Getränke, die bekannte grüne Waldmeisterlimonade und die „Maibowle" aus dem Gebrauch kommen und wohl auch auf den Fahantee verzichtet werden sollte. Der früher in Deutschland und Frankreich übliche Waldmeisterzusatz zum Wein, *„um diesen anregend zu machen"* [3], ist augenscheinlich schon lange aufgegeben und mancherorts bekanntlich durch Weinzusätze mit weniger auffälligem Geschmack abgelöst worden.

Kath

Die Catha edulis, eine in Südostäthiopien und Jemen angebaute Pflanze, ist eines der wenigen Genußmittel, die über ihren geographischen Raum, dem sie entstammen, nicht hinausgekommen sind. Ihre Blätter werden gekaut, wobei durch das Resorbieren des Safts eine euphorisierende und erregende Wirkung eintritt.

Obwohl ihr Genuß ebenso eindeutig die zentral anregende Wirkung zum Ziel hat, wie das bei Kaffee, Tee, Mate und Pasta Guarana der Fall ist, enthalten die Blätter des Kathstrauchs Catha edulis kein Koffein. Ihr Hauptwirkstoff ist (neben anderen Alkaloiden) das Norpseudoephedrin, das chemisch völlig anders strukturiert ist als die Purinderivate Koffein, Theobromin und Theophyllin.

Der Strauch stammt wahrscheinlich wie der Kaffeebaum aus Abessinien, gedeiht nun aber in kühlen Gebirgstälern Afrikas um 1000 m zwischen etwa 20° nördlicher und 30° südlicher Breite (nach Lewin [20]). Seine größte Bedeutung als Genußgift hat er im Jemen und anderen südarabischen und nordafrikanischen Ländern; nach Bader [1] sollen in Djibouti bis zu 50% der Bevölkerung Kath konsumieren bzw. von ihm abhängig sein.

Kathkauer bevorzugen möglichst frisch geschnittene Blätter und betrachten die Kraft und den Geschmack als verloren, wenn mehr als 24–36 Stunden seit dem Pflücken vergangen sind. Diese Vergänglichkeit macht schnellen Transport zum Markt notwendig und ist gleichfalls ein Hauptgrund dafür, daß Catha edulis außerhalb ihres Ursprunggebiets nie wirklich bekannt geworden ist, während ihre Schwesterpflanze, Kaffee, eines der populärsten Genußmittel der Welt wurde.

Im Jemen soll Kath bereits vor dem Kaffee verwandt worden sein; nach Lewin stammt jedoch die erste nachweisbare Erwähnung aus dem Jahre 1332.

Die frischen Blätter und Knospen werden meist gekaut, seltener als Aufguß getrunken. Am auffälligsten sind dabei eine Unterdrückung des Hungergefühls und eine „belebende" Wirkung durch zentrale Anregung. Lewin vergleicht die Symptomatik daher sogar mit dem Kokain, Moeschlin [33] mit dem chemisch verwandten Amphetamin.

Der anorektische (appetit- bzw. hungerdämpfende) Effekt ist eindeutig objektivierbar; das synthetische Norpseudoephedrin wird seit einigen Jahrzehnten mit Tagesdosen von 50–150 mg als Appetitzügler pharmazeutisch verwandt.

Die zentral anregende Wirkung ist seit langem bekannt und stellt wahrscheinlich den Hauptgrund für den Kathgenuß dar. Sie geht offenbar auch hauptsächlich auf das in den Blättern zu etwa 1 % enthaltene Norpseudoephedrin zurück, das 1901 von Beitter entdeckt wurde. Dieser auch als Cathin bezeichnete Wirkstoff ist chemisch mit dem Ephedrin aus Ephedra vulgaris, mit den Nebennierenmarkhormonen Adrenalin (oder Ephedrin) und Noradrenalin (oder Arterenol) sowie mit den synthetischen „Weckaminen" Amphetamin (Benzedrin) und Methamphetamin (Pervitin) verwandt. Alle diese Stoffe dienen auch als Medikamente und haben zwar unterschiedliche, aber in der einen oder anderen Form sämtlich anregende Wirkungen.

Das Pflanzenmaterial von Catha edulis enthält jedoch neben dem „Cathin" noch zahlreiche andere Alkaloide, von denen das ganz einfach strukturierte Cathinon (α-Aminopropiophenon) von manchen Autoren sogar als Hauptwirkstoff angesehen wird. Lewin nahm an, ein *„zimtesterähnliches ätherisches Öl"* sei an der Wirkung beteiligt.

Nach der Einführung in den islamischen Ländern blieben auch dem Kath Diskussionen über seine Vereinbarkeit mit dem Koran, der alle berauschenden Mittel verbietet, nicht erspart. Da die anregende Wirkung nicht mit qualitativen Bewußtseinsveränderungen einhergeht, kann aber von einem eigentlichen Rausch beim Kath nicht gesprochen werden. Jedenfalls haben die Diskussionen über seine Zulässigkeit den exzessiven Verzehr ebensowenig wie beim Kaffee verhindern können, — nur hat der Gebrauch von Kath zu keiner Zeit eine vergleichbare weltweite Ausdehnung gefunden. (Bei dem gewohnheitsmäßigen Kauen frischer Blätter ist das ja auch nicht erstaunlich).

Nach Lewin saßen im Jemen stundenlang Gesellschaften zusammen, tranken Kaffee oder Schalenkaffee und kauten Kath, wobei sie unter der *„erfreulich erregenden, aufheiternden Wirkung miteinander wetteiferten, geistreich zur Geselligkeit beizutragen"*. Wegen der Auffrischung der Energie und Unterdrückung des Hungers sei es vornehmlich von Kriegern und Boten gekaut worden.

Laufender Gebrauch führte auch hier zur Toleranzsteigerung, zur Gewöhnung. Daneben werden als chronisch-toxische Wirkungen Ruhelosigkeit, Schlaflosigkeit, Herzaffektionen, Verdauungsstörungen und Libidoverlust bis zur Impotenz angegeben. Akute Vergiftungen kommen beim Verzehr dieses Pflanzenmaterials offenbar nicht vor.

Alkohol

Alkoholische Getränke lassen sich als Genuß- und Rauschmittel bis in die Antike zurückverfolgen und wurden zweifellos bereits in der Vorgeschichte verbreitet verwendet. Die „Erfindung" aller der verschiedenartigen, durch Gärung aus zuckerhaltigen Säften erhaltenen „primären" Alkoholika wie Wein, Met etc. läßt sich auch leicht als Zufallsentdeckung erklären, die keine langen Beobachtungen, Erfahrungen oder gar chemisch-technologisches Wissen voraussetzt. Die hochprozentigen Spirituosen, die alkoholischen Destillationsprodukte sind demgegenüber historisch jünger. Da die Toxikologie der Alkoholika von der mit ihnen meist bezweckten Rauschwirkung nicht zu trennen ist (je nach Auffassung kann man ja auch diese selbst als Intoxikation ansehen entsprechend dem englischen Ausdruck „intoxicated" für „betrunken"), beginnt die Toxikologiegeschichte der Alkoholika eigentlich bereits mit der Beobachtung und späteren Schilderung des Alkoholrauschs und somit auch vor Jahrtausenden.

In dem Kupferstich „Gin Lane" hat William Hogarth 1751 die Trunksucht, die im 18. Jahrhundert in England exzessive Ausmaße annahm, eindrucksvoll geschildert (Abb. 7.4).

> Branntwein, entsetzlich' Gift! Der Hölle Fluch!
> Du hast der Menschenopfer nie genug.
> Mit heimlicher Verführung wirst du stets berücken,
> Um der Gesundheit Leben gänzlich zu versticken.

> Tugend und Wahrheit bringt er auf den Weg der Sünde,
> Bis er in Diebstahl und in Mord die Menschen wiederfinde,
> Reißt aller Pflichten Band entzwei,
> Bringt unseres Gottes Ebenbild zur Raserei.
>
> Er ist der Menschen Fluch. Ein Feind dem Leben,
> Ein Dämon, der der Hölle Dienst ergeben,
> Kann die Vernunft in Wahnsinn umgestalten,
> Durch sein verborgnes und verderblich' Walten.
>
> (Nach Hogarth/Barschall S. 26)

Die neuere Toxikologiegeschichte der Alkoholika ist dagegen bei weitem nicht abgeschlossen: Sowohl zum Mechanismus der Alkoholwirkung als auch zur Toxikologie weiterer Inhaltsstoffe der Getränke (der vielfältigen Alkoholbegleitstoffe) gibt es weltweit intensive, historisch noch nicht resümierbare Forschungen.

Dazwischen liegt eine Überfülle toxischer Beobachtungen und eine unübersehbare Literatur über Alkoholika vor, für deren auch nur annähernde historische Behandlung zweifellos nicht einmal der Raum des gesamten vorliegenden Buchs ausreichen würde. Das mag als Begründung dafür gelten, daß ungeachtet ihrer enormen Bedeutung die Alkoholika hier nur betont knapp behandelt werden; weiterreichendes Interesse findet reichlich weiterführende Literatur.

Hinzu kommt noch, daß die Alkoholika ihre größte toxikologische Bedeutung (die Entwicklung chronischer Abhängigkeit) dann entfalten, wenn sie *nicht* vorrangig als Genußgift, sondern als Rauschgift konsumiert werden, denn Alkoholiker schütten den Alkohol in sich hinein, sie genießen ihn nicht.

Da der Alkohol als Genußgift hier in Anbetracht der Überfülle spezieller Literatur nur der Vollständigkeit halber behandelt wird, sollen auch lediglich die wesentlichen Aspekte der Geschichte der Alkoholtoxikologie erwähnt werden.

Die wichtigste Erkenntnis war wohl die des Zusammenhangs zwischen den berauschenden Wirkungen ganz verschiedenartiger Getränke, die spätestens nach der Erfindung der Destillation mindestens implizit vorhanden gewesen sein muß, gleichzeitig mit der Feststellung des Alkohols als Essentia, als Wirkprinzip der berauschenden, durch Gärung entstandenen Getränke. Damit hätte die Annahme der Eigenständigkeit der verschiedensten Weine und Biere in bezug auf die Qualität und Quantität des Rauschs eigentlich weitgehend obsolet sein müssen; lediglich der Alkoholgehalt bestimmt ja dieselbe. Ungeachtet dessen hielt sich der Glaube an eine gewisse Individualität verschiedener Getränkesorten hartnäckig, in mancher Hinsicht bis heute. Man denke nur an die Überbetonung von Einflüssen der Getränkeart auf das Ausmaß des Rauschs, an Verbote des Zusammentrinkens verschiedener Getränke, die Bedeutung der Reihenfolge derselben usw. (Einflüsse auf Nachwirkungen, die Magenverträglichkeit etc. sind eher plausibel und werden hier nicht in Frage gestellt, aber bei der lediglich auf Ethanol zurückgehenden eigentlichen Rauschwirkung sind solche Postulate nicht frei von Mystik.)

Die quantitativen Untersuchungen über den Alkoholgehalt der Alkoholika (und über deren Begleitstoffe) folgten erst im 19. Jahrhundert und dauern — denkt man an die immer noch nicht vollständig bekannte Palette der Aroma- und sonstigen

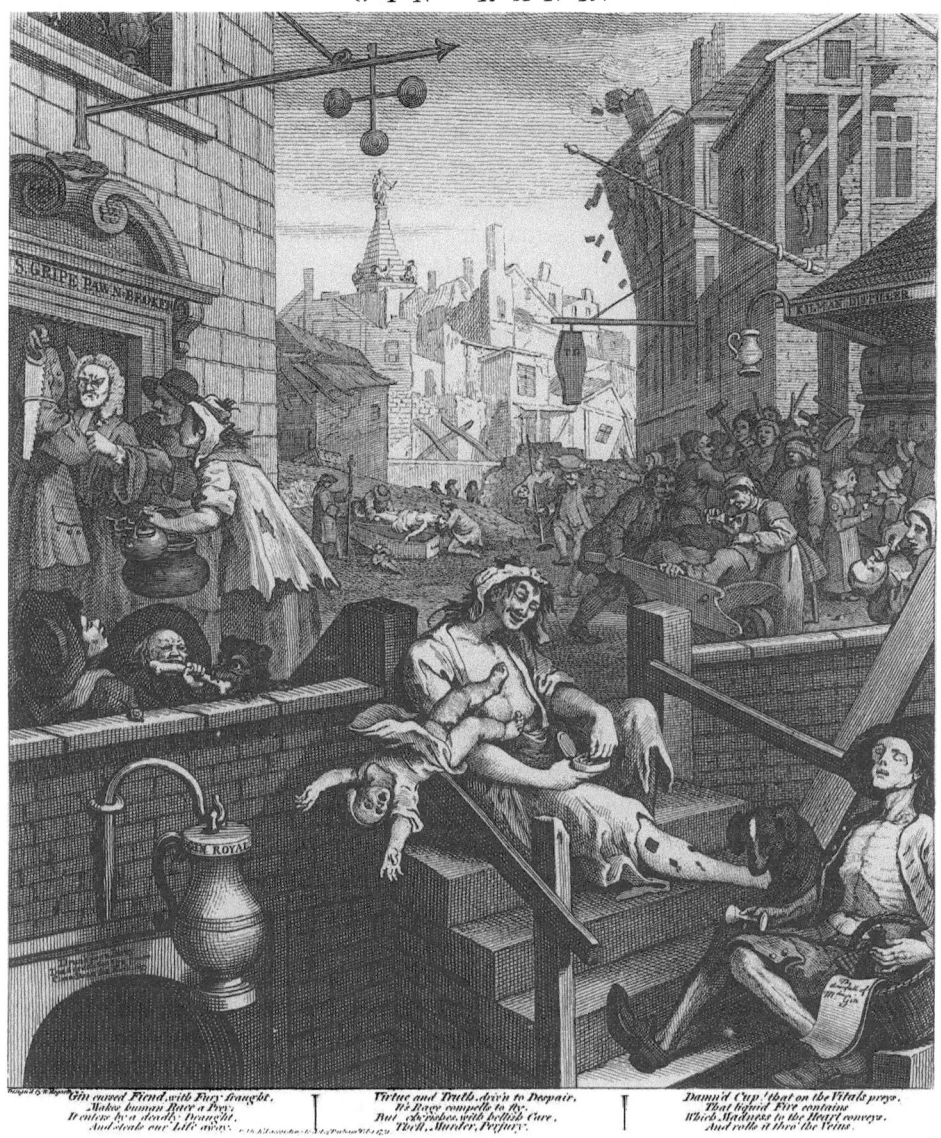

Abb. 7.4. Gin Lane

Begleitstoffe — bis heute an, da ihre Aussagefähigkeit an die analytischen Möglichkeiten geknüpft ist.

Der Zusammenhang der für die Wirkung verantwortlichen Alkoholkonzentration im Blut (bzw. eigentlich im Gehirn) und in anderen Körperflüssigkeiten und -geweben sowie in der Ausatmungsluft ist erst seit unserem Jahrhundert der exakten Messung zugänglich. Das „klassische" Blutalkoholbestimmungsverfahren stammt von Widmark [46] und ist in modifizierter Form neben modernen instrumentellen Verfahren (Gaschromatographie, enzymatische Verfahren mit der Alkoholdehydrogenase, ADH) mancherorts noch üblich. Anfangs wurde der Zusammenhang zwischen Blutalkoholkonzentration und Trunkenheitsgrad übrigens nicht einhellig akzeptiert; inzwischen gibt es aber – bei Einräumung beträchtlicher individueller Unterschiede und weiteren Einflüssen der aktuellen Bedingungen – hieran keinen Zweifel.

Quantitativen Untersuchungen zu den Vorgängen der Resorption, Verteilung im Organismus, des Abbaus und der Ausscheidung, Dosis-Wirkung-Beziehungen und Kombinationseffekten durch andere Stoffe und sonstige Faktoren wurden in den letzten Jahrzehnten Tausende von Arbeiten gewidmet, die einen enormen Fundus an gesichertem Wissen zur Alkoholtoxikologie geliefert haben.

Angesichts der langjährigen Konzentration auf die „Essentia" der alkoholischen Getränke traten zunächst die Begleitstoffe ziemlich in den Hintergrund. Erst seit etwa 2 Jahrzehnten wird offenbar, daß gegenüber Ethanol in viel geringerer Konzentration auftretende höhere Alkohole (v. a. die sog. Fuselöle von den Propanolen bis zu den Pentanolen, dem „Amylalkohol") und weitere Begleitstoffe eine spezifische Eigentoxizität entwickeln können. Nicht nur der „Kater", die von der Getränkeart stark abhängige Nachwirkung von Alkoholexzessen, sondern auch chronischtoxische Wirkungen wie Alkoholfettleber und -zirrhose und die Kanzerogenität müssen im wesentlichen diesen Stoffen angelastet werden.

Im Verlaufe der Untersuchungen zum Alkoholabbau ergaben sich schließlich in der letzten Zeit weitere wichtige Erkenntnisse: Das Vorkommen verschiedener Typen alkoholabbauender Enzyme mit genetisch determinierten Subtypen unterschiedlicher Aktivität sowie die Zusammenhänge zwischen Alkoholabbau (über dessen erstes Reaktionsprodukt Acetaldehyd) mit dem Stoffwechsel der sogenannten Neurotransmitter aus der Reihe der biogenen Amine. Die genetischen Unterschiede der Enzymaktivität sind offenbar der Schlüssel zu der recht verschiedenen individuellen Alkoholverträglichkeit und zur ebenfalls recht ungleich starken „Neigung" zum Alkoholkonsum, unabhängig von erzieherischen Einflüssen.

Acetaldehyd und Neurotransmitter wie Dopamin, Adrenalin u. a. können zu Tetrahydroisochinolinderivaten und weiter zu alkaloidähnlichen Verbindungen synthetisiert werden. Solche Stoffe – z. B. das Norlaudanosolin — sind in Pflanzen Biotransformationsvorstufen für Morphin und könnten somit die weitgehenden Ähnlichkeiten in der Entstehung der Abhängigkeit und der Entwöhnung von Alkohol und von Morphin erklären. Außerdem sind sie wahrscheinlich auch der Schlüssel zu der kaum zu bezweifelnden individuell unterschiedlichen Prädestination zum Alkoholismus. Die biochemisch-toxikologischen Forschungen hierzu sind jedoch noch im Gange.

Tabak

In der Reihe der hier behandelten Genußgifte, die sämtlich zeitlich und räumlich unterschiedlich geschätzt werden und wurden, nimmt der Tabak wohl mindestens gegenwärtig eine Sonderstellung ein: Tabakraucher und Nichtraucher scheinen weltweit stark polarisierte „gegnerische Lager" zu bilden, zwischen denen auf rationalem Wege kaum vermittelt werden kann. An den Schadwirkungen des Tabakrauchs — insbesondere an seiner Kanzerogenität — kann im Unterschied zu den anderen Genußgiften kein Zweifel bestehen, aber einem Teil der Menschheit ist der Tabakgenuß dieses Risiko wert, dem anderen Teil nicht. Dazu kommt noch, daß ebenfalls ausgeprägter als bei anderen Genußgiften auch der Genuß selbst nicht einhellig empfunden wird: Erscheint er den einen angenehm und höchst erstrebenswert, so den anderen widerwärtig, als risikobeladene Belästigung.

Aufgekommen sein soll das Tabakrauchen in den ersten Jahrhunderten unserer Zeitrechnung in Mexiko (Gebiet um Tabasco) im Zusammenhang mit Kulthandlungen. Daß in Venezuela bereits 6000 vor der Zeitrechnung tönerne Tabakpfeifen benutzt worden sein sollen, ist recht unsicher. Die verbreitete Verwendung von Räucherstoffen anderer Provenienz bei Kulten ist zwar bekannt, unterscheidet sich aber in Zweck und Handlung sowie hinsichtlich der Inhaltsstoffe und möglichen Wirkungen wesentlich vom Tabakrauchen.

Um 600 unserer Zeitrechnung hat sich das Tabakrauchen über Mittelamerika sowie Teile Süd- und sogar Nordamerikas ausgebreitet.

Columbus fand die Sitte auf den Antillen und berichtete in einem Brief vom 15. Oktober 1492 darüber. 1497 wurden durch Romano Pane weitere Nachrichten, 1519 durch Hernandez de Oviedo erstmals Tabakblätter nach Europa gebracht (nahezu zeitgleich mit dem Kakao). 1556 gelangten die ersten Samen nach Frankreich, wo 1559 der Gesandte Frankreichs in Portugal Jean Nicot (1530–1600) die ersten Tabakpflanzen daraus zieht.

Auf ihn gehen der botanische Name der Pflanze Nicotiana tabacum und auch der ihr eigene Wirkstoff, das Nikotin, das erst im 19. Jahrhundert als solches entdeckt worden ist, zurück (Abb. 7.5). Nicot betrachtete den Tabak allerdings nur als eine pharmazeutische Heilpflanze. Durch Auflegen der Tabakblätter auf krebsartige Geschwüre — „Noli me tangere" nannte man diese damals — erzielte er Heilungen.

Von nun an breitete sich die Tabakpflanze über Europa aus, wo sie teils als Heilmittel, teils als Genußmittel zum Rauchen betrachtet wird: Nicolo Monardes pries sie 1565 erstmals als Heilpflanze an.

In England wurde die Tabakpflanze im Unterschied zum Festland weniger wegen ihrer Heilkräfte, sondern bereits zum Rauchen als Vergnügen und Genuß eingeführt. Zunächst waren es vereinzelte, als Kuriosität betrachtete Fälle. Unglaublich rasche Verbreitung erlangte die Sitte erst, als Virginia entdeckt wurde und die zurückkehrenden Kolonisten auch nach der Heimkehr nach England nicht mehr vom Rauchgenuß abließen.

1603 veröffentlichte König Jakob I. von England die erste bekannte Streitschrift gegen das Rauchen: „Misocapnus sive de abusu Tobacci lusus regius" (Der Rauchgegner oder ein Königliches Scherzstück über den Mißbrauch des Tabaks). Gleichzeitig aber verbreitete sich die Sitte sogar bis nach Ostasien und wurde durch den Dreißigjährigen Krieg in Deutschland und Mitteleuropa eingebürgert.

Das Wort „Rauchen" setzt sich erst im Laufe des 17. Jh. im allgemeinen Sprachgebrauch durch. Bis dahin hilft man sich mit der Analogie des Trinkens, man spricht vom „Rauchtrinken" und „Tabaktrinken". Die Eigenschaft „trocken" stellt eine Ähnlichkeit zu dem anderen neuen Genußmittel her, dem Kaffee. Die Medizin des 17. und 18. Jh. beschreibt den Kaffee und auch den Tabak als trockene Stoffe, deren Haupteigenschaften es sind, die Körpersäfte des Menschen auszutrocknen. Diese Vorstellung basiert auf dem antiken medizinischen Schema der 4 Körpersäfte und der Temperamente.

Hans Jakob Christoffel von Grimmelshausen beschreibt um 1650 den allgemeinen Gebrauch in seiner Schrift „Woher das Tabak-Trinken kompt":

„Teils saufen sie den Tabak, andere fressen ihn, und von etlichen wird er geschnupft, also daß mich wundert, warum ich noch keinen gefunden, der ihn auch in die Ohren steckt. Ich habe ihn essen, trinken und schnupfen sehen durch alle Städte, von Fürsten an bis auf die Bettler, vom Bischoff bis auf den Bader beides eingeschlossen; und wozu er ihm wohl bekomme: dem einen erläutert es die Augen, dem andern zeucht er die Fluß aus dem Hirn, dem dritten lindert es das Zahnwehe, dem vierten vertreibt es das Sausen und Brausen in den Ohren, dem fünften bringt es den Schlaf, dem sechsten löscht es den Durst, dem siebten zeucht es die Schädlichkeiten des eingesoffnen Wassers wieder aus dem Leibe, dem achten ist es gut vor bösem Saft, dem neunten taugt es die Zeit zu vertreiben und dem zehnten Gesellschaft halber mit zu machen . . ."

Zahlreiche Rauchverbote (zuerst 1620 in Japan, dann 1633 durch Sultan Murad IV.; der Schah von Persien ließ sogar allen rauchenden Soldaten Nasen und Lippen abschneiden und Tabakhändler mit ihrer Ware verbrennen, päpstliche Bullen gegen das Rauchen in Kirchen (1650 in Rußland), helfen nichts. Als 1627 die ersten Steuern und Monopole (Italien, Frankreich, Österreich) für Tabak aufkommen, ist der Umschwung von Restriktionen zur indirekten staatlichen Förderung vollzogen. Um 1700 tritt Peter I. in Rußland für das Tabakrauchen ein, und in Deutschland entsteht die erste Tabakfabrik von P. Koenemann in Württemberg. 1725 erlaubt Papst Benedikt XIII. sogar in der Peterskirche das Rauchen, und Friedrich II. von Preußen prangerte 1742 in einem Edikt nur die Feuergefährlichkeit desselben an. Louis XIV. befahl dagegen seinen Soldaten 1672, sich mit Rauchutensilien zu versehen! Danach gibt es hauptsächlich Verschiebungen zwischen den einzelnen Rauchgewohnheiten Pfeifen-, Zigarren- und später Zigarettenrauchen sowie Schnupfen und Kauen, wogegen sich die Unsitte im ganzen bis heute weiter ausgebreitet hat und anscheinend unausrottbar geblieben ist. Die Entdeckung des hochtoxischen Nikotins (1828 durch Posselt und Reimann in Heidelberg) hatten daran ebensowenig geändert wie die tabakgegnerischen Organisationen und Aufklärungskampagnen.

Dabei strotzten zwar sowohl die Lobeshymnen als auch die Angriffe auf den Tabak von Ungereimtheiten, deren Überfülle hier nicht einmal andeutungsweise wiedergegeben werden kann; auch objektive Feststellungen zu den Tabakwirkungen, zur Fragwürdigkeit der Vorzüge sowie zu Schäden durch den „Genuß" — ob als Rauch-, Kau- oder Schnupftabak, Absud u. a. — finden sich aber schon in der Literatur des 17. Jahrhunderts.

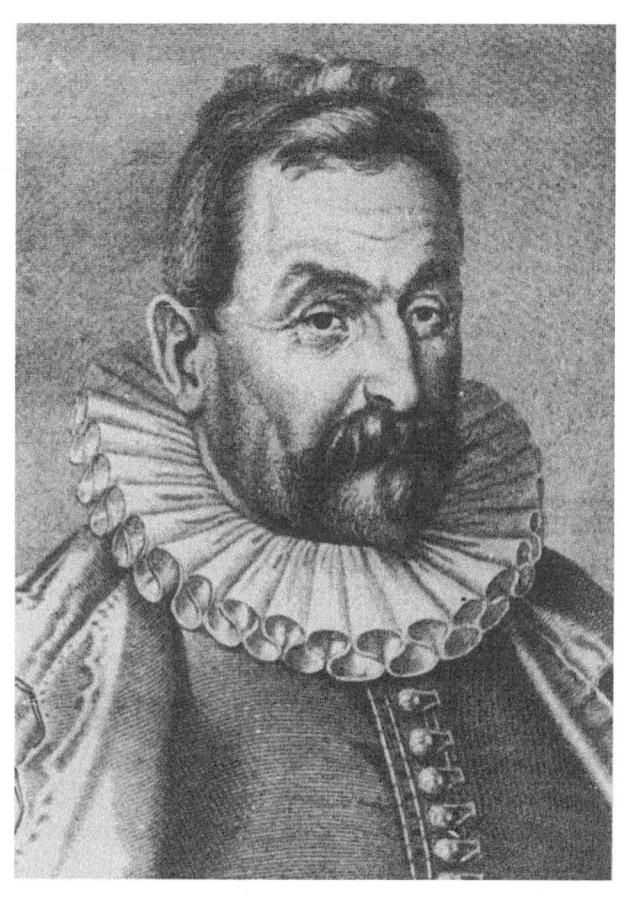

Abb. 7.5.
Jean Nicot (1530–1600), der als Gesandter Frankreichs in Portugal die Tabakpflanze kennenlernte und sie nach Frankreich brachte. (Nach einem Gemälde von Henry Goltzius)

Bereits 1543 hatte Prof. Francisco Hernandez de Toledo, Leibarzt Philipps II. wohl die erste „toxikologische" Einschätzung publiziert, wenn er nach der Schilderung positiver Wirkungen schrieb:

„Im Übermaß jedoch ist er nachteilig, denn er bewirkt eine entzündliche Affektion der Leber und zieht Kachexie und andere unheilbaren Krankheiten nach sich."

Der Deutsche Gesner stellte 1565 Versuche an Hunden und an sich selbst an und bezeichnete danach den Tabak als Vertiginosa, Schwindelkraut. Andere bezeichneten das Tabakkraut zur gleichen Zeit allerdings als ein „Panacea", als Universalheilpflanze.

J. Tappius (1653) und J. Lassenius (1661) schrieben, der Tabak erhitze und trockne Blut und Gehirn und mache den Kopf zum schädlichen Kamin. Das Gehirn der Raucher solle sich mit einer schwarzen Kruste überziehen, was angeblich sogar bei Sektionen festgestellt worden sei. (Der Arzt Wilhelm de Mera in Delft teilte dagegen 1621 mit, er habe solches niemals beobachten können.)

Der deutsche Jesuit Jakob Balde befand sich 1658 in seiner Schrift „Die trockene Trunkenheit" (Abb. 7.6) mit seinen Warnungen (allerdings neben Empfehlungen als Heilmittel) in Einklang mit den Gerichten von Landstein, Rattenberg und Kitzbühl, die sich 1665 in einer Supplik an die Landstände gegen das Tabakschnupfen, -essen und -trinken wandten, weil dadurch die Empfängnis gehindert werde und Abtreibung erfolge.

Auch Napoleon Bonaparte konnte nach der folgenden Schilderung von C. Londe [26] dem Tabak nicht viel Gutes abgewinnen:

„Napoleon, der bei weitem nicht so stark schnupfte, als man ihm nachgesagt hat, sondern der meist nur die Prise an die Nase hielt, um blos daran zu riechen, und sie dann zur Erde fallen ließ, kam einmal auf den Gedanken, zu rauchen und den ersten Versuch mit einer sehr schönen orientalischen Pfeife zu machen, die ihm der persische oder türkische Gesandte als Geschenk seines Herrn übergeben hatte.

Alles war dazu vorbereitet, sagt Constant in seinen Mémoires (T. II), und nachdem das Feuer auf den Pfeifenkopf gebracht worden, bedurfte es weiter nichts, als damit den Tabak durch das bekannte Ziehen mit den Lippen zu entzünden; allein so wie sich der Kaiser dabei benahm, wäre er damit niemals zu Stande gekommen; denn er that weiter nichts, als abwechselnd den Mund zu öffen und zu schließen, ohne dabei im geringsten an der Pfeifenspitze zu ziehen. ‚Zum Teufel!' rief er endlich, ‚wie lange soll das dauern?' Ich gab ihm zu verstehen, daß er sich ungeschickt dabei benähme, und zeigte es ihm, wie er es machen mußte. Allein der Kaiser kam immer wieder auf sein Auf- und Zuklappen des Mundes zurück. Seiner vergeblichen Anstrengungen überdrüssig, befahl er mir endlich, die Pfeife anzuzünden. Ich gehorchte und gab sie ihm brennend und rauchend zurück. Jedoch hatte er kaum einen Zug daraus gethan, als der Rauch, den er nicht aus dem Munde zu blasen verstand, sich um den Gaumen herumwirbelte, ihm in die Kehle eindrang und durch Nase und Augen wieder herausdrang. Kaum daß er wieder Athem schöpfen konnte, so rief er auch: ‚Nehmen Sie das Ding weg! welcher furchtbare Geruch! oh diese Schweine! das Herz im Leibe wendet sich mir um!' In der That fühlte er sich wenigstens noch eine Stunde lang davon belästigt und ‚wollte,' wie er sagte, ‚für immer auf ein Vergnügen verzichten, dessen Angewöhnung nur dazu gut wäre, um Müssiggängern die Zeit zu vertreiben'."

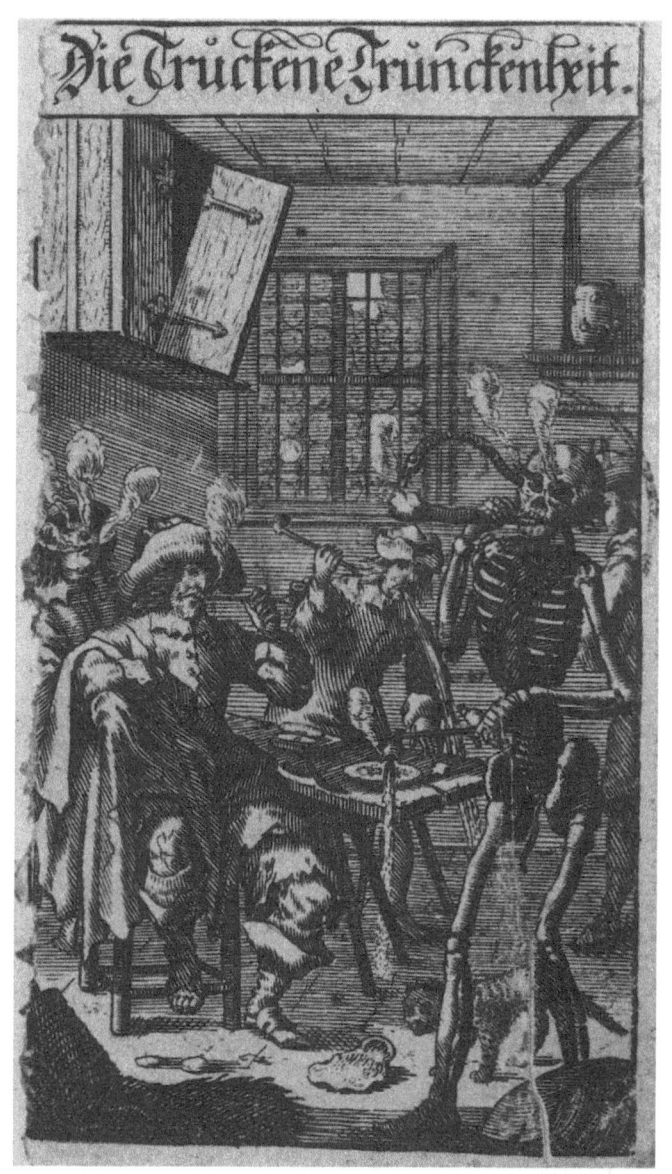

Abb. 7.6.
Titelblatt von Jakob Baldes Satire gegen den Mißbrauch des Tabaks. Nürnberg 1658. Niedersächsische Staats- und Universitätsbibliothek Göttingen. Das Rauchen ist hier als verhängnisvoller, gesundheitsschädlicher Genuß versinnbildlicht. Tod, Verfall, Zerstörung beherrschen das Bild. Der Knochenmann im Vordergrund, aus dessen Augenhöhlen mit dem Rauch auch die Schlange kommt, teilt überdeutlich mit, wohin, nach Meinung des Verfassers der Schrift, das Rauchen führt

Mehrere Autoren berichteten über eine ganze Blütenlese toxischer Symptome des Tabaks: Lockerung der Zähne, Spaltung des Emails des Zahnes (Bazire), Karzinom der Lippe bei Pfeifenrauchern, Appetitverminderung und große Menge Speichels, Neigung zu Erbrechen, Abortus, Blindheit, Nasenpolypen und Affektionen durch Schnupfen, viele Krankheiten bei Tabakarbeitern. Bei Vergiftungen: kleiner matter Puls, klebriger Schweiß, Wüstigkeit im Kopf, Lichtscheu der Augen, Zittern (Löffler, Hausbrand u. a. 1841).

Erste exakte Beobachtungen und Untersuchungen begannen im 19. Jh. Von 1828 konnten sie sich außer auf das Kraut auch auf das reine Nikotin beziehen. Seiner ersten Isolation aus Tabak folgte erst 1893 die Konstitutionsaufklärung durch Pinner. Am Rande erwähnt sei, daß unter den zahlreichen Vergiftungen mit Tabak, Tabaklauge und Nikotin ein Fall historische Bedeutung erlangt hat: Der Nikotingiftmord des belgischen Grafen Bocarmé an dessen Schwager auf Schloß Bitremont bei Mons war 1851 der Anlaß für die Ausarbeitung des im Prinzip noch heute angewandten Isolationsverfahrens für Alkaloide aus Organmaterial durch J. S. Stas (Grundlage des späteren Stas-Otto-Verfahrens).

Bis zum 20. Jh. wurden schließlich zahllose Untersuchungen über die Schadwirkungen des Tabaks, des Tabakrauchs und der einzelnen Inhaltsstoffe angestellt. Dabei kristallisierten sich deutlich 2 Hauptfolgen des Tabakkonsums heraus: die Gefäßschäden als Folge der chronischen Nikotinwirkung und die Kanzerogenität des Tabakrauchs (s. dazu Kap. 5). Versuche, durch Absenken sowohl des Nikotin- als auch des Teergehalts (besonders von Zigaretten) die Toxizität zu vermindern, konnten insgesamt ein Ansteigen der tabakbedingten Schäden (v. a. Kreislaufschäden und Bronchialkarzinom) im Gefolge des weltweit gestiegenen Tabakkonsums bisher nicht bremsen.

Literatur

1. Bader H (1982) (Hrsg) Lehrbuch der Pharmakologie und Toxikologie. Edition Medizin, Weinheim
2. Becker L (1883) Die Fabrikation des Tabaks in der alten und neuen Welt. Fischer, Norden
3. Bibra E (1855) Die narkotischen Genußmittel und der Mensch. Wilhelm Schmid, Nürnberg
4. Blatin A (1870) Recherches physiologiques et cliniques sur la nicotine et le tabac. Paris
4a. Brockhaus' Konversationslexikon (1920) Brockhaus, Leipzig
5. Deichman WB, Gerarde HW (1969) Symptomatology and therapy of toxicological emergencies. Academic Press, London
6. Depierris AH (1898) Le Tabac, Paris
7. Eichholtz F (1951) Lehrbuch der Pharmakologie, 7. Aufl. Springer Berlin Göttingen Heidelberg
8. Eichler (1938) Kaffee und Koffein. Springer, Berlin
9. Fairholt (1875) Tobacco, its history etc. London
10. Forth W, Henschler D, Rummel W (Hrsg) (1983) Allgemeine und spezielle Pharmakologie und Toxikologie, 4. Aufl. Wissenschaftsverlag, Bibliograph. Institut, Mannheim
11. Franke G, Hammer K, Hanelt P, Ketz HA, Natho G, Reinbothe H (1977) Früchte der Erde, 2. Aufl. Urania, Leipzig
12. Franzke C (1981) Lehrbuch der Lebensmittelchemie, Bd I, II. Akademie Verlag, Berlin
13. Grafe V (1930) Warenkunde und Technologie der narkotischen Genußmittel, der Drogen, Gewürze und Harze. C. E. Poeschel, Stuttgart
14. Guibourt (1837) „Cacao". In: Universallexikon der practischen Medizin und Chirurgie, III. Bd. H. Franke'sche Verlagsexpedition, Leipzig

15 Hartwich C (1911) Die menschlichen Genußmittel. Leipzig
16 Hauschild F (1956) Pharmakologie und Grundlagen der Toxikologie. VEB Georg Thieme, Leipzig
17 Henrieck (1866) Du tabac, son histoire etc. Paris
18 Karr A (1890) La lutte contre l'abus du tabac. Paris
19 Koenig P (1937) Über die ältesten Tabakurkunden. Der Tabak, S 135
19a Kürschners Universal Lexikon, Hillger, Berlin
20 Lewin L (1929) Gifte und Vergiftungen. In: Lehrbuch der Toxikologie, 4. Aufl. Georg Stilke, Berlin
21 Lewin L (1924) Phantastica, die betäubenden und erregenden Genußmittel. Georg Stilke, Berlin
22 Lickint F (1909) Tabak und Organismus. In: Handbuch der gesamten Tabakkunde. Hippokrates, Stuttgart
23 Lippmann E.O. von (1929) Geschichte des Zuckers seit den ältesten Zeiten bis zum Beginn der Rübenzuckerfabrikation. Julius Springer, Berlin
24 Lohs K, Martinetz D (1985) Myrrhe. Naturwissenschaftl. Rundschau 38: 305–580
25 Lohs K, Martinetz D (1983) Weihrauch. Naturwissenschaftl. Rundschau 36: 97
26 Londe C, Wilhelmi (ohne Vorn.) (1841) „Nicotiana Tabacum". In: Universal-Lexikon der practischen Medizin und Chirurgie, Bd IX. Heinrich Franke, Leipzig, S 693
27 MacGuire (1899) Pipes and smoking customs of the American aborigines
28 Markwardt F, Mathies H, Oelssner W, (1985) Medizinische Pharmakologie, Bd. I, II. VEB Georg Thieme, Leipzig
29 Martinetz D (1985) Arsenik Curare Coffein, Gifte in unserer Welt. Urania, Leipzig
30 Martinetz D, Lohs K (1985) Gift, Magie und Realität, Nutzen und Verderben. Edition Leipzig, Leipzig
31 Meyers Großes Konversations-Lexikon, 6. Auflage, Bibliograph. Institut Leipzig und Wien, 1905–1908
32 Möller 0 (1951) Rauschgifte und Genußmittel. Benno Schwabe, Basel
33 Moeschlin S (1980) Klinik und Therapie der Vergiftungen, 6. Aufl. Thieme, Stuttgart
34 Penn W A (1902) The Soverane Herbe. Grant Richards, London
35 Pritchett (1890) Historical Smokiana
36 Raynolds T (1867) Smoke not! London
37 Richter E (1928) Tabak Rotterdam
38 Römpp H (1941) Chemische Zaubertränke. Frank'sche Verlagshandlung, Stuttgart S 273
39 Schuchardt (1891) Die Colanuß, 2. Aufl. Rostock
40 Späth G (1982) Vergiftungen und akute Arzneimittelüberdosierungen, 2. Aufl. de Gruyter, Berlin
41 Steinmetz A (1857) Tobacco. Rich Bentley. London
42 Stephan U, Elstner P, Müller RK, (Hrsg) (1985) Lexikon Toxikologie. Bibliographisches Institut Leipzig und Verlag Harri Deutsch, Thum, Frankfurt/Main
43 Tiedemann (1854) Geschichte des Tabaks. Frankfurt
44 Wellhöner H-H (1976) Allgemeine und systematische Pharmakologie und Toxikologie, 2. Aufl. Springer, Berlin Heidelberg New York
45 West GA (1934) Tobacco. Milwaukee
46 Widmark (1922) Blutalkohol-Bestimmung. Biochem Z 131: 437
47 Widmark (1932) Die theoretischen Grundlagen und praktische Verwendbarkeit der gerichtlich-medizinischen Alkoholbestimmung. Berlin
48 Wirth W, Gloxhuber Chr (1981) Toxikologie, 3. Aufl. Georg Thieme, Stuttgart
49 Vollständige Bibliothek oder encyclopädisches Real-Lexikon der gesamten theoretischen und practischen Homöopathie usw., Bd II. Ludwig Schumann, Leipzig, 1836
50 Volks-Brockhaus (1935) Brockhaus, Leipzig

Kapitel 8

Die Entwicklung gesetzlicher Bestimmungen in der industriellen Toxikologie

H.P. Gelbke und H. Fleig

Einleitung

In ihrem zeitlichen Ablauf wurde die Entwicklung der gesetzlichen Regulierungen in der industriellen Toxikologie durch verschiedene Grundprinzipien bestimmt. Gesetze können nur den jeweiligen Stand der wissenschaftlichen Erkenntnis widerspiegeln. Der Gesetzgeber kann eindeutige Vorsorgemaßnahmen nur gegenüber bekannten Gefährdungsmöglichkeiten treffen, nicht aber gegenüber bisher noch unbekannten toxischen Wirkprinzipien.

Dies soll an folgendem Beispiel veranschaulicht werden: Solange es unbekannt war, daß Substanzen den Embryo im Mutterleib schädigen können, ohne den ausgewachsenen Organismus zu beeinträchtigen, waren gesetzliche Regulierungen und toxikologische Untersuchungen im Hinblick auf dieses besondere Gefährdungspotential nicht möglich. Spezielle Prüfmethoden auf fruchtschädigende Wirkung waren nicht entwickelt, ja, sie schienen nach dem damaligen Stand des Wissens nicht einmal erforderlich. Aber auch die Natur selbst stellt uns immer wieder vor ähnliche Probleme: Solange die Krankheit AIDS als solche nicht erkannt und diagnostizierbar war, ließen sich keine therapeutischen oder präventiven Strategien entwickeln. Die Frage nach möglichen flankierenden legislativen Maßnahmen brauchte nicht einmal diskutiert zu werden.

Gesetzliche Regulierungen werden der wissenschaftlichen Entwicklung nicht vorgreifen können, im Gegenteil, sie werden ihr stets mit einer deutlichen zeitlichen Verzögerung nachlaufen. Es liegt in der Natur der Sache, daß der Gesetzgeber zumeist erst dann aktiv werden kann, wenn Probleme aufgetreten sind oder zumindest erkennbar werden. Allerdings versucht der Gesetzgeber, durch juristisch unbestimmte Generalklauseln auch bisher unbekannte Gefährdungsmöglichkeiten zu erfassen. Ein Beispiel hierfür wäre, daß im Chemikaliengesetz chronisch schädigende Eigenschaften in ganz allgemeiner Form angesprochen sind. Darunter lassen sich auch bisher unbekannte Gefahrenmomente einordnen.

Die Exposition gegenüber chemischen Substanzen

Betrachtet man die Zielsetzungen der industriellen Toxikologie und die verschiedenen Produktgruppen im Zusammenhang mit der Entwicklung der modernen chemischen Analytik, so läßt sich der rote Faden in der zeitlichen Abfolge gesetzgeberischer Maßnahmen leicht erkennen. Die industrielle Toxikologie zielt auf den Schutz des Menschen vor möglichen toxischen Wirkungen chemischer Substanzen ab. Das Gefährdungspotential für den Menschen ergibt sich aus dem Zusammenspiel von toxikologischem Wirkprofil und Expositionshöhe. Die toxischen Wirkungen können im Experiment erkannt werden und lassen sich — zumindest qualitativ — gut abschätzen. Expositionsbestimmungen sind dagegen oftmals problematisch. Als grobes Raster lassen sich im allgemeinen 3 Personengruppen mit qualitativ unterschiedlichen Expositionsszenarien gegeneinander abgrenzen:

Hersteller. Auf den ersten Blick können bei der Herstellung einer chemischen Substanz potentiell die höchsten Expositionen bestehen, da sich die gesamte Weltproduktion auf einen oder wenige Betriebe konzentrieren kann. Andererseits ist die Zahl der Beschäftigten, die mit dieser Substanz in Berührung kommen können, meist gering und überschaubar. Durch technische Sicherheitsmaßnahmen und detaillierte Arbeitsvorschriften läßt sich die Exposition für den einzelnen Arbeitsplatz häufig erheblich mindern. Der begrenzte Personenkreis erleichtert eine strikte Überwachung der Schutzmaßnahmen.

Anwender/Weiterverarbeiter. Bei der gewerblichen Anwendung oder industriellen Weiterverarbeitung kommt jetzt ein größerer Personenkreis mit der Substanz in Berührung. Wegen der breiteren „Streuung" wird die potentielle Expositionshöhe beim Anwender oder Weiterverarbeiter niedriger als beim Hersteller liegen. Die Zahl der exponierten Personen kann noch übersichtlich sein, so daß eine Schulung für den Umgang und die Überwachung der Schutzbestimmungen möglich sind. In anderen Fällen muß man aber davon ausgehen, daß bei der Anwendung ein kaum abgrenzbarer Personenkreis exponiert sein kann, der daher nicht auf gezielte Schutzmaßnahmen hin geschult, geschweige denn überwacht werden kann. Der Einsatz von Substanzen mit hohem toxischem Gefährdungspotential ist in solchen Fällen besonders problematisch.

Verbraucher. Die Zahl der exponierten Personen ist hier nicht mehr eingrenzbar. Sie kann im Extremfall die gesamte Bevölkerung umfassen. Detaillierte Schutzmaßnahmen lassen sich nicht vorschreiben, ihre Einhaltung wäre auch nicht überwachbar. Andererseits ist die Exposition im allgemeinen niedrig wegen der starken „Verdünnung" der Substanz über die große Zahl der Verbraucher.

Der Zusammenhang von Expositionshöhe, -dauer, Schutzmöglichkeiten und Zahl der exponierten Personen soll an 2 Beispielen erläutert werden:

1) Bei der Herstellung eines Pflanzenschutzmittels kann der weltweite Bedarf an einer Stelle produziert werden, so daß hier theoretisch die höchste Exposition bestehen kann. Durch technische und individuelle Schutzmaßnahmen läßt sie sich aber stark herabsetzen, und wegen der geringen Zahl der exponierten Personen ist eine strikte Überwachung möglich. Bei der Anwendung, dem Aufbringen auf das Feld, sind schon wesentlich mehr Personen dem Pflanzenschutzmittel ausgesetzt. Einfache Sicherheitsmaßnahmen können noch vorgeschrieben werden, eine Überwachung ist dagegen nur in begrenztem Rahmen möglich. Für den Verbraucher

besteht schließlich die Exposition über Rückstände in Nahrungsmitteln; individuelle Schutzmaßnahmen lassen sich nicht mehr ergreifen, und die exponierte Personengruppe ist nicht eingrenzbar. Für Pflanzenschutzmittelrückstände in Lebensmitteln müssen daher vom Gesetzgeber Obergrenzen angesetzt werden, die so niedrig liegen, daß aufgrund der geringen Verbraucherexposition ein gesundheitliches Risiko ausgeschlossen werden kann.

2) Ähnliche Überlegungen können für einen Textilfarbstoff angestellt werden: Die potentiell höchste Exposition mit der geringsten Zahl der Exponierten besteht bei der Herstellung dieses Farbstoffs. Die Anwendung bei der Einfärbung von Textilien ist im Prinzip immer noch überschaubar, wenn auch in der Praxis schon erhebliche Probleme bestehen können. Dagegen ist die Zahl der exponierten Verbraucher nicht mehr einzugrenzen. Jeder Verbraucher könnte den Farbstoff beim Tragen des Kleidungsstücks über den Schweiß aufnehmen. Allerdings ist die tatsächliche Exposition durch den nur in extrem geringen Mengen abgelösten Farbstoff so niedrig, daß ein Risiko kaum bestehen dürfte.

Nach diesen Ausführungen kann sich der Verbraucher kaum vor möglichen Schadwirkungen schützen, zumal ihm oftmals die Exposition gar nicht bekannt ist. Somit mußte und muß sich der Gesetzgeber vornehmlich diesem Personenkreis zuwenden.

Bei Arzneimitteln ist die Verbraucherexposition übersichtlich und zumeist gut abschätzbar. Die Expositionshöhe wird durch die erwünschte therapeutische Wirkung des Arzneistoffs bestimmt. Die maximale Expositionsdauer steht in engem Zusammenhang mit dem Indikationsgebiet. Der exponierte Personenkreis ist eingrenzbar und damit prinzipiell überwachbar, insbesondere bei rezeptpflichtigen Arzneimitteln.

Bei Pflanzenschutzmitteln läßt sich die maximal mögliche Exposition noch grob ermitteln. Den Eckpfeiler hierzu stellen die analytisch nachgewiesenen Rückstände im Nahrungsmittel dar. Unsicherheiten ergeben sich allerdings aus den unterschiedlichen Verzehrgewohnheiten innerhalb der Bevölkerung. Man denke nur an Vegetarier als ein mögliches Extrem. Insbesondere läßt es sich im Einzelfall nicht rückverfolgen, welche Person welchen Rückständen in welcher Höhe und zu welcher Zeit ausgesetzt war.

Bei anderen Chemikalien schließlich ist weder eine Expositionsabschätzung noch eine Erfassung der exponierten Verbraucher möglich. Nehmen wir nur das oben erwähnte Beispiel eines Textilfarbstoffs: Ist als Exposition nur die Aufnahme über die Haut zu berücksichtigen, wenn der Farbstoff durch den Körperschweiß aus der Faser gelöst wird? Oder muß vielmehr auch die Migration über den Speichel bedacht werden, wenn ein Kind das Kleidungsstück in den Mund nimmt? Oder ist sogar eine Exposition über das Trinkwasser in Betracht zu ziehen, wenn der Farbstoff beim Waschen herausgelöst wird und ins Abwasser gelangt? Diese Fälle mögen zwar konstruiert klingen, da die Expositionshöhen vernachlässigbar sein dürften, doch zeigt sich deutlich die Komplexizität verschiedener Expositionsszenarien. Im übrigen ermöglicht uns erst heute die verfeinerte chemische Analytik, solche Minimalexpositionen durch Industriechemikalien wenigstens in ihren Größenordnungen zu erfassen.

In der Reihe Arzneimittel, Pflanzenschutzmittel und Industriechemikalien findet sich also eine zunehmende Ungenauigkeit in der Eingrenzung der Verbraucherexposition. Ein mögliches Gesundheitsrisiko läßt sich aber nur dann abschätzen, wenn beide Eckpfeiler, das toxikologische Wirkungsbild und das Expositionsprofil, hinreichend bekannt sind. Damit wird es verständlich, daß der Gesetzgeber zunächst bei den Substanzklassen regulierend eingriff, bei denen die Exposition bestimmt werden kann. So sind schon seit Jahren für die Zulassung von Arznei- und Pflanzenschutzmitteln umfangreiche toxikologische Untersuchungen erforderlich, während gesetzliche Bestimmungen für Industriechemikalien erst in jüngster Zeit erlassen wurden. Ein weiterer wichtiger Grund für die frühe gesetzliche Regulierung von Arznei- und Pflanzenschutzmitteln war, daß wegen ihrer unmittelbaren Anwendung am Menschen bzw. wegen einer Aufnahme über die Nahrung ein besonderes Risiko bestehen kann.

Auch in einem anderen Fall wurde der Gesetzgeber schon frühzeitig aktiv, weil eine grobe Abschätzung des Expositionsprofils möglich war. Es handelt sich hierbei um das Transportrecht. Es umfaßt gefährliche chemische Substanzen, sobald sie transportiert werden, unabhängig von ihrem bestimmungsgemäßen Anwendungsgebiet. Expositionsmöglichkeiten bestehen kaum während des Transports selbst, sondern nur bei einem Unglücksfall. Die mögliche Expositionshöhe am Unfallort ist natürlich nicht abschätzbar, wohl aber die Dauer und Frequenz. Es kann davon ausgegangen werden, daß solche Expositionen, wenn überhaupt, nur einmal und kurzzeitig im Leben stattfinden. Der Umfang toxikologischer Untersuchungen, die im Rahmen des Transportrechts vorgesehen sind, hebt daher auf Untersuchungen mit einmaliger Exposition ab.

Wie oben dargelegt, hat der Stand der Wissenschaft eine Schrittmacherfunktion für den Gesetzgeber. Dies gilt besonders für den Sektor der Industriechemikalien. Erst die empfindliche moderne Analytik ermöglichte die Abschätzung extrem niedriger, dafür aber manchmal weit verbreiteter Verbraucherexpositionen. Damit rückte dieser Problemkreis in das öffentliche Bewußtsein und zog nahezu zwangsläufig gesetzgeberische Aktivitäten nach sich.

Ähnliches spielt sich zur Zeit auf dem Gebiet der Umwelttoxikologie ab. Auch hier wirkt die chemische Analytik als Auslöser für den Gesetzgeber. Der Einfluß von Spurenkontaminationen auf Vögel und aquatische (zum Beispiel Fisch und Wasserfloh) sowie terrestrische Lebewesen (zum Beispiel Regenwurm) muß experimentell abgeklärt werden. Entsprechende gesetzliche Vorschriften sind entweder erlassen oder in Vorbereitung. Allerdings ist das methodische Rüstzeug noch nicht so weit entwickelt wie auf dem Gebiet der „klassischen" Toxikologie für den Menschen. Bei der rasanten Entwicklung ökotoxikologischer Prüfmethoden sollte man aber nicht vergessen, daß gesetzgeberische Aktivitäten Verwirrung und Verunsicherung stiften können, wenn sie dem wissenschaftlichen Kenntnisstand vorauseilen oder ihm als Schrittmacher dienen wollen. Der Gesetzgeber sollte nur etablierte Methoden für die von ihm verfolgten Ziele vorschreiben.

Auslösende und beschleunigende Faktoren

Zur toxikologischen Charakterisierung chemischer Substanzen hat der Gesetzgeber besonders während der letzten beiden Jahrzehnte eine rege Aktivität entfaltet. Dieser Trend war zeitgleich in den verschiedenen Ländern und Kontinenten zu beobachten. Es liegt nahe, daß der internationale Gleichklang auf besonderen gesellschaftspolitischen Konstellationen beruhte.

Ein wichtiger Katalysator war das gestiegene Gesundheits- und Umweltbewußtsein weiter Bevölkerungskreise in den Industrieländern. Nachdem hier durch den Fortschritt akute Bedrohungen durch Hunger, Seuchen und Naturkatastrophen weitgehend ihren Schrecken verloren haben, können sich jetzt die gesellschaftlichen Aktivitäten darauf konzentrieren, mögliche Gefahren durch die moderne Technologie zu zügeln. Das Sicherheitsbedürfnis der Bevölkerung ruft dabei nach verstärkten Regulierungen der chemischen Industrie und ihrer Produkte, und die Politiker haben diesem Ruf Folge zu leisten.

Zwei Faktoren lenkten das Interesse besonders auf die chemische Industrie: Das ist zum einen der enorme Anstieg der chemischen Produktion. Dieser war nicht nur quantitativ zu verzeichnen, sondern auch qualitativ, wenn man die Zahl der neu hergestellten und vermarkteten chemischen Substanzen betrachtet. Und gerade neue Produkte können zu Ängsten in der Bevölkerung führen, wenn mögliche Gefahrenmomente nicht durch ausreichende Untersuchungen abgeklärt sind.

Zum anderen hat die moderne chemische Analytik dafür gesorgt, daß industriell hergestellte Chemikalien zunehmend in der Umwelt nachweisbar werden. Mit Konzentrationsangaben wie ppt[1] oder ppb[2] verbindet jedoch der Laie keine ausreichenden Vorstellungen, die ihm die eigenständige Abschätzung eines Gefahrenpotentials ermöglichen würden. Trotz aller ihm heute unterstellten kritischen Mündigkeit steht der normale Bürger der Informationsflut in den Medien über chemische Substanzen hilflos gegenüber. Dies läßt ihn zwangsläufig nach der starken regulierenden Hand des Gesetzgebers rufen. Dabei wird oft kritiklos unterstellt, daß gesetzliche Regulierungen an sich schon zu einer verbesserten Gefahrenabwehr führen. Neben diesen allgemeinen gesellschaftlichen Strömungen wirkten einzelne tragische Ereignisse katalysierend auf die weitere Entwicklung. Hierzu sollen einige Beispiele beschrieben werden:

Diethylenglykol zur Arzneimittelformulierung (Zbinden [116]). In den 30er Jahren suchte man eine geeignete Zubereitungsform für die Behandlung von Infektionskrankheiten bei Kleinkindern mit Sulfanilamid. Wegen der geringen Wasserlöslichkeit des Arzneimittels wurde Diethylenglykol als Lösungsmittel verwendet, das zusätzlich den Vorteil eines angenehm süßen Geschmacks hatte. Allerdings war die Toxizität seinerzeit ungenügend untersucht. Diese einfache chemische Substanz

---

[1] ppt = 1 Teil auf 10^{12} Teile. Dies entspricht etwa einem Stück Würfelzucker, das in 2,7 Mrd. l Wasser (etwa Östertalsperre) aufgelöst wurde.

[2] ppb = 1 Teil auf 10^9 Teile. Dies entspricht etwa einem Stück Würfelzucker, das in 2,7 Mill. l Wasser (etwa einem Öltanker) aufgelöst wurde.

erschien harmlos, führte aber in den damals verwendeten relativ hohen Dosierungen zu schweren Nierenschädigungen, vielleicht gerade auch in Kombination mit dem Wirkstoff. Das toxikologische Gefährdungspotential erkannte man erst, nachdem schon mehr als 100 Menschen durch die Einnahme dieses Medikaments zu Tode gekommen waren. Diese Katastrophe aus dem Jahre 1937 führte unmittelbar zur Gründung des „US-Gesundheitsamts" (FDA) und zum Erlaß des „Federal Food, Drug and Cosmetic Act" [1].

Epping Jaundice. Im Jahre 1965 kam es beim Transport von Mehl aufgrund einer defekten Verpackung zu einer Verunreinigung mit 4,4'-Diaminodiphenylmethan (MDA). Aus dem Mehl wurde in der Stadt Epping Brot hergestellt, welches in Unkenntnis der Kontamination verzehrt wurde. 4,4'-Diaminodiphenylmethan führt schon in relativ kleinen Mengen zu einer schweren Leberstörung, die sich in Form einer Gelbsucht äußert. Nach Konsum des Brotes entwickelte sich in Epping bei 85 Personen dieses Krankheitsbild, das nachträglich auf die Verunreinigung des Mehls zurückgeführt werden konnte [69].

Polybromierte Biphenyle, Firemaster® (Velsicol Chemical Corporation). 1973 wurde das Flammschutzmittel Firemaster aufgrund von Unachtsamkeit bei der Verpackung und fälschlicher Kennzeichnung industriell gefertigtem Viehfutter beigemischt. Diese Substanz schädigt vornehmlich die Leber. Sie reichert sich im Fettgewebe an und wird nur sehr langsam wieder ausgeschieden. Das kontaminierte Viehfutter wurde in weiten Teilen von Michigan (USA) verfüttert. Vergiftungssymptome wurden nicht nur an den Nutztieren beobachtet, sondern auch zahlreiche Menschen klagten über Beschwerden. Obgleich sich bei den Betroffenen kein einheitliches Symptombild darstellen ließ, wurde eine Kohorte von 4000 Personen für eine mehrjährige Nachbeobachtung ausgewählt. Die amerikanische Gesundheitsbehörde legte zunächst einen vorläufigen Grenzwert von 1 ppm Firemaster in der Milch und im Fettgewebe der Nutztiere fest, was zur Notschlachtung von 9400 Rindern, 2000 Schweinen, 400 Schafen und 2 Mill. Stück Geflügel führte. 1974 wurde der Grenzwert auf 0,3 ppm gesenkt, worauf weitere 20 000 Rinder geschlachtet werden mußten [42].

Vergiftung durch Quecksilberverbindungen [117]: In Japan erkrankten in den 50er Jahren Hunderte von Anwohnern der Bucht von Minamata an einer schweren Hirnschädigung. Ursache war der Verzehr größerer Mengen an quecksilberverseuchten Fischen. 1971/72 ereignete sich eine ähnliche Massenerkrankung im Irak, in deren Verlauf mindestens 450 Personen starben. Dieser Katastrophe lag der Konsum von Getreide zugrunde, das mit einem methylquecksilberhaltigen Pflanzenschutzmittel behandelt war. Später konnte bei Neugeborenen auch ein Zusammenhang zwischen Methylquecksilber und Mißbildungen sowie schweren zentralnervösen Störungen nachgewiesen werden [60].

Gerade das letzte Beispiel zeigt die besonderen Gefahren, die von Umweltkontaminationen ausgehen können. Dieses und ähnliche Vorkommnisse hatten einen maßgeblichen Einfluß auf die japanische Chemikaliengesetzgebung, die besonderen Wert auf Prüfungen zur Anreicherung chemischer Substanzen im tierischen Organismus (Bioakkumulation) legt.

„Dioxin" Unfall in Seveso. 1976 kam es in einer chemischen Fabrik bei Seveso zu einer Prozeßstörung bei der Herstellung von 2,4,5-Trichlorphenol. Dabei gelangte ein mit 2,3,7,8-Tetrachlordibenzodioxin (TCDD) verunreinigtes Substanzgemisch in die Atmosphäre und schlug sich in Wohngegenden von Seveso nieder. TCDD gehört zu den giftigsten chemischen Substanzen. Es hat zudem die unangenehme Eigenschaft, nur sehr langsam wieder aus dem Körper ausgeschieden zu werden. Beim Menschen sind Hautveränderungen wie bei einer sehr schweren Akne das hervorstechendste Krankheitssymptom, die sogenannten Chlorakne. Wenn in Seveso auch Chloraknefälle beobachtet wurden, so ist bis heute kein Todesfall auf dieses Ereignis zurückzuführen. Dieser Vorfall zeichnete sich dadurch aus, daß durch einen Produktionsunfall die anwohnende Bevölkerung einer Chemiefabrik in Mitleidenschaft gezogen wurde. In Deutschland hatte das Seveso-Unglück einen gewichtigen Einfluß auf die Diskussion um das Chemikaliengesetz. Es führte ferner zu eigenständigen Regelungen, den sogenannten „Seveso-Erlassen" einiger Bundesländer (zum Beispiel Erlaß [24]) sowie der Störfallverordnung [109]. Hier wurden der Industrie für hochgefährliche Stoffe strenge Auflagen erteilt.

Nationale Behörden und internationale Gremien

Die Regulierung chemischer Substanzen und ihrer toxikologischen Untersuchung kann nicht allein als nationale Aufgabe betrachtet werden. Selbstverständlich sind die nationalen Behörden verantwortlich für einen ausreichenden Schutz ihrer eigenen Bevölkerung und der Arbeiter, die mit den chemischen Substanzen umgehen. Aber auch internationale Gremien müssen sich hiermit beschäftigen, da Lebensmittel- und Umweltkontaminationen grenzübergreifend wirken können.

Für die deutsche chemische Industrie mit ihrer starken Exportorientierung sind behördliche Anforderungen in Partnerländern der eigenen nationalen Gesetzgebung nahezu gleichgewichtig. Im Anhang A am Ende dieses Kapitels sind daher die wichtigsten Behörden und Gremien aufgelistet, die auf dem Gebiet der toxikologischen Regulierung chemischer Substanzen tätig sind. Diese Übersicht kann keinen Anspruch auf Vollständigkeit erheben, und Spezialgebiete wurden nicht berücksichtigt.

Man muß sich vergegenwärtigen, daß die verschiedenen nationalen Gesetzgebungen zwar eine einheitliche Linie in ihren Grundtendenzen erkennen lassen, daß sich jedoch im Detail häufig Abweichungen finden. Aber auch innerhalb einzelner Länder waren gelegentlich die Kompetenzen verschiedener Behörden widersprüchlich geregelt. So zeigte beispielsweise die „Mrak-Kommission" [77] auf, daß die amerikanische Gesundheitsbehörde (FDA) zwar die Grenzwerte von Pflanzenschutzmittelrückständen in Lebensmitteln festlegte, für die Zulassung des Pflanzenschutzmittels aber das Landwirtschaftsministerium verantwortlich war. Diese Situation bestand bis zur Gründung der amerikanischen Umweltbehörde (EPA) im Jahre 1970. Unterschiede in der Gesetzgebung oder nicht eindeutig geregelte Kompetenzen stellen aber für die Industrie erhebliche Erschwernisse bei der Registrierung oder Anmeldung ihrer Produkte dar. Doppelarbeit läßt sich dann oftmals nicht vermeiden, was gerade unter dem Gesichtspunkt des Tierschutzes bedenklich und bedauerlich ist.

Internationale Gremien sollten daher auf diesem Felde koordinierend und harmonisierend eingreifen. Dies wurde von der EG für den westeuropäischen Raum weitgehend erreicht. Aber auch die OECD erkannte die Notwendigkeit, hier aktiv zu werden. Sie berief Ende 1977 Expertengruppen, um einheitliche Prüfrichtlinien für die Mitgliedsländer im Bereich der Chemikaliengesetzgebung zu erstellen. Etwas später wurde die Erarbeitung der Richtlinien zur „Guten Laborpraxis" (GLP) in Angriff genommen. Nach zahlreichen Sitzungen konnten die Ergebnisse vorgelegt werden, die im Jahre 1981 als „Decision" von der OECD [84, 85] akzeptiert wurden.

Trotz aller Harmonisierungsbestrebungen läßt die Übersicht der gesetzlichen Regelungen (Anhang B) sehr wohl die internationale Zersplitterung der gesetzlichen Regulierung chemischer Substanzen erahnen. Es ist daher im vorliegenden Beitrag nicht möglich, die historische Entwicklung für alle wichtigen Industrienationen aufzuzeigen. Nachfolgend wird als Schwerpunkt die Bundesrepublik Deutschland betrachtet. Der Ablauf in anderen Ländern — vornehmlich USA und EG — wird dann herangezogen, wenn er auf unseren Raum eine Schrittmacherfunktion ausübte oder wenn er für die Veranschaulichung allgemeiner Prinzipien besonders geeignet erscheint.

Inhalte der Regulationen im Überblick

Die Übersicht am Ende des Kapitels (Anhang B) gibt einen historischen Überblick über Gesetze und Verordnungen, die im weitesten Sinne in das Gebiet der Toxikologie eingegriffen haben. Der steile Anstieg in der jüngsten Vergangenheit läßt sich direkt aus den Jahreszahlen ablesen.

In der modernen Gesetzgebung hat sich der Gesetzgeber verschiedene Instrumentarien geschaffen, um seine Forderungen durchzusetzen. Als wichtigstes Prinzip ist die Herstellung oder Vermarktung einer neuen chemischen Substanz nicht mehr frei in das Ermessen des Produzenten gestellt; vielmehr ist eine Zulassung oder Anmeldung bei der zuständigen Behörde erforderlich. Um diese zu erhalten, werden toxikologische Untersuchungen verlangt. Weisen die Versuchsergebnisse auf ein Gefährdungspotential hin, so kann die Behörde besondere Auflagen für Herstellung und Umgang erlassen, beispielsweise Kennzeichnungs- und Informationsverpflichtungen oder auch Anwendungsbeschränkungen. Im Extremfall kann sogar die Zulassung oder Anmeldung versagt werden, was einem Verbot der betreffenden Substanz gleichkommt.

Wenn toxikologische Untersuchungen von der Industrie für die Registrierung durchgeführt werden, so unterliegen sie auf mehreren Ebenen gesetzlichen Bestimmungen. Sie betreffen den Umfang des gesamten Untersuchungsprogramms und auch die Einzelprüfungen. Sie greifen tief in die praktischen Laborabläufe ein und bestimmten somit, wie die Prüfung durchzuführen ist.

Umfang des Untersuchungsprogramms

Je nach Anwendungsgebiet und vorhersehbarer Exposition können unterschiedliche Prüfungen verlangt werden. Dies sollen 2 einfache Beispiele veranschaulichen:

Ein Pflanzenschutzmittel, dessen Rückstände vom Verbraucher lebenslang über Nahrungsmittel aufgenommen werden können, sollte so untersucht werden, daß sich diese Expositionsmöglichkeit in der Summe der durchgeführten Prüfungen widerspiegelt. Es wird daher im allgemeinen die Gesamtpalette der toxikologischen Untersuchungen gefordert. Diese erstreckt sich von akuten Prüfungen mit einmaliger Verabreichung bis hin zu chronischen Versuchen, in denen das Versuchstier während seines ganzen Lebens der Substanz ausgesetzt ist. Die akuten Prüfungen sollen dabei das Gefährdungspotential für den Menschen bei einmaliger Exposition aufzeigen, zum Beispiel beim Unfallgeschehen während der Herstellung oder des Transports oder bei suizidaler Einnahme. In Lebenszeitversuchen wird am Tier auf chronisch-toxische Wirkungen oder kanzerogene Effekte geprüft, die beim Menschen bei langdauernder Substanzaufnahme auftreten könnten.

Ganz anders aber ist das beispielsweise bei einer Industriechemikalie, die in kleinen Mengen hergestellt und nur industriell weiterverarbeitet wird. Eine solche Substanz wird mit dem Verbraucher nicht in direkten Kontakt kommen. Tierexperimentelle Prüfungen mit einmaliger oder nur über wenige Tage andauernder Substanzgabe können dann ein mögliches Gefährdungspotential für den Menschen ausreichend abklären, wenn nur eine kurzzeitige Exposition am Arbeitsplatz möglich ist.

Umfang der Einzelprüfungen

Auch für die experimentelle Anlage jeder einzelnen Untersuchungsart bestehen detaillierte Vorschriften. Wenn eine Toxizitätsprüfung vom Gesetzgeber gefordert ist, so kann das versuchsdurchführende Industrielabor nicht eine beliebige „hausgeschneiderte" Prüfmethode einsetzen. Vielmehr ist der Mindestumfang vorgegeben, zum Beispiel die Zahl der einzusetzenden Versuchstiere, Anforderungen an Temperatur und Luftfeuchte in den Tierräumen, Zahl der Parameter, die bei Blut- und Harnuntersuchungen zu bestimmen sind, Anzahl der Organe, die histopathologisch untersucht werden müssen, Mindestdauer des Versuchs usw. Selbstverständlich kann bei jedem Versuch über diese Mindestanforderungen hinausgegangen werden.

Neuerdings zeigt sich aber unter dem Einfluß der Tierschutzbewegung eine gegenläufige Tendenz. Oberste Maxime der heutigen Tierschutzgesetzgebung ist die Einsparung von Versuchstieren. Es wird daher stets zu überlegen sein, ob im Einzelfall die gesetzlich geforderte Mindestzahl an Versuchstieren überschritten werden muß. Selbst die derzeit gültigen Prüfvorschriften sollten daraufhin überarbeitet werden, ob sich das Versuchsziel nicht auch mit einer niedrigeren, aber noch adäquaten Tierzahl erreichen läßt.

Durchführung der Versuche

Gesetzliche Bestimmungen greifen sogar in Details des praktischen Laborablaufs ein. An erster Stelle sind die Bestimmungen der „Guten Laborpraxis" (GLP) [26, 86] zu nennen. Hiermit will der Staat dafür Sorge tragen, daß von der Industrie erarbeitete toxikologische Ergebnisse jederzeit – auch noch nach Jahren – überprüfbar sind. Datenverfälschungen und -manipulationen, sei es bewußt oder auch nur durch Nachlässigkeit, sollen verhindert werden. Die GLP-Normen müssen gewährleisten, daß die Daten vollständig und termingerecht erhoben, anschließend nicht verändert und über ausreichend lange Zeiträume aufbewahrt werden.

Auch die Tierschutzgesetzgebung beeinflußt Einzelheiten der Versuchsdurchführung, selbst wenn ihre Forderungen nach artgerechter Haltung der Tiere oder Minimierung von Schmerzen schon lange als Selbstverständlichkeit in der tierexperimentellen Forschung berücksichtigt wurden. Ob ein zielgerechtes Arbeiten in der Toxikologie noch möglich sein wird, wenn die Tierschutzdebatte weiterhin durch Emotionen geprägt bleibt, wird die Zukunft zeigen.

Bewertung der Untersuchungen

Schließlich greifen die behördlichen Regulierungen auch in die Bewertung der toxikologischen Ergebnisse ein. Dies gilt vornehmlich für die Einstufung und Kennzeichnung chemischer Substanzen und die Zuordnung adäquater Warnhinweise und Sicherheitsratschläge. Für Gefahrenmerkmale wie „giftig", „mindergiftig" oder „reizend", die aus akuten Toxizitätsdaten abgeleitet werden können, ließen sich einfache und justitiable Richtlinien aufstellen. Ganz anders aber bei der Klassifizierung von krebserzeugenden, erbgutverändernden oder fruchtschädigenden Substanzen. Hier wurden zumeist nur Rahmenvorgaben geschaffen. Damit können die Einstufungen bei diesen komplizierten Fragestellungen dem jeweiligen Stand des Wissens flexibel angepaßt werden. Und gerade auf diesen Gebieten ist die wissenschaftliche Entwicklung heute noch im steten Fluß.

Ein weiterer wichtiger Problemkreis ist die Festlegung von Expositionsgrenzen. Bei all solchen Überlegungen sollte das schon von Paracelsus formulierte Grundprinzip berücksichtigt werden: Die aufgenommene Dosis bestimmt, ob eine Substanz schädigend oder nicht schädigend wirkt. Aus der im Tierversuch erarbeiteten Relation zwischen Dosis und Schadwirkung können für den Menschen Expositionshöhen abgeleitet werden, die nicht zu einer Gesundheitsgefährdung führen sollten. Für „klassische" toxikologische Effekte haben sich dabei die Konzepte des „acceptable daily intake" (ADI) oder der „maximalen Arbeitsplatzkonzentrationen" (MAK) bewährt: Die Dosierung beziehungsweise die Konzentration, die im Tierversuch gerade keine toxische Wirkung mehr zeigte, wird mit einem Sicherheitsfaktor beaufschlagt, um so zu einer „sicheren" Expositionshöhe für den Menschen zu gelangen. Ob bei kanzerogenen und mutagenen Substanzen gleichartig vorgegangen werden kann oder ob ein anderes Verfahren angemessen ist, wird zur Zeit noch diskutiert. Wie immer, wenn die wissenschaftlichen Grundlagen nicht eindeutig geklärt sind, wird auch diese Diskussion wortgewaltig geführt, und Kenntnislücken werden oft durch pseudowissenschaftliche Spekulationen überdeckt.

Umfang des Untersuchungsprogramms für die regulierten Produktklassen

Bis zu den Gesetzen der 60er und 70er Jahre für Arznei- und Pflanzenschutzmittel sowie Chemikalien war aus toxikologischer Sicht lediglich eine abstrakte Forderung nach dem Schutz der Gesundheit gesetzlich verankert. Als Ursprung dieser Gesetzgebung kann die Preußische Gewerbeordnung aus dem Jahre 1845 mit dem Ziel der „Vermeidung von Gefahren für Anwohner und Publikum" betrachtet werden. Auch die späteren Bestimmungen forderten nur ganz allgemein einen vorbeugenden Schutz vor Gefahren, zum Beispiel die ersten allgemeinen Arbeitsschutzvorschriften [83], das „Gesetz über gesundheitsschädliche oder feuergefährliche Arbeitsstoffe" [52] bis hin zum Grundgesetz (*„Jeder hat das Recht auf Leben und körperliche Unversehrtheit."* Art. 2, Abs. 2 Grundgesetz). Ähnlich abstrakt formulierte Schutzbestimmungen finden sich auch im Bürgerlichen Gesetzbuch [46] (*„Der Dienstberechtigte hat Räume, Vorrichtungen . . . so einzurichten, daß der Verpflichtete gegen Gefahr für Leben und Gesundheit . . . geschützt . . . ist . . .",*)§ 618, Abs. 1, BGB) und in der Reichsversicherungsordnung [48] (*„Arbeitsunfälle sind mit geeigneten Mitteln zu vermeiden."* § 546, Abs. 1, RVO). Gezielte toxikologische Untersuchungen zur Ermittlung möglicher Gefahren waren nicht vorgesehen. Verantwortungsbewußte Firmen begannen jedoch schon vor dem 1. Weltkrieg mit toxikologischen Untersuchungen, um Gefahrenpotentiale abschätzen zu können.

Die zivilrechtliche Haftung des Herstellers basiert auf dem Prinzip der Verschuldungshaftung des BGB. Sie spielt etwa seit Mitte der 50er Jahre — durch das Vorbild amerikanischer Gerichtsentscheidungen beschleunigt — unter dem Stichwort „Produzentenhaftung" eine gesteigerte Rolle im deutschen und europäischen Recht. Auch hierdurch wurde die Industrie dazu bewegt, ohne direkten gesetzlichen Zwang ihre Produkte im Rahmen der Eigenverantwortlichkeit toxikologisch zu untersuchen.

Im folgenden soll die Entwicklung besonders eingehend am Beispiel der Industriechemikalien dargestellt werden, da die regulatorischen Instrumentarien für diese Substanzklasse erst in der letzten Dekade geschaffen wurden. So konnten hier die auf anderen Gebieten gesammelten Erfahrungen einfließen.

Industriechemikalien

Bei der gesetzlichen Regulierung der Anwendung von Industriechemikalien sah sich jede Regierung im Prinzip vor das gleiche Problem gestellt. Die Bestimmungen wurden nicht zum Zeitpunkt Null erlassen, sondern in einem Stadium, als sich eine potente chemische Industrie schon seit Jahrzehnten etabliert hatte. Eine große Zahl chemischer Substanzen befand sich auf dem Markt, wurde für chemische Prozesse eingesetzt oder industriell weiterverarbeitet. Diese sogenannten „Altstoffe" wurden von verschiedenen Behörden nach teilweise unterschiedlichen Kriterien auf bis zu 100000 geschätzt [10].

Um das toxikologische Profil einer Substanz mit den heute verfügbaren Methoden vollständig abzuklären, sind ein Zeitbedarf von etwa 5 Jahren und mehrere Millionen DM zu veranschlagen. Da für die meisten dieser „Altstoffe" nur unvollständige Toxizitätsdaten vorlagen, mußte der Gesetzgeber davon ausgehen, daß sich die Wissenslücken nur langsam schwerpunktmäßig ausfüllen lassen. Es verbot sich nicht nur aus finanziellen und zeitlichen Gründen, die vollständige experimentelle Bearbeitung sämtlicher Altstoffe zu fordern. Auch wegen der weltweit nur begrenzt verfügbaren Untersuchungslabors und qualifizierten Wissenschaftler ließ sich eine solche Aufgabe nicht bewältigen. Zudem liegen gerade für Altstoffe oft umfangreiche Erfahrungen vor, die man über viele Jahrzehnte während ihrer Handhabung sammeln konnte.

Für neu entwickelte Stoffe war es dagegen sinnvoll, die Abklärung ihres toxikologischen Wirkungsprofils zu fordern. In Anbetracht der hohen Kosten toxikologischer Untersuchungen mußte allerdings berücksichtigt werden, daß durch überzogene Anforderungen die Innovation in der chemischen Industrie zurückgedrängt würde. Besonders nachteilig könnte sich dies im internationalen Wettbewerb auswirken. Länder mit niedrigen gesetzlichen Auflagen für neue Stoffe würden sich schon innerhalb kürzester Zeit einen erheblichen Innovationsvorsprung erarbeiten können.

Diese gleichartige Grundproblematik führte in den maßgebenden Industrienationen zu einer klaren Unterscheidung zwischen den „Altstoffen", die schon vor Inkrafttreten der neuen Gesetze hergestellt oder vermarktet wurden, und neuen Stoffen, die erstmals nachträglich industriell produziert werden. „Altstoffe" wurden von einer allgemeinen Prüfverpflichtung ausgenommen; der Gesetzgeber behielt sich jedoch in vielen Ländern vor, Untersuchungen beim Verdacht auf eine Gefährdung nachzufordern. Bei neuen Substanzen muß dagegen das toxikologische Wirkungsbild mehr oder weniger detailliert betrachtet werden. Bezüglich des Umfangs der hierzu geforderten Prüfungen unterscheiden sich die einzelnen nationalen Gesetzgebungen. Dieser Aspekt kann in Zukunft zu erheblichen internationalen Wettbewerbsverzerrungen führen.

Japan

Als 1. Behörde wurde im Jahr 1973 das japanische „Ministry of International Trade and Industry" [71] tätig. Die Prüfanforderungen setzten einen eindeutigen Schwerpunkt: Jede neue Substanz, die in Japan in Verkehr gebracht werden soll, ist an Fischen auf die sogenannten Bioakkumulation zu untersuchen, falls sie nicht biologisch abbaubar ist.

Mit der Revision des „The Industrial Safety and Health Law" von 1977 [92] schrieb das Arbeitsministerium toxikologische Untersuchungen als Voraussetzung für die Zulassung neuer Stoffe vor. Im Mittelpunkt des Untersuchungsprogramms stehen Mutagenitätsstudien, für die 1979 detaillierte Methodenvorschriften erlassen wurden. Weisen die Prüfergebnisse auf ein Gefährdungspotential hin, so können die

Behörden weitere Untersuchungen verlangen und die Erteilung einer Zulassung von den Ergebnissen abhängig machen.

Eine Besonderheit der japanischen Gesetzgebung ist der Bioakkumulationstest an Fischen, der von keinem anderen Land vor der ersten Markteinführung gefordert wird. Diese Eigenheit erklärt sich aus der besonderen Situation Japans: hohe Bevölkerungsdichte in den bewohnten Gebieten, intensive landwirtschaftliche Nutzung der verfügbaren Flächen und besondere Bedeutung der Fische für die Ernährung. Richtungweisend waren sicherlich auch einige lokal begrenzte, epidemieartige Vergiftungen in der Bevölkerung. Sie ließen sich häufig auf Substanzen zurückführen, die in der Nahrungskette angereichert und nur langsam wieder ausgeschieden werden.

Für schon auf dem Markt befindliche Altstoffe besteht ein vor der japanischen Regierung finanziertes Programm. Sofern sich für wichtige Altstoffe ein mögliches Gefährdungspotential andeutet, werden im Rahmen dieses Programms die erforderlichen Daten erarbeitet.

Mit der Revision des „The Chemicals Control Law" im Jahre 1986 zeichnet sich auch in Japan eine Angleichung an die OECD-Methoden ab, indem für neue Stoffe auch subakute und andere Tests gefordert werden.

USA

In den Vereinigten Staaten werden die Industriechemikalien durch den „Toxic Substances Control Act" (TSCA) aus dem Jahr 1976 [3] kontrolliert. Vor der industriellen Herstellung oder dem Import müssen neue Substanzen der Environmental Protection Agency (EPA) als zuständiger Behörde gemeldet werden (sogenanntes Premanufacturing Notification, PMN). Hersteller oder Importeur haben die ihnen bekannten toxikologischen und umweltrelevanten Eigenschaften in der PMN mitzuteilen. Es existieren jedoch keine Vorschriften, welche experimentellen Daten vorgelegt werden müssen. Um es zu simplifizieren: Wer keine Untersuchungen durchführt, braucht bei der Anmeldung auch keine Ergebnisse mitzuteilen. Die Behörde hat jedoch das Recht, experimentelle Daten nachzufordern, sofern sich der Verdacht auf ein Risiko für Gesundheit oder Umwelt ergibt.

Der Umfang des Datenmaterials, das für die Anmeldung neuer Substanzen vorgelegt wurde, zeigte in den USA ein interessantes Bild: Nach Inkrafttreten von TSCA waren die eingereichten Untersuchungsergebnisse äußerst spärlich; die Industrie schöpfte die Bestimmungen aus, indem sie sich auf ein minimales, absolut erforderliches Prüfprogramm beschränkte. Mittlerweile ist das Pendel umgeschlagen. Die Behörde hat sich auf diese Situation eingestellt und gelernt, durch einfache Struktur-Wirkung-Betrachtungen ihre Nachforderungen von Untersuchungen zu untermauern. Für einige Substanzklassen wurden umfangreiche Prüfauflagen erteilt.

Für „Altsubstanzen" erarbeitet in den Vereinigten Staaten ein Gremium Vorschläge, um offene Fragen experimentell abzuklären. Diese Vorschläge werden von der Behörde überprüft, und die herstellende Industrie oder der Importeur solcher Substanzen kann zur Durchführung der Untersuchungen verpflichtet werden. Die Industrie hat die Kosten zu tragen und gegebenenfalls anteilmäßig auf mehrere Produzenten aufzuteilen.

EG und Bundesrepublik Deutschland

Im EG-Raum wurde 1967 mit der sogenannten 67er Richtlinie [17] der Grundstein zu einem Rahmenwerk gelegt, um die Einstufung, Verpackung und Kennzeichnung gefährlicher Stoffe in Europa zu vereinheitlichen. Der Schutz von Personen, die mit gefährlichen Stoffen und Zubereitungen umgehen, wurde ausdrücklich betont. Toxikologische Prüfungen waren aber in dieser Grundrichtlinie noch nicht gefordert. Sie wurden erst mit der „6. Änderungsrichtlinie" [20] zur „67er Grundrichtlinie" eingeführt.

Diese „6. Änderungsrichtlinie" weist in ihrem Grundkonzept Parallelen zum TSCA der USA auf. Sie wurde vom EG-Ministerrat im Jahre 1979 verabschiedet und mußte von den Mitgliedsländern bis zum 18. September 1981 in nationales Recht umgesetzt werden. Für die Bundesrepublik Deutschland ergab sich daraus das Chemikaliengesetz vom 16. September 1980 [56]. Es spiegelt größtenteils die 6. Änderungsrichtlinie wider und ist daher den anderen nationalen Regulierungen innerhalb der EG sehr ähnlich.

Auch im deutschen Chemikaliengesetz findet sich die grundlegende Unterscheidung nach „Altstoffen" und neu entwickelten Substanzen. Die Behandlung der „Altstoffe" entspricht dem oben dargestellten Prinzip: Sie sind zunächst von einer Prüfverpflichtung ausgenommen. Wenn sich aber Anhaltspunkte auf ein Schädigungspotential ergeben, kann die Industrie zu abklärenden Untersuchungen verpflichtet werden. Ein solches Vorgehen läßt sich aus der „6. Änderungsrichtlinie" nicht ableiten und stellt im europäischen Raum eine Besonderheit des deutschen Chemikaliengesetzes dar.

Für Substanzen, die neu auf den Markt gebracht werden sollen, besteht eine klar definierte Prüfverpflichtung. Damit ist eine gewisse Parallele zur japanischen Strategie gegeben, jedoch ein deutlicher Unterschied zum Vorgehen in den Vereinigten Staaten. Während sich die behördlichen Forderungen in Japan zunächst im wesentlichen auf 2 toxikologische Endpunkte (Bioakkumulation und Mutagenität) bezogen, wird in der Bundesrepublik Deutschland und der EG eine Abklärung des gesamten toxikologischen Wirkprofils angestrebt. Dem Gesetzgeber war allerdings klar, daß eine strikte Durchsetzung dieses Leitgedankens die chemische Innovation im europäischen Raum zum Erliegen bringen würde.

Neue Substanzen beginnen ihren Lebensweg zumeist mit kleinen Produktionsmengen. Sie müssen sich im Markt bewähren, ihre anwendungstechnischen Eigenschaften sind zu überprüfen, sie müssen vom Kunden und Verbraucher akzeptiert werden, und erst dann können sie veraltete Konkurrenzprodukte aus dem Markt verdrängen, um selbst zu wachsen. Die Entwicklung einer neuen Substanz ist somit im voraus schwer abschätzbar; Projektionen in die Zukunft sind oft nur von einer Bewährungsprobe bis zur nächsten möglich. Und schließlich wird es immer Substanzen geben, die aufgrund spezifischer Eigenschaften als „Spezialisten" erfolgreich in kleinen Sektoren eingesetzt werden können, ohne daß sie jemals große Produktionsvolumina erreichen.

Wie schon erwähnt, kostet ein vollständiges toxikologisches Untersuchungsprogramm pro Substanz mehrere Millionen D-Mark und einige Jahre an Zeit. Dies für jede neu entwickelte Chemikalie zu fordern, würde ein unkalkulierbares unternehmerisches Risiko darstellen, das nur in wenigen Ausnahmefällen tragbar wäre. Volkswirtschaftlich wäre es oftmals ein verfehlter Einsatz der ohnehin begrenzten Ressourcen. Und schließlich ist auch aus wissenschaftlicher Sicht das „Abarbeiten" eines vollständigen toxikologischen Anforderungskatalogs nicht erforderlich, sondern man sollte sich auf die tatsächlichen Gefährdungsmöglichkeiten konzentrieren. Ganz abgesehen davon verbieten ethische Erwägungen aus der Sicht des Tierschutzes die Durchführung von Tierversuchen, die zum Schutz von menschlicher Gesundheit und Umwelt nicht unbedingt erforderlich wären und lediglich der Erfüllung gesetzlicher Vorschriften dienen würden.

Letztlich mußten die Europäer bei der Erarbeitung der „6. Änderungsrichtlinie" auch das überseeische Umfeld berücksichtigen. In Japan und den Vereinigten Staaten war die Chemikaliengesetzgebung schon weit vorangeschritten. Ein komplettes toxikologisches Prüfprogramm für jede neue Substanz stand dort nicht mehr zur Diskussion. In Europa hätten übermäßige gesetzliche Auflagen und Innovationsschwellen die chemische Industrie in kurzer Zeit unter das Niveau vergleichbarer Staaten gedrückt. Dies wäre vielleicht der außereuropäischen Konkurrenz lieb gewesen, kaum aber dem europäischen Bürger mit seinen hohen Erwartungen in bezug auf Wohlstand und eine abgesicherte Zukunft.

Im Prinzip standen sich in dieser Situation 2 Lager mit unterschiedlichen Ausgangspunkten gegenüber: Die eine Seite war die Wirtschaft mit den hierfür verantwortlichen Behörden. Sie wollten aus Kosten- und Wettbewerbsgründen den toxikologischen Untersuchungsumfang auf das absolut Erforderliche beschränkt sehen, solange ein ausreichender Schutz von Gesundheit und Umwelt gewährleistet sei. Den Gegenpol bildeten Umwelt- und Gesundheitsbehörden sowie Laienorganisationen und Bürgerinitiativen des Verbraucher- und Naturschutzes. Sie plädierten für umfassende Prüfungsanforderungen. Nur so meinten sie, mögliche Gefahrenmomente abwehren zu können. Umfangreiche Prüfprogramme sollten den toxikologischen Sachverstand auf die oftmals mühselige fachliche Beurteilung durch den Spezialisten ersetzen. Aus der Sicht des Laien, der komplizierte wissenschaftliche Problemstellungen nicht durchschauen und ihre Bewertung nicht nachvollziehen kann, ist dies wohl verständlich.

In diesem Zwiespalt zwischen Maximalforderung und wirtschaftlich-technisch Machbarem wurde in der „6. Änderungsrichtlinie" ein Stufenplan entwickelt: Der Umfang der erforderlichen toxikologischen Untersuchungen richtet sich nach dem Marktvolumen einer neuen Substanz. Dieses Prinzip stellt sich im deutschen Chemikaliengesetz wie folgt dar: Bei sehr kleinen vermarkteten Mengen oder für zeitlich eng begrenzte Erprobungen sind keine toxikologischen Untersuchungen erforderlich. In der niedrigsten Vermarktungsstufe von 1–100 t/Jahr muß die sogenannte Grundprüfung durchgeführt werden. Diese beinhaltet Untersuchungen, die das Gefährdungspotential bei einmaliger oder relativ kurzdauernder Exposition abklären sollen. Überschreitet das Marktvolumen 100 t/Jahr oder mehr als 500 t insgesamt über einen beliebigen Zeitraum, so sind Versuche mit längerdauernder Substanzgabe erforderlich. Es sollen Effekte erkannt werden, die bei langfristiger, wenn auch noch nicht lebenslanger Einwirkung auftreten könnten. Schließlich greift ab 1000 t/Jahr oder insgesamt 5000 t die Prüfstufe II. Hier kann die Behörde im Prinzip die gesamte toxikologische Palette fordern, einschließlich Prüfungen auf chronische oder krebserzeugende Wirkung, wobei die Substanz den Versuchstieren nahezu während des gesamten Lebens verabreicht wird.

Das Konzept der 6. Änderungsrichtlinie und des Chemikaliengesetzes ist eine idealisierte Stufenleiter, die nur das Wechselspiel zwischen Marktvolumen und möglicher Expositionshöhe berücksichtigt. Allein darauf fußt die Abfolge der toxikologischen Prüfungen. Aber jedes neue Ergebnis kann unvorhersehbare Erkenntnisse bringen, die zu einer flexiblen Planung des gesamten Untersuchungsablaufs führen sollten. Dieses kann vom Gesetzgeber nicht vorweggenommen und durch Verordnungen geregelt werden, auch wenn eine solche Einsicht einem Perfektionisten schmerzhaft sein mag. So ist es möglich, daß zum einen weitergehende Prüfungen schon zu einem früheren Zeitpunkt erforderlich werden, als dies die Stufenleiter des Chemikaliengesetzes verlangt. In anderen Fällen können aber auch Untersuchungen, die nach dem Buchstaben des Gesetzes eigentlich erfolgen müßten, hinfällig werden, wenn von ihnen keine weitergehenden Erkenntnisse zur Risikobewertung zu erwarten sind. Es wäre ethisch nicht vertretbar und würde dem Grundgedanken des Tierschutzes widersprechen, wenn Tierversuche dann nur aus formaljuristischen Gründen durchgeführt würden. Beiden Möglichkeiten wird im Gesetz Rechnung getragen: Die Behörde kann zusätzliche Untersuchungen fordern, sofern sich Anhaltspunkte auf ein mögliches, unzureichend abgeklärtes Gefährdungspotential ergeben haben. Umgekehrt kann auch auf Prüfungen verzichtet werden, wenn sie wissenschaftlich nicht sinnvoll sind.

Bei der Umsetzung der 6. Änderungsrichtlinie in nationales Recht gehörte das deutsche Chemikaliengesetz zu den ersten diesbezüglichen Gesetzeswerken im europäischen Raum. Weiterhin enthält es einige Besonderheiten, die über die Vorgaben der EG hinausgehen. Neben der besonderen Bestimmung für „Altstoffe" (s. weiter vorne) sei als weiteres Beispiel die Prüfung auf verhaltensstörende Eigenschaften in Stufe II genannt, die von der „6. Änderungsrichtlinie" nicht gefordert wird. Ob sich hierdurch eine neue innereuropäische Handelsbarriere ergeben könnte, was der Zielrichtung der europäischen Staatengemeinschaft diametral entgegengesetzt wäre, soll als Frage aufgeworfen werden.

Viel interessanter ist jedoch ein anderer Aspekt: Zur Überprüfung auf verhaltensverändernde Eigenschaften gibt es bisher weltweit keine anerkannte tierexperimentelle Methode, die für den routinemäßigen Einsatz geeignet ist. Sicherlich sind an zahlreichen Instituten ebenso zahlreiche Prüfverfahren entwickelt worden. Diese unterscheiden sich nicht nur methodisch voneinander und zielen auf unterschiedliche Einzelkomponenten des komplexen Verhaltensmusters der Versuchstiere ab, sondern sie sind häufig auch nur für bestimmte chemische Substanzklassen ausgearbeitet worden. Die Methoden sind oft weder ausreichend standardisiert, noch ist ihre Aussagekraft an einer genügenden Zahl unterschiedlicher chemischer Substanzen überprüft worden. Dies ist aber erforderlich, wenn die experimentellen Daten eine justitiable Grundlage zur Risikobewertung für den Menschen darstellen sollen. Kurz gesagt, es fehlt die wissenschaftlich-methodische Basis, um die gesetzlichen Forderungen zu erfüllen.

Vor diesem Hintergrund mußten die deutschen Behörden — gewissermaßen als Vorreiter — eine Prüfrichtlinie für verhaltensstörende Eigenschaften erarbeiten. Nur so ließ sich wenigstens eine rechtssichere, wenn auch nicht unbedingt wissenschaftlich fundierte Grundlage schaffen. Eine solche Basis benötigt sowohl der Anmelder einer neuen Substanz, um die geforderte Untersuchung durchzuführen, als auch die Behörde, um die Ergebnisse zu bewerten.

In langen Sitzungen unter Federführung des Bundesgesundheitsamts hat schließlich eine Arbeitsgruppe mit Vertretern von Hochschule, Behörde und Industrie eine Prüfvorschrift geschaffen (Spielmann, 1985 [93]), die allerdings einen entscheidenden Nachteil hat: Sie steht zwar auf dem Papier, wurde aber in dieser Form noch nie angewendet. Erfahrungen zu ihrer Aussagekraft für verschiedene chemische Klassen existieren nicht. Man kann nur hoffen, daß diese Prüfvorschrift sich bewähren wird, wenn die ersten Substanzen nach ihr untersucht werden müssen.

Aufbauend auf der bisherigen Darstellung der internationalen Chemikaliengesetzgebung sollen abschließend 2 gegensätzliche Strategien des amerikanischen „Toxic Substances Control Act" und der europäischen „6. Änderungsrichtlinie" miteinander verglichen werden. Zunächst die Frage, wann eine neue Substanz anzumelden ist: In den USA liegt dieser Termin vor der industriellen Herstellung (Premanufacturing), in Europa vor der Vermarktung (Premarketing). Die amerikanische Gesetzgebung will damit eine Kontrolle über jede industriell hergestellte chemische Substanz erreichen. In Europa überwacht man dagegen die Chemikalien erst dann, wenn sie kommerziell in Umlauf gebracht werden. Sofern zum Beispiel ein Zwischenprodukt das Herstellwerk nicht verläßt, sondern nur für Folgereaktionen eingesetzt wird, ist keine Regulierung gefordert. Hier verläßt sich der Gesetzgeber auf die Eigenverantwortung der chemischen Industrie. Dies ist auch sinnvoll, da der Produzent über die umfangreichsten Erfahrungen und Daten zu dieser Substanz verfügt und wegen der überschaubaren räumlichen Lokalisation wirksame Schutzmaßnahmen ergreifen kann. Außerdem läßt sich ihre Einhaltung strikt überwachen, und schließlich kann speziell ausgebildetes Personal eingesetzt werden.

Der andere grundlegende Unterschied zwischen amerikanischer und europäischer Chemikaliengesetzgebung besteht in den Prüfstrategien. Die „6. Änderungsrichtlinie" schreibt ein starres Untersuchungsprogramm in Abhängigkeit von der vermarkteten Menge vor. In den Vereinigten Staaten gibt es dagegen a priori keine fixierten Prüfvorschriften.

Die flexible amerikanische Strategie wäre nicht nur aus Sicht der Industrie zu begrüßen, sondern sie ist auch der Toxikologie als naturwissenschaftlicher Disziplin angemessen. Solange mögliche Gefahrenmomente ausreichend experimentell abgeklärt werden, ist ein behördliches Eingreifen nicht erforderlich. Da aber behördliche Nachforderungen möglich sind, ergibt sich eine gewisse Rechtsunsicherheit als Nachteil dieses flexiblen Systems. Die chemische Industrie kann nicht mehr im voraus abschätzen, welche Untersuchungen und damit Kosten vor Einführung einer neuen Substanz anfallen werden. Das starrere europäische System könnte dagegen zur Durchführung unnötiger Untersuchungen zwingen, die für eine praxisbezogene Risikobewertung nicht erforderlich wären.

Pflanzenschutzmittel

Bestimmung vor Inkrafttreten des Planzenschutzgesetzes von 1968

Die Regulierung des Einsatzes der Pflanzenschutzmittel dient nach heutigem Verständnis dem Schutz der Pflanzen selbst sowie dem Schutz des Menschen (Hersteller, Anwender und Verbraucher) und der Umwelt (Tiere, Boden und Gewässer).

Giftige Pflanzenschutzmittel wurden schon im Altertum eingesetzt [92], zum Beispiel Arsen als Insektizid im 2. Jahrhundert v. Chr. in China. Gesetzliche Bestimmungen für den Umgang mit Giften existierten bereits im Mittelalter. Der Grundstein wurde im Medizinaledikt der „Konstitutionen Friedrich II. für Sizilien" (1231) gelegt. Auch in der „Constitutio Criminalis" Karls V. aus dem Jahre 1532 wurden giftige Stoffe angesprochen. Gelübde und Eid waren von den Apothekern zu leisten, bevor sie mit Giften umgehen durften. Unerlaubter Gifthandel wurde mit der Todesstrafe geahndet.

Die Gesetze des Mittelalters, deren Grundideen noch im heutigen Giftrecht spürbar sind, regelten im wesentlichen die Verarbeitung und Abgabe von Giften. Durch die „Württembergische Medizinalordnung" wurde 1756 das „Giftnachweisbuch" sowie die Pflicht zur polizeilichen Überwachung des Gifthandels eingeführt. Die Länder erließen ab 1869 für den Handel mit Giften weitgehend übereinstimmende Ländergiftverordnungen, die später (zum Beispiel 1940) durch Polizeiverordnungen [101] ergänzt wurden [113]. Sie waren in revidierter Form bis in die jüngste Zeit gültig. Erst mit der neugefaßten „Gefahrstoffverordnung" [111] traten sie außer Kraft, wodurch das Giftrecht einheitlicher und übersichtlicher geworden ist.

Ein anderer Ansatz wurde 1919 mit der „Verordnung über die Schädlingsbekämpfung mit hochgiftigen Stoffen" [100] geschaffen. Sie ermächtigte das Reichswirtschaftsamt, *„die Verwendung von hochgiftigen Stoffen zur Bekämpfung tierischer und pflanzlicher Schädlinge zu regeln"*, und sollte die Gesundheit von Personen sichern, die Pflanzenschutzmittel anwenden. Auf der Basis dieses Reichsgesetzes entstand von 1927 bis 1942 eine Reihe von Verordnungen, die Verbrauch und Anwendung von hochgiftigen Stoffen regelten, zum Beispiel Phosphorwasserstoff oder Ethylenoxid.

Der einzige Vorläufer eines Pflanzenschutzgesetzes im wörtlichen Sinne, das „Gesetz zum Schutze der landwirtschaftlichen Kulturpflanzen" von 1937 [51], zielte allein auf die Pflanzenproduktion ab. Der Schutz des Herstellers wurde zunächst nur in allgemeiner Form in der Gewerbeordnung [47], später in der Arbeitsstoffverordnung (1971) bzw. im Chemikaliengesetz (1980) geregelt. Die oben erwähnten Giftverordnungen dienten in erster Linie der Sicherheit des Anwenders, mit Einschränkung auch der des Verbrauchers. Dem Schutz des Verbrauchers, der Pflanzenschutzmittel ungewollt in Form von Rückständen in der Nahrung zu sich nehmen kann, war nur vage im Lebensmittelgesetz von 1927 [49] und einigen Überleitungs- und Änderungsgesetzen Rechnung getragen. Wild lebende Tiere, Gewässer oder der Boden waren vor dem Pflanzenschutzgesetz von 1968 noch kein ausdrücklich erwähntes Schutzobjekt der Gesetzgebung.

Pflanzenschutzgesetz von 1968 und nachfolgende Regelungen

Voraussetzungen für die enorme Steigerung der Nahrungsmittelproduktion waren unter anderem die zielgerichtete Entwicklung und der Einsatz neuer Pflanzenschutzmittel. Bei Pflanzenschutzmitteln handelt es sich um biologisch aktive Substanzen, die nicht nur die erwünschten Effekte an Schadorganismen, sondern auch unerwünschte Wirkungen auf Mensch und Tier ausüben können. Mögliche Risiken sind daher prinzipiell nicht ausschließbar. Ein weiterer Aspekt sind mögliche Rückstände in Nahrungsmitteln. Der Idealfall, das heißt der vollständige Abbau des Wirkstoffs zu unschädlichen Produkten, ist oftmals nicht gegeben [62].

Eine umfassende Reform des Pflanzenschutzrechts wurde mit der Ausweitung des Pflanzenschutzmitteleinsatzes erforderlich. Die wesentlichste Forderung war die Verankerung einer obligatorischen Zulassung von chemischen Pflanzenschutzmitteln durch die Biologische Bundesanstalt (BBA) nach vorausgegangener toxikologischer Untersuchung. Im bisherigen Recht waren dagegen lediglich eine freiwillige Prüfung und Anerkennung durch die BBA vorgesehen.

Die erforderlichen Änderungen waren so umfangreich, daß eine Novellierung der bisherigen Rechtsgrundlage (Gesetz 1937) nicht möglich war. Ein neues Gesetz mußte geschaffen werden, das Pflanzenschutzgesetz von 1968 [54]. Es betraf neben dem Schutz der Pflanzen vor Schadorganismen und Krankheiten auch die Vorratshaltung und die Erhaltung der Gesundheit von Mensch und Tier. In der amtlichen Begründung bezog man sich nicht nur auf Haustiere, wie in einem früheren Regierungsentwurf ausgeführt, sondern auch auf wild lebende Tiere, wie zum Beispiel Vögel und Fische.

Die wichtigsten Instrumentarien stellen die „Prüfung und Zulassung von Pflanzenschutzmitteln" dar. Hier wird erstmals ein verbindliches Zulassungsverfahren eingeführt. Die Vorlage toxikologischer Prüfergebnisse als Bewertungsgrundlage ist zwingend vorgesehen. Seit 1919 konnte man Pflanzenschutzmittel freiwillig bei der „Prüfstelle für Pflanzenschutzmittel und Geräte" untersuchen lassen. In den Jahren vor Inkrafttreten des Pflanzenschutzgesetzes war es üblich, Prüfungen im Rahmen einer Absprache zwischen Behörde und Industrie festzulegen [62]. Mit dem neuen Gesetz von 1968 darf die Zulassung u. a. nur dann erteilt werden, wenn nach einer Überprüfung durch das Bundesgesundheitsamt (BGA) im Einvernehmen mit der Biologischen Bundesanstalt (BBA) feststeht, daß *„die Erfordernisse des Schutzes der Gesundheit von Mensch und Tier . . ., nicht entgegenstehen"* (§ 8, Abs. 1, Ziff. 2, Pflanzenschutzgesetz). Art und Umfang der erforderlichen toxikologischen Untersuchungen wurden 1969 in der „Verordnung über die Prüfung und Zulassung von Pflanzenschutzmitteln" [104] festgeschrieben.

1975 wurden zusätzlich Prüfungen an landwirtschaftlichen Nutztieren in den Forderungskatalog aufgenommen. Wenn besondere Hinweise vorliegen, können Spezialuntersuchungen erforderlich werden, zum Beispiel Mehrgenerationsversuche und die Abklärung einer kanzerogenen, teratogenen oder mutagenen Wirkung. Die Prüfanforderungen unterscheiden sich für Handelspräparate (Formulierungen) und Wirkstoffe. Während zum Beispiel die Langzeituntersuchungen mit Wirkstoffen auf den Verbraucherschutz abzielen, ist für den Anwender auch das Gefährdungspotential bei einmaliger Exposition von Bedeutung. Für Formulierungen werden daher akute Prüfungen (oral, inhalativ und dermal sowie Tests auf Reizwirkung) verlangt [76].

Eine weitere Zielsetzung des Pflanzenschutzgesetzes ist die Kennzeichnung. Die Verpackung muß Hinweise auf die besonderen Gefahren geben, die bei der Anwendung auftreten können. So sind zum Beispiel giftige Pflanzenschutzmittel nach den Ländergiftverordnungen mit dem Totenkopfsymbol zu versehen. Die Gefahrenhinweise werden aus den toxikologischen Prüfergebnissen oder aus Erfahrung beim Menschen abgeleitet. Waren zunächst keine klaren Kriterien zur Zuordnung der Symbole vorhanden, so legte erstmals die EG [19] Einstufungsgrenzwerte sowie einheitliche Gefahrenhinweise und Sicherheitsvorschläge fest. Sie wurden in der Bundesrepublik Zug um Zug bei der Neufassung der Ländergiftverordnungen berücksichtigt, zuerst in der niedersächsischen Giftverordnung [108]. Hierdurch wurde die Kennzeichnung der Pflanzenschutzmittel weitgehend an die der Chemikalien angeglichen. Das Chemikaliengesetz von 1980 und die entsprechenden Verordnungen umfassen jetzt auch die Kennzeichnung von Pflanzenschutzmitteln.

Die Neufassung des Pflanzenschutzgesetzes von 1986 [58] brachte aus toxikologischer Sicht keine Änderungen, während in der Pflanzenschutzmittelverordnung von 1987 [112] explizit Berichte über die gesamte Breite des toxikologische Spektrums gefordert werden.

Höchstmengenverordnung

Jede praxisgerechte staatliche Regulierung setzt die Festlegung „justitiabler Größen" voraus, so zum Beispiel von Grenzwerten, die nicht überschritten werden dürfen und überwacht werden können. Im Sinne des Verbraucherschutzes bedeutet dies die Festsetzung von duldbaren Höchstmengen an Pflanzenschutzmittelrückständen (Toleranzen), um gesundheitlich einwandfreie Lebensmittel zu gewährleisten.

Ausgehend von grundsätzlichen Überlegungen der FDA [73] und der WHO sowie von Vorarbeiten des Bundesgesundheitsamts, der Biologischen Bundesanstalt und der Deutschen Forschungsgemeinschaft wurde dieses Prinzip 1966 als Höchstmengenverordnung [103] in deutsches Recht eingeführt. Sie wurde aufgrund einer Ermächtigung des Lebensmittelgesetzes [50] erlassen, das nur eine allgemeine Schutzvorschrift vor gesundheitlich bedenklichen Rückständen ohne konkrete Bestimmungen beinhaltete. Beim Erlaß des Lebensmittelgesetzes reichten die wissenschaftlichen Möglichkeiten noch nicht aus, um diese Bestimmung zu erfüllen. Nur in Einzelfällen war eine eindeutige Regelung als Verbot möglich, zum Beispiel der Einsatz von Bleiarsenat im Weinbau [102]. Erst die Fortschritte in Toxikologie, Biochemie und chemischer Analytik ermöglichten die Festsetzung und Überprüfung von Grenzwerten für Rückstände in Lebensmitteln, um gesundheitliche Risiken auszuschließen.

Die vom Pflanzenschutzgesetz geforderten subchronischen oder chronischen Toxizitätsstudien liefern die Dosis ohne Wirkung, den „no effect level". Mit Hilfe eines angemessenen Sicherheitsfaktors – zumeist 100 – läßt sich dann der sogenannte ADI-Wert (= Acceptable daily intake) festlegen. Er gibt die Menge eines

Rückstands an, die täglich von einem Menschen aufgenommen werden darf, ohne Gesundheitsschäden zu verursachen. Unter Berücksichtigung der Verzehrgewohnheiten für verschiedene Nahrungsmittel können dann die Toleranzen berechnet werden. Hierbei ging man zunächst von einem durchschnittlichen Obst- oder Gemüseverbrauch von 400 g/Mensch/Tag bei einem Durchschnittsgewicht von 60 kg aus (holländische Formel). In jüngster Zeit werden detailliertere Betrachtungen unter Berücksichtigung besonderer Risikogruppen (zum Beispiel Kinder oder Schwangere) durchgeführt. Hierbei werden auch die Ernährungsgewohnheiten eingehend analysiert (zum Beispiel Ernährungsbericht [25]). Die so abgeleiteten Toleranzen liegen in der Regel deutlich über den tatsächlich festgesetzten. Dies gilt insbesondere dann, wenn niedrigere Rückstandswerte bei bestimmungsgemäßem Einsatz und Einhalten der Wartezeit nach Einsatz des Pflanzenschutzmittels möglich sind.

Die Höchstmengenverordnung von 1966 wurde 1972 revidiert und betraf zunächst nur Rückstände in pflanzlichen Lebensmitteln. Aber auch für Abbauprodukte der Wirkstoffe in der Pflanze (Metaboliten) wurden zunehmend Grenzwerte festgesetzt. Tierische Lebensmittel wurden im Jahre 1973 durch eine entsprechende Höchstmengenverordnung erfaßt [106]. Ihr liegen ähnliche Überlegungen wie bei den pflanzlichen Rückständen zugrunde.

Lebensmittelzusatzstoffe und Bedarfsgegenstände

Deutsche Regelungen

Eine mögliche Gefährdung der Gesundheit durch zugesetzte Chemikalien war seit langem bekannt. Im Mittelalter wurde bereits zu Beginn des 12. Jahrhunderts im Rahmen von Stadtrechten der Verkehr mit Lebensmitteln geregelt. In zahlreichen Bestimmungen war die Verwendung von gesundheitsschädlichen Zusätzen, zum Beispiel zu Brot oder Bier, verboten. Drakonische Strafen wurden bei Verstößen ausgesprochen. So mußten Hersteller gesundheitsschädlicher Lebensmittel im Gefängnis ihre eigenen Produkte, zum Beispiel bleihaltigen Wein oder Schwerspat enthaltendes Brot, so lange verzehren, bis sie zu Tode kamen. 1532 wurde der Verkehr mit Lebensmitteln in einer ersten Reichsverordnung reichseinheitlich durch die „Constitutio Criminalis" Karls V. geregelt. Auch hier wurden für gemeingefährliche Verfälschung empfindliche Strafen bis zur Todesstrafe angedroht. Weiterhin wurden um 1500 Kontrolleure zur Überwachung der Reinheit, insbesondere von Wein und Bier, bestellt. Daß die Weinproblematik schon im Jahre 1494 bekannt war, zeigt ein Auszug aus Brants „Narrenschiff" (Zitiert nach: Holthöfer [63]):

> Man laßt den Wein nicht rein mehr bleiben.
> Viel Fälschung tut man mit ihm treiben:
> Salpeter, Schwefel, Totenbein,
> Pottasche, Senf, Kraut unrein,
> Stoßt man durch's Spundloch in das Faß.

In der Folgezeit trat eine Zersplitterung in zahlreiche Landesregelungen ein. Nach Gründung des neuen Deutschen Reiches wurde im Jahre 1879 ein Nahrungsmittelgesetz [44] erlassen, in dem die vorsätzliche Herstellung und das Inverkehrbringen von verfälschten Lebensmitteln oder Gebrauchsgegenständen (zum Beispiel Tapeten, Geschirr, Spielwaren, Bekleidung) geregelt wurde. Weiterhin wurde eine Ermächtigung zum Erlaß von Verordnungen zum „Schutz der Gesundheit" gegeben, in denen gefährliche Herstellungs- oder Verpackungsarten verboten werden konnten [63]. Eine konkretisierende Ergänzung erfuhr das sehr allgemein gehaltene Nahrungsgesetz im Jahre 1887 durch das Farbengesetz [45]. Hier wurde für die Lebensmittelherstellung die Verwendung gesundheitsschädlicher Farbstoffe auf der Basis von Schwermetallen, Arsen oder von Pikrinsäure verboten. Eine Fortentwicklung erfuhr das Lebensmittelrecht dann mit dem Lebensmittelgesetz von 1927 [49], das auf dem Verbotsprinzip mit einer Liste nicht erlaubter Zusatzstoffe basierte. Hier wird erstmals nicht nur vorsätzliches, sondern auch fahrlässiges Handeln unter Strafe gestellt. Mit anderen Worten: Von diesem Zeitpunkt an war der Hersteller dafür verantwortlich, daß von den verwendeten Stoffen kein gesundheitliches Risiko ausgeht. Mit der Novellierung von 1958 wurde das Prinzip der Positivliste eingeführt, in der die ausdrücklich zugelassenen Stoffe genannt sind. 1974 wurde das Lebensmittelrecht durch Schaffung des Lebensmittel- und Bedarfsgegenständegesetzes [55] einer Gesamtreform unterzogen.

Für Zusatzstoffe bestehen im Rahmen der EG nun die gleichen Regelungen, basierend auf dem Prinzip der Positivliste. Während in anderen EG-Staaten (zum Beispiel Niederlande) oder in den USA die Zulassung von Lebensmittelbedarfsgegenständen in Gesetzen oder Verordnungen detailliert geregelt ist, gibt es hierfür in der Bundesrepublik Deutschland die Empfehlungen des Bundesgesundheitsamtes (BGA). Die vom BGA 1957 gebildete „Kommission für die gesundheitliche Beurteilung von Kunststoffen im Rahmen des Lebensmittelgesetzes" (Kunststoffkommission) mit Vertretern aus verschiedenen Fachbereichen überprüft die Stoffe. Die BGA veröffentlicht dann Empfehlungen in den „Mitteilungen über die gesundheitliche Beurteilung von Kunststoffen im Rahmen des Lebensmittelgesetzes" im Bundesgesundheitsblatt. Bei den „Empfehlungen" handelt es sich jedoch nicht um Rechtsnormen, vielmehr gilt folgender Grundsatz: *„Werden Bedarfsgegenstände aus Kunststoffen abweichend von den Empfehlungen des Bundesgesundheitsamtes hergestellt, so tragen Hersteller und Anwender . . . allein die volle Verantwortung"* [41]. Toxikologische Untersuchungen, im allgemeinen mindestens ein Fütterungsversuch von 3monatiger Dauer, stellen neben Migrationsversuchen die Grundlage für die Bewertung und die Aufnahme in die „Empfehlungen" dar.

Internationale Entwicklung

In den USA erschien der „Food and Drug Act" 1906, als man auch dort die mögliche Gefährdung der Gesundheit durch zugesetzte Chemikalien (zum Beispiel Borsäure oder Farbstoffe auf Kohlenteerbasis) erkannt hatte. 1938 wurde – beeinflußt durch den Unglücksfall von 1937 mit Diethylenglykol – der „Federal Food, Drug, and Cosmetic Act" [1] erlassen, der bereits Toleranzen für unvermeidliche giftige Substanzen vorsah.

In den 50er Jahren wurden im amerikanischen Kongreß die Lebensmittelzusatzstoffe intensiv diskutiert. 1954 wurde das „Miller Pesticides Amendment" [5] erlassen, das sich mit der Rückstandsproblematik von Pflanzenschutzmitteln in Lebensmitteln befaßt. Mit dem „Food Additive Amendment" (Delaney Amendment) wurde erstmals ein Zulassungsverfahren für neue Lebensmittelzusatzstoffe eingeführt [6]. Diese waren so lange verboten, bis der Hersteller die Sicherheit belegt und die Behörde (FDA) ihre Verwendungsbedingungen eingegrenzt hatte. Hier wurden erstmals toxikologische Prüfungen für eine Zulassung gefordert, insbesondere umfangreiche Fütterungsstudien an mindestens 2 Tierarten.

Dieses Gesetz enthielt auch die „Delaney Clause", nach der Lebensmittelzusatzstoffe nicht zugelassen werden durften, für die bei Mensch oder Tier eine krebserzeugende Wirkung nachgewiesen war. So begrüßenswert diese Regelung seinerzeit auch erschien, sie führte später doch zu erheblichen Problemen. So wurden Zyklamat und Saccharin aufgrund der Delaney Clause 1968 bzw. 1977 zunächst verboten. Wegen der Bedeutung diätetischer Süßstoffe löste der Schritt in den USA jedoch heftige Proteste der Bevölkerung und medizinischer Kreise aus. Bei Saccharin wurde das Verbot daraufhin durch ein eigens erlassenes Gesetz vorübergehend aufgehoben. Bis heute sind Süßstoffe auf Saccharinbasis erhältlich, jedoch mit der Aufschrift, daß Saccharin im Tierversuch Krebs erzeugen kann. Eine Risiko-Nutzen-Abschätzung zwischen der möglichen kanzerogenen Wirkung von Saccharin oder Zyklamat und ihren diätetischen Vorteilen ist eine hochinteressante Aufgabe. Für Politiker scheint es ein kaum lösbares Problem zu sein, hierzu unter der „Delaney Clause" eine definitive Entscheidung zu treffen [8].

Kosmetika

Kosmetische Mittel werden seit Jahrtausenden angewendet, früher bevorzugt aus dekorativen Motiven, heute auch zur Reinigung, Hygiene und Pflege. Im Gegensatz zur Einwirkung von Chemikalien am Arbeitsplatz erfolgt die Exposition gegenüber kosmetischen Stoffen in der Regel freiwillig, aber wenig kontrollierbar. Die Möglichkeit einer gesundheitlichen Schädigung muß daher ausgeschlossen werden, was durch den Tierversuch zu belegen ist. Die Forderung nach gesundheitlich unbedenklichen Produkten, die immer wieder von Verbraucherverbänden und anderen Stellen vorgebracht wird, steht im schroffen Gegensatz zu den eher emotional geleiteten Aufrufen von Tierversuchsgegnern, Tierexperimente für den Kosmetiksektor völlig zu verbieten.

Der Umgang mit Kosmetika war vor dem Erlaß der Kosmetikverordnung [107] allgemein im Lebensmittelrecht geregelt. Nach dem Lebensmittelgesetz von 1936 [50] war es verboten, *„. . . Bedarfsgegenstände . . . so herzustellen oder zu verpacken, daß sie bei bestimmungsgemäßem und vorauszusehendem Gebrauch die menschliche Gesundheit . . . zu schädigen geeignet sind . . .".* Es war dem Hersteller überlassen, diese Forderung zu erfüllen, da sie nicht mit besonderen Auflagen oder Empfehlungen verbunden war [59].

1968 befaßte sich eine Kommission beim Bundesgesundheitsamt mit der Ausarbeitung einer spezifischen Verordnung. Sie wurde 1977 als Kosmetikverordnmung erlassen [107] und basierte auf dem Lebensmittel- und Bedarfsgegenständegesetz [55] und dem Arzneimittelgesetz [53]. Die Regelungen umfassen Verbote bestimmter Produkte (zum Beispiel Arsen und seine Verbindungen) sowie spezifische Einschränkungen für zugelassene Stoffe (zum Beispiel bestimmte Farbstoffe). Für nicht aufgelistete Substanzen sind, falls erforderlich, Warnhinweise anzubringen, um eine Gesundheitsgefährdung zu vermeiden. Es gelten die „Empfehlungen zur Prüfung der gesundheitlichen Unbedenklichkeit von kosmetischen Mitteln" [7], in denen der Rahmen für die toxikologische Prüfung vorgegeben ist.

Eine Richtlinie der EG [18] wurde mit der Kosmetikverordnung weitgehend in deutsches Recht übernommen. Auch in der EG-Richtlinie besagt der Leitgedanke, daß kosmetische Mittel die Gesundheit bei normaler Verwendung nicht schädigen dürfen.

Transportrecht

Bei den bisher angesprochenen Produktklassen läßt sich der Umfang des toxikologischen Untersuchungsprogramms aus dem spezifischen Expositionsprofil ableiten. Dabei steht die Exposition in engem Zusammenhang mit den Anwendungsbereichen. Ganz anders beim Transportrecht. Hier spielen spezifische Einsatzgebiete keine Rolle. Die potentielle Exposition ergibt sich allein aus der besonderen Situation des Unfallgeschehens.

Die meisten produktspezifischen Bestimmungen fordern die Durchführung toxikologischer Untersuchungen. Das Transportrecht sieht dagegen experimentelle Prüfungen nur vor, sofern sie für eine problemgerechte Kennzeichnung und Verpakkung erforderlich sind.

Rechtliche Bestimmungen zum Transport gefährlicher Güter müssen wegen des weltweiten Handelsaustauschs international abgestimmt werden. Diese Aufgabe wurde 1957 von der UNO aufgegriffen und ab 1973 durch das „Committee of Experts on the Transport of Dangerous Goods" intensiv bearbeitet [90]. 1976 wurde das „Orange Book" veröffentlicht [99], in dem Empfehlungen zur Verpackung und Kennzeichnung gefährlicher Stoffe abgegeben wurden.

Die Güter werden für den Transport nach Art der Gefährdung in Gefahrenklassen (zum Beispiel 6.1 = giftig, 8 = ätzend) und nach der Höhe des Gefahrengrads in Verpackungsgruppen (I–III mit abnehmender Gefährlichkeit) eingeteilt. Die wichtigsten gefährlichen Stoffe wurden aufgrund vorliegender Daten eingestuft und in eine Liste aufgenommen (Listenprinzip). Für nicht erfaßte Stoffe wurden Kriterien erstellt, um anhand von Toxizitätsdaten eine Einstufung zu ermöglichen (Definitionsprinzip). Dieses System basiert auf einem schon 1960 in den USA eingeführten Verfahren [2].

Da sich eine Gefährdung bei Transportunfällen fast ausschließlich durch eine einmalige Exposition ergibt, beruht die Klassifizierung überwiegend auf akuten Toxizitätsdaten.

Obgleich die Transportgesetzgebung besondere Randbedingungen zu berücksichtigen hat, wäre eine weitgehende Harmonisierung der Einstufungsgrenzwerte mit anderen Gesetzeswerten wünschenswert. Wie an anderer Stelle erwähnt, könnte auch hier im Sinne des Tierschutzes auf die Bestimmung numerisch exakter LD_{50}-Werte[3] verzichtet werden. Akute Toxizitätsprüfungen, die sich allein an den Klassifizierungsgrenzwerten ausrichten, sollten auch hier für die Einstufung ausreichen. Dies wäre ganz im Sinne der Überarbeitung der akuten Toxizitätsbestimmung durch das Bundesgesundheitsamt. Dem stehen jedoch Unterschiede in den Einstufungsgrenzwerten entgegen, wie sie in den verschiedenen Bestimmungen festgelegt sind. So läßt es sich sachlich nicht rechtfertigen, daß der obere Grenzwert für die akute dermale Toxizität im Transportrecht für Gruppe I bei 40 mg/kg liegt, in der „6. Änderungsrichtlinie" der EG für *„sehr giftig"* aber bei 50 mg/kg. Ebensowenig kann eine stichhaltige Begründung für die Forderung des Transportrechts gegeben werden, Kaninchen für die akute dermale Toxizitätsprüfung einzusetzen, während die OECD und die EG Ratte oder Kaninchen als Versuchstier zulassen.

Für die Einstufung aufgrund der Ätzwirkung war das Konzept des „Orange Book" wegweisend. Der Gefährdungsgrad wurde in Abhängigkeit von der Einwirkungsdauer festgelegt, die erforderlich war, um eine Nekrose an der Haut hervorzurufen. Treten zum Beispiel Ätzeffekte schon nach 3minütigem Kontakt auf, so führt dies zur höchsten Gefährdungsklasse; die niedrigste ergibt sich, wenn dieser Befund erst nach 4stündiger Einwirkungsdauer erhoben wird. Diese Expositionszeiten beeinflußten die Testmethoden der OECD und später auch die Einstufungskriterien der „6. Änderungsrichtlinie" der EG.

Umfang der Einzelprüfungen

In den obigen Ausführungen wurden die Untersuchungspakete dargestellt, die von den Behörden für verschiedene Produktklassen gefordert wurden. Auf den 2. Pfeiler für eine fundierte Bewertung, die Expositionsabschätzung, wurde schon an anderer Stelle eingegangen. Es ist sinnvoll, daß das Expositionsprofil des Menschen die Auswahl der toxikologischen Endpunkte bestimmt, die für die einzelnen Substanzen abzuklären sind. Dies sollte sich und hat sich auch in der einschlägigen Gesetzgebung widergespiegelt.

Eine ganz andere Ausgangsbasis besteht jedoch für den Umfang der Einzeluntersuchungen. Es gibt keinen einsichtigen Grund, weshalb zum Beispiel eine Prüfung auf fruchtschädigende Wirkung oder akute Toxizität für Pflanzenschutzmittel nach einer anderen Methode als für Industriechemikalien durchgeführt werden sollte. Hier bestimmt allein der toxikologische Endpunkt das experimentelle Vorgehen.

Ähnliche Überlegungen gelten auch im internationalen Rahmen. Die Prüfstrategien können sich für die gleiche Substanzklasse in verschiedenen Ländern deutlich unterscheiden. Dies wurde für Industriechemikalien am Beispiel der USA, Japans und der Europäischen Gemeinschaft belegt. Auch wenn es sich streng wissenschaft-

---

[3] Der LD_{50}-Wert gibt die Dosis an, bei der 50% der Versuchstiere zu Tode kommen würden. Er wird aus den beobachteten Mortalitätsraten, die sich bei den verschiedenen Dosierungen ergaben, berechnet.

lich kaum rechtfertigen läßt, muß man dafür doch Verständnis aufbringen. Unterschiedliche politische Zwänge, juristische Ausgangspositionen oder andere nationale Besonderheiten können gewichtige Gründe für abweichende Schwerpunkte in den Prüfstrategien darstellen. Für die experimentelle Abwicklung der einzelnen Untersuchungen selbst spielen nationale Besonderheiten dagegen keine ausschlaggebende Rolle mehr. Die Durchführung einer Untersuchung wird allein durch das Untersuchungsziel, zum Beispiel Kanzerogenität oder Reizwirkung, und den Stand des experimentellen Rüstzeugs bestimmt. Eine in Deutschland durchgeführte Einzelstudie sollte von in- und ausländischen Behörden akzeptiert werden, sofern Versuchsansatz und -durchführung keine Mängel aufweisen. Dies wurde in den 70er Jahren von den westlichen Industrienationen als Leitlinie akzeptiert.

Zur Harmonisierung toxikologischer Prüfmethoden wurde unter der Schirmherrschaft der OECD Ende 1977 eine internationale Arbeitsgruppe von Fachleuten aus Hochschule, Behörde und Industrie gebildet. Es sollten Prüfrichtlinien festgelegt werden, die dem wissenschaftlichen Stand entsprachen und den behördlichen Anforderungen genügten. Sie sollten ausreichend flexibel sein, um dem wissenschaftlichen Fortschritt angepaßt werden zu können. Schließlich mußten sie als Routinemethoden praktikabel sein und die Belange des vorbeugenden Gesundheitsschutzes ausreichend berücksichtigen. Zu jener Zeit waren die gesetzlichen Bestimmungen für Pflanzenschutz- und Arzneimittel schon weitgehend fixiert, die Gesetzgebung für andere industriell hergestellte Chemikalien dagegen noch im Fluß. Es lag auf der Hand, daß die Experten der OECD vordringlich Prüfrichtlinien für diese Industriechemikalien ausarbeiten sollten.

Im ersten Anlauf beschäftigte sich die OECD mit den sogenannten klassischen Untersuchungen, von akuten Toxizitätsprüfungen über subchronische und chronische bis hin zu Kanzerisierungsstudien. In den Folgejahren wurden Spezialmethoden, zum Beispiel zur Mutagenität und Toxikokinetik, erstellt. Die Aktivitäten der OECD sind ein fortdauernder Prozeß; zum einen werden weiterhin neue Standardmethoden erarbeitet, zum anderen müssen die schon etablierten Prüfvorschriften neuen Entwicklungen angepaßt werden, wozu ein sogenanntes Updating Panel etabliert wurde.

Im Jahre 1981 erreichte die Arbeit der Experten einen vorläufigen Abschluß. Flexible Methodenvorschläge wurden vorgelegt, die die meisten Bereiche der Toxikologie von der Prüfung auf akute Toxizität bis hin zur Kanzerogenität umfaßten [85]. Es wurde eine „OECD-Decision" verabschiedet [86], deren Kernpunkt besagte, daß die Mitgliedsländer unter folgenden Voraussetzungen die Prüfungen gegenseitig anerkennen sollten:

– Durchführung nach OECD-Prüfmethode,
– Einhaltung der OECD-Grundsätze zur „Guten Laborpraxis".

Damit schien das Ziel erreicht, nämlich die Harmonisierung toxikologischer Untersuchungen in den OECD-Mitgliedsländern.

Diese hoffnungsvolle Perspektive verblaßte jedoch bald auf dem Boden der Realität. Die Aufnahme solcher international akzeptierter Prüfrichtlinien in nationales Recht scheint grundlegende formaljuristische Probleme zu bereiten, die von einem

Naturwissenschaftler nicht immer verstanden werden können. Es ist unklar, welche Gründe eine direkte Übernahme der OECD-Methoden in nationales Recht verboten. Dies gilt sowohl für englischsprachige Länder, die die in englisch abgefaßten Methodenbeschreibungen unverändert hätten akzeptieren können, als auch für anderssprachige Staaten, die sich mit einer einfachen wörtlichen Übersetzung nicht zufriedengeben wollten. Die von zahlreichen Nationalstaaten durchgeführten Modifikationen ergaben dabei nicht nur Abweichungen in der Form, sondern auch im Inhalt.

Diese Entwicklung zeigte sich auch in der EG. Die OECD-Prüfrichtlinien wurden von einer Gruppe europäischer Experten umgeschrieben. In Abwandlung der OECD-Richtlinien wurden 1984 zunächst für die Grundstufe der EG die Methoden verbindlich festgelegt [22]. Die Prüfvorschriften für die Folgestufen liegen als Entwürfe vor oder befinden sich in Arbeit. Es muß fairerweise zugestanden werden, daß nicht nur die Grundideen, sondern auch die Einzelheiten der OECD weitgehend in den EG-Vorschriften wiedergefunden werden können. Als aber 1984/85 eine Arbeitsgruppe von Industrietoxikologen die Prüfrichtlinien miteinander im Detail verglich, ergaben sich für die EG und OECD doch in einigen Punkten Unterschiede, die sich sachlich kaum rechtfertigen ließen. Allerdings waren die Abweichungen zwischen OECD- und außereuropäischen Methodenvorschriften erheblich höher [15]. Glücklicherweise werden jetzt die EG-Methoden durch einfache Übersetzung in deutsches Recht übernommen, so daß zumindest für den europäischen Raum eine einheitliche Linie erhofft werden kann.

So wie die OECD für Industriechemikalien das hohe Ziel der internationalen Harmonisierung nicht vollständig erreichen konnte, war ihr auch für andere Produktklassen nur begrenzte Durchschlagskraft beschieden. Oftmals forderten OECD-Mitgliedsländer für Pflanzenschutz- oder Arzneimittel Prüfungen, deren experimenteller Umfang die OECD-Vorschläge deutlich überstieg. Als Beispiel sei ein kanadischer Methodenvorschlag für Pflanzenschutzmittel erwähnt. Danach mußten in Reproduktionsstudien 2 Jungtierwürfe pro Generation untersucht werden und nicht nur einer, wie von der OECD empfohlen [4]. Es läßt sich kaum ein vernünftiger Grund finden, warum die Reproduktionstoxizität für Pflanzenschutzmittel und Industriechemikalien nach unterschiedlichen Methoden geprüft werden müßte.

Mittlerweile wurde diese Forderung allerdings revidiert und eine Anpassung an die OECD vollzogen.

Nach diesen Ausführungen hätte man der OECD eine größere Durchschlagskraft wünschen können. Geht man aber von der Situation vor Mitte der 70er Jahre aus, so muß man dieser internationalen Anstrengung doch einen wichtigen Erfolg zubilligen. In jener Zeit fühlte sich nahezu jede nationale Behörde oder wissenschaftliche Vereinigung, die etwas auf sich hielt, aufgerufen, eigene toxikologische Prüfrichtlinien zu veröffentlichen. Teils handelte es sich um detaillierte Methodenvorschriften, teils um allgemeine Arbeitsanleitungen. Wegen der großen Zahl dürfte der Versuch, eine vollständige Auflistung zu geben, wohl von Anfang an zum Scheitern verurteilt sein. So seien beispielhaft mit der World Health Organisation [114], dem National Cancer Institute [80], der National Academy of Sciences [78, 79] oder dem National Research Council [81] nur einige der wichtigsten Organisationen genannt, die mit ihren Methodenvorschlägen unterschiedliche Zielrichtungen ansprachen.

Daß sich auch nationale Behörden hiermit befaßten, versteht sich in Anbetracht ihrer Aufgabenstellung von selbst, so daß auf einen Beleg durch Literaturzitate verzichtet werden kann. Als Besonderheit sei allerdings auf die amerikanische Umweltbehörde (EPA) hingewiesen, die im Abstand von einem Jahr separate Methodenvorschläge für Pflanzenschutzmittel und Chemikalien veröffentlichte [31, 33]. Auch damals schon fiel es schwer, die Beweggründe für die Zweigleisigkeit innerhalb einer Behörde aufzuspüren.

Zum Abschluß dieses Kapitels sollen noch einige Anmerkungen zu den Vor-und Nachteilen gesetzlich festgeschriebener Prüfrichtlinien gemacht werden. Positiv ist zunächst die Rechtssicherheit zu bewerten, die sich auf der Basis solcher Vorschriften sowohl für die anmeldende Industrie als auch für die bewertende Behörde ergibt. Auch unter dem Gesichtspunkt der Gleichbehandlung verschiedener Produkte ist dies zu begrüßen. Die Prüfergebnisse, aus denen gesetzliche Regulierungen für Einzelsubstanzen abgeleitet werden, ergeben sich aus gleichartigen experimentellen Ansätzen. Dabei darf aber nicht der Nachteil übersehen werden, daß solche Prüfvorschriften den Status Quo der wissenschaftlichen Entwicklung einfrieren können, soweit sie im industriellen Bereich erfolgt. Es ist denkbar, daß in Zukunft methodische Weiterentwicklungen auf dem Gebiet der Sicherheitstoxikologie zunehmend von der Industrie auf die Hochschule verlagert werden. Da die Hochschule aber mehr an der Grundlagenforschung als an Routineuntersuchungen zur Risikobewertung interessiert ist, könnte sich der Fortschritt auf diesem Sektor verlangsamen. Hinzu kommt die erhebliche zeitliche Verzögerung, wenn neue wissenschaftliche Erkenntnisse oder Methoden in juristisch verbindliche Vorschriften überführt werden sollen.

Historie der Tierschutzgesetzgebung in Deutschland

Wie bereits unter „Durchführung der Versuche" dargestellt, unterliegt die Sicherheitstoxikologie behördlich vorgegebenen Randbedingungen, die in den eigentlichen Laborablauf eingreifen. Neben den GLP-Grundsätzen ist hier besonders die Tierschutzgesetzgebung zu nennen, die in Zukunft auch die Forschung der Universitäten prägen wird.

Bereits vor gesetzlich verankerten Tierschutzbestimmungen wurde Tierquälerei in Deutschland bestraft. Die Basis hierzu bildete das „Corpus Juris Civilis" aus den Jahren 530–534 des oströmischen Kaisers Justinian. So wurde 1766 ein Postillion zu 12 Tagen Gefängnis verurteilt, weil er seine Pferde zu Tode gehetzt hat.

Im 19. und 20. Jahrhundert gibt es eine Reihe an Verordnungen und Erlassen, die einerseits kurios anmuten, andererseits aber durchaus zur heutigen Zeit einen aktuellen Bezug haben; so war es verboten:

- Hunde zum Transport von Menschen zu benutzen (1889) mit der Ausnahmeregelung durch das Bezirksamt für Kinder, Gebrechliche und Krüppel;
- schwache, noch nicht ausgewachsene und kranke Hunde sowie säugende Hunde zum Ziehen zu verwenden (1889);
- Frösche von Kindern unter 14 Jahren fangen zu lassen sowie lebenden Fröschen die Beine abzutrennen (1911).

Die Tierschutzgesetzgebung war bis ins 20. Jahrhundert eine Aufgabe der Länder (erste Bestimmungen im Königreich Sachsen 1838 und Großherzogtum Baden 1851). Zum gleichen Zeitpunkt entstanden auch die ersten Tierschutzvereine mit sicher einem anderen Betätigungsfeld als heute.

Durch das Tierschutzgesetz von 1933 wurde Landesrecht durch Reichsrecht abgelöst. Tierversuche nahmen in diesem Gesetz für damalige Verhältnisse einen relativ breiten Raum ein:

- Die Erlaubnis zur Vornahme wissenschaftlicher Versuche an lebenden Tieren mußte eingeholt werden;
- der wissenschaftliche Leiter mußte die erforderliche fachliche Ausbildung und Zuverlässigkeit haben;
- die Gewähr für eine gute Wartung und Unterbringung der Versuchstiere mußte gegeben sein;
- Tierversuche zu Lehrzwecken waren nur gestattet, wenn andere Lehrmittel wie Bild, Modell und Film nicht ausreichten;
- über Tierversuche waren Aufzeichnungen mit Art der verwendeten Tiere, Zweck, Durchführung und Ergebnis der Versuche zu machen.

Im Tierschutzgesetz von 1972 [97] finden sich dann schon die Grundzüge des modernen Konzepts mit Beschränkungen und behördlichen Kontrollen als Kernpunkt. Danach

- sind Tierversuche auf das unerläßliche Maß zu beschränken;
- sind höher organisierte Säugetiere bis einschl. Kaninchen am Versuchsende einem Tierarzt vorzustellen, der über eine unverzügliche schmerzlose Tötung der Tiere zu entscheiden hat;
- sind Versuche an Wirbeltieren nur dann erlaubt, wenn Versuche an niederen Tieren für den verfolgten Versuchszweck nicht ausreichen (kaltblütige Tiere sind Warmblütern vorzuziehen);
- dürfen Schmerzen, Leiden oder Schäden einem Tier nur dann zugefügt werden, wenn sie für den verfolgten Versuchszweck unvermeidlich sind;
- sind Aufzeichnungen über Tierversuche zu führen und diese der Behörde zur Einsichtnahme auszuhändigen;
- sind Tierversuche anzeige- oder genehmigungspflichtig.

Im Vergleich hierzu bietet die Novelle zum Tierschutzgesetz vom 18. August 1986, die zum 11. Januar 1987 in Kraft getreten ist keine grundlegend neuen Ansatzpunkte [57]. Es wird jedoch der bürokratische Verwaltungsaufwand erhöht, neue Funktionen und Kommissionen werden geschaffen. Besonders verankert wurden folgende Punkte in der Gesetzesnovelle:

- Alle Versuche an Wirbeltieren sind genehmigungspflichtig; gesetzlich geforderte Untersuchungen — auch an Wirbeltieren — sind ausgenommen und nur anzeigepflichtig. (Diese Regelung gilt allerdings wohl nur für Untersuchungen, die durch Gesetze oder Rechtsverordnungen innerhalb der EG vorgeschrieben sind.)

- Jede tierexperimentell tätige Einheit muß einen Tierschutzbeauftragten berufen, der unter anderem weisungsfrei die Einhaltung der Bestimmungen zu kontrollieren hat.
- Eine Tierschutzkommission (sogenannte Ethikkommission) wird in Länderhoheit berufen; sie dient der Beratung und Unterstützung von Behörden in strittigen Fragen bei der Genehmigung von Tierversuchen. Ihr sollen nicht nur Fachleute, sondern auch erfahrene Laien aus Tierschutzorganisationen angehören.

Versucht man, die Leitgedanken der neuen Tierschutzgesetzgebung herauszuarbeiten, so ergeben sich 2 übergeordnete Gesichtspunkte:

Das 1. Prinzip, das schon die Planungsphase eines Versuchs betrifft, ist die Reduzierung der Zahl der Tierversuche auf ein unerläßliches Maß. Danach sind Tierversuche grundsätzlich genehmigungspflichtig und bedürfen einer stichhaltigen Begründung. Nur eine kleine, scharf abgegrenzte Gruppe von Versuchsvorhaben, die aufgrund gesetzlicher Vorschriften erforderlich sind, fallen nicht unter diese Genehmigungspflicht und sind nur anzeigepflichtig. Dieses Kriterium gilt für zahlreiche Untersuchungen, die von der Industrie für die Registrierung ihrer Produkte durchzuführen sind.

Für Tierversuche, die der Grundlagenforschung oder der Aufklärung besonderer Mechanismen dienen, können sich dagegen Probleme ergeben, die heute noch nicht absehbar sind und von der zukünftigen Handhabung des Tierschutzgesetzes abhängen. Es ist denkbar, daß vor solchen Versuchsvorhaben oftmals langwierige formalistische Genehmigungsprozeduren zu durchlaufen sind. Die Entscheidung über einen Genehmigungsantrag wird häufig nicht voraussehbar sein. Objektivierbare Maßstäbe zum Wert eines experimentellen Projekts lassen sich gerade in der Grundlagenforschung kaum aufstellen. Darüber hinaus wird die personelle Zusammensetzung der Genehmigungsgremien auch durch das politische Umfeld in den einzelnen Bundesländern geprägt sein.

Aber auch die günstigere Perspektive für die industrielle Sicherheitstoxikologie, die ja primär von der Genehmigungspflicht ausgenommen ist, gilt nicht uneingeschränkt. Sie hängt entscheidend davon ab, aufgrund welcher behördlicher Anforderung eine Genehmigungspflicht entfallen kann. Ist dies nur auf die in Deutschland oder in der EG geltenden Vorschriften begrenzt, und müßten spezielle Untersuchungen für das übrige Ausland gesondert genehmigt werden? Dies wäre für die exportorientierte deutsche chemische Industrie kaum tragbar, da sich die geforderten Untersuchungsvolumina in den verschiedenen Staaten trotz aller Harmonisierungsbestrebungen deutlich unterscheiden. Tierversuche müssen daher von der Industrie so angelegt werden, daß sie auch in dem Land mit den höchsten Anforderungen akzeptiert werden.

Der 2. Leitgedanke des Tierschutzgesetzes greift in die Einzelheiten des Versuchsablaufs ein. Den Tieren soll möglichst wenig Schmerz zugefügt werden. Hierfür lassen sich kaum objektivierbare Kriterien schaffen, und Abwägungen zwischen Versuchsziel und unvermeidbaren Schmerzen für die Versuchstiere werden stets subjektiv geprägt sein. Wenn auch dieses Prinzip aus ethischer Sicht nur zu begrüßen ist, so kann es doch zu langwierigen, wenig fruchtbaren Diskussionen führen.

Die emotionale Behandlung des Tierschutzthemas in der Öffentlichkeit hatte einen starken Einfluß auf die Ministerien und ihre nachgeordneten Behörden. Dabei muß aber sicherlich zugestanden werden, daß der Tierschutzgedanke und die experimentelle Sicherheitstoxikologie teilweise einander entgegenlaufen und nicht in allen Aspekten harmonisch zur Deckung gebracht werden können. Klare politische Entscheidungen sind unter solchen Randbedingungen besonders schwierig.

Am Beispiel der akuten Toxizität können die verschlungenen Pfade in der historischen Entwicklung einer Methodenvorschrift besonders augenfällig dargestellt werden. Bevor die OECD ihre Arbeit zur internationalen Harmonisierung von Prüfrichtlinien im Jahre 1977 aufnahm, wurden akute Toxizitätsprüfungen im allgemeinen an 5 Tieren pro Geschlecht und Dosis durchgeführt. Allerdings gab es nationalstaatliche Alleingänge. So forderte zum Beispiel Japan den doppelten Einsatz an Versuchstieren für die Registrierung von Pflanzenschutzmitteln [89]. In der Industrie bestimmte man schon zu jener Zeit nicht nur den numerischen LD_{50}-Wert, der von den Behörden für die Einstufung und Kennzeichnung chemischer Substanzen gefordert wird; es wurde auch das toxikologische Wirkprofil anhand der klinischen Symptomatik, pathologisch-anatomischer Befundung und ggf. erforderlicher Spezialuntersuchungen erarbeitet.

Kurz bevor die OECD die Harmonisierung von Prüfrichtlinien in Angriff nahm, veröffentlichte die amerikanische Umweltschutzbehörde (EPA) ihren eigenen Vorschlag zur akuten Toxizitätsbestimmung. Eine zentrale Forderung war, daß das statistische 95-%-Konfidenzintervall für den LD_{50}-Wert 20 % nicht überschreiten dürfe [30, 32].

Für Praktiker, die über ausreichende Erfahrungen mit akuten Toxizitätsuntersuchungen verfügten, war es offensichtlich, daß diese Vorschrift zu einem erheblich höheren Einsatz an Versuchstieren führen mußte. Aufgrund der EPA-Anforderung würde sich lediglich eine scheinbare Präzisierung des LD_{50}-Wertes ergeben, ohne die wissenschaftliche Aussagekraft der Untersuchung insgesamt zu erhöhen. Todesrate und numerischer LD_{50}-Wert sind nur von begrenztem Wert für die toxikologische Risikobewertung. Viel wichtiger ist die Dosis- und Zeitabhängigkeit des toxischen Schädigungsbildes. Im übrigen hatte ein Ringversuch der EG die geringe Reproduzierbarkeit der LD_{50}-Werte aufgezeigt. Als 1977 65 Untersuchungslabors aus 8 verschiedenen Ländern mit gleichen Substanzen die LD_{50}-Werte bestimmten, ergaben sich erhebliche Unterschiede bis zu einem Faktor von über 10 [81]. Erschwerend kommt hinzu, daß in vielen Fällen eine starre Vorgabe für das Konfidenzintervall des LD_{50}-Wertes kaum eingehalten werden kann, besonders bei Substanzen mit flach verlaufender Dosiswirkungskurve. So wären Wiederholungsuntersuchungen mit erheblicher Steigerung des Tiereinsatzes erforderlich, um der Auflage der US-Behörde zu genügen.

Der amerikanische Methodenvorschlag hatte anfangs einen gewichtigen Einfluß auf die Diskussionen innerhalb der OECD-Arbeitsgruppe. Nach mehreren Sitzungen kam man jedoch wieder auf das damals allgemein praktizierte Verfahren zurück, nämlich auf den Einsatz von 5 Tieren pro Geschlecht und Dosis bei mindestens 3 Dosierungsgruppen ohne Vorgabe für das Konfidenzintervall des LD_{50}-Wertes [85]. Es muß hier den europäischen und besonders den deutschen Behördenvertretern zugute gehalten werden, daß für sie schon damals der Tierschutzgedanke ein gewichtiges Argument war [43]. Er veranlaßte sie zur strikten Ablehnung des überspitzten amerikanischen Vorschlags. Eine solche Position war zu jener Zeit, als die Tierschutzdiskussion noch nicht so lautstark geführt wurde, nicht selbstverständlich; die Standfestigkeit muß daher um so höher eingeschätzt werden. Für außereuropäische Behördenvertreter hatten tierschützerische Erwägungen damals offensichtlich einen geringeren Stellenwert.

Damit war für die akute Toxizitätsbestimmung ein Untersuchungsumfang festgeschrieben, der von allen akzeptiert werden konnte und dem methodischen Stand entsprach. In den Folgejahren verschärfte sich jedoch die Tierschutzdiskussion in Europa und der Bundesrepublik Deutschland erheblich. Vom Bundesgesundheitsamt wurde in dieser Zeit eine Arbeitsgruppe mit Vertretern von Hochschule, Behörde und Industrie geschaffen, um nach Möglichkeiten zur Einsparung von Versuchstieren in den bestehenden Prüfvorschriften zu suchen. Einen besonderen Schwerpunkt bildete die akute Toxizitätsprüfung.

Nach mehreren Arbeitssitzungen in den Jahren 1984/85 wurde eine Methode vorgestellt, bei der auf eine exakte Bestimmung der LD_{50} verzichtet werden kann. Daten zur tödlichen Dosis sind nur zu erstellen, soweit sie zur gesetzlich vorgeschriebenen Einstufung erforderlich sind. Im übrigen wird das toxikologische Wirkungsbild nur noch mit sehr wenigen Tieren abgeklärt. Nach diesem Vorschlag läßt sich der Einsatz an Versuchstieren im Vergleich zur OECD-Methode häufig mehr als halbieren. Man sollte sich aber vor Augen halten, daß es sich keinesfalls um eine methodische Neuentwicklung handelt. Dieses Verfahren wurde schon seit Jahrzehnten in der Industrie praktiziert, bevor die behördlichen Registrierungsanforderungen in den 60er Jahren immer höher geschraubt wurden. Insofern bedeutet die Initiative des Bundesgesundheitsamts einen begrüßenswerten Rückschritt auf den Status der 50er Jahre.

Ausgerechnet im europäischen Raum selbst zeichnet sich schon jetzt eine gegenläufige Entwicklung bei der akuten Toxizitätsbestimmung ab: Durch das deutsche Chemikaliengesetz und die „6. Änderungsrichtlinie" der EG werden – von bestimmten Ausnahmen abgesehen – nur chemische Einzelsubstanzen erfaßt, nicht aber Zubereitungen und Abmischungen. Um diese Lücke zu schließen, wird seit Jahren in der EG an einer Zubereitungsrichtlinie gearbeitet. Die Zahl der Zubereitungen übersteigt die der chemischen Einzelsubstanzen um ein Vielfaches; ihre Zusammensetzungen sind einem dauernden Wandel entsprechend den technischen Anforderungen unterworfen.

Im Sinne des Tierschutzes wäre es daher begrüßenswert, wenn die akute Toxizität von Zubereitungen rechnerisch aus der Toxizität der Einzelkomponenten abgeschätzt werden kann. Ein solcher Lösungsansatz wird schon lange von der EG verfolgt und wurde kürzlich als Vorschlag zur Zubereitungsrichtlinie [23, 74] vorgestellt. Das Verfahren ist zwar wissenschaftlich angreifbar, erscheint aber zur Zeit als der einzige praktikable Weg. Für eine rechnerische Abschätzung der akuten Toxizität von Zubereitungen wären allerdings recht genaue LD_{50}-Werte der Einzelkomponenten erforderlich, die aber nach dem oben beschriebenen Methodenvorschlag des Bundesgesundheitsamts nicht mehr erhalten werden. Es erscheint daher fraglich, ob sich die Strategie der Zubereitungsrichtlinie mit der neuerarbeiteten akuten Toxizitätsbestimmung vereinbaren läßt. Dabei verfolgen beide Initiativen begrüßenswerte Ziele im Sinne des Tierschutzes: Die Zubereitungsrichtlinie will die Zahl der Tierversuche für die nahezu unüberschaubare Menge an Zubereitungen herabsetzen; die Initiative des Bundesgesundheitsamts möchte die Zahl der Versuchstiere für jede einzelne akute Toxizitätsprüfung senken. Wie so häufig, stehen auch hier 2 begrüßenswerte Bestrebungen zueinander im Widerspruch; eine sachgerechte Problemlösung wird schwierig sein.

Auch die amerikanische Umweltschutzbehörde (EPA) sah sich wohl in den letzten Jahren einem stärkeren Druck durch Tierschutzorganisationen ausgesetzt. Nach ihrer anfangs überzogenen Forderung zum numerischen LD_{50}-Wert (s. oben) veröffentlichte sie 1985 [38] die endgültige Methodenvorschrift für die akute Toxizitätsbestimmung. Hier wird mehrfach das Gebot zur Minimierung von Versuchstieren ausgesprochen. Überprüft man jedoch die Einzelheiten, so reduziert sich die EPA-Prüfrichtlinie nach Abzug unverbindlicher Zielvorstellungen lediglich auf die OECD-Methode, kein Versuchstier und keine Dosisgruppe weniger. Es sei denn, man möchte der Empfehlung, die Toxizitätsdaten strukturverwandter Substanzen zu nutzen, besonderes Gewicht beimessen. Diese Erkenntnismöglichkeit, die von der US-Behörde jetzt festgeschrieben wurde, wird jedoch dem Tierschutzgedanken keine zusätzlichen Perspektiven eröffnen. Struktur-Wirkung-Beziehungen werden nämlich seit Jahrzehnten in der Toxikologie berücksichtigt, solange sie als naturwissenschaftliche Disziplin betrieben wird.

Die unterschiedliche Position europäischer und transatlantischer Behörden gegenüber der Tierschutzproblematik läßt sich fast numerisch erfassen. Im April 1986 berief die OECD eine Expertenkommission ein, um die Methoden zur akuten Toxizitätsbestimmung und Reizprüfung am Auge zu überarbeiten. Es sollte über Änderungsvorschläge beraten werden, die darauf abzielten, die Zahl der Versuchstiere zu senken oder ihnen mögliche Schmerzen weitgehend zu ersparen. Zu dieser Sitzung erschienen aus den Mitgliedsstaaten der EG 25 Experten und aus dem übrigen Europa weitere 8. Die Abordnungen aus Japan und Kanada bestanden aus jeweils einem Vertreter. Die Vereinigten Staaten als führende wesentliche Industrienation hatten lediglich 2 Delegierte entsandt [88]. Wenn sich auch das Interesse an einer Problematik sicher nicht direkt proportional zur Kopfzahl einer Delegation verhält, so sprechen diese Zahlen doch für sich.

Abschließend muß in diesem Zusammenhang auf ein besonderes Dilemma der industriellen Toxikologie hingewiesen werden. Zwischen toxikologischer Untersuchung und endgültiger Registrierung einer Substanz liegen oftmals Jahre. Über einen solchen Zeitraum ist für die Toxikologen in der Industrie die Entwicklung von Behördenvorschriften nicht absehbar. Seine Untersuchungen müssen sich daher meist an den umfangreichsten Anforderungen ausrichten. Für die Versuchsanlage werden häufig schon Vorschläge der Behörden übernommen, bevor sie als Vorschrift endgültig festgeschrieben sind. Ein dauernder Wechsel in der Strategie der Behörden, wie er am Beispiel der akuten Toxizitätsuntersuchung dargestellt wurde, ist daher für die Industrie besonders problematisch.

Bewertung toxikologischer Prüfergebnisse

Die bisher besprochenen Eingriffe des Gesetzgebers in die industrielle Toxikologie sollen gewährleisten, daß Art, Umfang und Durchführung der Untersuchungen den heutigen Erfordernissen genügen. Bevor es diese gesetzlichen Vorschriften gab, oblag es der Eigenverantwortung der chemischen Industrie, ihre Produkte toxikologisch zu überprüfen. Dabei gab es teilweise erhebliche Unterschiede in der Strategie einzelner Firmen, die in früheren Zeiten wohl auch nicht immer ausreichte, um eine sichere Handhabung der Produkte zu gewährleisten. So konnte es zu den Vorfällen kommen, die im Abschnitt „Auslösende und beschleunigende Faktoren" (s. S. 297) beispielhaft dargestellt wurden. Die moderne Gesetzgebung hat nun auf diesem Sektor die Eigenverantwortung der Industrie weitgehend durch verbindliche Standards abgelöst und eine einheitliche Basis für die Sicherheitsbeurteilung geschaffen.

Art und Umfang der erforderlichen Untersuchungen lassen sich wissenschaftlich begründen, die experimentelle Durchführung wird durch das verfügbare methodische Rüstzeug bestimmt. Für die Konsequenzen, die aus den toxikologischen Prüfergebnissen gezogen werden müssen, gelten dagegen andere Voraussetzungen. Eventuell muß die rein wissenschaftliche Basis bisweilen sogar verlassen werden, und gesellschaftspolitische Aspekte oder sozioökonomische Erwägungen können ausschlaggebend werden.

Die Bewertung toxikologischer Ergebnisse bedarf einer soliden, aber auch flexiblen gesetzlichen Basis. Bei der Umsetzung der Bestimmungen in die Praxis wäre den Behörden die Rolle eines unparteiischen Schiedsrichters zuzuordnen, der für einen fairen Ausgleich zwischen den Interessen einzelner Gruppierungen sorgt. Die behördlichen Entscheidungen sollten eine Optimierung der Nutzen-Risiko-Relationen anstreben. Im Gegensatz zu den strengen Naturwissenschaften gibt es hierfür allerdings keine allgemeingültigen Kriterien. So dürften zum Beispiel solche Erwägungen für ein Malariamittel in einem Land, das von der Malaria heimgesucht wird, anders aussehen als in einem Land, in dem diese Krankheit unbekannt ist und aus dem allenfalls einige hundert Touristen in Malariagebiete reisen, um Abwechslung vom Alltag zu suchen. Ebenso hängt die Nutzen-Risiko-Betrachtung für Pflanzenschutz- und Düngemittel davon ab, ob sie für Länder angestellt wird, deren Hauptproblem die Nahrungsmittelüberproduktion oder die Vermeidung der nächsten Hungerkatastrophe ist.

Risikobewertungen sind dann relativ einfach, wenn die vom Menschen aufgenommenen Substanzmengen zuverlässig abgeschätzt werden können. Dies ist zum Beispiel bei Arzneimitteln der Fall, da die einzunehmende Dosis aus dem erwünschten therapeutischen Effekt abgeleitet werden kann. Findet sich nun eine breite Spanne zwischen der therapeutischen und toxischen Dosis, so liegen ein großer Sicherheitsabstand und eine günstige Nutzen-Risiko-Relation vor. Selbstverständlich geht in diese Betrachtung auch ein, ob das Arzneimittel für die Behandlung einer lebensbedrohenden Erkrankung benötigt wird oder nur, um einen Schnupfen zu lindern.

ADI-Werte und Toleranzen

Auch bei Pflanzenschutzmitteln kann die Situation noch übersichtlich sein. Analytisch meßbare Rückstände in Nahrungsmitteln lassen die Exposition des Verbrauchers abschätzen, wenn man die Verzehrgewohnheiten zugrunde legt. Aus dem Verhältnis der Aufnahmemenge zu den Ergebnissen des Tierversuchs wird der Sicherheitsfaktor für den Menschen berechnet. Damit bleibt letztlich noch die Frage nach der erforderlichen Höhe dieser Sicherheitsspanne zu klären.

In der Praxis wird zumeist das im Jahre 1954 von der amerikanischen FDA [73] vorgeschlagene ADI-Konzept („acceptable daily intake", duldbare tägliche Aufnahme) verfolgt. Das 1955 gegründete „Joint Expert Committee on Food Additives" der FAO/WHO verschaffte diesen ADI-Werten weltweit Geltung [115]. Danach wird ein Sicherheitsfaktor von 100 für die Spanne zwischen Verbraucherexposition und wirkungsfreier Dosis im Tierversuch nach langdauernder Substanzgabe angesetzt. Ein Faktor von 10 soll die Unsicherheiten bei der Extrapolation vom Tier auf den Menschen berücksichtigen und ein weiterer Faktor von 10 besonders empfindliche Personengruppen, zum Beispiel Kinder, Kranke oder alte Menschen.

Selbstverständlich darf ein solcher Sicherheitsfaktor nicht blind angewendet werden, sondern der gesamte Kenntnisstand muß damit in Einklang stehen. So können bei gravierenden toxischen Befunden besonders hohe Sicherheitsabstände erforderlich werden, zum Beispiel bei einer Anreicherung der Substanz im Körper oder bei Hinweisen auf eine besondere Empfindlichkeit des Menschen. Oftmals dürfte ein Faktor von 100 aber auch überzogen sein. Dies ist besonders augenfällig bei einigen essentiellen Nahrungsbestandteilen wie Spurenelementen, Vitaminen etc. Betrachtet man beispielsweise das Kochsalz, so liegt die tödliche Dosis für die Ratte bei etwa 3000 mg/kg KG [91]. Unter Einrechnung eines Sicherheitsfaktors von 100 und eines Körpergewichts von 70 kg ergäbe sich eine „akzeptable" tägliche Aufnahme von 2,1 g für den Menschen. Dieser Wert liegt aber schon im unteren Bereich des normalen Kochsalzbedarfs. Und dabei fußt diese Rechnung auf der mittleren tödlichen Dosis bei einmaliger Gabe und nicht — wie für ADI-Berechnungen gefordert — auf der viel niedrigeren Dosis ohne Wirkung bei Langzeitverabreichung.

Arbeitsplatzkonzentrationen

Ein vergleichbares Konzept liegt den Konzentrationsobergrenzen für einatembare Arbeitsstoffe zugrunde. Toleranzwerte für gesundheitsschädliche Arbeitsstoffe wurden 1886 von Lehmann publiziert [72]. Sie werden seit 1955 als MAK-Werte (maximale Arbeitsplatzkonzentrationen) in Deutschland von der Deutschen Forschungsgemeinschaft festgelegt. Die USA hatten in der Erstellung offizieller Listen mit ihren TLV-Werten („threshold limit values") eine Schrittmacherfunktion. TLV-Werte wurden erstmals 1939 von der „American Standard Association" für 10 Gase, Dämpfe und Stäube aufgestellt und ab 1947 von der „American Conference of Governmental Industrial Hygienists" fortgeführt.

Für MAK- und TLV-Werte sind leichte Modifikationen gegenüber dem ADI-Verfahren erforderlich und möglich: So können besonders empfindliche Zielgruppen wie Kinder, Kranke und alte Menschen außer Acht gelassen werden, die Expositionsdauer läßt sich auf eine 40-h-Arbeitswoche begrenzen, und als Aufnahmeweg ist vorwiegend die Atemluft in Betracht zu ziehen. Auch hier wird die Dosis im Tierversuch, die noch keine Schädigung hervorruft, mit einem Sicherheitsfaktor beaufschlagt. Dieser kann bei Substanzen, die lediglich zu einer Atemwegreizung führen, recht klein belassen werden, bei chronisch-schädigendem Potential werden dagegen höhere Sicherheitsfaktoren erforderlich.

MAK-Werte sind primär wissenschaftlich begründete Empfehlungen, aus denen rechtlich bindende Verpflichtungen nicht abzuleiten sind. Jedoch erhielten sie Ende der 50er Jahre einen quasi-rechtlichen Status mit ihrer Veröffentlichung im Bundesarbeitsblatt und später als TRgA (Technische Regel gefährlicher Arbeitsstoffe) im Rahmen der Arbeitsstoffverordnung.

1981 wurde mit den BAT-Werten ein zukunftsweisendes Konzept für den Arbeitsschutz vorgestellt [12]. BAT-Werte („Biologischer Arbeitsstofftoleranzwert") sind Konzentrationsobergrenzen für Arbeitsstoffe beziehungsweise ihre Metaboliten in Körperflüssigkeiten, in der Regel Blut oder Harn. Sofern diese Grenzwerte nicht überschritten werden, ist nach heutigen Kenntnissen im allgemeinen nicht mit einer Gesundheitsschädigung zu rechnen. Hiermit wurde erstmals die *im* Körper wirkende und nicht nur die *auf* den Körper einwirkende Substanz bewertet. Im Jahre 1984/85 übernahm auch die „American Conference of Governmental Industrial Hygienists" dieses Konzept in ihre TLV-Liste als „Biological Exposure Indices" [98].

Einstufung und Kennzeichnung

Für viele Chemikalien ist eine quantitative Festlegung von Expositionsgrenzen nicht erforderlich. Es kann auch eine qualitative Bewertung der Toxizitätsdaten reichen. Sie muß nur den Anforderungen des praktischen Arbeits- und Verbraucherschutzes genügen. Das Gefährdungspotential und der Umfang der Sicherheitsmaßnahmen müssen aufgezeigt werden, um Überexpositionen zu vermeiden.

Ein erstes Konzept hierzu wurde im „Federal Hazardous Substances Labeling Act" [2] für akut giftige Substanzen festgelegt. Zur Einstufung eines Stoffes als „giftig" wurde der numerische LD_{50}-Wert herangezogen und entsprechende Grenzwerte angesetzt. Diese basierten auf Vorarbeiten und Hodge u. Sterner [61]. 1975 übernahm die amerikanische Umweltschutzbehörde dieses Prinzip [27] zur Kennzeichnung von Pflanzenschutzmitteln und zielte dabei besonders auf die Arbeitssicherheit des Anwenders ab.

Von der EG wurde dieses System, basierend auf ersten Ansätzen aus der EG-Richtlinie von 1967, Mitte der 70er Jahre weiter ausgebaut: 1978 wurd es für Pflanzenschutzmittel [19] und 1979 allgemein für Chemikalien [20] festgeschrieben. Aufgrund der akuten Toxizitätsdaten wurden die Substanzen als „sehr giftig", „giftig", „gesundheitsschädlich", „reizend" oder „ätzend" eingestuft. Eine Kennzeichnung, zum Beispiel mit Totenkopf oder Andreaskreuz, weist eindrucksvoll auf das Gefährdungspotential hin. Es versteht sich von selbst, daß für den Umgang mit einer giftigen Substanz, ausgewiesen durch einen Totenkopf, ganz andere Vorsichtsmaßnahmen erforderlich sind als mit einer nicht kennzeichnungspflichtigen Chemikalie.

Die Einordnung in Gefährdungskategorien ist der chemischen Industrie nicht freigestellt, sondern die EG hat eindeutige Kriterien vorgegeben. So muß zum Beispiel eine Substanz als „sehr giftig" eingestuft werden, wenn der LD_{50}-Wert nach oraler Gabe unter 25 mg/kg, nach dermaler Verabreichung unter 50 mg/kg oder der LC_{50}-Wert nach Inhalation unter 0,5 mg/l/4 h liegt. Weiterhin sind den gefährlichen Substanzen standardisierte Risikohinweise und Sicherheitsratschläge (sogenannte R- und S-Sätze) zuzuordnen. Weist zum Beispiel der orale LD_{50}-Wert eine Substanz als „sehr giftig" aus, so führt dies zwangsläufig zum R-Satz: „Sehr giftig beim Verschlucken." Andere freigewählte Formulierungen sind nicht gestattet. Das gleiche gilt für Sicherheitsratschläge: Wenn aufgrund des toxikologischen Wirkungsbildes ein Hautkontakt vermieden werden muß, so ist hierauf mit dem Sicherheitsratschlag: „Berührung mit der Haut vermeiden." hinzuweisen. Die Verpackung einer gefährlichen Substanz ist dann mit dem Gefahrensymbol und den R- und S-Sätzen zu kennzeichnen.

Die Einstufungskriterien für die inhalative LC_{50} verdeutlichen, wie sinnvolle Maßnahmen zu wenig sinnvollen Ergebnissen führen können, wenn verschiedene Aktivitäten unzureichend koordiniert sind.

Die OECD-Methode zur akuten Inhalationstoxizität schlägt eine Einwirkungsdauer von 4 Stunden vor [87]. Dies ist aus methodischen Gründen der früher verwendeten einstündigen Exposition vorzuziehen. Das OECD-Verfahren wurde von der EG übernommen. Einer anderen EG-Behörde oblag die Festsetzung von Klassifizierungsgrenzwerten. Diese dürften sich ursprünglich auf eine einstündige inhalative Exposition bezogen haben, wie zum Beispiel auch beim Transportrecht. Bei der Einatmung einer Substanz hängt die toxische Wirkung aber sowohl von der Atemluftkonzentration als auch von der Einwirkungsdauer ab. Klassifizierungsgrenzwerte, die sich zuvor auf eine einstündige Exposition bezogen, hätten bei Verlängerung auf 4 Stunden herabgesetzt werden müssen. Darüber hinaus ist der oberste Klassifizierungswert mit 20 mg/l Atemluft so hoch angesetzt, daß er bei Staubaerosolen aus technischen Gründen meist nicht erreicht werden kann. Dennoch wurden — trotz Verlängerung der Expositionsdauer — die Einstufungsgrenzwerte von der EG nicht herabgesetzt. Die Gründe dafür sind heute nicht mehr feststellbar.

In dieser Situation ist die Einstufung aufgrund der inhalativen Toxizität erheblich strenger als bei einer Verabreichung über die Haut oder den Magen-Darm-Trakt. Dies zeigte eine Überprüfung von 505 Substanzen, für die sowohl der orale LD_{50}- als auch der inhalative LC_{50}-Wert vorlagen. Danach müssen 2/3 dieser Substanzen mit 1–2 Klassen schärfer eingestuft werden, wenn die inhalative anstelle der oralen Toxizität zugrunde gelegt wird [68].

Vorstöße des deutschen Bundesgesundheitsamts, die Klassifizierungsgrenzwerte an die verlängerte Expositionsdauer anzupassen, blieben bisher erfolglos [70]. Ob und wann eine sachgerechte Änderung vorgenommen wird, läßt sich kaum vorhersagen.

Insgesamt aber wurde durch das Klassifizierungssystem der EG ein einheitliches Schema zur Bewertung des Toxizitätsprofils von Arbeitsstoffen geschaffen. Klare Richtlinien ermöglichen eine überprüfbare Einstufung und Kennzeichnung von Chemikalien. Das EG-Prinzip wurde im Jahre 1981 mit der „Gefährlichkeitsmerkmaleverordnung" des Chemikaliengesetzes [110] in deutsches Recht übernommen.

Damit ist zunächst eine eindeutige Bewertung des akuten Toxizitätsprofils möglich. Die Einstufung krebserzeugender, erbgutverändernder und fruchtschädigender Arbeitsstoffe führt jedoch zu besonderen Problemen, da sich einfache justitiable Grenzwerte wie bei der akuten Toxizität nicht festlegen lassen.

Die Schwierigkeiten seien am Beispiel der kanzerogenen Substanzen aufgezeigt. Zahlreiche Behörden und Gremien haben versucht, die Befunde zu definieren, aufgrund derer eine Substanz als krebserzeugend für den Menschen anzusehen wäre. Dies gilt besonders für die Vereinigten Staaten, wo nahezu jede mit dem Gesundheitsschutz beschäftigte Behörde ein eigenes Positionspapier veröffentlichte, zum Beispiel die Arbeitsschutzbehörde OSHA [28, 35], die Verbraucherschutzbehörde CPSC [29], die Arzneimittelbehörde FDA [36] und die Umweltschutzbehörde EPA [37], aber auch übergeordnete Vereinigungen wie die IRLG [34], das National Toxicology Program [40, 82] oder das Office of Science and Technology Policy [39] und schließlich sogar Einzelstaaten, zum Beispiel der State of California (1982 [95]). Auch nationale (Subcommittee on Environmental Carcinogenesis 1977 [96]; Interdisciplinary Panel on Carcinogenicity 1984 [65]) und internationale Arbeitsgruppen (International Agency for Research on Cancer, 1982 [66]) sowie einzelne Wissenschaftler (zum Beispiel Squire 1981 [94]) waren auf diesem Gebiet tätig. Und selbstverständlich bezogen auch Toxikologen aus der Industrie Stellung, sowohl im europäischen (ECETOC 1980, 1982, 1986 [13, 14, 16]) und amerikanischen Raum separat (zum Beispiel Chemical Industries Association 1981 [9]) als auch „atlantikübergreifend" (International Working Party of Experts 1985 [67]).

Diese Auflistung läßt sich sicherlich noch weiter fortsetzen und kann keinen Anspruch auf Vollständigkeit erheben. Sie zeigt die internationale Zersplitterung bei der Bewertung kanzerogener Substanzen. Damit wird die Situation auf diesem Gebiet dem Chaos vergleichbar, das Mitte der 70er Jahre in bezug auf die toxikologischen Prüfmethoden bestand, bevor die OECD die internationale Harmonisierung in Angriff nahm. Vielleicht ist auch für die Bewertungskriterien kanzerogener (sowie mutagener und teratogener) Substanzen eine internationale „Flurbereinigung" vonnöten.

Im europäischen Raum scheint allerdings die deutsche Gefährlichkeitsmerkmaleverordnung [110] eine erste Vereinheitlichung eingeleitet zu haben. Die von ihr beschriebenen Definitionen wurden in einer etwas allgemeiner gehaltenen Fassung in den „Kennzeichnungsleitfaden" der EG [21] übernommen. Die deutsche Gefahrstoffverordnung [111] paßte sich dann rückläufig wieder der EG an. Wegen der besonderen Problematik werden zur Bewertung von krebserzeugenden, erbgutverändernden und fruchtschädigenden Stoffen Sachverständige aus den EG-Mitgliedsländern eingeschaltet.

Den meisten oben angesprochenen Bewertungskriterien ist eines gemeinsam: Die Einstufung erfolgt nach der Beweiskraft der epidemiologischen und tierexperimentellen Daten. In die oberste Kategorie werden die Substanzen eingeordnet, die in epidemiologischen Studien eine krebserzeugende Wirkung beim Menschen zeigten. Legen experimentelle Daten lediglich einen Verdacht auf krebserzeugende Wirkung beim Menschen nahe, so ist die unterste Kategorie vorgesehen. Dieses Schema wurde schon im Jahre 1970 von der MAK-Kommission der Einstufung krebserzeugender Arbeitsstoffe zugrunde gelegt [11]. Es berücksichtigt jedoch nur das Gewicht der Hinweise auf eine krebserzeugende Wirkung, nicht aber die Wirkstärke. Wenn zum Beispiel eine schwach wirksame krebserzeugende Substanz wegen massiver Überexposition in früheren Jahren beim Menschen zu Krebs geführt hat, so wird sie in die schärfste Kategorie eingeordnet. Eine andere Chemikalie mit höherem Gefährdungspotential kann dagegen der schwächsten Kategorie zugeordnet sein, wenn nur unsichere experimentelle Hinweise vorliegen, Erkrankungen des Menschen wegen strenger und moderner Sicherheitsmaßnahmen jedoch nicht aufgetreten sind.

Gefahrstoffverordnung (früher Arbeitsstoffverordnung)

Den Schutz vor gefährlichen Substanzen am Arbeitsplatz in der Bundesrepublik regelt die „Gefahrstoffverordnung" [111]. Diese Verordnung setzt u. a. die toxikologischen Erfahrungen und Ergebnisse für die Bedürfnisse des praktischen Gesundheitsschutzes um. Dabei ist die Gefahrstoffverordnung ein umfassendes Instrumentarium, das den gesamten Bereich von der Herstellung bis hin zum Verbraucher abdeckt.

Die „Arbeitsstoffverordnung" wurde 1971 [105] aufgrund einer Ermächtigung des „Gesetzes über gesundheitsschädliche oder feuergefährliche Arbeitsstoffe" [52] erlassen. Sie beendete die starke Zersplitterung des Arbeitsschutzrechts und schloß gleichzeitig Lücken im bestehenden Recht. In diese vom Bundesminister für Arbeit und Sozialordnung erlassene Regelung wurden 32 Arbeitsschutzvorschriften (die älteste von 1897) integriert. Weiterhin wurden Richtlinien und Empfehlungen supranationaler Behörden (zum Beispiel EG und Europarat) in deutsches Recht umgesetzt, insbesondere die „67er Richtlinie" der EG [17].

1982 erhielt die Arbeitsstoffverordnung mit dem 1980 erlassenen „Chemikaliengesetz" eine neue Ermächtigungsgrundlage. Die Neufassung brachte 1986 unter der Bezeichnung „Gefahrstoffverordnung" [111] eine Erweiterung des Anwendungsbereichs hin zum Verbraucherschutz. Dies zeigt sich deutlich durch den Oberbegriff „Gefahrstoff" statt der früher verwendeten Bezeichnung „Arbeitsstoff". Hierdurch wurde eine breite Bereinigung des Arbeits- und Verbraucherschutzrechts erreicht. Es wurden 36 bestehende Rechtsvorschriften abgelöst, insbesondere Länder- bzw. Polizeiverordnungen des Giftrechts, und 13 einschlägige Richtlinien der EG in deutsches Recht umgesetzt. Mit der neuen Verordnung gelten die Einstufungs- und Kennzeichnungskriterien der EG [21] und somit die Schutzvorschriften für alle gefährlichen Stoffe, sofern sie den Definitionen der Gefährlichkeitsmerkmale entsprechen. So wird das alte Listenprinzip der „Arbeitsstoffverordnung" durch ein Definitionsprinzip wie beim Transportrecht ergänzt. Auch MAK-, TRK- und BAT-Werte finden jetzt eine gesetzliche Verankerung.

Abschließende Betrachtung

Die gesetzliche Regulierung zur Behandlung chemischer Substanzen läßt sich in ihren Ansätzen weit zurückverfolgen. Erste Versuche, diese Problematik systematisch zu fassen, fanden sich zum Ausgang des 19. Jahrhunderts. Es handelte sich noch um sehr allgemein gehaltene Anforderungen zum vorbeugenden Gesundheitsschutz, zur Sicherheit am Arbeitsplatz und Verhütung von Unfällen. Die erforderlichen Maßnahmen wurden aber vom Gesetzgeber nicht präzisiert, sondern der Industrie eigenverantwortlich überlassen.

Als sich im 1. Drittel dieses Jahrhunderts die chemische Produktion ausweitete und die Zahl neuer Produkte stetig zunahm, stieg auch in der Öffentlichkeit das Interesse an den möglichen Gefahren, die hiermit verknüpft sein könnten. Dieser Prozeß lief zunächst langsam und kaum merklich ab. Durch einige folgenschwere Unglücksfälle wurde er jedoch stark beschleunigt, um in der heutigen Zeit in Ängsten breiter Bevölkerungsteile zu gipfeln, die teilweise irrationale Züge aufweisen.

Unter diesem Einfluß, aber mit einer gewissen zeitlichen Verzögerung, wurden die gesetzlichen Bestimmungen präzisiert und verschärft. Betroffen waren zunächst besonders die verbrauchernahen Produkte, für die sich die Exposition des Menschen recht gut abschätzen ließ, zum Beispiel Arzneistoffe und Pflanzenschutzmittel. Chemikalien im weitesten Sinne wurden erst in jüngster Zeit erfaßt.

Als Grundlage ist allen gesetzlichen Bestimmungen gemein, daß mögliche Gefährdungspotentiale vor der industriellen Herstellung oder Vermarktung durch toxikologische Untersuchungen abzuklären sind. Die experimentellen Prüfungen sind von der Industrie durchzuführen. Um einen ausreichenden Standard zu gewährleisten, der dem Ziel des öffentlichen Gesundheitsschutzes Rechnung trägt, greift der Gesetzgeber mit strengen Vorgaben auf mehreren Ebenen ein:

- Für jedes Anwendungsgebiet ist vorgeschrieben, welche toxikologischen Endpunkte durch welche Untersuchungsarten abzuklären sind.
- Für jeden Untersuchungstyp sind die Minimalanforderungen bezüglich des experimentellen Aufwands eindeutig festgelegt.
- Auch die Arbeitsweise im Labor wird reguliert, um Datenverfälschungen und -manipulationen ausschließen zu können und den Erfordernissen des Tierschutzes Rechnung zu tragen.
- Auch für die Bewertung der experimentellen Daten wurden Rahmenvorschriften erlassen, um die Konsequenzen für den Gesundheitsschutz auf eine einheitliche Basis zu stellen.

Anfangs waren die Aktivitäten der gesetzgebenden Organe noch weitgehend unkoordiniert. So ergab sich schon im nationalen Rahmen eine starke Zersplitterung bei den Prüfungsanforderungen für die verschiedenen Produktklassen. Auf internationaler Ebene ergab sich aber ein wirkliches Chaos, da nahezu jede Industrienation eigene gesetzliche Auflagen erstellte. Einschränkungen des freien Warenaustauschs zeichneten sich ab, da die für das eigene Land erarbeiteten Registrierungsunterlagen häufig den Anforderungen des Handelspartners nicht genügten.

Ende der 70er Jahre versuchten dann internationale Organisationen, insbesondere die EG und die OECD, diese Handelsbarrieren abzubauen. Sie konnten Erfolge bei der Vereinheitlichung der Prüfmethoden und der Harmonisierung der „Guten Laborpraxis" verzeichnen. Die Überführung der OECD-Richtlinien in das nationalstaatliche Recht der einzelnen Mitgliedsländer war allerdings ein langer und verschlungener Weg, der auch heute noch nicht abgeschlossen ist.

Auf 3 Gebieten wurde aber ein internationaler Gleichklang noch nicht erreicht, selbst erste Schritte in diese Richtung sind kaum erkennbar: 1) beim Untersuchungsumfang, der für die einzelnen Produktklassen erforderlich ist; 2) bei der Bewertung der toxikologischen Prüfergebnisse und 3) bei der Tierschutzgesetzgebung. Es dürfte sicherlich im Interesse des internationalen Handels, der chemischen Industrie und der Behörden liegen, auch hier zu einer gewissen supranationalen Angleichung zu gelangen.

Der chemischen Industrie und dem hier arbeitenden Toxikologen haben die modernen gesetzlichen Bestimmungen zweifellos neue Zwänge und eine Einengung der eigenen Entscheidungsmöglichkeiten gebracht. Andererseits sind klare und einheitliche Richtlinien zu begrüßen, wenn sie die Industrie zusammen mit den Behörden dem gemeinsamen Ziel näherbringen, die Gesundheit des Menschen vor möglichen chemiespezifischen Gefahren zu schützen.

Literatur

Abkürzungen: ABl = Amtsblatt der EG, BGBl = Bundesgesetzblatt
Fed. Reg. = Federal Register (USA), RGBl = Reichsgesetzblatt

1. Act (1938) Federal Food, Drug, and Cosmetic Act; Public Law 75–717 (USA); Regulierungen, Ergänzungen, Novellen (Amendments) und Ausführungsbestimmungen in: Code of Federal Regulations (CFR), Title 21
2. Act (1960) Federal Hazardous Substances Labeling Act; July 12, 1960; Public Law 86–613 (USA)
3. Act (1976) Toxic Substances Control Act, TSCA; Oct. 11, 1976; Public Law 94–469 (USA)
4. Agriculture Canada (1981) Food Production and Inspection Branch, Pesticide Divison, Memorandum to Registrants, R-1-211: Guidelines for Pesticide Toxicology Data Requirements, Health Protection Branch, 6th Draft, July 24, 1981; Spezial Studies, V Reproduction Studies
5. Amendment (1954) Pesticide (Miller) Amendment; July 22, 1954; Public Law 83–518 (USA)
6. Amendment (1958) Food Additive Amendment (Delaney Amendment); Sept. 6, 1958; Public Law 85–929 (USA)
7. BGA (1981) Empfehlungen des Bundesgesundheitsamtes zur Prüfung der gesundheitlichen Unbedenklichkeit von kosmetischen Mitteln. Bundesgesundheitsblatt 24, Nr. 6; 96–99
8. Casarett and Doull's Toxicology (1980) The basic science of Poisons, 2nd ed. MacMillan, New York
9. Chemical Industries Association (1981) The control of occupational carcinogens, a CIA, position paper, 1–12
10. Davis SC (1986) Umwelt-Perspektiven: Politik der Europäischen Gemeinschaft. Spektrum der Wissenschaft Feb. 1986: 12–13
11. Deutsche Forschungsgemeinschaft (1970) Kommission zur Prüfung gesundheitsschädlicher Arbeitsstoffe. Mitteilung VI: 6, 24
12. Deutsche Forschungsgemeinschaft (1981) Senatskommission zur Prüfung gesundheitsschädlicher Arbeitsstoffe. Maximale Arbeitsplatzkonzentrationen. Mitteilung XVII: 71–75
13. ECETOC (1980) A contribution to the strategy for the identification and control of occupational carcinogens. Monograph 2. European Chemical Industry Ecology & Toxicology Centre, Brüssel
14. ECETOC (1982) Risk assessment of occupational chemical carcinogens. Monograph No. 3. European Chemical Industry Ecology & Toxicology Centre, Brüssel

15 ECETOC (1985) Recommendations for the Harmonization of International Guidelines for Toxicity Studies. Mongraph No 7. European Chemical Industry Ecology & Toxicology Centre, Brüssel
16 ECETOC (1986) A guide to the classification of carcinogens, mutagens and teratogens under the Sixth Amendment. Technical Report No 21. European Chemical Industry Ecology & Toxicology Centre, Brüssel
17 EG (1967) Richtlinie Nr. 67/548/EWG (67er Richtlinie) vom 16. August 1967. ABl. Nr. 196/1
18 EG (1976) Richtlinie Nr. 76/768/EWG vom 27. Juli 1976 zur Angleichung der Rechtsvorschriften der Mitgliedsstaaten über kosmetische Mittel. ABl. Nr. L 262/169
19 EG (1978) Richtlinie Nr. 78/631/EWG (Schädlingsbekämpfungsrichtlinie) vom 26. Juni 1978. ABl. Nr. L 206/13
20 EG (1979) Richtlinie Nr. 79/831/EWG (6. Änderungsrichtlinie) vom 18. September 1979. ABl. Nr. L 259, 10
21 EG (1983) Richtlinie Nr. 83/467/EWG (Kennzeichnungsleitfaden) vom 29. Juli 1983. ABl. Nr. L 257/1 vom 16. September 1983
22 EG (1984) Richtlinie Nr. 84/449/EWG (6. Anpassungsrichtlinie zu 67/548/EWG) vom 25. April 1984. ABl. 251/1
23 EG (1985) KOM (85) 364 endg. Vorschlag für eine Richtlinie des Rates zur Angleichung der Rechts- und Verwaltungsvorschriften der Mitgliedsstaaten für die Einstufung, Verpackung und Kennzeichnung gefährlicher Zubereitungen. ABl. Nr. C 210 vom 22.08.85
24 Erlaß (1976) Runderlaß vom 20. September 1976 über „Genehmigungsbedürftige Anlagen; Vorkehrungen gegen die Emission hochtoxischer Stoffe beim Betrieb von chemischen Anlagen". Der Minister für Arbeit, Gesundheit und Soziales des Landes Nordrhein-Westfalen
25 Ernährungsbericht (1984) Deutsche Gesellschaft für Ernährung e.V., Frankfurt/Main, Druckerei Henrich, Frankfurt
26 FDA (1978) Food and Drug Administration. Nonclinical laboratory studies, good laboratory practice regulations. December 22, 1978; Fed. Reg. 43, 247: 59986
27 Federal Register (1975) Environmental Protection Agency. Pesticide programs, registration, reregistration und classification procedures. 40: 28279
28 Federal Register (1977) Department of Labor, Occupational Safety and Health Administration. Identification, classification and regulation of toxic substances posing a potential occupational carcinogenic risk. 42: 54148–54227
29 Federal Register (1978) Consumer Product Safety Commission. Classifying, evaluating and regulating carcinogens in consumer products; interim statement of policy and procedure. 43: 25658–25665
30 Federal Register (1978) Environmental Protection Agency. Pesticide programs. Proposed guidelines for registering pesticides in the U.S. Hazard evaluation: humans and domestic animals. 43: 37355–37356
31 Federal Register (1978) Environmental Protection Agency. Pesticide programs. Proposed guidelines for registering pesticides in the U.S. Hazard evaluation: humans and domestic animals. 43: 37736–3796
32 Federal Register (1979) Environmental Protection Agency. Proposed health effects test standard for toxic substances control act test rules. 44: 44066–44067
33 Federal Register (1979) Environmental Protection Agency. Proposed health effects test standard for toxic substances control act test rules. 44: 44054–44093
34 Federal Register (1979) IRLG Work Group Report on the scientific bases for identification of potential carcinogens and estimation of risk. 44: 39858–39879
35 Federal Register (1980) Department of Labor, Occupational Safety and Health Administration. Identification, classification and regulation of potential occupational carcinogens. 45: 5002–5296
36 Federal Register (1982) Department of Health and Human Services. Food and Drug Administration. Policy for regulating carcinogenic chemicals in food and color additives; advance notice of proposed rulemaking. 47: 14464–14470
37 Federal Register (1984) Environmental Protection Agency. Proposed guidelines for carcinogen risk assessment; request for comments. 49: 46294–46301
38 Federal Register (1985) Environmental Protection Agency, Health effects testing guidelines. 50: 39402–39404

39 Federal Register (1985) Office of Science and Technology Policy. Chemical carcinogens; a review of the science and its associated principles. 50: 10372–10442
40 Federal Register (1986) National Toxicology Program (NTP) Levels of evidence of carcinogenicity used to describe evaluative conclusions for NTP long-term toxicology and carcinogenesis studies. 51: 2579–2582
41 Franck R (1975) Kunststoffe im Lebensmittelverkehr, Empfehlungen des BGA, Textausgabe. Heymanns, Köln
52 Fries GF (1985) The PBB episode in Michigan: an overall appraisal. CRC Crit Rev Toxicol 16: 105–156
43 German National Working Group „Short-term Toxicology" (1978) General remarks on an acute and subacute testing program.
44 Gesetz (1879) Gesetz, betreffend den Verkehr mit Nahrungsmitteln, Genußmitteln und Gebrauchsgegenständen vom 14. Mai 1879. RGBl. S 145
45 Gesetz (1887) Gesetz, betreffend die Verwendung gesundheitsschädlicher Farben bei der Herstellung von Nahrungsmitteln, Genußmitteln und Gebrauchsgegenständen vom 5. Juli 1887. RGBl. S 277
46 Gesetz (1896) Bürgerliches Gesetzbuch, BGB, vom 18. August 1896. RGBl. S 195
47 Gesetz (1900) Gewerbeordnung in der Fassung der Bekanntmachung vom 26. Juli 1900. RGBl. S 871
48 Gesetz (1911) Reichsversicherungsordnung (RVO) vom 19. Juli 1911. RGBl. S 509
49 Gesetz (1927) Lebensmittelgesetz (LMG) vom 25. Juli 1927. RGBl. I S 124
50 Gesetz (1936) Lebensmittelgesetz vom 17. Januar 1936. RGBl. I S 17
51 Gesetz (1937) Gesetz zum Schutze der landwirtschaftlichen Kulturpflanzen. RGBl. I S 271
52 Gesetz (1939) Gesetz über gesundheitsschädliche oder feuergefährliche Arbeitsstoffe vom 25. März 1939. RGBl. I S 581
53 Gesetz (1961) Gesetz über den Verkehr mit Arzneimitteln, Arzneimittelgesetz vom 16. Mai 1961. BGBl. I S 533
54 Gesetz (1968) Pflanzenschutzgesetz vom 10. Mai 1968. BGBl. I S 352
55 Gesetz (1974) Lebensmittel- und Bedarfsgegenständegesetz (LMBG) vom 15. August 1974. BGBl. I S 1945
56 Gesetz (1980) Gesetz zum Schutz vor gefährlichen Stoffen, Chemikaliengesetz (ChemG) vom 16. September 1980. BGBl. I S 1718
57 Gesetz (1986) Tierschutzgesetz vom 18. August 1986. BGBl. I S 1319
58 Gesetz (1986) Gesetz zum Schutz der Kulturpflanzen (Pflanzenschutzgesetz vom 15. September 1986. BGBl. I S 1505
59 Griepentrog F (1973) Stand der gesundheitlichen Beurteilung kosmetischer Mittel. Arbeiten aus dem Bundesgesundheitsamt. Bundesgesundheitsblatt 16, 146
60 Harada M (1978) Congenital minamata disease: intrauterine methylmercury poisoning. Teratology 18: 285–288
61 Hodge HC, Sterner JH (1949) Am Ind Hyg Assoc Quart 10: 93
62 Holthöfer Nüse Franck (1973) Pflanzenschutzgesetz / DDT-Gesetz / Höchstmengen-Verordnung. Heymanns, Köln
63 Holthöfer Nüse Franck (1973) Deutsches Lebensmittelrecht. Heymanns, Köln
64 Hunter WJ, Lingk W, Recht P (1979) Intercomparison study on the determination of single administration toxicity in rats. J Asso Off Anal Chem 62: 864–873
65 Interdisciplinary Panel on Carcinogenicity (1984) Criteria for evidence of chemical carcinogenicity. Science 225: 682–687
66 International Agency for Research on Cancer (1982) Chemicals, industrial processes and industries, associated with cancer in humans; IARC Monogr vol 1 to 29. IARC Monogr [Suppl] 4: 7–24
67 International Working Party of Experts (1985) Safety of Chemicals Committee of CEFIC, International Affairs Group of CMA/SOCMA, Canadian Chemical Producers Association. Criteria for identifying and classifying carcinogens, mutagens and teratogens. Regulatory Toxicol. Pharmacol 7, 1–20 (1987)
68 Klimisch H-J, Bretz R, Doe J (1986) Classification of dangerous substances and pesticides in the EEC directives: a proposed revision of criteria for inhalation toxicity. Regulatory Toxicol Pharmacol 7, 21–34 (1987)

69 Kopelman H, Robertson MH, Sanders PG, Ash J (1966) The epping jaundice. Br Med J 514–516
70 Kunde M (1980) Festlegung von Grenzkonzentrationen zur Klassifizierung gefährlicher Stoffe und Zubereitungen nach deren akuter Inhalationstoxizität; Presented to the Scientific Advisory Committee, Toxicology Section, Health and Safety Directorate of the Commission of the European Communities, Brussels, Juli 7, 1980
71 Law (1973) Law concerning the examination and regulation of manufacturer, etc. of chemical substances. MITI, Ministry of International Trade and Industry; Law No. 117 (Japan)
72 Lehmann KB (1886) Experimentelle Studien über den Einfluß technisch und hygienisch wichtiger Gase und Dämpfe auf den Organismus. Arch Hyg 5: 1
73 Lehman AJ, Patterson WI, Davidow B, Hagan EC, Woodard G, Laug EP, Frawley JP, Fitchugh OG, Bourke AR, Draize JH, Nelson AA, Vos BJ (1955) Procedures for the appraisal of the toxicity of chemicals in foods, drugs, and cosmetics. Food Drug Cosmetic Law J 10: 679
74 Martens M, Mosselmans G, Fumero S, Jacobs G, Lafontaine A (1984) Some thoughts on a possible regulatory approach at EEC level on the classification and labeling of dangerous preparations. Tox Subst J 6: 44–60
75 Mayer K (1959) 4500 Jahre Pflanzenschutz. Ulmer, Stuttgart
76 Merkblatt (1975) Merkblatt Nr. 33, 2. Auflage, September 1975 Biologische Bundesanstalt für Land- und Forstwirtschaft. Unterlagen zur Toxikologie eines Pflanzenbehandlungsmittels im Rahmen des Zulassungsverfahrens.
77 Mrak EM (1969) Report of the Secretary's Commission on pesticides and their relationship to environmental health I, II U.S. Government Printing Office, Washington D.C.
78 National Academy of Sciences (1960) Principles and procedures for evaluating the safety of food additives. Washington D.C., NAS Publ. No. 750
79 National Academy of Sciences (1975) Principles for evaluating chemicals in the environment. Washington D.C.
80 National Cancer Institute (1976) Carcinogenesis Technical Report Series No. 1 Guidelines for carcinogen bioassay in small rodents. DHEW Publication No. (NIH) 76–801
81 National Research Council (1977) Principles and procedures for evaluating the toxicity of household substances. National Academy of Sciences, Washington D.C.
82 National Toxicology Program (1984) Board of Scientific Councelors. Report of the ad hoc Panel on Chemical Carcinogenesis Testing and Evaluating.
83 Novelle (1891) Arbeiterschutznovelle zur Reichsgewerbeordnung vom 1. Juni 1891. RGBl. I S 261
84 OECD (1981) Guidelines for testing of chemicals. OECD, Paris
85 OECD (1981) Guidelines for testing of chemicals, Section 4: Health effects, OECD, Paris
86 OECD (1981) Guidelines for testing of chemicals, Appendix. Decision of the Council, 12th May 1981, OECD, Paris
87 OECD (1981) Guidelines for testing of chemicals, Section 4: Health Effects, No. 403 „Acute inhalation Toxicity", OECD, Paris
88 OECD (1986) Participant List. Ad hoc Meeting of experts on acute toxicity (Paris 7th–11th April 1986) OECD, Paris
89 Pesticide Residue Section, Agricultural Chemicals Inspection Station, Ministry of Agriculture and Forestry (1973) Toxicity and residue tests necessary for registration of agricultural chemicals in Japan. Japan Pesticide Information 14: 5–9
90 Pietrulla WKF (1983) Kriterien für giftige Stoffe. Sonderdruck aus Nr. 7 und 8/1983. Gefährliche Ladung, Storch, Hamburg
91 Registry of Toxic Effects of Chemical Substances (1980) U.S. Department of Health and Human Services, National Institute for Occupational Safety and Health. Lewis RJ, Tatken RL, eds.; VZ 4725000
92 Revision (1977) The industrial safety and health Law – Revision; Ministry of Labor; Law No. 76 (Japan)
93 Spielmann H (1985) Prüfrichtlinie „Verhaltensstörende Eigenschaften im Tierversuch" nach § 9 Abs. 1 Nr. 2e Chemikaliengesetz (ChemG). Bundesgesundheitsbl. 28: 261–263
94 Squire RA (1981) Science 214: 877–880
95 State of California (1982) Health and Welfare Agency, Department of Health Services. Carcinogen Identification Policy; Section 1: considerations used in the evaluation of qualitative evidence for carcinogenicity: methods for identifying carcinogens. pp 1–71

96 Subcommittee on Environmental Carcinogenesis (1977) National Cancer Advisory Board. General criteria for assessing the evidence for carcinogenicity of chemical substances. INCI 58: 461–465
97 Tierschutzgesetz (1972) Bundesgesetzblatt Teil I, Nr. 74: 1277–1283
98 TLV's (1984/85) Threshold limit values for chemical substances and physical agents in the work environment and biological exposure indices; American Conference of Governmental Industrial Hygienists pp 59–63
99 United Nations (1976) Transport of dangerous goods (Orange Book), United Nations, New York (1st ed. 1976, 3rd revised ed. 1984)
100 Verordnung (1919) Verordnung über die Schädlingsbekämpfung mit hochgiftigen Stoffen vom 19. Januar 1919. RGBl. I S 165
101 Verordnung (1940) Polizeiverordnung vom 13. Februar 1940. RGBl. I S 349, i. d. F. vom 15. August 1956 (BGBl. I, S 746)
102 Verordnung (1942) Verordnung über die Anwendung arsenhaltiger Verbindungen im Weinbau vom 26. Februar 1942. RGBl. I, S 110 und 276
103 Verordnung (1966) Höchstmengenverordnung Pflanzenschutz, pflanzliche Lebensmittel vom 30. November 1966. BGBl. I, S 667
104 Verordnung (1969) Verordnung über die Prüfung und Zulassung von Pflanzenschutzmitteln vom 4. März 1969. BGBl. I, S 183
105 Verordnung (1971) Verordnung über gefährliche Arbeitsstoffe vom 17. September 1971. BGBl. I, S 1609
106 Verordnung (1973) Höchstmengenverordnung, tierische Lebensmittel vom 15. November 1973. BGBl. I, S 1710
107 Verordnung (1977) Verordnung über kosmetische Mittel (Kosmetik-V) vom 16. Dezember 1977. BGBl. I, S 2589, zuletzt geändert durch die Neunte Verordnung zur Änderung der Kosmetik-Verordnung vom 20. März 1985, BGBl. I, Nr. 17 S 586
108 Verordnung (1978) Niedersächsische Verordnung über den Handel mit Giften vom 13. Februar 1978; Niedersächsisches Gesetz- und Verordnungsblatt 32, 12: S 137
109 Verordnung (1980) Zwölfte Verordnung zur Durchführung des Bundes-Immissionsschutzgesetzes (Störfall-V.); BGBl. I S. 772
110 Verordnung (1981) ChemG Gefährlichkeitsmerkmale-V, Verordnung über die Gefährlichkeitsmerkmale von Stoffen und Zubereitungen nach dem Chemikaliengesetz vom 18. Dezember 1981. BGBl. I S 1487
111 Verordnung (1986) Verordnung über gefährliche Stoffe (Gefahrstoffverordnung – GefStoffV) vom 26. August 1986. BGBl. I S 1470
112 Verordnung (1987) Verordnung über Pflanzenschutzmittel und Pflanzenschutzgeräte (Pflanzenschutzmittelverordnung) vom 28. Juli 1987. BGBl. I S 1754
113 Vevera E (1978) Ländergiftverordnungen, Einführung in: IPS-Codex, Industrieverband Pflanzenschutz und Schädlingsbekämpfungsmittel e.V., Frankfurt
114 World Health Organisation (1969) Principles for the testing and evaluation of drugs for carcinogenicity. WHO Techn Rep Ser 426, Genf
115 World Health Organisation (1969) Pesticide residues in food. WHO Techn Rep Ser No. 417, Genf
116 Zbinden G (1985 a) In: Menschen, Tiere und Chemie. M.T.C. Verlag Zollikon, 8702 Zollikon, Schweiz, S 29–30
117 Zbinden G (1985 b) In: Menschen, Tiere und Chemie. M.T.C. Verlag Zollikon, 8702 Zollikon, Schweiz, S 66–67

Anhang A

Wichtigste Behörden/Gremien und ihre Funktion auf dem Gebiet der Toxikologie

Bundesrepublik Deutschland

Name	Funktion	Bemerkungen
BAU (Bundesanstalt für Arbeitsschutz [und Unfallforschung], Dortmund)	Anmeldestelle für neue Chemikalien; Bewertungsstelle gemäß ChemG	Gründung: 1939 als Reichsstelle für Arbeitsschutz, Neugründung 1949 als Zentralinstitut für Arbeitsschutz; 1971 Umwandlung in BAU; Übergeordnetes Ministerium: Bundesministerium für Arbeit und Sozialordnung (BMA)
BGA (Bundesgesundheitsamt, Berlin)	Bewertungsstelle für neue Chemikalien, Pflanzenschutzmittel, Lebensmittelbedarfsgegenstände; Zulassungsstelle für Arzneimittel; Forschung auf dem Gebiet der Gesundheitspflege	Gründung: 1876 als Kaiserliches Gesundheitsamt, später Reichsgesundheitsamt; Neugründung 1952. Übergeordnetes Ministerium: Bundesministerium für Jugend, Familie, Frauen und Gesundheit (BMJFFG)
BBA (Biologische Bundesanstalt, Braunschweig)	Prüfung und Zulassung von Pflanzenschutzmitteln	Gründung: 1898 als Biologische Abteilung am Kaiserlichen Gesundheitsamt, später Biologische Reichsanstalt für Land- und Forstwirtschaft; Neugründung 1950. Übergeordnetes Ministerium: Bundesministerium für Ernährung, Landwirtschaft und Forsten (BMELF)
UBA (Umweltbundesamt, Berlin)	Bewertungsstelle für Chemikalien	Gründung: 1974. Übergeordnetes Ministerium: Bundesministerium des Inneren (BMI)
AgS (früher AgA) (Ausschuß für gefährliche Stoffe, Dortmund)	Beratungsinstrument des BMA (und BMJFFG); Festlegung von TRK-Werten; Einstufung von Kanzerogenen in Gefährdungsklassen; Herausgabe von sog. Technischen Regeln für gefährliche Stoffe (TRgS, früher TRgA)	Gründung: 1972
DFG (MAK-Kommission) (Deutsche Forschungsgemeinschaft, Bonn)	Festlegung von MAK- und BAT-Werten durch die Senatskommission zur Prüfung gesundheitsschädlicher Arbeitsstoffe	Gründung der MAK-Kommission: 1955

Internationale Gremien

Name	Funktion	Bemerkungen
UNO (United Nations Organization, Genf)	Festlegung der Empfehlungen zur Transportkennzeichnung (ab 1957)	Die Empfehlungen sind erst nach Umsetzung in nationales Recht bindend
FAO/WHO (Joint Expert Committee on Food Aditivies der Food and Agriculture Organization/ World Health Organization, Rom/Genf)	Festlegung von ADI-Werten (ab 1956) WHO: frühe Arbeiten zur Harmonisierung der Prüfmethoden	Unterorganisationen der UNO
IARC (International Agency for Research on Cancer, Lyon)	Chemische Kanzerogenese; Bewertung von Kanzerogenen	Unterorganisation der UNO
OECD (Organization of Economic Cooperation and Development, Paris)	Erlaß von Richtlinien zur Harmonisierung der Gesetzgebung (Prüfrichtlinien, GLP-Grundsätze)	Die Richtlinien sind erst nach Umsetzung in nationales Recht bindend
EG (Ministerrat und Kommission, Brüssel)	Erlaß von Richtlinien zur Harmonisierung der Gesetzgebung der Mitgliedsstaaten	Die Richtlinien sind in nationales Recht umzusetzen

Nationale (nicht deutsche) Behörden

USA

Name	Funktion	Bemerkungen
FDA (Food and Drug Administration, Washington)	Kontrolle/Zulassung von Lebensmittelzusatzstoffen, Arzneimitteln und Kosmetika	Gründung: 1938. Übergeordnetes Ministerium: Department of Health and Human Services
EPA (Environmental Protection Agency, Washington)	Kontrolle/Zulassung von Chemikalien und Pflanzenschutzmitteln	Gründung: 1970. Unabhängige Behörde
OSHA (Occupational Safety and Health Administration, Washington)	Überwachung der Arbeitssicherheit; Festlegung von Standards (= gesetzlich festgelegte maximale Arbeitsplatzkonzentrationen)	Gründung: 1970. Übergeordnetes Ministerium: Department of Labor
CPSC (Consumer Product Safety Commission, Washington)	Risikoabschätzung bei Konsumgütern; Beschränkungen und Verbote	Gründung: 1973. Unabhängige Behörde
ACGIH (American Conference of Governmental Industrial Hygienists, Cincinnati)	Festlegung von TLV-Werten und BEI (= Biological Exposure Indices) ab 1947 bzw. 1984/85	Gründung: 1938. Unabhängiges Gremium

Schweiz

Name	Funktion	Bemerkungen
BAG (Bundesamt für Gesundheitswesen, früher eidgenössisches Bundesgesundheitsamt, Bern)	Kontrolle von Chemikalien, Lebensmittelzusatzstoffen und Pflanzenschutzmitteln	Gründung 1893
IKS (Interkantonale Kontrollstelle für Arzneimittel, Bern)	Kontrolle und Zulassung von Arzneimitteln	Gründung 1900
SUVA (Schweizerische Unfallversicherungsanstalt, Luzern)	Festlegung von MAK-Werten	1. Publikation von Giftschwellenwerten 1945; ab 1960 gesetzliche Verpflichtung zur Bekanntgabe von MAK-Werten

Anhang B

Zeitliche Abfolge der wichtigsten gesetzlichen Regelungen mit toxikologischem Hintergrund

Deutsche Regelungen

1231 Medizinaledikt, Konstitutionen Friedrich II. für Sizilien
1532 Constitutio Criminalis Carolina (Peinliche Gerichtsordnung Karls V.)
1756 Württembergische Medizinalverordnung
1845 Preußische Allgemeine Gewerbeordnung
1869 Gewerbeordnung für den norddeutschen Bund
1879 Nahrungsmittelgesetz
1884 Unfallversicherungsgesetz
1887 Farbengesetz
1888 Unfallverhütungsvorschriften der BG Chemie (Genehmigung durch Reichsversicherungsamt)
1896 Bürgerliches Gesetzbuch
1897 Erste allgemeine Arbeitsschutzvorschriften
1900 Gewerbeordnung für das Deutsche Reich
1901 Kaiserliche Verordnung (Arzneimittelvertrieb)
1911 Reichsversicherungsordnung
1919 Verordnung über die Schädlingsbekämpfung mit hochgiftigen Stoffen
1925 Ausweitung der Unfallversicherung auf gewerbliche Berufskrankheiten im Rahmen der Reichsversicherungsordnung
1927 Lebensmittelgesetz (Novellen 1935, 1958)
1933 Tierschutzgesetz (Novellen 1972, 1986)
1937 Gesetz zum Schutze der landwirtschaftlichen Kulturpflanzen
1939 Gesetz über gesundheitsschädliche oder feuergefährliche Arbeitsstoffe
1943 Verordnung über die Herstellung von Arzneifertigwaren
1949 Grundgesetz
1954 Lösemittelverordnung
1960 Jugendarbeitsschutzgesetz (Novelle 1976)
1961 Arzneimittelgesetz (AMG; Novelle 1964)
1966 Höchstmengenverordnung (Novellen 1972, 1978)
1968 Mutterschutzgesetz
1968 Pflanzenschutzgesetz (Novellen 1971, 1975, 1978, 1986)
1968 7. Berufskrankheitenverordnung (Entschädigungspflichtige Berufskrankheiten)
1969 Verordnung über die Prüfung und Zulassung von Pflanzenschutzmitteln

1971 Verordnung über gefährliche Arbeitsstoffe (= Arbeitsstoffverordnung = „Arb Stoff V"; Novellen 1975, 1980; 1982)

1971 Richtlinie über die Prüfung von Arzneimitteln

1974 Lebensmittel- und Bedarfsgegenständegesetz (LMBG)

1974 Bundesimmissionsschutzgesetz (BImSchG)

1975 Gesetz über die Beförderung gefährlicher Güter

1975 Futtermittelgesetz

1976 Zweites Arzneimittelgesetz

1976 „Seveso-Erlasse" einiger Bundesländer, z. B. Nordrhein-Westfalen

1977 Verordnung über kosmetische Mittel (Kosmetikverordnung)

1978 Novellierte Giftverordnungen einiger Bundesländer (Niedersachsen, Hamburg, Saarland)

1980 Chemikaliengesetz (Chem G)

1980 Störfallverordnung

1981 Chem G Anmelde- und Prüfnachweisverordnung

1981 Chem G Gefährlichkeitsmerkmaleverordnung

1983 Bekanntmachung der OECD-Grundsätze der GLP

1985 Gefahrgutverordnung Eisenbahn (GGVE) und Gefahrgutverordnung Straße (GGVS) (Novellen)

1986 Gesetz zum Schutz der Kulturpflanzen

1986 Gefahrstoffverordnung

1986 Neufassung des Tierschutzgesetzes

1987 Pflanzenschutzmittelverordnung

Nationale (nicht deutsche) Bestimmungen

USA

1848 Virginia: Gesetz über Kontrolle von Arzneimitteln

1906 Food and Drug Act

1910 Insecticide Act

1917 Hawaii: Erstes Berufskrankheitengesetz

1927 Federal Caustic Poison Act

1936 Walsh-Healy Act („Suppliers to US Gov. have to maintain safe & healthful working environment")

1938 Federal Food, Drug, and Cosmetic Act (FDCA; Amendments betreffend Pflanzenschutzmittel 1954, Lebensmittelzusatzstoffe 1958, Farbstoffzusätze 1960, neue Arzneimittel 1962, neue Tierarzneimittel 1968, Pflanzenschutzmittel 1972)

1944 Public Health Service Act

1947 Federal Insecticide, Fungicide, and Rodenticide Act (FIFRA; Amendments 1959, 1964, 1972, 1975, 1978, 1980)

1952 Dangerous Cargo Act

1960 Federal Hazardous Substances Labeling Act

1967 Federal Hazardous Substances Act

1969 Child Protection and Toy Safety Act

1970 Poison Prevention Packaging Act

1970 Occupational Safety and Health Act (. . . „safe and healthful working conditions for every working man")

1970 Hazardous Materials Transportation Act

1972 Consumer Product Safety Act

1972 Federal Environmental Pesticide Control Act

1974 Federal Railroad Safety Act

1976 Toxic Substances Control Act (TSCA)

1976 Fair Packaging and Labeling Act

1978 FDA-GLP-Regulations

1983 EPA-GLP-Regulations (TSCA und FIFRA)

Schweiz

1905 Lebensmittelgesetz

1951 Landwirtschaftsgesetz mit nachfolgenden Verordnungen über Pflanzenschutzmittel

1962 Kantonales Gesetz über das Gesundheitswesen (Zürich)

1969 Bundesgesetz über den Verkehr mit Giften (Giftgesetz) mit nachfolgenden Verordnungen

1972 Regulativ über die Kontrolle der Heilmittel

1975 Verordnung über Lebensmittel und Gebrauchsgegenstände, Rückstände von Pflanzenschutz- und Vorratsmitteln in Lebensmitteln

1978 Verordnung über den Verkehr mit Heilmitteln (Kanton Zürich)

1979 Verordnung über die in Lebensmitteln zulässigen Zusatzstoffe

1980 GLP-Grundsätze (IKS; revidiert 1982)

Japan

1947 Food Sanitation Law

1948 Agricultural Chemicals Control Law (Revision/Amendment 1971, das chronische Untersuchungen fordert)

1950 Poisonous and Deleterious Substances Control Law

1953 Feed Safety Law (Revisions/Amendments 1956, 1975)

1960 Pharmaceutical Law

1972 The Industrial Safety and Health Law (Revisions/Amendments 1977, 1979)

1973 The Chemical Substances Control Law (MITI-Law)
1983 GLP-Regulation (Arzneimittel)
1984 Testing Guidelines and GLP-Regulation (Pflanzenschutzmittel)
1985 GLP-Regulation (Chemikalien; MITI)
1985 GLP-Regulation (Chemikalien; Ministry of Labor)
1986 The Chemicals Control Law, Revision (MITI and MHW)

Namenregister

Acquapendente, Fabricio d' 13
Agricola, Georg 202, 220, 229
Ames, BN 61
Andromachus 12
Armando, Johannes de St. 6

Baader, EW 207, 208
Baeyer, A v 232
Bailly, Nicholas 13
Balde, Jakob SJ 288, 289
Baldwin, JF 17
Balzac, Honoré de 267
Bauer, Karl Heinrich 61, 192
Becquerel, H 128, 129
Benn, Gottfried 41
Benz, Carl 239
Bernard, Claude 30
Bier, August 38
Bilharz, Theodor 168
Billroth, Theodor 27
Bingen, Hildegard von 6, 12, 47
Bismarck, Fürst von 80, 207
Bodenstein, Adam von 48
Boerhaave, H 101, 264
Bosch, Carl 214
Boyle, Robert 245, 260
Brant Sebastian 313
Braun, Heinrich 38
Brod, Max 42
Burton, H 220

Caspari, W 134, 135, 136
Charleton, R 220
Christison, R 203
Cicero 97
Colton, GQ 14
Columbus, Christoph 257, 285
Cordus, Valerius 18
Coronedi, G 38
Cortez, Hernandez 257, 258
Crile, GW 17
Curie, Marie 129, 130, 132

Curie, Pierre 129
Czerny, Vinzenz von 182

Daimler, Gottlieb 239
Davy, Humphrey 14, 18
Deichmann, WB 53
Dessauer, F 141, 143
Dieffenbach, Johann Friedrich 18
Dioskurides 1, 3, 4
Dix, Otto 42
Domagk, G 49
Doyle, Conan 42
Druckrey, H 192
Dufour, P 276

Ehrlich, Paul 49, 77, 81
Eichholtz, F 33
Ellenbog, U 202
Elsholtz, JS 30
Erasistratos 98
Erlenmeyer, Alfred 36
Eulenberg, H 204

Fallopio 13
Faraday, Michael 18
Fiedler, Carl Ludwig Alfred 32
Flemming, A 49
Flury, F 206, 217, 247
Ford, Henry 239
Fränkel, Fritz 38
Freud, Sigmund 33
Frontinus 3

Galen 1, 5
Gay-Lussac, Joseph Louis 29
Gmelin, JF 122
Goethe, Johann Wolfgang von 271
Grimmelshausen, Hans Jakob Christoffel
  von 286
Gruber, M 204
Gulland, JM 33
Gurlt, Ernst Julius 28
Guthrie, LG 24

Haber, F 206
Hahnemann, S 102, 270
Halsted, William S 35
Hankel, E 17
Hata, S 49
Helmont, van JB 109, 229
Hermann, L 14, 16
Herodot 1
Hilden, Fabricius von 13
Hill, John 171, 174
Hippokrates 62, 95, 198
Hirt, L 204, 241
Hogarth, William 281
Holmes, Sherlock 42
Holthusen, H 136, 146
Holtzmann, F 207
Honestis, Christopherus de 12
Hufeland, Christoph Wilhelm 13

Jackson, Charles 18
Joel, Ernst 38
Josephus, Vlavius 8
Julliard, Gustave 20
Justinian 95, 320
Juvenal 198

Kappeler, O 20, 27
Karl V. von Habsburg, Kaiser 313
Kaupp, J 222
Kelsey, Frances O 65
Kennaway, Ernest 186, 187
Killian, H 17, 22, 28, 137
Koch, Robert 77, 81
Koelsch, Franz 198, 204, 207, 219
Koller, K 34
Kraepelin, E 24
Kußmaul, A 204, 224

Laehr, Hans Heinrich 32
Lancisi, M 62
Lavoisier 204
Leblanc, IJ 53
Lehmann, KB 204, 206, 217, 247, 327
Levinstein, Eduard 32
Lewin, Louis 108, 109, 110, 261, 268, 271, 279, 280, 281
Lichtfield, JT 53
Liebig, Justus von 24, 33
Linné, Carl von 258, 265
Long, William Crawford 18
Lullies, Raimundus 18

Magendie, Francois 29
Maharbal 3
Maier, Hans 38
Maria Theresia 98

Marsh, J 101, 245
Martial 198
Montesquien, Charles de 266
Morgagni, Giovanni Battista 98
Morton, William 18
Muller, HJ 153, 156, 163

Napoleon Bonaparte 288
Nicot, Jean 285, 287
Nußbaum, von 16

Odyssee 3
Orfila, MJB 121, 203, 247

Paracelsus 18, 48, 49, 170, 202, 206, 228, 261
Paré, Ambroise 55
Paris, JA 178
Park, Roswell 181
Paulus von Ägina 1
Pemberton, John S 42
Platon 5
Plinius 5, 96
Plutarch 97
Pope, E 203
Pott, Percival 171, 174, 186
Pravaz, Charles Gabriel 29
Priestley, DH 13

Ramazzini, Bernardino 176, 203, 205, 224, 229, 240
Rauwolf, L 260
Rehn, Ludwig 179, 190
Robinson, R 33
Röntgen, Wilhelm Conrad 127

Saint-Hilaire, G 55
Salerno, Roger von 6
Scharff, Benjamin V
Scheele, CW 101
Schleich, Carl Ludwig 38
Schönlank, B 226
Schönlein, Johann Lucas 24
Scribonius, Largus 1
Sertürner, Friedrich Wilhelm 29, 104
Simpson, James Young 24
Skinner, Henry Alan V
Smith, E 62
Snow, John 25, 27
Soemmering, T v 171, 174
Sokrates 5
Sommerfeld, T 222
Stas, Jean Servais 105, 290
Stephanos von Alexandria 244
Sulla 95
Sydenham, T 62

Tanquerel des Planches, LT   220
Thackrah, CT   203
Tingry, Pierre – Francois   224
Trakl, Georg   42
Tralles, Alexander von   5
Trousseau, A   229

Valsalva   98
Virchow, Rudolf   80, 183
Vitruv, MP   198
Volkmann, B v   178, 186

Wedgwood, J   220

Weese, H   87
Weinig, E   93, 111
Wells, Horace   14
Wepfer, Johann Jakob   12
Wilcoxon, FA   53
Withering   113
Wolff, Albert   24
Wolff, Gerhard   94, 96
Wood, Alexander   29
Wren, Christopher Sir   30

Yamagiwa, Katsusaburo   183, 184, 186

Sachregister

Adumbran s. Benzodiazepine
Agranulozytose 87
AIDS 293
Alkaloide 2, 37, 59, 111 f.
Alkohol 281 f.
Alkylanzien 191
Alraun s. Mandragora
Altstoffe 304, 306
Amine aromatische 190 f.
Aminophenazon 49
Aminorex 68 ff.
Anilin 179, 190, 213
Antidotarium Nicolai 6, 12
Appetitzügler s. Aminorex
Aqua Toffana 101
Arsen 74 f., 95, 100 f., 170, 191, 192, 213, 245
Arsenik s. Arsen
Arzneimittel 47 f.
Arzneimittel, kanzerogene 73 ff.
Arzneimittelembryotoxizität 65 f., 72 f.
Arzneimittelkarzinogenese transplazentare 58 f.
Arzneimittelprüfung 81 f.
Arzneimittelrisiko 87 f.
Arzneimittelsicherheit 62 f.
Arzneimitteltoxikologie 49 f.
Asbest 188
Asthma 229 f.
–, allergisches 210
Äther 18 f.
Ätherpneumonie 21
Äthersucht 22 f.
Atropin 2, 6, 37
Autolackierung 239 f.
Azofarbstoffe 182, 190

Barbiturate 43, 117 f.
Benzodiazepine 117
Benzo(a)pyren 187
Benzol 237 f.
Bergkrankheit 170, 202
Berufskrankheiten 208 f.

Beryllium 227 f.
Bestrahlung, pränatale 151 f.
Betel 189
Bhopal 197
Bilsenkraut 1, 6, 12
Blasenkrebs 168
Blei 199, 202, 220 f., 245
Bundesgesundheitsamt 80 f.

Chlor 230
Chloralhydrat 49
Chloroform 24 ff.
Chrom 188 f., 213, 214, 215
Clioquinol s. Practolol
Cola 272 f.
Contergan s. Thalidomidembryopathie

Diethylenglykol 64 ff., 297
Diethylstilböstrol 59
Digitoxin s. Glykoside
Dioxin 197, 299
Dosimetrie ionisierender Strahlen 131 f.
Dosis, letale 53, 323
Dosiswirkungsbeziehungen 55, 56, 153, 154, 156, 162, 163, 165, 167
Dosiswirkungskurven 137, 141
Dünnschichtchromatographie 93, 247

E 605 s. Parathion
Ecgonin 37
Ekzem (Gewerbeekzem) 243 f.
Embryopathie 55 f.
Enzymimmunoassay 93
Epidemiologie 63
Epping Jaundice 298

Fahantee 279 f.
Fluorimetrie 93
Food and Drug Administration (FDA) 79 f., 299
Formaldehyd 210, 232
Formalin s. Formaldehyd
Fuchsin 179, 190

Gaschromatographie 93, 120f.
Gefahrstoffverordnung 331f.
Genotoxizität 61
Genußgifte 253ff.
Gewerbetoxikologie 197ff.
Gift 48
Giftgase 230f.
Giftmord 93f.
Glykoside 111ff.

Hanf, indischer 1
Haschisch 1, 95, 119
Hautallergien 210
Hiroshima 152, 157
Hyoszyamin 2, 6, 37, 95
Hypertonie, pulmonale 68, 70

Immunoassay 93
Industriechemikalien 303f.
Infiltrationsanästhesie 38
Injektionsnarkotika 43

Kaffee 261f., 278
Kakao 256f.
Kangrikrebs 193
Karzinogenese, chemische 174f.
Kath 280f.
Kennzeichnung 328f.
K.O.-Tropfen s. Noludar
Koffein 271f.
Kohlenmonoxid (CO) 108f., 198, 204, 215, 216
Koka 1, 272f.
Kokain 33ff., 119
Kokainismus 34
Kokainrausch 40
Kolchizin 59
Kosmetika 315f.
Krebsforschung, experimentelle 183f.
Krebsinstitute 181f.
Krebsrisiko nach Bestrahlung 163
Kunststoffe 232f.

Lachgas 14ff.
Lebensmittelfarbstoffe 190
Lebensmittelgesetz 314
Lebensmittelzusatzstoffe 313f.
Leichenuntersuchung 96f.
Letalität, akute 53
Leukämie 156f.
Lexotanil s. Benzodiazepine
Librium s. Benzodiazepine
Lumbalanästhesie 38
Lungenreizstoffe 228f.

Mandragora 1, 2f., 6, 8f., 12, 95
Massenvergiftung 96
Mate (Paraguaytee) 276f., 278
Maximale Arbeitsplatzkonzentration (MAK) 217f., 302, 327f.
Menocil s. Aminorex
Methylprylon s. Noludar
Minamata s. Quecksilber
Mohn s. Schlafmohn
Morphinintoxikation 30f., 40
Morphium 29ff., 40
Morphiumsucht (Morphinismus) 32f., 38
Mutagene 59
Mutation 59, 61, 155
Myelo – optico – Neuropathie s. SMON

Nagasaki 152, 157
Narkosis s. Narkotika
Narkotika 1ff.
Nephrose 64
Neuropathie 67
Neutronenaktivierungsanalyse 93
Nikotin 105, 290
Noludar 118

Ökotoxikologie 167
Opium 1, 6, 12f., 12, 95
Opiumgesetz 76f.
Opiumsucht 13

Parathion 118
Pasta Guarana 278f.
Penizillin 49
Pflanzenschutzmittel 210, 295, 310f.
Pharmakon, Entwicklung eines 50, 51
Phenacetin 49, 74f.
Phosgen 230
Polonium 129, 132
Polyvinylpyrrolidon (PVC) 75, 235f.
Practolol 71ff.
Praxiten s. Benzodiazepine
Prontosil 49

Quecksilber 202f., 224f., 298

rad (Radiation Absorbed Dose) 133
Radioaktivität 129f.
Radioimmunoassay 116
Radium 129, 132, 160
Realgar 170
Reizkrebse 168
Reiztheorie 192
rem s. Sievert
Renaissance 122, 202

Röntgenkarzinom 156
Röntgenstrahlen 127f.

Salizylate 49
Salvarsan 49, 77f.
Schädlingsbekämpfungsmittel 210
Schierling 1, 5f., 6, 12f., 12, 95
Schlafmittelvergiftung 117
Schlafmohn 3f., 95
Schlafschwämme 12f.
Schneeberg 157, 170
Schokolade 256f.
Schornsteinfegerkrebs 171, 178
Schwefel 229f.
Seveso 197, 299
Sievert (Sv) 133
Skopolamin 2, 6
SMON (Myele – optico – Neuropathie) 71ff., 86
Spektralphotometrie 93, 245
Spinnerinnenkrebs 168
Statistische Verfahren 62f.
Stickoxydul s. Lachgas
Strahlenschaden s. auch Strahlenwirkung 130f.
Strahlentod 138f.
Strahlentoxikologie 127ff.
Strahlenwirkung 134f., 145f.
Strontium 160
Sulfanilamid 64
Sulfonamid 64

Tabak 32, 171, 189, 192, 285f.
Tee 274f., 278

Teer 184f.
Teratogenität 55f.
Thalidomidembryopathie 56, 65ff., 82, 118, 119
Thallium 105ff.
Thein 271
Theobromin 271
Therapiefreiheit 88f.
Theriaca Andromachi 12
Thorotrast 160
Tierschutzgesetzgebung 320
Tierversuch 53ff., 55, 61, 69
Toxikokinetik 247
Toxikologie, chemische 104f.
–, forensische 93ff.
–, industrielle 293ff.
Toxizität, akute 55f.
Transportrecht 316

Umwelttoxikologie 296
Urämie 64
Uran 170
Urethan 59, 75

Valium s. Benzodiazepine
Verbraucher 294
Veronal 49
Vinylchlorid 235f.
Voltammetrie 93

Zellgenerationszyklus 142f.
Zellkultur 61
Zementkrätze 241
Zytostatika 56

G. G. Habermehl, Hannover

Gift-Tiere und ihre Waffen

Eine Einführung für Biologen, Chemiker und Mediziner

Ein Leitfaden für Touristen

4. aktualiserte und erweiterte Auflage. 1987. 76 Abbildungen, 37 Tabellen. IX, 227 Seiten. Broschiert DM 29,80. ISBN 3-540-18110-5

Aus einer Besprechung der 3. Auflage im „Hamburger Ärzteblatt" (1/85): „Das handliche Taschenbuch... befaßt sich mit der chemischen Struktur, Wirkung, Symptomatik und Therapie sämtlicher tierischer Gifte aller Tiergattungen. Das Buch eignet sich für alle Ärzte, die mit Fragen ihrer die Tropen und Subtropen bereisenden Patienten hinsichtlich Gifttierunfällen konfrontiert werden, oder sie selbst, wenn sie Kontakt mit Gifttieren haben, prophylaktische und therapeutische Konsequenzen ziehen müssen oder Patienten behandeln müssen. Darüber hinaus spricht es wegen seiner interessanten und ausführlichen Toxikologie auch den Chemiker und Biologen an. Zusätzlich kann es wegen seines auch für den Laien verständlichen Inhaltes Touristen und Unterwassersportlern als sehr nützlich empfohlen werden..."

H. Lieske (Hamburg)

G. G. Habermehl, Hannover

Mitteleuropäische Giftpflanzen und ihre Wirkstoffe

Ein Buch für Biologen und Chemiker, Ärzte und Veterinäre, Apotheker und Toxikologen

1985. 7 Abbildungen, 2 Farbtafeln. XII, 137 Seiten. Broschiert DM 29,80. ISBN 3-540-15084-6

Das Buch behandelt die wichtigen mitteleuropäischen Giftpflanzen und Giftpilze sowie deren Wirkstoffe. Die einzelnen Beiträge sind unterteilt in Botanik, Vergiftung und Behandlung sowie Chemie der Wirkstoffe. Dabei wird besonders auch der Aspekt der Vergiftung bei Tieren berücksichtigt. In einem Anhang werden darüberhinaus auch die Mykotoxikosen behandelt, die zunehmend für Mensch und Tier eine Gefahr darstellen. Das Buch will auf breiter Basis informieren: Einerseits denjenigen, der fachlich mit Giftpflanzen zu tun hat, andererseits aber auch den Laien, der mehr oder weniger zufällig mit diesen zu tun bekommt. An mehreren Stellen wird auf die Verwendung in der Volksheilkunde hingewiesen und die Gefahren einer Selbstmedikation bzw. Überdosierung erwähnt; nicht alles, was „pflanzlich" oder „natürlich" ist, ist auch gut und gefahrlos. Der Text ist knapp und informativ. Fachausdrücke, auf die nicht verzichtet werden konnte, werden in einem Anhang erläutert. – Ein Buch, das in jeden privaten Bücherschrank gehört!

SpringerVerlag
Berlin Heidelberg New-York
London Paris Tokyo

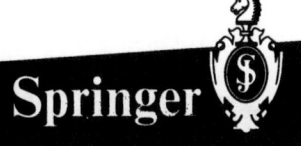

M. Daunderer, Großhesselohe;
N. Weger, München

Vergiftungen

Erste-Hilfe-Maßnahmen des behandelnden Arztes

3., neubearbeitete Auflage. 1982. 15 Abbildungen und ein Verzeichnis der Gifte. XI, 233 Seiten. (Kliniktaschenbücher). Broschiert DM 36,-.
ISBN 3-540-11093-3

Inhaltsübersicht: ABC bei Notfallsituationen. Ärztliche Maßnahmen beim Vergiftungsnotfall. - Vergiftungsbehandlung. Ärztliche Maßnahmen bei Vergifteten. - Verzeichnis der Gifte (alphabetisch).

Das in dritter Auflage erscheinende Taschenbuch ermöglicht jedem Arzt die Art und Symptome einer Vergiftung leichter zu erkennen. Es zeigt ihm ein gezieltes Vorgehen hinsichtlich allgemeiner Maßnahmen auf und stellt ihm bei Kenntnis des Giftes die entsprechenden Behandlungsmaßnahmen übersichtlich dar. Damit kommt das Buch „den Bedürfnissen von Praxis und Klinik fraglos bestens entgegen, wobei den Kollegen geraten sei, nicht erst im Notfall, sondern auch in ruhiger Stunde hineinzuschauen."

(Monatsschrift für Kinderheilkunde)

„Dieses Taschenbuch - und es ist es im wahrsten Sinne des Wortes, nämlich handlich, umfassend und gut gegliedert - hilft dem Arzt, die richtige Entscheidung zu treffen. Die Autoren haben an alles gedacht."

Der praktische Arzt

„Besonders wertvoll erscheint das umfangreiche, 132 Seiten umfassende Verzeichnis der Gifte, so daß dieses Taschenbuch auch für den erfahrenen Kliniker noch von Nutzen sein dürfte." *Bayerisches Ärzteblatt*

SpringerVerlag
Berlin Heidelberg New-York
London Paris Tokyo

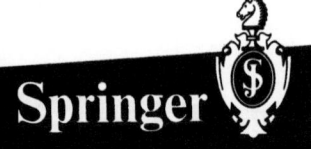

MIX
Papier aus verantwortungsvollen Quellen
Paper from responsible sources
FSC® C105338

If you have any concerns about our products,
you can contact us on
ProductSafety@springernature.com

In case Publisher is established outside the EU,
the EU authorized representative is:
**Springer Nature Customer Service Center GmbH
Europaplatz 3, 69115 Heidelberg, Germany**

Printed by Libri Plureos GmbH
in Hamburg, Germany